"十三五"国家重点图书出版规划

药物临床试验设计与实施丛书

I期临床试验设计与实施

主　审　周宏灏

主　编　崔一民　阳国平

副主编　赵　侠　裴　奇

编　委（按姓氏笔画排序）

王洪允	北京协和医院	张　菁	复旦大学附属华山医院
王晓玲	首都医科大学附属北京儿童医院	陈　绩	信达生物制药(苏州)有限公司
方　翼	北京大学人民医院	陈渊成	复旦大学附属华山医院
冯　浩	深圳万略医药科技有限公司	周宏灏	中南大学湘雅医院临床药理研究所
毕京峰	中国人民解放军总医院第五医学中心	郑青山	上海中医药大学
刘会臣	中国医学科学院阜外医院	赵　侠	北京大学第一医院
刘泽源	中国人民解放军总医院第五医学中心	赵　维	山东大学
江　波	浙江大学医学院附属第二医院	赵秀丽	首都医科大学附属北京同仁医院
阳国平	中南大学湘雅三医院	贾晶莹	上海市徐汇区中心医院
李　苏	中山大学附属肿瘤医院	顾哲明	成都中医药大学
李可欣	北京医院	顾景凯	吉林大学
李海霞	北京大学第一医院	崔一民	北京大学第一医院
李雪宁	复旦大学附属中山医院	梁茂植	四川大学华西医院
杨　劲	中国药科大学	董立厚	中国人民解放军军事科学院军事医学研究院
余　勤	四川大学华西第二医院		
沈晓航	上海熙华检测技术服务股份有限公司	谢海棠	皖南医学院第一附属医院弋矶山医院
宋海峰	中国人民解放军军事科学院军事医学研究院	裴　奇	中南大学湘雅三医院
		魏敏吉	北京大学临床药理研究所
张　红	南昌大学临床药理研究所		

秘　书　项玉霞　中南大学湘雅三医院

人民卫生出版社

·北京·

图书在版编目(CIP)数据

I 期临床试验设计与实施／崔一民，阳国平主编
. —北京：人民卫生出版社，2020.12
（药物临床试验设计与实施丛书）
ISBN 978-7-117-31100-7

Ⅰ. ①期… Ⅱ. ①崔… ②阳… Ⅲ. ①临床药学–药
效试验 Ⅳ. ①R969.4

中国版本图书馆 CIP 数据核字（2020）第 264468 号

人卫智网	www.ipmph.com	医学教育、学术、考试、健康，购书智慧智能综合服务平台
人卫官网	www.pmph.com	人卫官方资讯发布平台

药物临床试验设计与实施丛书
I 期临床试验设计与实施
Yaowu Linchuang Shiyan Sheji yu Shishi
I Qi Linchuang Shiyan Sheji yu Shishi

主　　编：崔一民　阳国平
出版发行：人民卫生出版社（中继线 010-59780011）
地　　址：北京市朝阳区潘家园南里 19 号
邮　　编：100021
E - mail：pmph @ pmph.com
购书热线：010-59787592　010-59787584　010-65264830
印　　刷：北京汇林印务有限公司
经　　销：新华书店
开　　本：787×1092　1/16　　印张：24
字　　数：599 千字
版　　次：2020 年 12 月第 1 版
印　　次：2020 年 12 月第 1 次印刷
标准书号：ISBN 978-7-117-31100-7
定　　价：128.00 元

打击盗版举报电话：**010-59787491** E-mail：**WQ @ pmph.com**
质量问题联系电话：**010-59787234** E-mail：**zhiliang @ pmph.com**

前　言

Ⅰ期临床试验指的是新药临床研究的起始阶段,是初步的临床药理学及人体安全性评价试验。Ⅰ期临床试验是由临床前动物实验过渡到人体研究的重要阶段,起到承上启下的关键作用,其设计与实施关乎药物研发的成败。

传统的Ⅰ期临床试验的概念是基于药物开发时间轴提出的,其研究内容也比较程式化,这在一定程度上阻碍了新药研发策略的创新性。为了提高新药研发的效率,加之相关技术的不断进步,国际上近年来提出了很多新的研究方法并广泛地应用于Ⅰ期临床试验中,极大地丰富了Ⅰ期临床试验的内涵。如:在进行传统的Ⅰ期临床试验之前,开展一种名为"探索性新药临床研究"的试验(又称为0期临床试验);Ⅰ期临床试验中的概念验证性试验让研究者尽可能从有限的研究中确证药物的作用机制;模型引导的药物开发技术和方法在Ⅰ期临床试验中不断得到应用,提高了药物的研发效率;新药Ⅰ期临床试验阶段开展的数据密集型研究使研究人员尽可能丰富地获得药物与机体相互作用的信息等。随着数据科学和人工智能技术的发展,还将有更多的研究方法应用于Ⅰ期临床试验中。

本书简要介绍了Ⅰ期临床试验的概念和研究内涵的发展变化;对相对经典的Ⅰ期临床试验设计和针对Ⅰ期临床试验特点来实施试验进行了较为详细的介绍,以期能够提高申办方和研究者临床试验设计能力和实施试验的规范性;本书最后一章为读者提供了一些国际上相关监管机构的信息,也便于大家查阅最新的相关资料。

本书作为"十三五"国家重点图书出版规划《药物临床试验设计与实施丛书》的一部分,编者希望能够通过本书为大家提供较为系统的Ⅰ期临床试验相关内容。鉴于药品监管科学的迅猛发展和编者的水平与能力,书中难免有一些内容上的滞后和文字上的错误与疏漏,敬请大家给予批评指正。

编者
2020 年 12 月

目　录

第一章

概　述

第一节　Ⅰ期临床试验的概念与研究内容

　　传统的Ⅰ期临床试验(phase Ⅰ clinical trial)指的是新药临床研究的起始阶段,是初步的临床药理学及人体安全性评价试验,其起始试验为首次人体试验(first in human,FIH)。Ⅰ期临床试验旨在研究人体对新药的耐受程度,并通过药动学(pharmacokinetics,PK)研究了解新药在人体内的吸收(absorption)、分布(distribution)和消除(elimination)规律,有时还可进行初步的药效学(pharmacodynamics,PD)、药物-药物相互作用及食物对 PK 的影响等研究。Ⅰ期临床试验是由临床前动物实验过渡到人体研究的重要阶段,起到承上启下的关键作用,其设计与实施关乎药物研发的成败。通常来说,临床前研究获得的药理学、毒理学和非临床 PK 数据等为Ⅰ期临床试验的设计提供重要的参考依据,而Ⅰ期临床试验的结果反过来也可与临床前试验数据进行关联分析,探讨药物在不同种属间的作用机制、作用特点、PK 特征等的异同及进一步评价其成药性,为后续的Ⅱ、Ⅲ和Ⅳ期临床试验设计提供依据和参考。

　　传统的Ⅰ期临床试验的概念是基于药物开发时间轴提出的,是在以目标患者人群为研究对象进行临床有效性和安全性评价的Ⅱ期临床试验之前需完成的试验,其主要目的是了解人体对一定剂量范围内药物的安全耐受性以及人体对药物的处置规律,即耐受性试验和药动学研究,其结果亦是为后续的Ⅱ期临床试验设计提供参考依据。然而,上述以时间轴定义的传统的Ⅰ期临床试验相对局限。因此,目前一般将新药的临床药理学以及早期的安全性研究均纳入Ⅰ期临床试验范畴。此外,广义的Ⅰ期临床试验还包括食物对药物 PK 的影响、药物-药物相互作用、人体药物物料平衡、不同制剂的生物利用度,以及特殊人群的药动学研究等。一些改良型新药的早期人体安全耐受性临床试验和药动学研究、仿制药的生物等效性研究、基于目标患者人群的群体药动学研究、特殊人群的药动学研究等也属于Ⅰ期临床试验范畴。不同内容的Ⅰ期临床试验可能在临床试验的不同阶段进行,也可能伴随其他研究同时进行,其目的均是深入了解和揭示药物与人体之间相互作用的规律和特点。因此,Ⅰ期临床试验往往也称为临床药理学研究。

　　人体耐受性试验和药动学研究是Ⅰ期临床试验中最重要的 2 个研究内容,可以在同一试验的相同受试者中开展,也可以在不同试验及不同受试者中分别进行,用于获取药物剂量与其体内暴露和药物反应之间的关系。其中,前一种研究设计更为常用,获得的研究结果更有意义。

耐受性试验旨在观察人体对试验药物的耐受程度,探索人体对新药的最大耐受剂量,评价剂量与药物反应发生的关系,为后续研究提供可用的剂量范围。耐受性试验如安全性许可,通常在健康受试者中开展,但如果药物预期不良反应较大,基于伦理考虑,应在相应的适应证患者人群中进行,其受试人群的选择主要基于伦理原则,根据药物的性质(如试验药物的毒性反应)和受试者的风险-获益比等综合考虑。此外,基于受试者的安全性考虑,有些药物的耐受性试验可按剂量高低分阶段在不同的人群中分别进行试验。如在低剂量的耐受性试验中选取健康受试者,通过该研究获得初步的安全性和药动学信息,后续的高剂量耐受性试验可以转至患者人群中进行。耐受性试验一般包括单次和多次给药的耐受性试验,对于健康受试者,单次和多次给药的耐受性试验一般在不同批的受试者中分别进行;有时为受试者的健康考虑,单次给药在健康受试者中进行,多次给药转至患者受试者中进行。对于患者受试者,单次和多次给药的耐受性试验可以在同一批受试者中进行,如大多数抗肿瘤药的耐受性试验,其不仅评价安全耐受性,还包括 PK 研究和临床疗效的初步探索评价。并不是所有药物均需开展多次给药的耐受性试验,如只需进行 1 次给药治疗的药物或每次给药之间洗脱期足够长的药物,一般不需要进行多次给药的耐受性试验。多次给药的耐受性试验还需要考虑给药频次,给药频次与药物的 PK 性质和药理作用密切相关。因此,越早获得药物的人体 PK 数据对早期临床试验的科学设计帮助越大。

Ⅰ期临床试验的药动学研究通常包括单次给药试验、多次给药试验、食物影响药物 PK试验、相对生物利用度研究、物料平衡研究、特殊人群药动学研究,以及基于模型的群体药动学研究等。药动学研究的任务除了解人体对药物处置的规律,包括药物的吸收、分布、代谢和排泄(absorption、distribution、metabolism and excretion,ADME)情况外,还需探索一些常见因素,如饮食、其他药物等对试验药物 PK 的影响,并进一步了解给药剂量、PK 暴露、药物效用之间的关系,完善给药方案。

为了强调和重视Ⅰ期临床试验早期的安全性风险,欧洲药品管理局(European Medicines Agency,EMA)在吸取英国 2006 年 3 月 TGN412 事件的经验教训后,于 2007 年首次明确提出首次人体试验(FIH)的概念,并制定了甄别和降低试验药物 FIH 风险的指导原则,得到广泛的认可和使用。FIH 是Ⅰ期临床试验的最早期,其重要目的之一是观察创新药在人体(健康受试者或患者)中经单次或多次给药后的安全耐受性,其中包括探索人体的最大耐受剂量(maximum tolerated dose,MTD),具有较高的风险。同时,面对日益复杂的 FIH 设计和大分子创新药的开发,EMA 于 2017 年 7 月对该指导原则进行了修订,发布了修订稿"Guideline on strategies to identify and mitigate risks for first-in-human and early clinical trials with investigational medicinal products"。

近年来模型引导的药物开发(model-informed drug development,MIDD)技术和方法在Ⅰ期临床试验中不断得到应用,提高了药物的研发效率。MIDD 通过采用建模与模拟技术对生理学、药理学以及疾病过程等信息进行整合和定量研究,从而指导新药开发和决策。基于分析技术和应用场景的不同,常用的模型种类包括但不限于群体药动学(population pharmacokinetics,PPK)模型、药动学/药效学(pharmacokinetics/pharmacodynamics,PK/PD)模型、剂量-暴露量-反应关系分析、生理药动学(physiologically based pharmacokinetic,PBPK)模型、疾病进展模型(disease progression model)、基于模型的荟萃分析(model based meta-analysis,MBMA)等。

随着生命科学的迅速发展以及人们对机体认识的不断加深,目前在新药Ⅰ期临床试验阶段开展数据密集型(intensive)研究,即尽可能丰富地获得药物与机体相互作用的信息,其已经成为国际流行的一种新药研发模式。新药Ⅰ期临床试验的数据密集型研究包括药物代谢产物安全性评价、药动学/药效学链式研究、药物基因型和表型研究等。通过对新药早期临床数据的挖掘和分析,可以进一步探索药物的剂量-效应关系,为Ⅱ期临床试验等后续研究提供更加科学的参考。

除此之外,近年出现的"0期临床试验"一般也纳入广义的Ⅰ期临床试验范畴。2004年3月,美国食品药品管理局(Food and Drug Administration,FDA)发布一篇题为"新药研发关键路径的挑战与机遇"的报告,报告中首次提出"0期临床试验"的概念。接下来,FDA于2006年1月发布名为"探索性IND研究(exploratory IND studies)"的指导原则,其中提出在进行传统的Ⅰ期临床试验之前,可开展一种名为"探索性新药临床研究"的试验(又称为0期临床试验)。0期临床试验亦属于早期临床试验,但不属于我们所说的传统Ⅰ期临床试验范畴,它早于Ⅰ期临床试验且与其紧密相关。0期临床试验是使用微剂量在少量健康受试者或者患者中进行单剂量或不超过7天的多剂量给药研究,收集有关药物的安全性及药动学数据。所谓微剂量,是指低于通过临床前毒理学研究获得的动物安全性数据而推导出的拟用于人体可能产生临床药理学作用的剂量的1/100,同时最大剂量不超过100μg(蛋白类受试物的最大剂量不超过30nmol)。0期临床试验发展时间不长,其设计和价值还需要在实践中不断探索和验证。

(崔一民　阳国平)

第二节　Ⅰ期临床试验在药物开发中的作用与地位

　　Ⅰ期临床试验在药物开发中发挥重要作用,但针对不同类型的药物,其作用与地位又有所不同。以下将分别对创新药、改良型新药和仿制药的Ⅰ期临床试验进行阐述。

(一) 创新药

创新药是指完全新的活性药物成分(active pharmaceutical ingredient,API),也包括生物工程技术开发的创新生物制剂、按现代模式开发的中药。创新药按创新程度或开发进度可分为:

1. First-to-patent　第一个发现新的药物靶点或作用机制的药物,属于突破性创新药。
2. First-in-class　同类型当中第一个研发的药物,属于突破性创新药。
3. Me-too　具有自己的专利,其药效与同类的突破性药物相当的药物。
4. Me-better　具有自己的专利,其药效或其他某一方面可能要优于同类药物。
5. Best-in-class　具有自己的专利,其药效或其他某一方面可能在同类药物中是最优的。

　　Ⅰ期临床试验的设计和结果对于创新药的开发效率以及研发成败十分重要,其核心是围绕有关科学问题,验证和/或揭示药物的作用特点和机制,同时为后续研发提供新的证据、信息和参考,如可为后续目标人群开展安全性、有效性临床试验提供给药方案。事实上,如果Ⅰ期临床试验设计不合理或结果分析不全面,而使得Ⅱ期临床试验中推荐的给药剂量过高或过低,抑或给药间隔不合理,均会导致创新药研发失败。

　　对于创新药来说,Ⅰ期临床试验的任务应包括但不限于以下项目(根据药物不同可选择其中几项或全部):

1. 量化一系列安全和潜在有效剂量,可以包括MTD。

2. 描述药物的 PK 特征及剂量-暴露关系。

3. 有助于剂量及剂量学(剂量和后续研究的剂量间隔调整)选择。

4. 如有可能,描述不同剂量的 PD(包括生物标志物或替代指标)、初步的人体 PK/PD 研究。

5. 食物对药物 PK 的影响情况。

6. 药物体内物料平衡情况。

7. 剂型选择或制剂工艺的合理性(如制剂的生物利用度是否达到理想状态)。

8. 获得足够的数据,以便具备足够的证据设计大型 Ⅱ 期临床试验。

(二) 改良型新药

改良型新药是介于创新药和仿制药之间的一类药物。改良型新药的 API 一般不是创新的,其主要的创新是在给药途径、剂型、制剂工艺、新复方、API 酸根或碱基的改变、API 旋光异构体的改变、新的临床适应证等方面。改良型新药应具有临床优势或在制剂质量可控方面具有优势。改良型新药开发是药物研发的重要领域,在药物研发市场上越来越受到重视,特别是应用新技术开发的特殊制剂。

改良型新药的 Ⅰ 期临床试验需要验证和了解新的药物(制剂)与人体之间的新的相互作用特点,比较改良后的药物与原研药的人体安全性和 ADME 性质,判断这种改变与立项设计目标的一致性,用以评价改良型新药是否达到预期目的。因此,改良型新药的 Ⅰ 期临床试验的研究内容和设计与改良的目标密切相关,诸多的改良型新药都会涉及人体 PK 改变,但改变的方向因药物或设计目标而异。也就是说,改良型新药的 Ⅰ 期临床试验没有固定的模式,而是基于具体的科学问题而开展。举例来说,创新缓释制剂的研发,人体 PK 的达峰时间(t_{max})、药峰浓度(C_{max})和消除速率(rate of elimination)等可能发生改变;而将口服制剂改成其他给药途径的制剂(如鼻腔喷雾给药或透皮给药等),不但会改变药物的人体 PK 行为,还可能影响安全性;此外,如果开发新的复方制剂,由于药物间存在相互作用,也可能影响复方制剂中的每种药物的人体 PK 行为以及安全性。总之,Ⅰ 期临床试验的结果往往能较大程度地验证改良型新药开发的科学性以及设计目的的达到程度。因此,Ⅰ 期临床试验对于改良型新药的研发十分重要。

(三) 仿制药

仿制药与原研药在 API、剂型、规格、质量、临床应用等方面是一致的,临床可等同使用。由于仿制药在制剂处方和工艺方面往往无法与原研药达到完全一致,绝大部分的仿制药还需要人体试验来评价其与原研药的一致性,为其在临床替代原研药提供证据。以 PK 参数为终点的生物等效性(bioequivalence,BE)试验是评价仿制药的首选试验类型,该试验也被纳入 Ⅰ 期临床试验范畴,并且该研究往往是证明仿制药研发成功的临床确证性证据,其重要性不言而喻。另外,对于生物仿制药或生物类似药(biosimilar product),由于其成分比较复杂,不能完全套用小分子药物的研发规律和评价要求。一般来说,在进行以目标患者人群为对象的安全性和有效性评价临床试验之前,需要进行人体 PK 对比研究,以了解生物仿制药与原研药的人体 PK 特征的一致性以及其人体安全性和免疫原性是否在可接受范围内,而这些研究也均被纳入 Ⅰ 期临床试验范畴。

(崔一民　阳国平)

第三节　Ⅰ期临床试验的设计与实施

Ⅰ期临床试验设计的伦理性、科学性和可行性是保证研究质量的前提。通常在满足伦理性、科学性和可行性的基础上,根据药物的注册分类、特点以及研发阶段而个体化设计。Ⅰ期临床试验需参照相关指导原则进行设计,其中,好的Ⅰ期临床试验设计对创新药的研发尤为重要。遗憾的是,我国由于长期从事仿制药研发,在创新药研发方面的经验相对缺乏。因此,Ⅰ期临床试验设计也习惯沿用仿制药的模式,设计方案的模式化、程序化问题比较突出。实际上,创新药的Ⅰ期临床试验应基于前期研究背景和药物的整体研发策略进行高效设计。例如,设计之前应进行充分的背景调研,且调研的背景应不限于目标药物本身,还应充分考虑同类型药物以及目标适应证相关治疗药物的研究现状和研究进展。其中,尤其针对"me-too""me-better""best-in-class"类创新药,更应综合分析同类型药物的临床前和临床研究的相关结果以做充分评估。此外,建议在临床前的动物实验中尽可能纳入可能对Ⅰ期临床试验设计有帮助的相关阳性对照,以便更好地验证开发的设计目标、概念和机制。同样,如有可能,在Ⅰ期临床试验设计中纳入相关阳性对照药物,可以快速确证试验药物能否达到试验目标,为后续临床试验开展(或不开展)的决策和科学设计提供更为全面的信息。

药物Ⅰ期临床试验的设计需要谨慎考虑多个方面的因素,其中,处理因素、研究对象、评价指标是设计Ⅰ期临床试验重点考虑的3个要素。

首先是处理因素,包括确定试验药物的剂量(如起始剂量、最高剂量和剂量水平数量、剂量梯度等)和给药频次以及是否空腹(或餐后)给药等。此外,受试者除给予试验药物外,还应考虑是否需要引入安慰剂对照和/或阳性药物对照。若确需纳入阳性药物,则需要进一步明确合适的给药方案和剂量以及采用的对照试验的类型(平行对照或交叉对照)等。确定合适的起始剂量(starting dose,SD)通常是 FIH 设计遇到的第一个难点,因此,每个国家都有针对 SD 的相关指导原则。其中,FDA 于 2005 年发布的《健康成年志愿者首次临床试验药物最大推荐起始剂量的估算指导原则》(estimating the maximum safe starting dose in initial clinical trials for therapeutics in adult healthy volunteers)指出以动物毒理学试验的未见明显毒性反应剂量(no observed adverse effect level,NOAEL)推导出的人体等效剂量(human equivalent dose,HED)作为最大安全起始剂量,原则中详细介绍了NOAEL 法的计算步骤。2007 年 EMA 在更新的 FIH 的技术指南中,提出用最低预期生物效应剂量(minimal anticipate biological effect level,MABEL)来计算 SD 值。目前我国研究者们往往会选择根据这两种方法(NOAEL 法和 MABEL 法)计算所得的较低的剂量作为 SD,在此基础上,有时也会根据药物的特性再作出适当调整。剂量水平数量是Ⅰ期临床试验设计面临的另一个主要挑战。剂量水平数量太多,导致效率下降,起始剂量与最高给药剂量之间的跨度大;而剂量水平数量太少,则可能存在由于剂量递增幅度过大导致安全性风险。为借鉴国内外的 FIH 设计经验,我们对 2009—2018 年发表的 445 篇 FIH 研究进行统计,发现不同种类药物的 FIH 中设计的剂量水平数量互有差异且差距较大。整体来看,FIH 采用的剂量水平数量为 1~17,其中大分子药物的剂量水平数量中位值为 5,小分子药物的剂量水平数量中位值为 6,如图 1-1 所示。十分有趣的是,一些 FIH 用比较少的剂量水平数量实现非常大的剂量跨度研究,如图 1-2 所示,最大服药剂量(maximum administration dose,MAD)与起始给药剂量的比值中位值达到 26,最大比值高达数万倍。总的来说,应根据药物的特性和试验目的,合理设计 I 期临床试验的药物剂量和剂量水平数量,以快速、高效、安全地达到试验终点。

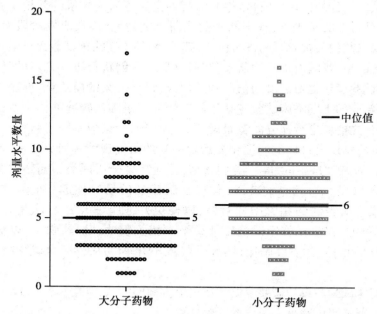

深色表示大分子药物的剂量水平,浅色表示小分子药物的剂量水平;纵坐标表示不同试验药物 FIH 的剂量水平,横线表示两类药物的剂量水平中位值。

图 1-1 大分子药物与小分子药物的剂量水平数量分布

　　其次是研究对象的选择。 I 期临床试验应首先基于安全性和伦理性选择合适的研究人群。如安全性允许,一般首选健康志愿者,可以高效、准确地获得无干扰的信息以指导后续研究的开展;如研究药物对健康受试者存在预期的较大的安全性风险,应选择目标患者人群,一般是目前没有更好的治疗措施的晚期疾病患者。在设计研究人群时,应与临床专科医师充分讨论,明确详细的受试者入选、排除和退出标准,尽可能地降低受试者的试验风险。样本量也是研究设计的重要考虑因素,由于 I 期临床试验往往是探索性的,因此一般不需要统计推断,所需的样本量更多的是为了满足描述性的研究目的。

　　最后是评价指标。 I 期临床试验的评价指标与研究目标密切相关,主要涉及 3 个方面:PK 指标、安全性指标和 PD 指标。研究目的不同,评价指标的侧重点也不同,如仿制药和创新药均需开展 PK 研究,但前者主要关注 PK 的暴露参数,后者除关注暴露参数外,PK 的时间参数和基础参数同样需要重点关注。

　　为了更科学规范地设计 I 期临床试验,一些国家的药品监督管理机构,如美国、欧盟、日本等的相关药品监督管理机构制定了一系列具有指引性的技术指导原则。我国药物研发相关技术指导原则的制定起步较晚,但近年来,国家药品监督管理局药品审评中心(center for drug evaluation,CDE)加快了技术指导原则的制定速度。一些国际组织,如国际人用药品注册技术协调会(International Conference on Harmonization of Technical Requirements for Registration of Pharmaceuticals for Human Use, ICH)、世界卫生组织(World Health Organization, WHO)等也推出一些重要的技术指导原则。这些指导原则对指引业内统一标准、规范设计和实施Ⅰ期临床试验,推动行业科学有序发展起到十分重要的作用。如 2018 年 FDA 发布了 "Expansion cohorts:use in first-in-human clinical trials to expedite development of oncology drugs and biologics guidance for industry"。2018 年 2 月我国 CDE 发布《抗肿瘤新药首次人体试验申请临床相关资料准备建议》,给出抗肿瘤药 FIH 申请时相关资料的准备建议。这些指导原则对特定类别药物的 FIH 设计提供新的指导,顺应时代的发展。同时,我们也应辩证地看待技术指导原则的指引性,指导原则不同于法规,其约束力相对较低,非必须执行。当然,也不是所有指导原则都是完全合理的,如阳国平教授团队研究发现美国 FDA 制定的阿卡波糖 BE 评价指导原则就存在一定的缺陷,在实际工作中难以实施,研究结果于 2020 年在期刊 *BJCP* 上发表。但绝大部分指导原则都是经过了充分的科学论证,并考虑到历史现实条件,因此,如果没有足够的试验数据支持,我们建议Ⅰ期临床试验的设计和实施仍应按照相应的指导原则执行。

　　科学高效的Ⅰ期临床试验策略的制定和方案的设计依赖多方参与,包括临床药理学、临床医学、统计学、临床前药理和/或毒理学、生物药剂学、临床试验管理与运营等领域的专家。同时,设计方案时不应只局限于本阶段研究,而应着眼于药物研发全局,考虑药物整个研发过程中的风险控制,争取尽量在早期临床试验阶段发现药物的研发风险,尽早终止高风险的研发,以减少损失;而低风险的研发则更应全面考虑,设计实施的Ⅰ期临床试验可以为后期的临床研究提供更丰富的信息,有利于后期针对药物特点进行精准研发,降低研发成本,提高研发效率。同理,对于试验药物的临床前研究,我们建议也应尽可能地完善试验设计,为该药物的早期临床试验提供更多更有价值的信息。如临床前有针对性的 PK/PD 研究对药物的 FIH 设计十分有意义,而对于"me-too""me-better""best-in-class"类创新药,临床前在动物体内进行的阳性药物和试验药物的对比研究对全面了解试验药物、完善早期临床试验设计和顺利验证设计目的十分重要。因此,建议在进行临床前研究设计时最好也有临床药理学、临床医学等领域的专家参与。

　　Ⅰ期临床试验设计领域还存在一些误区,如 FIH 的剂量爬坡(arising dose)试验一定要得到 MTD、爬坡的剂量距离不应太大、2 个爬坡剂量间一般不超过 1 倍等。笔者统计的 2009—2018 年间发表的 445 篇 FIH 文献中显示,只有 29% 的研究得到确定的 MTD,其中以小分子药物居多(占 22%)。MTD 与 SD 的比值最大达到 1 500,中位值为 15;而且 MAD 与 SD 的比值最大高达 $3.3×10^5$,中位值为 28.8(图 1-2)。以上结果表示,FIH 的剂量爬坡并不一定能得到 MTD,且要经过较大的剂量跨度才可能得到 MTD。因此,应在设计临床试验前全面了解这些可能的误区,可以避免因这些误区影响试验的设计和效率。

　　模型引导的药物开发(MIDD)、数据密集型研究与利用、基于特定人群的药物精准开发、利用大数据和人工智能等信息技术的模式和方法将是未来Ⅰ期临床试验策略制定和方案设计的重要发展方向。近年来,在 FDA 等药品监督管理机构的推动下,MIDD 在学术界发展迅速,已有许多成功的案例。依托高质量、信息全面的临床试验数据,基于药物基因组学、代谢组学、表型组学等进行临床药理学研究,有助于更好地了解研发药物的适宜人群。基于大数

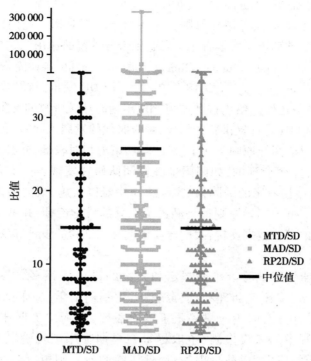

MTD(maximum tolerated dose),最大耐受剂量;MAD(maximum administration dose),
最大服药剂量;RP2D(recommended phase Ⅱ dose),Ⅱ期推荐剂量;SD(starting dose),
起始剂量。圆圈表示 MTD/SD 的比值;方块表示 MAD/SD 的比值;三角表示 RP2D/
SD 的比值。横线为中位值。

图 1-2　MTD/SD、MAD/SD、RP2D/SD 的比值

据的人工智能技术将对海量的药物结构信息、临床前研究数据、临床试验数据、药品注册审评信息、上市后真实世界的应用数据进行整合分析,更好地预测研发药物的开发风险和开发价值。如图 1-3 和图 1-4 所示。

　　Ⅰ期临床试验实施的质量对预期目标的实现十分重要。Ⅰ期临床试验的临床部分应由临床试验机构中的Ⅰ期临床试验研究室独立或联合相关临床科室完成,未建立Ⅰ期临床试验研究体系的临床科室不宜单独完成Ⅰ期临床试验。Ⅰ期临床试验研究室的硬件设施条件应能满足承担的项目要求。负责Ⅰ期临床试验的主要研究者和相关研究人员应具有相适应的专业背景、专业培训和专业经历。申办方和研究机构应建立保证临床试验过程依从法规、依从方案、依从单位 SOP 的质量体系。Ⅰ期临床试验的实施涉及多方参与,包括临床试验研究机构、生物样本检测单位(可以是第三方,也可是临床试验研究机构)、统计分析单位、数据管理单位及申办方等。在临床试验过程中,申办方应建立协调各方的沟通机制,保证各方协调开展工作。Ⅰ期临床试验的实施质量关系到研究数据的可靠性,基于不可靠的数据而得出的研究结果可能会误导后续临床试验研究者作出错误的研发决策和设计,政府监管部门也可能无法对药物作出客观的评价,从而影响注册审评。

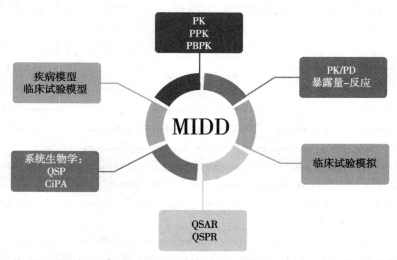

MIDD,模型引导的药物研发;PK,药动学;Pop-PK,群体药动学;PBPK,生理药动学;PD,药效学;QSAR,定量结构活性关系;QSPR,定量结构性质关系;QSP,定量系统药理学;CiPA,体外心率失常综合分析。

图 1-3 MIDD 的分类

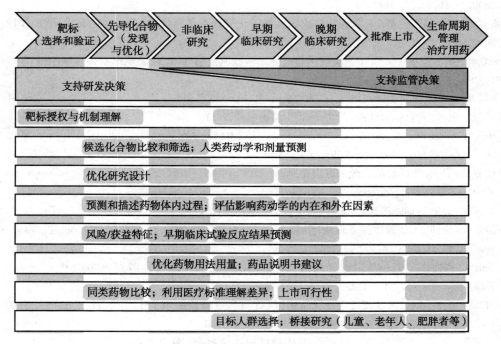

图 1-4 MIDD 在药物开发生命周期中的应用示意图

　　基于互联网、区块链、人工智能等信息技术的临床试验是未来Ⅰ期临床试验实施的重要发展方向。在遵从伦理原则和保证数据安全管控的前提下,智能化临床试验具有在线研究、在线监查、在线稽查、在线核查、自动统计和自动报告等功能,将极大地降低研究者、申办者、统计师和数据管理工程师的工作量,数据重复录入将几乎不再存在,数据可追溯的范围可以覆盖临床试验的全过程,临床试验的质量将进一步提高,效率大幅提升,成本不断降低。

(崔一民　阳国平)

参 考 文 献

[1] European Medicines Agency. Strategies to identify and mitigate risks for first-in-human and early clinical trials with investigationalmedicinal products. (2017-07-25)[2020-07-07]. https://www.ema.europa.eu/en/strategies-identify-mitigate-risks-first-human-early-clinical-trials-investigational-medicinal.

[2] European Medicines Agency. Guideline on strategies to identify and mitigate risks for first-in-human and early clinical trials with investigational medicinal products. (2018-02-01)[2020-07-07]. https://www.europa.eu/en/documents/scientific-guideline/guideline-strategies-identify-mitigate-risks-first-human-early-clinical-trials-investigational_en.pdf.

[3] Food and Drug Administration. White paper:innovation/stagnation:challenge and opportunity on the critical path to new medical products. (2004-03-16)[2020-07-07]. https://www.fda.gov/science-research/science-and-research-special-topics/critical-path-initiative.

[4] Food and Drug Administration. Exploratory IND studies. Guidance for industry,investigators,and reviewers. (2005-12-29)[2020-07-07]. https://www.fda.gov/media/72325/download.

[5] 国家药品监督管理局. 药品注册管理办法. [2020-03-30]. https://www.nmpa.gov.cn/xxgk/fgwj/bmgzh/20200330180501220.html.

[6] 姚贺之,李睿,高蕊,等. Ⅰ期药物临床试验电子化管理系统刍议. 中药新药与临床药理,2019(5):630-633.

[7] 胡蕙慧,汤洁,彭朋,等. 关于当前我国新药临床试验质量问题的思考. 广东药科大学学报,2019(2):279-284.

[8] 郭晨龙. Ⅰ期临床试验研究概述. 黑龙江医药,2009(6):809-815.

[9] 周宏灏,袁洪. 药物临床试验. 北京:人民卫生出版社,2011.

[10] ICH. General considerations for clinical studies E8(R1)(draft version). (2019-08-01)[2020-05-13]. https://www.fda.gov/media/129527/download.

[11] CFDA. 药物临床试验的一般考虑指导原则. (2017-01-18)[2020-05-13]. http://www.nmpa.gov.cn/WS04/CL2138/300278.html.

[12] 阳国平. 药物早期临床试验. 长沙:湖南科学技术出版社,2016.

[13] SFDA. 药物临床试验质量管理规范(局令第3号). (2002-09-01)[2020-07-07]. http://www.nmpa.gov.cn/WS04/CL2077/300595.html.

[14] NMPA. 药物临床试验质量管理规范(2020年第57号). (2020-07-01)[2020-07-07]. http://www.nmpa.gov.cn/WS04/CL2138/376852.html.

[15] SFDA. 药物Ⅰ期临床试验管理指导原则(试行)(国食药监注483号). (2011-12-02)[2020-07-07]. http://www.nmpa.gov.cn/WS04/CL2196/323872_6.html.

[16] 唐守艳,周铁,陆雯静,等. 药物临床试验机构质量控制. 解放军医院管理杂志,2017,24(11):1098-1100.

[17] 沈玉红,张正付,张琼光,等. 药物临床试验"三级质控"体系的常见问题与改进建议. 中国新药与临床杂志,2016,35(10):721-723.

[18] 汶柯,柴栋,王瑾,等. 基于风险的Ⅰ期临床试验质量管理探讨. 中国新药杂志,2019,28(13):1600-1604.

[19] HUANG J,LIU W Y,YU J J,et al. Exploration of suitable pharmacodynamic parameters for acarbose bio-

equivalence evaluation:a series of clinical trials with branded acarbose. Br J Clin Pharmacol,2020. DOI:10. 1111/bcp. 14324. Epub ahead of print. PMID:32333407.

[20] CHOW S C. Innovative statistics in regulatory science. New York:Chapman and Hall/CRC,2020.

[21] MARSHALL S F,BURGHAUS S,COSSON R,et al. Good practices in model-informed drug discovery and development:practice,application,and documentation. CPT Pharmacometrics Syst Pharmacol,2016,5:93-122.

第二章

Ⅰ期临床试验设计

第一节　临床前研究对Ⅰ期临床试验设计的作用

新药Ⅰ期临床研究是药物临床试验的起始和关键阶段,临床前研究数据对于Ⅰ期临床试验设计能够发挥极其重要的作用。本章节阐述非临床资料与临床方案设计的关联性,重点介绍如何全面、科学地分析临床前研究资料(包括动物实验和体外实验数据),以支持有效、安全的Ⅰ期临床试验研究设计。

新药研发是一个漫长而艰辛的过程。按照药物研发的时间顺序,这一过程包括药物发现、临床前研究和临床研究。其中,新药Ⅰ期临床试验是药物临床研究的起始和关键阶段。近10年来,虽然基因组学、转化医学等新技术和理念为药物研发注入新动力,然而新药上市率缓慢增长而研发成本持续增加的情况没有发生本质性的改变,在这种投入和产出比继续失衡的严峻形势下,人们对新药早期临床试验(Ⅰ和Ⅱa期)投入前所未有的关注和重视。目前,新药早期临床试验研究正在从传统的经验模式逐渐向基于机制的数据密集型研发模式转变。现阶段面临的具有普遍意义的临床药理学问题包括:①如何提高人体首次试验中各种生物活性剂量预测的准确性;②如何降低人体首次试验的安全性风险;③如何提高从健康人到患者体内暴露和效应预测的准确性等。

在此过程中,临床前研究数据对于Ⅰ期临床试验设计能够发挥极其重要的作用。本章节将介绍临床前研究资料与Ⅰ期临床设计的关联性,阐述如何利用候选药物的理化性质、体外研究和模型动物的研究结果,实现从体外到体内、从动物到人类的外推,从而为新药Ⅰ期临床试验提供支持。为了避免歧义,如果没有特殊说明,本节中的Ⅰ期临床试验特指创新药的首次人体试验。

(一)临床前研究资料关注要点

新药的临床前研究涉及药学、药效学、安全性和药动学研究等众多内容。对于如何开展临床前研究,我国药品监督管理部门在2005年左右即颁布了一系列指导原则,并在2014年根据新药研发的最新进展予以修订和重新颁布,本文在此不再赘述。根据我国药品审评资料要求,临床前研究数据和其他药物申报资料通常被归纳为下列4类:综述资料、药学研究资料、药理毒理研究资料和临床试验资料(表2-1)。这些资料从各个方面初步阐明药物的药学性质、药理毒理特征等重要信息。其中,与药物的作用机制/靶点、剂量-(药理和毒理)效应关系有关的临床前研究数据对于人体Ⅰ期试验设计具有特别重要的意义,下文将逐一进行阐述。

表 2-1 新药临床试验申报非临床研究资料列表

综述资料	药学研究资料	药理毒理研究资料	临床试验资料
● 药品名称 ● 证明性文件 ● 立题目的与依据 ● 对主要研究结果的总结及评价 ● 药品说明书、起草说明及相关参考文献 ● 包装、标签设计样稿 ……	● 药学研究资料综述 ● 原料药生产工艺的研究资料及文献资料;制剂处方及工艺的研究资料及文献资料 ● 确证化学结构或者组分的试验资料及文献资料 ● 质量研究工作的试验资料及文献资料 ● 药品标准及起草说明,并提供标准品或者对照品 ● 样品的检验报告书 ● 原料药、辅料的来源及质量标准、检验报告书 ● 药物稳定性研究的试验资料及文献资料 ● 直接接触药品的包装材料和容器的选择依据及质量标准 ……	● 药理毒理研究资料综述 ● 主要药效学试验资料及文献资料 ● 一般药理学试验资料及文献资料 ● 急性毒性试验资料及文献资料 ● 长期毒性试验资料及文献资料 ● 过敏性(局部、全身和光敏毒性)、溶血性和局部(血管、皮肤、黏膜、肌肉等)刺激性等特殊安全性试验资料和文献资料 ● 复方制剂中多种成分药效、毒性、药动学相互影响的试验资料及文献资料 ● 致突变试验资料及文献资料 ● 生殖毒性试验资料及文献资料 ● 致癌试验资料及文献资料 ● 依赖性试验资料及文献资料 ● 非临床药动学试验资料及文献资料 ……	● 国内外相关的临床试验资料综述 ● 临床试验计划及研究方案 ● 临床研究者手册 ● 知情同意书样稿、伦理委员会批准件 ● 临床试验报告 ……

1. 非临床药动学研究 非临床药动学研究是通过体外和体内研究方法,阐明药物在不同种属动物中的吸收、分布、代谢和排泄特征,为后续的人体临床试验提供借鉴和参考。通常,非临床药动学的主要内容包括在啮齿类、犬类和/或灵长类动物中开展的体内药物吸收、分布、代谢和排泄研究,以及在体外系统中开展的酶和转运体研究(备注:体外系统包括动物源性和人源性肝细胞、肝微粒体、肝细胞胞质、S9、rhCYP 和 rhUGT 重组酶、Caco-2 和 MDCK 细胞等)。

通过上述体内和体外研究,可以获得药物在不同种属动物或体外系统中的吸收、分布、代谢和排泄等关键数据。这些数据包括与药物吸收有关的膜渗透系数(P_{eff});与分布有关的全血/血浆浓度比(B/P)、组织分配系数(K_p)、血浆中的游离药物分数(fu_p)等;与代谢和转运有关的酶和转运体的动力学参数,包括米氏常数(K_m)、酶和转运体的最大反应速率(V_{max}、J_{max})、固有清除率(Cl_{int})等,以及在不同种属动物中获取的药动学与药物分布、代谢、排泄数据等。基于上述体外和体内试验数据,采取各种估算方法,即可以预测人体的主要药动学参数和不同剂量下的系统暴露等。

2. 非临床药效学研究 非临床药效学研究是新药临床前研究的核心内容,是支撑新药开发的基础和信心来源。全新或作用机制不明的试验药物在疗效探索和确证性临床试验中往往具有较高的失败风险。目前,超过一半的到达Ⅲ期试验阶段的药物因缺乏疗效而失败。然而,大量新药研发案例表明,很多在临床前试验中显示的药效在临床评估过程中是不可复制的。现阶段,转化医学推动生物标志物在新药研究中的应用,使得基于疾病靶标、生物标志物的临床试验设计成为可能。比较理想的创新药的药效学研究策略是首先在临床前阶段通过体外和动物实验确定药物对靶标的作用,然后确定在安全剂量范围内靶标作用可引起的生物学效应,最后确定靶标作用在患者中的疗效信号,并全面评估真实环境中的临床潜力。

根据药物的作用机制,非临床药效学的研究内容和方法有很大不同。例如,某试验药物是一种针对表皮生长因子受体(EGFR)突变的选择性 EGFR 抑制剂。其药效学研究不仅应包括一般的抗肿瘤活性研究,如不同剂量的试验药物对于动物模型中目标肿瘤的抑制效应,还应包括 EGFR 野生、EGFR 突变细胞株以及非 EGFR 突变细胞株的体外研究,以评价药物对 EGFR 突变细胞株的选择性抑制活性(IC_{50})。此外,由于药物或活性代谢物的浓度数据是产生、决定或阐明药效的基础,还应在有效剂量下开展模型动物的药动学研究。上述研究数据对于药物在人体起效剂量的预测、剂量递增的设计等均具有重要意义。

需要特别说明的是,在运用临床前药效学数据支持Ⅰ期临床试验设计时,首先需要确认试验药物在动物和人类中的作用机制是否相同、相似或者存在差异。如果模型动物与人体具有相同的作用靶点(如 DPP-4 抑制剂)、可能相同或相近的疾病发生机制,此时可以考虑通过合理的方法将动物药效学数据外推至人体;反之,如果模型动物的发病机制与人类不同、不确定或者相近,但在药理靶点的表达或亲和力方面存在一定差异,此时则无法或难以利用动物药效学数据支持人体试验设计。

3. 非临床毒理学研究　非临床毒理学研究旨在描述试验药物在不同种属动物中的毒性反应的性质、程度,以及与给药剂量的相关性等。非临床毒理学的研究内容很多,包括一般毒理学试验,急性毒性试验,长期毒性试验,遗传毒性、生殖毒性、致癌性试验,以及过敏性(局部、全身和光敏毒性)、溶血性和局部(血管、皮肤、黏膜、肌肉等)刺激性等特殊安全性试验。此外,为了获取毒性剂量下药物在体内的暴露情况,建议在急性和长期毒性试验中伴随开展毒物代谢动力学研究,这是评价药物对靶器官效应(毒性)的重要依据。

为了保证临床试验中志愿者的安全,需要完成上述非临床毒理学研究后才可以开展临床试验。然而,鉴于新药研发的高风险和高投入,可以选择用不同给药期限的长期毒性试验来支持不同阶段的临床试验。通常,啮齿和非啮齿动物连续给药至少 2 个给药循环或 4 周的重复给药毒理学试验结果可以支持为期 4 周的Ⅰ期临床试验。更长给药期限或给药频率的长期毒性试验可以在Ⅰ/Ⅱ期临床试验实施期间同步进行。然而,原则上支持试验药物进行Ⅰ/Ⅱ期临床试验的长期毒性试验的给药期限不应短于临床试验周期,给药间隔不能长于临床试验中的最短给药间隔。上述临床前安全性研究数据是在探索不同给药方案时需要特别注意的一个安全性问题。

(二) 从体外、动物研究数据外推至人体Ⅰ期临床试验

总体研究思路是在进行首次人体试验设计时,我们需要整合和综合分析临床前的各种研究数据。图 2-1 总结了从体外、动物研究外推至人体Ⅰ期临床试验时需要关注的重要信息:①药动学(pharmacokinetics,PK)研究,包括不同种属动物体内的吸收(absorption,A)、分布(distribution,D)、代谢(metabolism,M)和排泄(excretion,E)特征;体外系统代谢稳定性数据。②药效学(pharmacodynamics,PD)研究,包括作用机制;模型动物中的药效学数据;产生药效的剂量-暴露数据;与药效相关的特异性生物标志物。③毒理学研究,包括毒性反应的性质、靶器官,以及毒性反应与药物剂量和暴露之间的关系。

上述体外研究、动物体内研究数据是预测药物在人体暴露和效应(疗效/安全性)的前提基础。在创新药的临床评价过程中,通过转化 PK/PD 模型可以有效整合这些数据,从而指导首次人体试验设计。需要说明的是,在进行外推时,应该特别关注体外和体内,以及动物和人类的种属差异,如靶点表达量、药物对靶点的亲和力及血浆蛋白结合率等方面可能存在

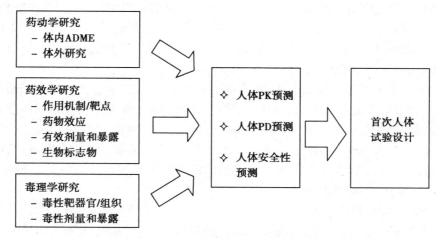

图 2-1　从体外和动物研究数据外推至首次人体试验的关键要素

的不同。另外,由于创新药的独特性及跨物种、跨环境外推所必须作出的许多不同假设,很难建立适用于所有药物的标准的统一方法。

1. 人体 PK 预测　在开展首次人体试验之前,采用离体器官、细胞或代谢酶系统获得的体外数据及动物药动学数据,通过体外模型和计算机模拟等方法可以推算出人体 PK 参数,如清除率(Cl)、表观分布容积(V_d)、消除相半衰期($t_{1/2}$)、口服生物利用度(F)及药物暴露(AUC 和 C_{max})等。人体 PK 预测是一个比较复杂的过程,开展人体 PK 预测通常需要下列关键数据:①动物源性和人源性材料中的体外 ADME 数据,尤其是与药物消除机制有关的研究数据;②至少 2~3 个啮齿和非啮齿动物的体内 PK 结果等。由临床前体外和体内 PK 参数推算人体 PK 参数是计算人体各种活性剂量的重要基础,有多种推算方法可供选择。可根据试验药物的 PK 特点,从中选择 1 种或多种方法进行推算。目前,常用的 PK 推算方法有异速增长模型推算法(allometric scaling, AS)、体外-体内外推法(in vitro-in vivo extrapolation, IVIVE)和生理药动学(physiologically based pharmacokinetic, PBPK)。

(1)AS:AS 是目前应用最广泛的一种预测人体 PK 参数的方法。其理论基础是哺乳动物具有相似的生理解剖结构和基础代谢速率,其体内的许多生理参数都与体重(body weight, BW)相关。这种关系往往不是直接成正比,可以用下列幂函数来表示,即 $Y = a \times BW^b$。其中,Y 代表预测的目标参数如 Cl 和 V_d,a 代表截距,BW 代表体重,b 代表方程系数。在实际应用中,即以不同动物种属的体重或体表面积的对数值为横坐标,以其 PK 参数的对数值为纵坐标,用线性回归法推算人体相应的 PK 参数如 Cl 和 V_d。为了保证估算的准确性,建议采用 3 种以上动物的 PK 参数进行估算。

AS 是一种基于经验的研究方法,无法反映不同动物在代谢方面可能存在的种属差异。根据既往研究经验,认为 AS 比较适用于推算以肾小球滤过为主要消除机制的药物的清除率;对于肝代谢是主要消除机制的药物,可采用基于体外肝微粒体、离体肝细胞或重组酶的 IVIVE。当药物的体内 PK 机制比较复杂时(如药物的消除包括胆汁分泌和肾排泄等非肝脏途径时),建议采用更加全面、基于机制的 PBPK 进行 PK 参数的外推和估算。

(2)IVIVE:这种方法基于体外数据预测体内 PK 参数,这是一个从简单体系外推至复杂体系)的过程,因此其预测必然伴随着各种假设。以人体肝清除率(Cl_H)的预测为例,其应用的基础假设是试验药物的主要消除机制是肝脏代谢,忽略胆汁分泌和肾排泄等非肝脏消除机制。IVIVE 采用肝脏清除的充分搅拌模型来整合固有清除率、血浆蛋白结合率和血流量，在加入药物的条件下培养肝微粒体、人源性肝细胞或者人体表达的酶，然后在低于饱和度的情况下清空药物和生成的代谢物，以计算 V_{max} 和 K_m 或者 V_{max}/K_m 值，获得体外肝脏固有的代谢清除率 $Cl_{H,int}$，再乘以缩放因子估算最终的 Cl_H。

与 AS 相比，IVIVE 用于预测人体 PK 参数存在明显的优势，即使用的细胞或组织可以直接来自人体，因此在一定程度上避免种属差异对预测的影响，并可以明确不同机制对药物体内处置的贡献。然而这种方法也存在一些缺点，包括体外和体内的固有差异；不同实验方法、不同实验室获得的体外数据存在很大的变异性等。例如，有文献报道称，CYP2C9、CYP2D6、CYP2E1 和 CYP3A4 在不同实验室的酶活性测定数据具有非常明显的差异，有些酶的活性差异甚至高达 5 倍以上。

（3）PBPK：PBPK 模型是建立在机体的生理、生化、解剖和药物的热力学性质基础上的一种整体模型，是一种"自下而上"（bottom-up）的研究方法。PBPK 预测人体清除率的基本原理与 IVIVE 有一定的相似之处，也是基于各种体外研究数据实现从体外到体内、从动物到人体的外推。不同之处在于 PBPK 采用的是一个整体模型，将每个组织、器官或体液作为一个房室看待，房室间借助血液循环连接。每个模型房室的构建需要 2 个方面的数据：①机体的系统参数，如器官大小、血流速度等生理学、解剖学参数，酶和转运体活性等生化参数，以及健康和特定人群的人口统计学数据；②药物参数，如脂溶性、电离性等热力学性质参数，以及膜通透性、血浆蛋白结合率、组织亲和力等药物与机体相互作用的参数等。在此基础上通过 Monte Carlo 模拟预测药物的人体 PK 参数和动态的血药浓度-时间曲线。

与 AS 和 IVIVE 这两种方法相比，PBPK 的突出特点是能够将目标人群的变异性与 PK 数据进行有效整合。近年来，PBPK 模型广泛应用于药物发现和开发的各个阶段，特别是在利用非临床数据进行不同种族、特殊人群剂量预测方面表现出巨大的应用价值。然而，由于人体系统的复杂性和多样性，PBPK 模型也存在许多局限和不足。例如，转运体和 CYP450 酶在各种属、各组织器官的表达尚未清晰；缺少人血脑屏障、各脑室的详细生理参数等。此外，PBPK 模型的结构复杂，以往研究人员需要采用 MATLAB、NOMMEN 等软件编写程序代码以实现机制性模型的构建。目前，商业化的 PBPK 软件如 GastroPlus（Simulations Plus Inc.）、Simcyp Simulator（Simcyp Ltd.）等在很大程度上简化了建模过程，促进了 PBPK 在新药研发中的应用和推广。

（4）清除率、表观分布容积和生物利用度等 PK 参数：上文介绍了 AS、IVIVE 和 PBPK 等 PK 参数预测方法，下面将阐述如何利用这些方法实现对清除率、表观分布容积和生物利用度这 3 个主要 PK 参数的预测。

1）清除率（Cl）的预测：目前，有多种方法可以用于预测人体清除率，最为常用的是上文介绍的 3 种方法，即 AS、IVIVE 和 PBPK。AS 是一种基于经验的研究方法，近年出现一些新的 AS 校正方法，如指数法则（rule of exponents，ROE）、游离分数校正截距法（fu corrected intercept method，FCIM）和肝血流量校正法（hepatic blood flow，HBF）等。这些方法在 AS 原理的基础上引入脑重量（brain weight，BrW）、最大生命值（maximum life-span potential，MLP）等生理常数，在不同的设定条件下使用提高估算结果的准确性。下面以 ROE 为例进行说明。对于 $Cl=a \times BW^b$，当 $0.55<b \leq 0.71$ 时，可直接采用上述公式；当 $0.71<b \leq 1$ 时，应引入 MLP，公式校正为 $MLP \times Cl=a \times BW^b$；当 $1<b \leq 1.3$ 时，则公式用 BrW 校正为 $BrW \times Cl=a \times BW^b$。如

果 $b=0.55$ 或者 $b>1.3$，则提示 AS 不适用于该药物。需要指出的是，当肝代谢是药物的主要代谢机制或者多种代谢机制并存时，试验药物在动物和人体内的消除途径或主要代谢酶可能不同或存在较大差异，此时 AS 估算的准确性往往难以尽如人意。

IVIVE 预测人体肝清除率是基于肝脏的 2 个特性：一个是清除率的相加性；另一个是应用充分搅拌模型（well-stirred model）等体外模型能够整合体外固有清除率、血浆蛋白结合率和血流量等肝脏的生理参数。人体肝清除率的表达公式见式（2-1）。

$$Cl_{b,H} = Q_H \left[\frac{fu_B \cdot Cl_{H,int}}{Q_H + fu_B \cdot Cl_{H,int}} \right] \qquad \text{式（2-1）}$$

其中，$Cl_{b,H}$ 是肝清除率，Q_H 是肝血流量，fu_B 是全血中的游离药物分数，$Cl_{H,int}$ 是肝固有清除率。充分搅拌模型是一个稳态模型，该模型有下列假设：药物代谢酶在肝内为均匀分布，药物在肝脏的分布取决于肝灌流，不存在扩散屏障，且只有游离药物可以跨膜并占据酶代谢活性位点；假设药物在肝脏中瞬间达到动态平衡，药物通过肝脏时浓度下降的唯一原因在于消除。此时，通过体外数据预测人体清除率的基本步骤如下：①采用体外系统（肝微粒体、肝细胞和/或重组酶）获得药物的体外代谢动力学参数（V_m、K_m），当药物浓度远低于 K_m 时，V_m/K_m 值即为每个孵育单位的肝固有清除率；②乘以所选的体外系统的转换因子，例如，每克肝中的微粒体蛋白量（MPPGL）、每克肝中的肝细胞数目（HPGL）等，即获得整个肝脏生理代谢的固有清除率（$Cl_{H,int}$）；③采用合适的肝脏模型（考虑血浆蛋白结合、全血/血浆比和肝血流速度等因素）估算肝清除率（$Cl_{b,H}$）；④加上预测的肾清除率（可采用 AS 估算），即可获得总清除率的预测值。对于多数在肝脏代谢而不经胆汁分泌的药物，IVIVE 预测是比较准确的。然而当转运蛋白以及膜渗透性成为肝脏消除速率的限速步骤时，体内的肝脏代谢过程不能在体外系统完全实现，此时药物的体内代谢过程更加复杂，预测时需要考虑的因素更多。

PBPK 预测人体清除率的基本原理与 IVIVE 有相同之处，也是基于各种体外研究数据实现从体外到体内、从动物到人体的外推。不同之处在于 PBPK 是一个整体模型，能够整合目标人群的人口统计学（性别、年龄、体重和基因信息）、生理系统参数（器官大小、血流速度、酶和转运体活性）和药物参数（脂溶性、电离性、血浆蛋白结合率）、体外系统（肝微粒体、肝细胞、重组酶等）、代谢动力学数据，在此基础上通过 Monte Carlo 模拟预测药物的人体清除率。

2）表观分布容积（V_d）的预测：表观分布容积反映药物分布的程度，由药物在血浆和组织中的结合情况（亲和力）决定。通常认为只有游离的药物可以扩散通过膜，因此药物在组织中的分布受到血浆蛋白结合率的影响。表观分布容积的构成可以用式（2-2）表示：

$$V = V_P + V_{TW} \cdot \frac{fu}{fu_T} \qquad \text{式（2-2）}$$

其中，V 是表观分布容积，V_P 是血液体积，V_{TW} 是外周组织体积，fu 是血液中的游离药物分数，fu_T 是组织中的游离药物分数。药物与各组织器官的亲和力有很大不同，这取决于药物的理化性质和结构以及器官组分类型。通过测定药物与血浆、组织匀浆和细胞膜的结合率、$\log P$ 等一系列体外参数，可以预测药物在体内的分布容积。文献报道的分布容积预测方法很多。其中，尽管 AS 忽略人体各个器官对于药物分布的影响，但其在预测人体分布容积上仍是一个比较有效的方法，这可能与体积和体重存在良好的相关性有关。此外，文献报道的表观分布容积的其他预测方法还包括 Øie-Tozer 法、PBPK 估计法等。近年来，PBPK 在表观分布容积预测方面引起很大关注。其理论依据是各个器官的组分类型和比例在不同的哺乳动物中没有明显不同,因而假定动物的组织/血液分配比(K_p)数据经过血浆蛋白结合校正后可适用于人类,在此基础上基于计算机进行预测。

3)生物利用度的预测:生物利用度(bioavailability,F)反映药物通过不同的给药途径吸收进入体内的速度和程度。药物吸收特别是胃肠吸收是涉及药物的理化性质、制剂、胃肠转运和肝脏代谢等多种因素等的一个复杂过程。药物口服进入胃肠道后,首先经过溶解、崩解等过程释放药物,然后经过肠壁再通过门静脉到达肝脏,最后吸收进入体循环系统。这是一个动态的连续过程,受到包括饮食在内的很多生理因素的影响。整体生物利用度可以分解为在每个部位损失后残余部分的累积,即$F = F_a \times F_g \times F_H$。其中,$F_a$代表从制剂中释放的药物,$F_g$代表经过肠道代谢后剩余的药物,$F_H$代表经过肝脏首关代谢后剩余的药物。

相对于分布和消除的预测,生物利用度的预测并不成熟,到目前为止尚未形成科学且统一的方法,人们仍在积极探索生物利用度预测的最佳方法。首先,AS 不适用于预测药物的生物利用度,这是由于吸收与体积大小的相关性要远远小于分布和消除。此外,大量研究表明动物与人类的生物利用度没有相关性,因此基于动物数据也是难以准确预测人体 F 值。目前,在药物吸收预测方面比较受关注的是 PBPK。Simcyp 和 GastroPlus 等商业化 PBPK 软件均推出吸收预测模型,下面以 Simcyp 的 ADAM 模型加以阐述和说明。ADAM 模型将整个胃肠道根据解剖结构分为 9 个房室,即依次为胃、十二指肠、空肠Ⅰ、空肠Ⅱ、回肠Ⅰ、回肠Ⅱ、回肠Ⅲ、回肠Ⅳ和结肠。从公式 $F = F_a \times F_g \times F_H$ 可知,F 的预测必须成功解决制剂溶出、胃肠代谢和肝脏代谢这 3 个方面的问题。F_a 的预测主要与制剂因素有关,这些因素包括药物在胃肠溶液中的溶解度、成盐形式、颗粒分布等。常见方法是将药物制剂置于模拟胃肠液(pH、溶液成分等与真实胃肠液相似)中,获取药物的体外溶出数据,模拟体内溶出行为。F_g(肠道代谢)的预测需要整合胃肠道的主要生理、生化常数,如胃排空时间、肠壁血流速度、表面积、肠道代谢酶和转运体含量等。这样的模型无疑能够更真实地模拟胃肠环境。在 ADAM 模型中,当药物通过每个部分时,一部分被吸收,另一部分被代谢或降解,剩下的则进入下一段,如此等等。随着时间推移,将各个部分的吸收累加即为肠道的吸收(F_g)。最后是通过肝脏首关效应进行剩余的部分 F_H 的预测,可以采用 $1 - E_H$(E_H 是肝脏抽提比,即 $1 -$ 肝清除率/肝血流量)来估算。

在口服药物的生物利用度预测中,目前最大的瓶颈问题是肠道代谢。经过多年的研究,人们对于肝脏代谢已经有了比较深的认识和了解。然而,对于肠道代谢尚存在很多挑战,这些挑战包括不同种属动物在肠道代谢酶表达的差异、人体肠道药物代谢酶含量数据的缺乏、代谢酶-转运体交互作用等。因此,就 PBPK 肠道吸收模型而言,各人群机体的系统生理、解剖和生物学参数的获取是需要解决的关键问题。

2. 人体 PD 预测 PD 预测可以借鉴上文所述的 PK 预测策略,两者有相同也有不同。相同之处在于,PD 预测同样需要考虑体外-体内差异、不同动物之间及动物-人类之间的差异。但是就复杂性而言,体内 PD 预测所面临的挑战要远远超过 PK 预测。根据受体占据理论,药物作用的强度与占据受体的数量成比例。当所有受体均被药物占据时,即产生最大的药效。因此,药物效应包括 2 个主要部分,即药物与主要靶点的相互作用,以及靶点占据和观测的反应之间的级联反应。前者通常可以通过体外实验获得,采用动物源性和人源性受体、细胞或组织开展的体外药理学试验是判断种属差异的一个好选择。然而,体外系统无法评估靶点激活后产生的生物学效应,这些研究只能在模型动物中开展。目前,许多机制性动物 PD 模型可以用于人体 PD 预测。表 2-2 列出肿瘤、糖尿病等治疗领域药物的几种动物 PD 模型、生物学终点指标。另外,转化医学的快速发展使得生物标志物研究蓬勃发展。在新药早期临床评价中,如果能够使用特异性的生物标志物,无疑对于药效评价是极其有益的。

表 2-2　新药非临床药效学预测中的常用动物模型

治疗领域	体内模型	生物学终点	研究药物
糖尿病	在正常动物中进行的糖耐量试验、肥胖-高血糖小鼠、Zucker 肥胖大鼠	血糖、胰岛素和其他生物标志物	DPP-4 抑制剂、二甲双胍等
血液系统疾病	正常动物	网织红细胞、红细胞、白细胞、血红蛋白和淋巴细胞	红细胞生成促进剂、粒细胞集落刺激因子等
	化疗引起的中性粒细胞减少/贫血的小鼠	红细胞、白细胞和血红蛋白	
肿瘤	肿瘤细胞移植动物 血管生成模型动物	肿瘤体积 血管通透性	细胞毒素、酪氨酸激酶抑制剂 VEGF 受体抑制剂
中枢神经系统疾病	5-HTP 强化 条件性回避反应	5-HTP 强化行为评分 大鼠行为	抗抑郁药 抗精神病药
感染性疾病	腿部和肺感染的小鼠模型	细菌菌落形成单位	抗生素等

　　根据前文所述,我们可以看出虽然药物的作用机制和治疗领域不同,但 PK 预测的目标总是围绕清除率、分布容积等参数。然而药物的 PD 特征会随着药理靶点不同而随之变化。通常体内 PD 特征评价涉及 2 个方面的内容,一是药物的特异性参数,二是机体的系统参数。后者描述的是机体的生理、病理状态,涉及药物与其药理靶点的相互作用。所以 PD 预测需要特别考虑目标靶点在不同动物之间及动物-人类之间的差异,以及疾病机制在不同种属之间的区别。例如,对于抑郁症等疾病,经典的小鼠强迫游泳抑郁模型中动物的情绪反应和人类抑郁之间可能有本质不同。因此,归纳、比较和总结试验药物在不用种属动物中的浓度-效应(不良反应或药效)关系并分析差异的内在原因,对于 PD 预测无疑具有重要意义。

　　PD 和 PK 是两个密切相关的动力学过程。我们知道,在很多情况下作用部位的药物浓度是无法直接测定的。因此,当药物在体内的吸收、分布、代谢和排泄过程已经清楚的基础上,可以通过 PK/PD 的研究方法,结合血中的药物浓度与靶部位的药物浓度从而预测药物效应。根据药物效应的方式,PD 在体内的时间动力学变化可分为直接和间接过程,这些过程可以采用一些经验和机制性 PK/PD 数学模型来进行描述。对于直接效应模型,浓度与效应以可逆模式被联系起来,效应与浓度直接相关,在观测到 C_{max} 的同时可观测到最大效应(E_{max}),两者之间没有延迟,表现为浓度-时间曲线与效应-时间曲线的趋势一致。典型的直接效应模型是 Sigmoid E_{max} 模型(Hill 方程)。Sigmoid E_{max} 是根据受体占据理论描述浓度-效应的米氏方程,方程见式(2-3)。

$$E = \frac{E_{max} \times C^{\gamma}}{EC_{50}^{\gamma} + C^{\gamma}}$$

式(2-3)

其中,E_{max} 是药物所能产生的最大效应;EC_{50} 是产生 50% 的最大效应时的药物浓度;γ 是 Hill 方程系数,是影响曲线斜率、陡峭程度的参数;C 是药物浓度。有也可没有药理意义,也可以是非整数。虽然 Sigmoid E_{max} 模型是一个基于经验的模型,但它引入最大效应这一重要概念。模型中的 E_{max} 和 EC_{50} 值可以从体外药物受体相互作用实验预测获得。除 Sigmoid E_{max} 模型外,描述药效学的直接模型还有线性模型、对数线性模型等。

事实上,在许多情况下药物效应与血中的药物浓度之间并不存在直接的关系,血药浓度达到峰值时,其产生的药效经常会出现延迟。造成延迟的原因比较复杂,有 2 个基本解释:一个说法是药物效应是药物作用的直接结果,但作用部位不在血浆隔室或其附近血液灌流充分的器官,而是在一个药物浓度变化滞后于血药浓度变化的组织或器官之中。此时反映药物到达预期药理作用部位需要一定时间。另一个说法是药物并不产生直接的药理效应,而是通过改变一些参与机体生理效应调节的内源性活性物质的合成(或分泌)和降解过程而发挥作用。Sheiner 等提出的生物相概念较好地解释了这一现象,其核心思想是将经典的房室模型进行扩展,提出一个假设的“效应”室。生物相模型中的这个虚拟的效应室可能是一个特定的组织或器官,如眼、皮肤、消化道、肺脏、中枢神经系统、淋巴系统或肿瘤组织等,也可能是药物的某种活性代谢产物、结合或游离态的药物等。效应室中的浓度往往是难以测定的,其方程描述见式(2-4)。

$$\frac{\mathrm{d}C_e}{\mathrm{d}t} = k_{1e} \cdot C_p - k_{e0} \cdot C_e \qquad \text{式(2-4)}$$

其中,C_p 代表血中的药物浓度;k_{1e} 代表药物从中央室消除的一级速率常数;k_{e0} 代表药物从效应室消除的消除速率常数,其大小主要与血药浓度和药效学之间的滞后程度有关;C_e 代表效应室的药物浓度。如前文所述,在很多情况下药物是通过改变一些参与机体生理效应调节的内源性活性物质的合成(或分泌)和降解过程而发挥作用的。此时,可以采用间接效应模型(indirect response model,IDR)来描述这一过程。经典的方程见式(2-5)。

$$\frac{\mathrm{d}R}{\mathrm{d}t} = k_{syn} - k_{deg} \times R \qquad \text{式(2-5)}$$

其中,R 是药物效应,k_{syn} 是零级合成速率常数,k_{deg} 是一级降解速率常数。根据药物的作用机制,IDR 模型有 4 种形式,即抑制生成、抑制降解、激活生成、激活降解。此外,还有很多 PD 模型可以描述不同机制的药物间接效应,如靶点介导药物处置模型(TMDD)、昼夜节律模型(circadian model)、转导模型(transduction model)等。

基于体外、动物 PD 数据进行体内 PD 预测时,需要考虑体外-体内、动物-人类种属等可能存在的差异。需要考虑的因素主要包括血浆蛋白结合率、药理靶点亲和力和表达情况、组织分布和活性代谢产物等。对于血浆蛋白结合率高的小分子药物,在不同动物种属血浆中的游离药物分数通常差别很大,此时必须进行游离药物分数校正。另外,对于小分子和生物制品药物,都应该考虑药物与药理靶点之间相互作用的种属差异。在药物发现和先导化合物优化过程中,如果能够确认体外和体内效应强度参数之间的关系,无疑可以增加此时数据外推的可信性,否则应校正可能存在的差异。由于药物的药理效应受到药物从体循环系统输送至作用靶点这一分布过程的影响,因此,如果可能的话,在描述药物输送至靶点的时间过程时,最好能够测定靶组织中的药物浓度。此外,了解药物在体内的代谢情况也是非常重要的,因为活性代谢产物可能对药效有贡献,从而使得浓度-效应关系更加复杂。

3. 人体安全性预测 药物在人体的安全性评价是新药Ⅰ期临床试验的主要目的之一。创新药早期临床评价存在许多潜在风险,包括对试验药物了解不足、试验设计方案不合理和试验实施质量不高等,因此试验开始前必须对风险要素进行评估,并制定风险控制计划。与PK和PD预测相比,从动物到人体的安全性外推具有更大的不确定性和挑战。本节将从作用机制、靶标性质和动物模型的相关性3个方面来说明在进行人类安全性外推时,体外和非临床动物研究数据的关注要点。

(1)作用机制:主要或次要机制是否采用动物源性或人源性细胞、器官材料,候选药物的作用机制对于人类是否具有可转化性;受体在动物组织中的分布、一般药理学和毒理学研究等体外研究数据是否能够证明作用机制对于人类靶器官的选择性。

(2)靶标性质:靶标的结构、组织分布(包括在人类免疫系统细胞内/上的表达)、细胞特异性、疾病特异性;靶标和伴随靶标作用的性质及强度(程度、幅度、持续时间和可逆性)等,靶标在动物、健康人和患者中的潜在差异;靶标在相关动物种属和人类中的基因多态性差异,以及对药理学作用的影响。

(3)动物模型的相关性:模型动物毒理学试验中的靶器官毒性反应、性质等,判断动物和人类在毒性反应中的相关性,评估人类发生药物相关严重毒性的风险。根据既往研究案例,中枢神经系统的毒性反应在临床前后的一致性较差,在动物中发现的共济失调和癫痫等毒性反应较少在人类临床试验中重现。除过敏外,免疫系统的不良反应在人类试验中也较少出现。相关性较好的器官是心血管、血液和胃肠道系统,后两者的安全性外推常用于抗肿瘤药、抗感染药。

对于Ⅰ期临床试验设计而言,除上文重点阐述的非临床药动学、药效学和毒理学研究数据外,其他资料如药物研发立题依据、药物的理化性质($\log P$、MW)、同类药物的临床前/临床研究文献等也同样具有重要的价值和意义。此外,虽然新药的非临床研究涉及的研究内容很多,但各个研究之间不是彼此孤立的,而是密切联系、相互支撑的。例如,在药效学和毒理学评价中伴随进行药动学研究,获得药物和/或活性代谢物的浓度数据及其相关药动学参数,可提供药物对靶器官效应(药效或毒性)的依据,是产生、决定或阐明药效或毒性大小的物质基础。综合分析临床前研究的体外和体内数据,结合药效学和毒理学资料,可以为Ⅰ期临床试验设计提供有力支持。

(王洪允)

参 考 文 献

[1] CFDA. 药物非临床药代动力学研究技术指导原则. [2020-10-12]. http://www. cde. org. cn/zdyz. do? method = largePage&id = 21e45c8c5bacf662.

[2] CFDA. 药物重复给药毒性研究技术指导原则. [2020-10-12]. http://www. cde. org. cn/zdyz. do? method = largePage&id = abf139c330d74064.

[3] CFDA. 药物单次给药毒性研究技术指导原则. [2020-10-12]. http://www. cde. org. cn/zdyz. do? method = largePage&id = 75c870924b8a52af.

[4] CFDA. 药物刺激性、过敏性和溶血性研究技术指导原则. [2020-10-12]. http://www. cde. org. cn/zdyz. do? method = largePage&id = d01dbe7c6bafbbff.

[5] CFDA. 药物安全药理学研究技术指导原则. [2020-10-12]. http://www. cde. org. cn/zdyz. do? method = largePage&id = d281d6b63f249a51.

［6］ CFDA. 药物毒代动力学研究技术指导原则.［2020-10-12］. http://www. cde. org. cn/zdyz. do? method= largePage&id = 355a05d8463f0b7e.

［7］ BOXENBAUM H. Interspecies scaling,allometry,physiological time,and the ground plan of pharmacokinetics. J Pharmacokinet Biopharm,1982,10:201-227.

［8］ ROSTAMI-HODJEGAN A,TUCKER G T. Simulation and prediction of in vivo drug metabolism in human populations from in vitro data. Nat Rev Drug Discov,2007,6(2):140-148.

［9］ BARTER Z E,BAYLISS M K,BEAUNE P H,et al. Scaling factors for the extrapolation of in vivo metabolic drug clearance from in vitro data:reaching a consensus on values of human microsomal protein and hepatocellularity per gram of liver. Curr Drug Metab,2007,8(1):33-45.

［10］ ROWLAND M,PECK C,TUCKER G. Physiologically-based pharmacokinetics in drug development and regulatory science. Annu Rev Pharmacol Toxicol,2011,51:45-73.

［11］ RING B J,CHIEN J Y,ADKISON K K,et al. PhRMA CPCDC initiative on predictive models of human pharmacokinetics,part 3:comparative assessment of prediction methods of human clearance. J Pharm Sci,2011,100(10):4090-4110.

［12］ LOMBARDO F,WATERS N J,ARGIKAR U A,et al. Comprehensive assessment of human pharmacokinetic prediction based on in vivo animal pharmacokinetic data,part 2:clearance. J Clin Pharmacol,2013,53(2):178-191.

［13］ LOMBARDO F,WATERS N J,ARGIKAR U A,et al. Comprehensive assessment of human pharmacokinetic prediction based on in vivo animal pharmacokinetic data,part 1:volume of distribution at steady state. J Clin Pharmacol,2013,53(2):167-177.

［14］ JONES R D,JONES H M,ROWLAND M,et al. PhRMA CPCDC initiative on predictive models of human pharmacokinetics,part 2:comparative assessment of prediction methods of human volume of distribution. J Pharm Sci,2011,100(10):4074-4089.

［15］ CAI H,STONER C,REDDY A,et al. Evaluation of an integrated in vitro-in silico PBPK(physiologically based pharmacokinetic)model to provide estimates of human bioavailability. Int J Pharm,2006,308(1-2):133-139.

［16］ PAIXÃO P,GOUVEIA L F,MORAIS J A G. Prediction of the human oral bioavailability by using in vitro and in silico drug related parameters in a physiologically based absorption model. Int J Pharm,2012,429(1-2):84-98.

［17］ AGORAM B,WOLTOSZ W S,BOLGER M B. Predicting the impact of physiological and biochemical processes on oral drug bioavailability. Adv Drug Delivery Rev,2001,50(Suppl 1):S41-S67.

［18］ JAMEI M,TURNER D,YANG J,et al. Population-based mechanistic prediction of oral drug absorption. AAPS J,2009,11(2):225-237.

［19］ GIBBS J P. Prediction of exposure-response relationships to support first-in-human study design. AAPS J,2010,12(4):750-758.

［20］ DANHOF M,DE LANGE E C,DELLA PASQUA O E,et al. Mechanism-based pharmacokinetic-pharmacodynamic(PK-PD)modeling in translational drug research. Trends Pharmacol Sci,2008,29:186-191.

［21］ SHEINER L B,STANSKI D R,VOZEH S,et al. Simultaneous modeling of pharmacokinetics and pharmacodynamics:application to d-tubocurarine. Clin Pharmacol Ther,1979,25:358-371.

［22］ DAYNEKA N L,GARG V,JUSKO W J. Comparison of four basic models of indirect pharmacodynamic responses. J Pharmacokinet Biopharm,1993,21:457-478.

［23］ SHARMA A,JUSKO W J. Characterization of four basic models of indirect pharmacodynamic responses. J Pharmacokinet Biopharm,1996,24:611-635.

第二节　Ⅰ期临床试验设计的一般考虑

一、总体设计

Ⅰ期临床研究是在人体进行新药研究的起始阶段,是初步的临床药理学及人体安全性评价试验,重点观察人体对新药的耐受程度,探索新药在人体内的吸收、分布、代谢和排泄过程,为后期临床试验制定方案提供依据。Ⅰ期临床试验可以根据临床耐受性试验阶段和临床药动学试验阶段分步设计,也可以不同阶段交叉融合进行复合型研究方案设计。

(一)Ⅰ期临床试验的设计方案类型

合理的临床试验设计是获得有价值的结论的前提。药物临床试验的设计主要分为随机法和设盲法 2 类。随机法是指将受试者随机纳入某一治疗组别的方法。此法不受研究者主观意志和客观条件的影响,可排除分配误差,有随机数字表和区组随机化 2 种方法。例如,在 12 个受试者组成的随机程式中,每 6 位受试者随机分到相同的治疗药物,但每位受试者被分配到何种药物治疗因无规则可循而无法预测,这种为随机数字表方法。又如 12 位受试者随机分成 2 组,每组分别接受相同的一种药物或药物顺序,小样本量的临床试验如双交叉的生物等效性试验多采用这种区组随机化方法。为了避免造成药物相关信息的判断偏差,受试者、研究者、监查员都不应该知道随机编码程式。

设盲法是指参与临床试验的受试者、研究者、监查员、统计师中的一方或多方不知道受试者治疗分配的程序或方法,包括单盲法、双盲法、双盲双模拟等设盲法。设盲手段通过使治疗组别和药物从外表特征上无法判断它们之间的区别而实现。单盲法是一种规定受试者不知道,但研究者知道治疗分配程序的试验方法。例如,试验制剂与对照制剂的外观不完全一致,对研究者无法设盲,但使受试者不知道何为试验制剂、何为对照制剂。单盲法的优点是能消除受试者心理因素的主观影响,相对客观地反映药物的疗效和安全性。但实际工作中参与评价药物疗效和安全性的医务人员往往就是研究者本人,研究者对药物作用评估的主观偏向仍然存在,如研究需要,方案设计时也应考虑对评估人员的设盲。双盲法是指临床试验中的受试者、研究者、参与疗效和安全性评价的医护人员、监查员、数据管理人员及统计分析人员都不知道治疗程序的分配,优点是能将偏倚降低至最低限度,能避免为了获得所期望的试验结果而有选择性地收集试验数据。双盲法实施的前提是申办方提供的试验制剂和对照制剂的外观、颜色、大小与气味等均无区别。首次用于人体新药的Ⅰ期临床试验,在耐受性剂量爬坡阶段,为甄别试验药物的安全性事件,每个剂量组常采用安慰剂对照的双盲法设计。

在Ⅰ期药物临床试验研究中,当研究针对治疗机制或临床药理学终点且是客观指标时,选择偏倚一般可以有效避免,随机方法在这类研究中的作用不大。但剂量确定试验由于涉及剂量的升降规则,需要选择合理的随机设计方法,包括平行对照法、成组序贯设计、交叉设计、析因设计等。

1. 平行对照法是一种全随机式设计。每位符合试验入组标准的受试者随机地只给予 1 种治疗药物或者对照物。平行对照法又分为分组对照法(或平行比较法)和配对平行法。在分组对照中,又可分为安慰剂对照、空白对照、剂量对照、阳性药对照和外部对照 5 种。分组对照法主要用来进行观察,常用于探索性和确证性临床试验。配对平行法的受试者被分成两大组,每组为一整体,每组被集体地随机划分至对照组或者治疗组。在Ⅰ期药物临床试验研究中,分组对照法常用于不同剂量组药物的耐受性试验和药动学试验设计,以比较暴露剂量的不同是否导致安全性事件在类型和程度上存在差异,以及体内过程是否表现出线性动力学特征。分组对照法也用于长半衰期药物的生物等效性评价的方案设计。

2. 成组序贯设计指将试验组与对照组按相同的比例分成数个批次,每批受试者完成方案规定的试验后,即将该批次揭盲并对主要指标(包括有效性和安全性)进行分析,以确定试验是否继续进行。一旦产生结论(不管有无统计学意义)即停止整个试验,试验批次应<5次,各批次的盲底应一次性产生。成组序贯设计可避免盲目加大样本量而造成浪费,但又不至于因样本量过小而得不到应有的结论,常用于大型、观察期较长或事先不能确定样本量的临床试验。Ⅰ期药物临床试验在不同剂量组递增的耐受性试验中,可以应用定量药理学的模型提高成组序贯设计目标的可预测性和准确性。

3. 交叉设计为修正随机化分组,其中每个分组接受1种以上的治疗剂量药物。各组别可以是1位受试者,也可以是1组受试者。常见的交叉法有2×2式(AA、BB、AB、BA),用于比较受试者自身的效应。由于每个受试者对每种治疗药物都被重复服用,因而可以观察受试者个体对药物疗效的差异。2×3式(ABB、BAA)中第2周期与第3周期服用的药物相同,所以也称为延长周期设计法或部分重复设计法。2×4式(AABB、BBAA)可视为双重标准2×2式(AB、BA)交叉设计法,也称为复式设计法,这2种交叉设计法常被用于高变异药物的生物等效性评价。4×2式(AABB、BBAA、ABBA、BAAB)是一种选择型四系列四周期二治疗组的交叉设计法,它是由2对双重系列(AABB、BBAA)和(ABBA、BAAB)组成的。

4. 析因设计是一种多因素的交叉分组试验方法,通过对处理因素的不同组合,可以对2个或更多的处理因素同时进行评价,适用于多个药物采用不同剂量(水平)组合的临床试验评价,在新药复方制剂的Ⅰ期临床试验设计中可以考虑采用。根据全部组合的观察数据,使用反应曲面的方法有助于确定各个药物最合适的剂量组合。

(二)Ⅰ期临床耐受性试验设计的总体思路

Ⅰ期临床耐受性试验大多选择健康受试者,由于健康受试者本身没有任何疾病,他们并没有受益于服药干预,因此保护受试者的安全性极其重要。Ⅰ期临床耐受性试验的新药大多在人体内首次使用,因此一般都从非常低的剂量开始,采用平行递增法。即受试者仅参与一个剂量组或对照组的试验,当剂量调整到另一剂量时,即使试验药物在此受试者体内已全部或大部分排空,此受试者也不能参与该临床试验的另一剂量组试验。某些耐受性试验也可以采用交叉递增法,这一方法的优点是所需的受试者少且可以减少个体间差异。平行和交叉递增剂量法都包括单次给药剂量递增法和多次给药剂量递增法。但无论使用哪种试验设计方法,耐受性试验设计的首要原则之一都要确认人体试验的安全起始剂量。

根据国家食品药品监督管理局于2012年发布的《健康成年志愿者首次临床试验药物最大推荐起始剂量的估算指导原则》,起始剂量的计算有5个步骤。第一步:敏感动物未见明显毒性反应剂量(NOAEL)的确定;第二步:人体等效剂量的计算(根据体表面积换算、使用mg/kg换算,不同动物种属间不按 mg/m² 换算的其他例外);第三步:最适合动物种属的选择;第四步:安全系数的使用(增大安全系数或降低安全系数);第五步:药理学活性剂量的考虑。起始剂量过低,需多次剂量递增才能到达最大耐受剂量,这样需要较长的试验时间和较多的研究经费;起始剂量过高,则风险增大,有可能起始剂量即引起较严重的毒副作用。合适的起始剂量应当避免毒性反应,但又能经剂量递增快速达到Ⅰ期药物耐受性的目标剂量。

在确定起始剂量时,应当考虑所有相关的临床前数据,包括化合物的药理活性剂量、完整的毒理学特点以及药物的药动学信息。

对于非细胞毒性药物,人体耐受性试验的起始剂量可以参考采用大鼠、狗或猴无毒副作用剂量的1/10。对于毒副作用大的药物,起始剂量应小于1/10的NOAEL;对于较安全的药物,起始剂量可适当大于1/10的NOAEL。如果起始剂量远低于NOAEL且毒副作用较小,剂量可以较快的速度递增;否则应缓慢递增。此外,初始的几次剂量组可以递增较快,但当剂量上升到一定水平后,后续剂量组则应缓慢渐增。例如,改良的Fibonacci递增法的剂量递增幅度通常为100%、67%、50%、40%和30%~35%。当然,具体使用何种递增方法还是要根据化合物的特性考虑。试验药物通常递增至出现毒性(一般为当某一剂量组50%以上的受试者出现不良反应或1例以上有严重不良反应)停止,这个剂量称为最低非耐受剂量,该剂量的前一个剂量称为最大耐受剂量(MTD)。有些药物的毒副作用非常低,最大耐受剂量不一定能得到,根据试验设计只能递增到一定的剂量水平后即终止试验。这个剂量称为最高可给予剂量,将来临床应用时原则上不能超过这一最高剂量。

耐受性试验旨在为后续的人体试验确定安全的剂量范围。由于每种药物的分子结构不同,所以具有不同的理化和生物学特性,表现为不同的安全性考量,研究者需要对受试药物全面综合认知后,才能设计出安全、合理的研究方案。

(三)Ⅰ期临床药动学试验设计的总体思路

通常Ⅰ期临床耐受性试验后即进入药动学研究,目的是探讨药物在体内吸收、分布和消除(代谢和排泄)的动态变化特点以获得该药物在人体中的药动学参数。药动学试验通常采用随机、开放、交叉或平行试验设计,涉及单次和多次给药的药动学研究。一般选用低、中、高3种剂量,剂量的确定主要根据Ⅰ期临床耐受性试验的结果,并参考动物药效学、毒理学试验的结果。高剂量组剂量必须接近或等于人体最大耐受剂量。采样点的设置对药动学研究结果具有重大影响,可根据动物实验的结果和参考同类药物的文献来设计采样点的分布,也可通过进行人体预试验而确定。一般在服药后抽取12~20个取血点。如果是多次给药试验,除在第1天服药后抽取密集的血样外,还会根据药物的半衰期设计采集几个谷浓度的血样,以确定给药后是否达到稳态血药浓度;然后采集最后一次服药后的密集血样,以模拟稳态血药浓度后的血药浓度-时间曲线。一条完整的血药浓度-时间曲线应覆盖各时相的采样点,通常包括用药前的空白血液样本,给药后的吸收相、药峰浓度附近、分布相和消除相的采样点。一般在吸收相至少需要2~3个采样点,药峰浓度附近至少需要3个采样点,分布相和消除相至少需要3~5个采样点,总共不少于11~12个采样点。采样终点需持续3~5个消除半衰期的时间,或其血药浓度降低至C_{max}的1/20~1/10。

试验方案还需设计选择合适的检测血药浓度的分析方法,以及根据测得的受试者的血药浓度-时间数据绘制各受试者的血药浓度-时间曲线及平均血药浓度-时间曲线;同时选择进行药动学参数估算的药动学软件,设定药物的哪些主要药动学参数作为研究终点的判定指标。研究还需根据试验目的设计研究的终点,如受试新药的药动学特征、是否呈线性或非线性动力学特征、多次给药较单次给药的暴露是否呈现蓄积效应等,为后续的临床试验、临床合理用药及治疗药物监测提供有价值的信息。

(四)Ⅰ期临床药动学试验初步药效学探索设计的总体思路

新药Ⅰ期临床试验的初步药效学评价是探索性的研究目标,通常选择适应证患者为受试者(充分考虑伦理有利的原则),旨在为后期临床试验的药效学评价和验证的终点评价指标确定提供早期的药效趋势和证据,也可探索性筛选如生物标志物等替代终点评价指标。研究设计的重点考虑应基于受试新药的作用机制和靶点,选择敏感的临床和生物学效应指标进行初步探索。另一考虑因素是探索药效学评价的时间终点,以抗肿瘤新药的初步药效学评价为例,常常与耐受性试验和药动学评价进行融合设计,以影像学指标的稳定和改善作为评价时间终点选择的依据(连续给药通常持续至少 28 天)。就某些有效性评价指标和安全性评价指标在研究进程中可能转换的新药,设计时更要关注药动学曲线和药效学曲线变化的差异,探索其内在规律。因此,以适应证患者为受试者开展耐受性试验、药动学评价和初步药效学探索的融合设计 I 期临床试验已越来越成为新药早期临床评价设计的共识。

二、受试人群选择

I期临床试验受试人群应根据研究目的和药物安全性类别进行选择。根据 I 期临床试验各个研究阶段的科学目的和受试者风险暴露程度及范围,兼顾科学性和伦理性统筹考虑受试者样本量。

(一)受试人群选择的基本要素

I期临床试验选用健康志愿者或特定患者作为受试者,视具体药物而定,没有统一的模式,多数新药可以选择健康受试者人群。但如果某些新药的安全性较小,试验过程中可能对受试者造成伤害,出于伦理的考量不允许在健康志愿者中进行试验时,可选用目标适应证患者作为受试者,并且在试验期间应保证患者病情稳定。

I期临床试验选择受试人群还应考虑到研究的阶段性和适应证,以及已有的非临床和临床试验背景。在早期试验中受试者的组群变异可以用严格的筛选标准选择相对同质的受试者,但当试验向前推进时,应扩大受试人群以反映目标人群的治疗效果。根据研发进程和对安全性的关注程度,某些试验需要在严密监控的环境中(如住院)进行。除极个别的情况外,受试者不应同时参加 2 个或 2 个以上的临床试验。如果没有充分的时间间隔,受试者不应重复进入临床试验,以确保安全性和避免延滞效应。育龄妇女在参加临床试验时通常应采用有效的避孕措施。对于男性志愿者,应考虑试验中的药物暴露对其性伴侣或后代的危害。当危害存在时(例如,试验涉及有诱变效力或有生殖系统毒性的药物),试验应提供合适的避孕措施。

与普通人群相比,特殊人群的获益/风险比可能有所不同,或者预计需要调整给药剂量或给药时间,对此种特殊人群应进行专门的临床试验。例如:

(1)在孕妇中的研究:如果研究药物不计划用于妊娠期,孕妇应被排除在研究之外。如果患者在临床试验期间怀孕,一般应终止试验,及时报伦理委员会备案,并对孕妇、胎儿和儿童进行随访评价。同样,计划用于妊娠期的药物临床研究涉及孕妇,孕妇、胎儿和儿童的随访评价也非常重要。

(2)在哺乳期妇女中的研究:如果可行,应检测药物或其代谢产物在人乳中的分泌。如果哺乳期妇女被招募进入临床试验,应同时监测药物对其婴儿的影响;如果必要,并对该儿童进行随访。

(3)在儿童中的研究:需要进行的研究内容取决于现有的对药物的认知,以及由成人和其他年龄组儿童外推的可能性。某些药物可能在早期研发阶段就用于儿童。对于期望用于儿童的药物,应在适宜的儿童年龄组进行评价。如果临床试验涉及儿童,应从高年龄组开始,然后再扩展至低年龄组。

（4）在老年人中的研究：在西方国家，65 岁以上称为老年人，有时老年患者的起始年龄可定位在 60 岁。一般老年人易受多种因素影响，且老年患者常同时服用多种药物，需考虑药物-药物相互作用。老年人与成年人相比，最显著的不同在于心、肝、肾以及肠胃道吸收功能的衰退。由于心脏功能减弱，常会引起用药后对心脏的不良反应，如 Q-T 间期延长，使得患者易猝死。由于肝肾功能减弱，老年人在使用药物时不易代谢解毒并清除出体外，使得血药浓度高于一般成年人；而肠胃道吸收功能降低则可能导致血药浓度达不到预期的治疗要求。以上种种由于高年龄和器官组织功能的衰退，会对某种药物在老年人中的血药浓度带来影响，因而针对老年人的药物在相应的人群中进行研究很有必要。

（二）健康志愿受试者的选择

当药物处于Ⅰ期临床试验研究时，EMA 认为在大多数情况下健康志愿者体内模型足以检测制剂的差别，可以说明药物在人体内的吸收、分布、代谢和排泄规律。因为当身体有相关的疾病问题时，如酒精性肝炎、乙型肝炎和丙型肝炎、肝硬化、肾功能不全等，有可能会改变某些药物在体内的行为。

例如，肝脏与大多数药物的清除相关，这些药物通过多种氧化和结合代谢途径并且/或者通过胆汁排泄，以原型药或者代谢产物的形式得到清除。肝功能不全可以导致这些排泄和代谢活动的变化而造成药物积累，或在少数情况下无法形成活性代谢产物。肝功能不全、肝脏疾病可以改变药物的吸收和分布，进而改变药物的有效性和安全性。即便肝脏并不是某药物的主要消除器官，肝脏疾病也可能会改变肾脏功能，从而导致药物及其代谢物积累。

又如，当药物进入体内后，通过排泄或者代谢排出体外。尽管排泄可以通过多种途径中的任意一种，但是多数药物以原型药的形式通过肾脏和/或肝脏排出体外。对于仅仅通过肾脏排泄机制消除的药物，肾功能不全可能会导致其药动学性质或者药效学性质改变。虽然在肾功能不全患者中观察到的大多数变化类型为药物或者其活性产物经肾脏排泄或者肾脏代谢减小，但是肾功能不全与其他变化存在关联，如吸收、肝脏代谢、血浆蛋白结合及药物分布的变化。

根据国家食品药品监督管理局药品审评中心于 2005 年颁布的《化学药物临床药代动力学研究技术指导原则》，研究设计时应考虑健康受试者经过全面体检，身体健康，无心、肝、肾、消化道、神经系统、精神异常及代谢异常等病史；体格检查显示血压、心率、心电图、呼吸状况、肝肾功能和血象无异常，避免药物的体内过程受到疾病干扰；同时应该检查输血九项；根据药物类别和安全性情况，还应在试验前、试验期间和试验后进行特殊项目检查，如降血糖药应检查血糖水平。

国家食品药品监督管理总局药品审评中心于 2015 年 11 月发布的《以药动学参数为终点评价指标的化学药物仿制药人体生物等效性研究技术指导原则》明确指出，受试者的选择一般应符合以下要求：①年龄在 18 岁以上（含 18 岁）；②应涵盖一般人群的特征，包括年龄、性别等；③如果研究药物拟用于 2 种性别的人群，一般情况下研究入选的受试者应有适当的性别比例；④如果研究药物主要拟用于老年人群，应尽可能多地入选 60 岁以上的受试者；⑤入选的受试者例数应使生物等效性评价具有足够的统计学效力。以上受试者人群的一般选择原则也同样适用于药动学比较研究、生物制剂类似物的桥接药动学研究等类型的Ⅰ期临床试验设计。

（三）适应证患者受试者的选择

与患者相比，健康受试者通常更容易招募。健康受试者不服用其他治疗药物，对试验药物的反应更趋于一致,耐受性更佳,容易完成长周期或复杂性试验。但是某些新药,例如,细胞毒性抗肿瘤药和绝大多数基因治疗类药物,蛋白、单克隆抗体、基因修饰的生物制剂则属例外,必须选择有目标疾病的患者为试验对象;肝肾功能不同程度受损的药动学观察也使用特定的患者作为受试者。

例如,当肝功能不全患者的肝脏代谢和/或排泄的药物或者活性代谢产物占原型药或者活性代谢产物排泄量的较大部分(>吸收药物的20%)时,或虽然该药物和/或活性代谢产物的肝脏消除部分为次要部分(<吸收药物的20%),但药品说明书内容或者文献调研显示该药物为有效药物浓度范围狭窄的药物时,都应该选择相应的肝功能不全患者。正如血清肌酐或者肌酐清除率可以用于对肾脏损伤的不同程度进行分类一样,FDA 推荐采用 Child-Pugh 分类法对肝功能不全程度进行分类,从而选择合适的患者。一般来说,包括对照个体和按照 Child-Pugh 分类级别为中度级别患者的研究设计比较适宜。目的是根据肝脏功能正常患者中药物的具体情况,判断肝功能不全患者体内的药物及其代谢产物的 PK 和/或 PD 是否会发生变化,以帮助指导给药剂量是否需要调整。因此,对照组人群需从目标治疗患者(肝功能正常)中选取,而不能从年轻的健康志愿者中选取。在可能的情况下,在年龄、体重和性别方面,对照组人群需要与患者相似。依据药物的不同,还应考虑其他可能显著影响所研究药物的 PK 的因素(如饮食,吸烟、饮酒、伴随给药、种族)。如果进行研究的患者需要进行伴随给药,在数据分析期间,需要根据其对 PK 或者 PD 的影响进行慎重评估。对于存在遗传多态性的酶(如 CYP450、2D6、2C19)介导代谢的药物,在分析研究结果时需要考虑入选的受试个体的代谢状况。

又如肾功能不全可能会显著改变药物和/或其活性/毒性代谢产物的 PK 且需要进行给药剂量调整,出于对这类患者安全性和有效性的考虑,该类药物的临床试验建议在肾功能不全患者中进行 PK 研究。当药物或其活性代谢产物的治疗系数狭窄并且仅仅通过肾脏排泄或者代谢时,建议在肾功能不全患者中进行研究。当药物或者其活性代谢产物的代谢同时需要较高的肝清除率和显著的血浆蛋白结合时,也应当考虑进行该研究。在这些情况下,由于血浆蛋白结合减少以及总清除率变化较小或者无变化的情况(未结合药物的清除率低),胃肠外给药在肾功能不全患者中可以诱导未结合(游离)药物的量增加。肾功能对照组必须优先选择就某药物而言有代表性的典型患者群体。尤其重要的是,如果典型患者群体由老年人包括妇女组成,则不应该包括健康的年轻男性志愿者。由于肾脏功能的范围较宽,可以增强检测和表征肾脏功能对 PK 影响的能力。为了确保能够完全代表不同级别的肾功能不全患者,建议按肌酐清除率进行肾功能不全分级,每个级别中筛选大约相同数量的患者作为受试者。

出于对健康受试者安全性的考量,Ⅰ期临床试验也会选择适应证患者来实施对受试者预期会造成较大伤害的药物的临床试验,如抗肿瘤药、某些神经精神类等新药的Ⅰ期临床试验。以适应证患者为受试对象开展的Ⅰ期临床试验,由于首次用于人体试验的新药的疗效具有不确定性,受试者纳入标准通常会选择经过临床标准治疗失败的患者。这导致Ⅰ期临床试验设计时必须特别考量受试者难以获得的状况,如采用"3+3 剂量递增"设计,以及耐受性试验与药动学试验,乃至初步药效学探索性试验相互融合的设计,这些共识也已成为目前国内外Ⅰ期临床试验研究设计的趋势。

(四)受试人群的样本量确定原则

Ⅰ期临床试验受试人群样本量的确定具有不确定性,这是由创新药首次用于人体试验的不可预知性决定的。所以,受试人群的样本量往往因药物的作用机制、生物学效应的类型和程度、动物实验的安全性剂量范围不同等而异。

一般而言,耐受性试验设计时考虑的原则是起始剂量组的例数较少("哨兵探索剂量",甚至仅有 1 例受试者);到达由动物实验推算的人体有效剂量范围时,样本量应尽量接近具有统计学趋势要求的例数;到达不良事件发生率较高和严重不良事件或非预期严重不良反应发生的剂量范围时,受试者例数应适当减少,以保护受试者免受严重伤害。为甄别与药物相关的不良事件或严重不良事件,每组受试者按比例设计服用安慰剂已成为惯例。药动学研究设计时考虑的原则是各剂量组的受试者样本量尽量满足差异比较具有统计学趋势的要求,2~3 个剂量组应尽量覆盖可能的临床应用剂量范围,一般为 8~12 例/组。药效学探索性试验可以在Ⅰb 或Ⅰc 期开展,其样本量的设计因药而异、因是否设计拓展性剂量组而异。目前某些案例设计的总例数接近于Ⅱ期临床试验的样本量,表现出直接桥接过渡到Ⅲ期验证临床试验的趋势。

以Ⅰ期临床试验药动学研究数据为基础的生物等效性研究的样本量设计原则在《以药动学参数为终点评价指标的化学药物仿制药人体生物等效性研究技术指导原则》(征求意见稿)中有概括的表述,可供研究方案设计时参考。

三、研究终点及评价指标

Ⅰ期临床试验的研究终点和评价指标是基于药动学特征、安全性评估和药物的量效与风险暴露的关系来确定的。

研究指标包括指标的属性(定性、定量、半定量)及其具体观察方法。药物临床试验的研究终点是用于评价与药动学参数、药效学测定、药物有效性和安全性等药物作用有关的研究指标。主要终点根据研究的主要目的选择;次要终点用于评价药物的其他特性作用,可以与主要终点相关或不相关。研究终点及其判定标准应在研究方案中预先阐明。

替代终点是与临床终点相关的指标,但其本身并不是临床获益的直接证据。仅当替代终点极可能或已知可以合理地预测临床终点时,替代终点才可以作为主要指标。用于评价临床终点的方法无论是主观的或是客观的,其准确度、精确度及响应性(随时间变化的灵敏度)应是公认的。在终点指标的测量不可行的情况下(如需要很长时间),就需要采用替代指标来评估干预措施的效果。替代指标一般易于测量,如常用的生物标志物。生物标志物指的是被认为与正常生理过程或病理生理过程的某些方面有关的生理学、病理学或解剖学测量指标,这些生物标志物包括提示疾病病因、疾病易感性或疾病过程的测量指标。根据与治疗效应或临床获益终点的关系密切程度不同,血压、胆固醇、病毒负荷等被认为是临床获益的有效的替代指标;阿尔茨海默病的脑部特征、脑梗死面积、各种放射影像/同位素功能试验被认为是反映病理过程且至少是候选替代指标的生物标志物;ADP 依赖的血小板聚集抑制、ACE 抑制等是可反映药物作用,但与临床转归关系不明的生物标志物;而受体结合的程度或激动剂的抑制是与临床获益终点关系更小的生物标志物。

采用替代指标必须有足够的证据支持其与临床终点结局的关系,并可预测疾病结局。其应用的前提是替代指标的改善也将会相应改善疾病的终点结局。替代指标选择不当有可能导致错误估计干预对临床最终结局的作用。例如,为了减少心肌梗死患者发生心律失常而应用抗心律失常药的结果反而会导致病死率增加。

（一）基于安全性评估确定研究终点和评价指标

一般药物的Ⅰ期临床耐受性试验可能不评价疗效，而仅评价安全性。主要终点指标可能是不良事件，血尿常规、血生化等实验室检查，12导联心电图，生命体征，体格检查等。此时主要终点指标就不是主要疗效指标而是安全性指标，常根据试验药物的特征来制定研究终点和评价指标。设计时多参考美国国家癌症研究所（NCI）常见不良反应事件评价标准（common terminology criteria for adverse events，CTCAE 5.0），按系统器官分成26类，如血液和淋巴系统疾病、心血管系统疾病、肝胆疾病、胃肠道疾病等确定安全性终点指标。例如，任何达3级的非血液学毒性；经过治疗后的3级腹泻、恶心或呕吐；任何达4级的毒性；有明显胸闷、心悸、呼吸困难的临床症状且心电图检查异常并有临床意义，Q-T间期>480毫秒，LVEF下降及心肌酶谱检查异常、BNP检查高于正常值，心脏不良事件分级2级以上即可判断心脏毒性；这些都可以考虑设计为剂量限制性毒性（DLT）的研究终点。常见的以剂量限制性毒性作为研究终点的安全性指标有：①中性粒细胞减少，毒性程度4度（$<0.5\times10^9$ 个/L），毒性持续3~7天；②血小板减少3度（$<25\times10^9$ 个/L）；③肝脏3度GOT或GPT；④任何非血液性毒性3度或4度。除剂量限制性毒性的程度外，DLT发生的时间段也可以在设计时预先加以确定。例如，对于静脉注射和起效快的试验药物，只有在用药后4周内发生的毒性才定义为剂量限制性毒性；而对于某些长期服用的试验药物，其毒副作用的观察期可为4~8周。

某些毒性较大的药物如抗肿瘤药，选择的受试者一般为相应的患者。除安全性指标外也会设计相应的有效性评价指标，通常包括临床状况评价和实验室检测指标。观察指标的选择应遵守4个原则：①关联性，即指标是否能最好地说明和反映试验目的；②普遍性，即能否在所有受试者中均能观察其变化；③真实性，即能灵敏、无偏倚地反映所要观察的病理生理现象；④受试者和实际操作研究人员是否乐意接受。将试验观察指标与标本采集次数、时间和结果记录方式制作成流程图附于试验方案，以便统计学分析。目前，有效性评价一般采用4级评定标准：①痊愈，即症状、体征、实验室检查与专业特异性指标均为正常；②显效，即以上4个方面之一未恢复正常；③有效，即以上2个方面未恢复正常；④无效，即1个疗程后无变化或恶化。有效率则以痊愈+显效的病例数进行统计。

Ⅰ期临床试验方案设计中应明确规定研究者必须对试验过程中所发生的不良事件进行仔细观察、如实记录和科学评估，及时判断不良事件是否与试验药物有关并对其进行说明。所有不良事件不管与试验药物有无关系，均应及时采取有针对性的医疗措施，以充分保障受试者的权益。此外，还必须规定研究者将Ⅰ期临床试验发生的严重不良事件以及非预期的严重不良反应立即报告给申办方、临床试验机构和伦理委员会，申办方在综合评估研究风险和受试者安全性的基础上，在《药物临床试验质量管理规范》（GCP）界定的期限内向国家药品监督管理局报告。

（二）基于生物药剂学和药动学特征确定研究终点和评价指标

生物药剂学是研究药物及其剂型在体内的吸收、分布、代谢和排泄过程，阐明药物的剂型因素、机体的生物因素和药物疗效之间的相互关系的学科。生物药剂学主要是研究药理上已证明有效的药物当制成某种剂型以某种途径给药后能否很好地吸收，从而及时分布到体内所需作用的组织及器官（或称靶器官、靶组织）。药动学（PK）是应用动力学原理与数学模型方法，定量描述药物在体内的动态变化规律的学科。药物通过各种途径进入体内，其ADME过程均存在"量时"变化或"血药浓度经时"变化，对这一动态变化过程的规律进行定量描述即为药动学。

以药动学参数为Ⅰ期临床试验的终点评价指标可表述为根据试验中测得的各受试者的血药浓度-时间数据绘制各受试者的血药浓度-时间曲线及平均血药浓度-时间曲线,进行药动学参数的估算,求得药物的主要药动学参数,以全面反映药物在人体内的吸收、分布和消除特点。暴露量是指给药(药物输入人体内)后的血浆或其他体液中的药物浓度测量结果,如 C_{max}、AUC 等。当指定的给药剂量与血药浓度的相关性较好时,根据人体耐受性试验的结果并参考动物药效学、药动学及毒理学试验的结果,确定 3 个剂量进行药动学研究。每个剂量的暴露量通过测定受试者在服用该剂量后,采集不同时间点包括给药后的吸收相、药峰浓度附近和消除相的静脉血,测得血药浓度,将剂量和暴露量相关联。通过不同的给药方案和所得的暴露量建立药物在人体中的药动学模型,获得药动学评价指标和药物暴露终点指标。一般而言,单次给药研究通常采用药动学终点指标,如达峰时间(t_{max},实测值)、药峰浓度(C_{max},实测值)、血药浓度-时间曲线下面积($AUC_{0\sim t}$ 和 $AUC_{0\sim\infty}$)、表观分布容积(V_d)、消除速率常数 k_{el}、消除半衰期($t_{1/2}$)、平均滞留时间(MRT)、清除率(Cl 或 Cl/F)等进行评价。

当研究药物将在临床上连续多次应用时,方案设计需明确多次给药的药动学特征。根据研究目的,应考察药物多次给药后的稳态血药浓度(C_{ss}),药物谷、峰浓度的波动系数(DF),是否存在药物蓄积作用和/或药酶的诱导作用。根据试验中测定的 3 次谷浓度及稳态血药浓度-时间数据,绘制多次给药后的血药浓度-时间曲线,求得相应的药动学参数,包括达峰时间(t_{max})、稳态谷浓度(C_{ss_min})、稳态峰浓度(C_{ss_max})、平均稳态血药浓度(C_{ss_av})、消除半衰期($t_{1/2}$)、清除率(Cl 或 Cl/F)、稳态血药浓度-时间曲线下面积(AUC_{ss})及波动系数(DF)等,选择其中的特定参数作为终点判定指标。对试验结果的分析应该明确说明多次给药时药物在体内的药动学特征,同时应与单剂量给药的相应药动学参数进行比较,观察它们之间是否存在明显差异,特别在吸收和消除等方面是否有显著改变,并对药物的蓄积作用进行评价,提出用药建议。

Ⅰ期临床试验中也会考察制剂是否存在非预期的药动学差异,以证明其安全性和疗效。设计的验证方法通常采用体外和/或体内生物等效性试验以说明新剂型的性能与已验证过主要疗效数据和安全性数据的参比剂型比较是否具有等效性。对于大多数药物而言,生物等效性研究着重考察药物自制剂释放进入体循环的过程,一般设计在相似的试验条件下单次或多次给予相同剂量的试验药物后,将受试制剂中药物的吸收速率和吸收程度即暴露情况(如 C_{max}、AUC)与参比制剂的差异进行比较。通常推荐采用单次给药的药动学研究方法评价生物等效性,因为单次给药在评价药物释放的速度和程度方面比多次给药的稳态药动学研究方法更敏感,更易发现制剂释药行为的差异。若出于安全性考虑,需入选正在进行药物治疗且治疗不可间断的患者时,可在多次给药达稳态后进行生物等效性研究。建议采用如下 2 个参数作为终点指标评价吸收程度:①从 0 时到最后一个浓度可准确测定的样本采集时间 t 的血药浓度-时间曲线下面积($AUC_{0\sim t}$);②从 0 时到无限时间(∞)的血药浓度-时间曲线下面积($AUC_{0\sim\infty}$)。$AUC_{0\sim\infty}=AUC_{0\sim t}+C_t/\lambda_z$。其中,$C_t$ 代表最后一个可准确测定的药物浓度,λ_z 代表用适当的方法计算所得的末端消除速率常数。对于多次给药研究,建议采用达稳态后给药间隔期(τ)内的血药浓度-时间曲线下面积($AUC_{0\sim\tau}$)评价吸收程度。试验制剂与参比制剂相比,$AUC_{0\sim t}$、$AUC_{0\sim\infty}$、C_{max}(稳态研究提供 $AUC_{0\sim\tau}$、C_{ss_max})几何平均值、算术平均值、几何平均值比的 90% 置信区间(CI)应为 80.00%~125.00%。

(三)基于药物的量效与风险暴露的关系确定研究终点和评价指标

在Ⅰ期临床研究中除安全性评估和 PK 暴露特征评价研究终点外,也可基于药物的量效与风险暴露的关系来确定研究终点。效应是指对药物的药理学影响的直接测量结果。药物的疗效和安全性影响都能用多种测量指标或效应终点表现,这些效应包括临床结果(临床获益或毒性)、对十分明确的替代指标(血压、脂类变化或 Q-T 间期变化)的影响,以及对关系更小的被认为与临床效应有关的生物标志物(ACE 抑制的变化或缓激肽水平的变化)的影响。具体的药物应根据相应的反映药物效应的指标来确定评价指标。一般多个效应终点比单个效应终点提供的信息量更大,特别是临床上较少具有说服力的终点(生物标志物、替代指标)。

暴露量-效应信息是确定所有药物的疗效和安全性的核心关键。即只有在明确了解一个药物的获益和不良反应与该药物暴露的相互关系时,才能够确认该药物是安全和有效的。某些情况下,那些耐受性非常好且剂量相关性毒性很低的药物,其单剂量给药在暴露量-效应关系曲线的坪浓度范围内是安全和有效的,且不用调整药动学特点或不会对患者个体产生其他影响。然而,在大多数情况下,对于多数毒性较大的药物而言,药物的临床用量建立于对特定给药剂量下的药物有利和不利影响的权衡。对于这类药物,在某些时候可将给药剂量递增至有效剂量或耐受剂量,根据有利和不利的暴露量-效应关系来确定药物的研究终点,以避免出现某些非预期和未认知的剂量相关性毒性。有些药物在增加暴露量后临床效应不便观察或变化缓慢、观察时间很长,也可采用短期生物标志物或替代终点获得暴露量-效应数据。如果能够证实在一次特定给药或血药浓度增加后的短期效应并不增加,则没有理由在临床试验中去探索更高的给药剂量或血药浓度。

当药动学存在很大程度的个体间差异,或者给药剂量与血浆药物浓度之间存在非线性关系时,剂量与血浆药物浓度的相关性较差,浓度-效应关系混淆不清,可用暴露量-效应关系来确定终点指标控制风险。因为当药物原型和代谢产物均有活性时,不同的暴露测量结果(如 C_{max}、AUC)会给出不同的暴露量或安全性之间的相互关系,剂量对应的效应具有高度可变性。

某些生物等效性研究不能使用标准的 90% CI 落在 80.00%~125.00% 之间的评价标准,但是浓度检测中其暴露量确实存在差异,但这种差异在临床上并不重要,可以用暴露量-效应的数据来说明这种差异在临床上疗效相等且同样不存在临床风险。这样,不用改变产品剂型,也不用重复生物等效性研究,也许就能够支持"使用一个较宽的置信区间或接受一个确实存在的生物利用度差异或暴露量差异而不会造成治疗差异"这个观点。

对于生物制剂药物,制造过程的改变常常会不经意地使产品发生微小的变化,导致药动学发生变化,这种情况下暴露量-效应可能提示产品的变化是否会产生药理学影响(如对期望的免疫原性是否有影响)。如果制剂变化或制造过程的改变使药动学发生改变,那么所测得的暴露量-效应数据就可以反映效应与相应的临床结果之间的关系,因此可以考虑作为研究终点的评价指标。

四、生物样本采集及检测

Ⅰ期临床试验根据试验目的的不同采集不同类型的生物样本。依据国家法规和技术指导原则的要求对生物样本采集、处理和检测应能溯源。生物样本检测结果对科学目的和终点评价指标意义重大。

(一)生物样本的类型及其对Ⅰ期临床试验研究的意义

Ⅰ期临床试验的目的是在健康志愿者或适应证患者中研究人体对药物的耐受程度,并通过药动学研究了解药物在人体内的吸收、分布、消除规律,为Ⅱ期临床试验提供安全有效的、合理的试验方案。研究实施中采集生物样本的过程及其质量控制、测定结果的准确性和可重复性对研究结局至关重要。

Ⅰ期临床试验的生物样本类型包括血液、血浆、血清、粪便、尿液、汗液、脑脊液、唾液、痰、眼泪、毛发等。以药动学参数为终点评价指标的Ⅰ期临床试验药动学和生物等效性研究又可表述为通过测定可获得的生物基质(如血液、血浆、血清、粪便、尿液等)中的药物浓度,取得药动学参数作为终点指标,以此反映药物释放并被吸收进入体循环的吸收、分布、代谢和排泄规律。

(二)生物样本采集和记录的一般原则

生物样本的生命周期分为 2 个阶段,第一阶段为样本采集、前处理、短期储存和检测;第二阶段为样本检测完成后的长期储存(最长储存时间或许至药物批准上市后)。在样本生命周期中的记录就像树的年轮一样,真实刻录着样本生命中的每一阶段和每一重要时刻(如采集、前处理、入库冻存、出库、回库、整个生命周期的温度记录等),研究设计对这些过程和关键要素的严谨界定起重要的保证作用。

1. 建立样本采集标准操作规程 药物临床试验的全球化发展意味着一个临床试验项目的不同研究程序有可能会在不同的地方采集样本,在不同的地方保存,由不同的实验室检测。符合规范要求的样本采集、处理、储存极其重要,是获得优质数据的前提。尽管有的样本问题即时就能被发现,如溶血、脂血,而有的样本问题却要在样本测定后由于数据明显异常或留样再测(ISR)不合格时才能被发现。这些问题往往需要进一步研究,可能会导致方案的重新设计,一些重复确证的验证还有可能导致整个项目进度的推迟。因此,除通用的生物样本采集准则外,研究方案设计有必要根据试验药物和制剂的特点,在样本采集前建立一个规范化的样本采集标准操作规程(standard operation procedure,SOP)。

2. 采集生物样本前应考虑的影响样本质量的因素 影响生物样本质量的因素较多,下面以常用的血液样本采集为例分析影响因素。

(1)临床采血的某些操作:抽血姿势一般对生物样本的质量无影响,但是对于血浆蛋白结合率高的药物,由于坐位、站位会使身体中的水从静脉血管渗透到血管外,可升高 5%~15% 的药物浓度;相反,当从站位改成仰卧位时,血浆体积会稍增大,药物浓度被稀释。又如采血中使用的止血带会增加血液中的蛋白和血脂含量,对血浆蛋白结合率高的药物有影响。因而,进行这类药物的临床试验时,血液采集如果使用止血带,应尽可能快地松开。另外,静脉注射或静脉滴注时,血液样本的采集需从对侧手臂中抽取。

(2)抗凝剂的选择:为防止血液凝结,一般可在采血管中加入合适浓度的抗凝剂。若抗凝剂为液体配制,为不改变血液样本的浓度,最好在适当的温度下蒸发干燥后使用。目前有含不同抗凝剂的多种商品化采血管可供选择,使用时应把握的基本原则为采血管抗凝剂含的盐不应改变待测物质离子的百分比。例如,待测物质为钠盐,则不应该采用含钠盐的抗凝剂。

(3)其他添加剂的加入:有些待测物除加入抗凝剂外,还需加入某些稳定剂来防止待测物分解,如酶抑制剂、抗氧化剂(维生素 C、焦亚硫酸钠、丁羟基甲苯)、抗还原剂等。

另一种常加入的物质为缓冲液(控制血液中的 pH)、衍生化试剂(稳定待测物或者便于分析检测)、有机试剂(用来稳定待测物或抑制酶反应或作为缓冲液增加尿液样本中待测物的溶解性)。

如果某项研究中的确需要加入某种添加剂,在方案设计或制定采血SOP时就必须规定添加剂的类型、添加剂的浓度和体积、添加剂的配制单位和执行者、添加到采血管还是分离出血浆或者血清的冻存管、添加时间点、添加稳定剂的样本的保存条件和时间、可以避免上述添加过程中差错的防范措施、操作相关人员的培训等。

3. 样本的前处理　Ⅰ期临床试验的生物样本采集后,需要经过一定的前处理再冻存待测。例如,血浆和血清是目前最常见的生物样本检测基质,通常是将采集到的全血进行离心等前处理得到血浆或者血清。处理的方法步骤应该在制定的SOP中进行详细规定,并设计相关的记录表格。

(1)血浆样本的采集处理:第一步,选择合适的抗凝剂;第二步,为保证每个样本的抗凝剂在全血中的比例接近,应规定好采集的体积并严格执行;第三步,为保证全血和抗凝剂充分混合应轻轻而缓慢地来回颠倒采血管6~8次;第四步,于4~8℃离心机中在1 500~2 500g下离心5~10分钟;第五步,转移上层血浆至干净的冻存管中(如需备份则需规定备份数量和每份样本体积);第六步,储存样本进特定的冰箱中(通常为-80℃),如中间需要暂存也需提前规定暂存冰箱温度(-20℃)和可暂存的最长时间。

以上前处理的步骤和条件主要取决于待测物的稳定性,故在设计时需要控制全血采集到分离血浆样本冻存进冰箱的时间、规定分离血浆的环境温度及是否需要使用低温离心机、规定血浆样本的冻存温度等。这些条件都应该在制定SOP时详细规定,每步操作均需有记录、有操作人和核对人签名。

(2)血清样本的采集处理:血清样本与血浆样本的最大区别在于血清样本没有外加抗凝剂,比血浆含更少的纤维蛋白原。血清样本所需全血的采集步骤与血浆样本一致,只是选择不加抗凝剂的采血管而已。如果采血管中加入促凝剂,则在全血采集后仍需上下轻轻颠倒6~8次,使血液与促凝剂充分混匀,然后在室温(18~24℃)中静置30~60分钟,之后离心、转移血清、冻存的处理步骤与血浆样本一致。

(3)尿液样本的收集处理:Ⅰ期临床试验的尿液样本主要用于新药排泄途径、代谢产物和物料平衡的研究。尿液样本的前处理貌似比全血、血浆和血清样本简单,且样本量大、易于收集。通常健康的尿液样本包含95%的水分,其余的为电解液(包含Na^+、K^+、Mg^{2+}、Ca^{2+}和Cl^-)、代谢废物(尿素、尿酸、肌酐、小量的激素、氨基酸等),在Ⅰ期临床试验中处理的基本原则是防腐。此外,由于尿液缺少蛋白和油脂类物质凝集待测物,故某些待测物容易吸附在收集容器壁上。

尿液样本的收集与血液样本的采集处理有几点不同。其一,血液样本的采集时间以点为准,时间窗需要准确限定;而尿液样本的收集为时间段,跨越的时间较长。如经典的PK尿液样本的收集为给药前(-2~0小时)、0~2小时、2~4小时、4~6小时、6~8小时、8~12小时、12~24小时和24~48小时。像24~48小时时间段的样本要求收集完全24小时的尿液后再二次定量提取样本冻存,则要求在24小时内待测物在尿液收集的环境中(室温或者4℃)至少是稳定的。其二,因尿液样本的易吸附性,需提前评估尿液样本的收集容器。其三,尿液样本较丰富,分析实验室一般也不会要求保存较大体积的样本,通常是在满足检测灵敏度的前提下收集最小量的混匀尿液样本即可(设计时一般规定大于1次检测量的8倍)。

(4)粪便样本的收集处理:同理,Ⅰ期临床试验的粪便样本主要用于新药排泄途径、代谢产物和物料平衡的研究。粪便也是分时间段收集,相较于尿液更加烦琐,且需要准确称重。

当试验新药具有消化道不良事件的情况下,采样愈加困难。方案设计时重点考量称重的方法、粪便的脱水处理(如冷冻干燥)和存储条件,以及后期测定时的取样原则。

4. 记录 记录的目的是保证数据的真实性和完整性,在事件发生后根据适时的记录能完整地追溯事件的发生情况。生物样本的采集、接收、入库、储存、出库、回库记录的目的是保证生物样本具有完整的数据链,万一样本发生问题能追溯到问题发生的根源。按照GCP的原则,记录需及时完整,每步操作均需有相应的记录和记录者签名。记录表格的设计应遵循简单、信息全面、抓住主要信息点但又较易操作的原则。生物样本采集和处理的记录原则应该基于生物样本的方法学验证结果所得的一系列数据来设计,特别是样本的稳定性数据。例如,药物在全血中是否稳定、稳定时间多长、是否需要在采集后马上放置于湿冰中,采集后多长时间内需离心处理等。又如分离出来的血浆样本是否可暂存于某一温度的冰箱中、暂存温度的依据、多长时间内需转移到-70℃或-80℃的冰箱中保存等。应根据实际需要来设计相应的记录表格,实际操作中的每一重要步骤、发生时间和执行人是记录中必不可少的元素。

(三)生物样本检测的一般原则

Ⅰ期临床试验研究中的药动学与生物等效性研究结果的正确与否,在很大程度上与给药后测定的血药浓度数据的准确程度有关,准确可靠的生物样本药物浓度测定方法是Ⅰ期临床试验研究的重要保证条件。

因为Ⅰ期临床试验的创新药具有生理活性强、起始剂量低等特点,生物样本往往具有药物浓度低、药物浓度变化范围大、干扰组分多且不确定、样本不能重复获得等特点,所以生物样本在测定前需要经过一系列的分离、纯化、浓集等前处理过程,同时要求测定方法有良好的选择性、足够的灵敏度、较宽的线性测定范围和准确的精密度。

1. 完整的质量控制体系 生物样本检测的准确性主要依赖检测方法的准确性,广义而言,影响检测方法准确性的重要因素是质量体系的完整性能否覆盖人、机、环、法、料五大质量控制环节。人为因素包括人员的素质、能力、诚信和检测实验室的管理水平等;机即设备因素,包含仪器设备的品质、维护保养、是否在校准期限内、仪器的重复性和稳定性等;环境因素为检测相关的仪器设备、试剂耗材是否都在其需要的温湿度范围内运行,待检测药物的稳定性是否有特殊的环境要求,仪器设备对机械振动、电压波动、灰尘、电磁干扰等是否有特殊要求等;法即检测方法是否符合法规和技术指南要求;料即所用的试剂耗材是否在效期内并处于所要求的环境条件中保存等。以上要素在方案设计的质量保证部分必须进行合理的规定。

2. 确保分析检测方法学验证的可靠性 影响生物样本检测的准确性的另一重要因素是检测方法的可靠性。可靠的检测方法必须经过严格的方法学验证。方法学验证的具体条款、要求和接受标准在《9012 生物样品定量分析方法验证指导原则》第2点"生物分析方法验证"中已有详细描述,本节不再赘述。值得注意的是,即使所建立的分析方法完全按照法规和指南的要求进行逐项的验证,但是一些影响因素不加以注意仍然会影响检测结果的准确性。例如,指导原则中描述方法验证的主要目的是证明特定方法对于测定在某种生物基质中的分析物浓度的可靠性。如果使用与待测样本基质不一致的空白基质配制标准曲线和质控样本,而基质效应的影响又比较明显时,未知样本测定结果的准确性就值得怀疑;当我们难于获得相同的基质,确实需选择适当基质替代时,应充分说明理由,并有相关的试验数据证明2种基质的基质效应不影响检测的结果。另外,对照标准物质对结果准确性的影响非常重要,使用期间内需要保证其储存条件、效期和批号。如若对照品储备液含量不准确或者经长期使用后含量下降,而分析人员用该储备液既配制标准曲线性样本又配制质控样本,用其来定量的未知生物样本的准确性也值得怀疑;又如标准曲线和质控样本使用高比例(>5%)含有有机溶剂的待测物溶液和空白血样通过添加的方式配制,导致配制的样本和实际样本间的基质含量不一致;还有一些不能通过常规方法学验证发现的问题,如生物样本处理过程的逆转化、源内裂解、质荷比相近的离子的干扰等问题都会导致检测结果的不准确。以上方面在方案设计的方法学验证部分必须根据实验新药的特性进行综合分析,给予符合法规指南的限定。

3. 保证方法学验证和未知样本检测方法的一致性　未知样本检测需要遵循《9012 生物样品定量分析方法验证指导原则》第3点"试验样品分析"项下对样本的测定、分析批的定义及接受标准、校正曲线的范围及质控样本的接受、样本重分析等的明确要求。此外,我们仍需注意检测样本的方法学验证和未知样本检测方法的一致性也是影响生物样本检测准确性的另一重要因素。方法学使用的空白基质(包括抗凝剂、溶血、脂血等)和未知样本的实际基质是否一致;质控样本的保存方式和实际样本的保存方式是否一致;测定时的分析批的大小是否远远超过方法学验证时的分析批;方法学验证中每分析批使用 2 条标准曲线,而样本测定使用 1 条标准曲线等。以上方面在方案设计时也是经常考量的综合因素。

总而言之,生物样本检测应在具备科学完整的质量体系的实验室中完成。研究设计应充分调研待测创新药的背景信息,做好符合法规指南要求的完整的方法学计划(除包含常规的逐项完成的方法学验证项目外,亦应结合待测药物的特性注意控制其他影响准确度的因素)并依从执行,规定方法学验证的判定指标及其报告的要素。检测样本前应根据方法学验证结果制定与之相配套的符合法规指南要求的完整的样本检测计划,规定样本检测结果的判定指标及其报告的要素。与样本检测相关的操作应符合法规的要求,指导原则的技术标准、方案或计划和制定的 SOP。样本检测的每一步骤均应有相应的记录佐证溯源。

五、统计分析

本部分阐述生物统计学在Ⅰ期临床试验中使用的应用类型及相应指导原则,阐述统计分析方案的内容及其设计的一般原则,探究对统计学结论与各项Ⅰ期临床试验研究的科学目的和终点评价指标的影响。

(一)概述

一个精心设计的试验方案是临床试验成功的前提,这个方案需要关注所有细节,包括如何执行设计的方案、如何收集试验数据,以及如何对所收集得到的数据进行统计分析,即试验方案必须包含统计学部分。统计分析的基本内容包括设计的类型、比较的类型、随机化与盲法、主要和次要反应指标的定义与测量、样本量大小的估计、检验假设、数据集的定义、有效性和安全性评价指标及统计分析的详细计划。确证性试验要求提供主要指标的所有主要特征及预期分析方法。探索性试验通常描述概括性的原则和方法。

探索性临床试验也应有清晰和明确的目标。探索性试验有时需要更灵活可变的方法进行设计并对数据进行分析,以便根据逐渐积累的结果对后期的确证性试验设计提供相应的信息。虽然探索性试验对有效性的确证有参考价值,但不能作为证明有效性的正式依据。

确证性临床试验是为证明药物对预期适应证和受试人群的有效性和安全性提供有力证据。研究内容涉及剂量-效应关系的进一步确认,或对更广泛人群、疾病的不同阶段,或合并用药等情况的研究等。进入确证性临床试验意味着在探索性临床试验的基础上对目标适应证的有效性进行确证。确证性临床试验大多应该包含阳性药物对照,以比较新药与目前标准治疗的有效性和安全性。确证性试验是一种事先提出假设并对其进行检验的随机对照试验,以说明所开发的药物对临床是有益的。因此,对涉及药物有效性和安全性的每个关键问题都需要通过确证性试验予以充分的回答。

(二)统计分析方案的内容

1. **试验概述** 描述试验方案中与数据管理相关的内容,一般包括研究目的和总体设计,如随机化方法及其实施、盲法及设盲措施、受试者数量、评估指标、试验的关键时间节点、重要的数据分析安排及对应的数据要求等。

试验概述是试验方案中与统计学相关的部分,常可直接摘录。一般包括以下主要内容:

(1)研究目的:临床试验的主要目的和次要目的。

(2)设计类型:如平行设计、交叉设计、析因设计、成组序贯设计等。

(3)对照的类型:如安慰剂对照、阳性对照、剂量组对照等,需说明试验选择的对照类型及理由。

(4)随机化方法及其实施:明确随机化方法,如区组随机、分层随机及其分层因素等。

(5)盲法及设盲措施:说明是单盲还是双盲。设盲措施是双盲单模拟、双盲双模拟等,以及保持盲态下执行统计分析的措施。若采用开放设计,需充分说明无法实施盲法的理由。

(6)样本量:计划入组的受试者数量及其计算依据。若采用成组序贯设计,应说明不同阶段的样本量。

2. **统计分析流程**

(1)统计分析计划:根据《药物临床试验数据管理与统计分析的计划和报告指导原则》,要保证临床试验数据的质量和科学评价药物的有效性与安全性,必须事先对数据管理工作和统计学分析原则制定详细的计划书。通过机制流程和 SOP 剥夺统计人员数据造假的机会,也预防犯错。统计分析报告(statistical analysis report,SAR)是根据统计分析计划(statistical analysis plan,SAP),对试验数据进行统计分析后形成的报告,是临床试验结果的重要呈现手段,是撰写临床研究报告(clinical study report,CSR)的重要依据,并与统计分析计划一起作为药物注册上市的申报资料提交给监管部门用于对临床试验结果的评价。

(2)分析集的定义和创建:用于统计的分析集需在试验方案的统计部分中明确定义,并在盲态审核时确认每位受试者所属的分析集。在定义分析集时,需遵循以下 2 个原则:①使偏倚达到最小;②控制 Ⅰ 类错误的增加。

根据意向性分析(ITT)的基本原则,主要分析应包括所有随机化的受试者。即需要完整地随访所有随机化对象的研究结果,但在实际操作中往往难以达到。因此,常采用全分析集进行分析。

全分析集(FAS)是指尽可能接近符合意向性治疗原则的理想的受试者集,该数据集是从所有随机化的受试者中以最少的和合理的方法剔除受试者后得出的。在选择全分析集进行统计分析时,对主要指标缺失值的估计可以采用最接近的一次观察值进行结转(last observation carry forward,LOCF)。

受试者的"符合方案集"(PP)亦称为"可评价病例"样本,它是全分析集的一个子集,这些受试者对方案更具依从性。依从性包括以下一些考虑,如接受治疗、主要指标可以测定以及没有对试验方案的大的违反等。将受试者排除在符合方案集之外的理由应在盲态审核时阐明,并在揭盲之前用文件写明。

（3）图表程序:统计分析结果通常以统计分析表或图的形式呈现,计划中应该以简明的格式、精练的文字描述所有相关信息。

（4）质量控制（QC）:数据管理计划需确定数据及数据管理操作过程的质控项目、质控方式（如质控频率、样本选取方式及样本量等）、质量要求及达标标准、对未达到预期质量标准的补救措施等。

统计分析计划（SAP）的 QC 可以从以下方面执行,但并不限于此:

1）检查标题、页脚、标题、内容、正文的格式和字体是否与 CTD 格式一致。

2）检查所有缩写是否在首次使用时就定义。

3）检查研究概述、研究目标、研究终点的描述是否与协议中的描述一致。

4）检查分析集、基线和数据分析方法的定义是否正确。

5）检查统计模型和相关假设、描述是否正确。

6）检查 TFL 模板是否足够并与 SAP 中的描述一致。

7）检查治疗、研究时间等在整个 TFL 模板中是否以相同的方式提及。检查《药物临床试验数据管理与统计分析的计划和报告指导原则》要求的所有信息是否包括在 SAP 和附录中。

（5）统计分析报告:统计分析报告的基本内容包括试验概述、统计分析方法、统计分析的结果与结论,一般采用统计表和统计图表示。统计分析报告中的所有结论应使用准确的统计学术语阐述。

（6）存档:生物统计学家或项目负责人负责提供 SAP/SAR 草案,以在最终确定之前与临床药理学主任（CPD）和申办者讨论,生物统计学家应根据收集的意见准备最终的 SAP/SAR。SAP/SAR 的最终版本将由申办者提交给 CPD,以获得批准、签名和官方印章。草案版本从版本 0.1 开始,以下版本应为版本 0.2、0.3 等,具有 SAP/SAR 和申办者批准的最终版本应为 1.0 版本。通常,对于每项研究将提供 2~3 个版本。生物统计学家应该准备一个基本的文件跟踪器。最后项目负责人将负责 SAP 的存档。

（三）统计学结论

1. 描述性统计分析　一般多用于人口学资料、基线资料和安全性资料,包括对主要指标和次要指标的统计描述。人口学资料和基线特征分析主要包括病史、家族史、药物过敏史以及疗效指标的基线值。

2. 参数估计、置信区间和假设检验　参数估计、置信区间和假设检验是对主要指标及次要指标进行评价和估计的必不可少的手段。在试验方案中应当说明要检验的假设和待估计的处理效应、统计分析方法以及所涉及的统计模型。处理效应的估计应同时给出置信区间,并说明计算方法。假设检验应明确说明所采用的是单侧还是双侧检验,如果采用单侧检验,应说明理由。

3. 协变量分析　近年来,评价药物有效性的主要指标除药物作用外,常常还有其他因素的影响,如受试者的基线情况、不同治疗中心受试者之间的差异等,这些因素在统计学中可作为协变量处理,即采用协变量分析方法。在试验前应认真识别可能对主要指标有重要影响的协变量及如何进行分析以提高估计的精度,补偿处理组间由于协变量不均衡所产生的影响。

根据主要指标的统计分析结果,结合研究的设计类型、样本量、试验实施情况、次要指标及敏感性分析结果等阐述证据的充分性和结果的稳健性,并给出统计学结论:明确针对主要指标的统计假设是否成立,并简要描述安全性的主要统计结果。

(梁茂植　余　勤　杨　劲　冯仕银)

参 考 文 献

[1] SFDA. 健康成年志愿者首次临床试验药物最大推荐起始剂量的估算指导原则. [2020-10-12]. https://www. nmpa. gov. cn/directory/web/nmpa/xxgk/fgwj/gzwj/gzwjyp/20120515120001975. html.

[2] SFDA. 化学药物临床药代动力学研究技术指导原则. [2020-10-12]. https://www. nmpa. gov. cn/xxgk/fgwj/gzwj/gzwjyp/20050318010101201. html.

[3] 钱薇,肖大伟. Ⅰ期临床试验设计和需要重视的问题. 中国临床药理学与治疗学,2013,18(6):654-660.

[4] CFDA. 以药动学参数为终点评价指标的化学药物仿制药人体生物等效性研究技术指导原则(征求意见稿). [2020-10-12]. https://www. cfdi. org. cn/resource/news/9744. html.

[5] SFDA. 药物临床试验的一般考虑(征求意见稿). [2020-10-12]. https://www. cfdi. org. cn/resource/news/8320. html.

[6] FDA. Pharmacokinetics in patients with impaired hepatic function:study design,data analysis,and impact on dosing and labeling. [2020-10-12]. http://www. fda. gov/cber/guidelines. htm.

[7] FDA. Pharmacokinetics in patients with impaired renal function. [2020-10-12]. http://www. fda. gov/cder/guidance/index. htm.

[8] ABPI. Guidelines for phase Ⅰ clinical trials. [2020-10-12]. http://www. abpi. org. uk/our-work/library/guidelines/documents/guidelines_phase1_clinical_trials. pdf.

[9] 张宏伟,刘建平. 临床试验中的结局指标及效应测量. 中医杂志,2007,48(8):696-698.

[10] LESKO L J,ATKINSON A J JR. Use of biomarkers and surrogate endpoints in drug development and regulatory decision making:criteria,validation,strategies. Annual Review of Pharmacology & Toxicology,2001,41(1):347-366.

[11] 郭新峰,朱泉,赖世隆. 替代指标和中间指标及其在中医药疗效评价研究中应用价值的思考. 中国中西医结合杂志,2005,25(7):585-590.

[12] 梁文权,方晓玲,高申,等. 生物药剂学与药物动力学. 3版. 北京:人民卫生出版社,2007.

[13] FDA. Bioequivalence studies with pharmacokinetic endpoints for drugs submitted under an ANDA. [2020-10-12]. https://www. fda. gov/media/87219/download. pdf.

[14] FDA. Exposure-response relationships-study design,data analysis,and regulatory applications. [2020-10-12]. https://www. gmp-compliance. org/guidemgr/files/exposure. pdf.

[15] SADAGOPAN N P,LI W,COOK J A,et al. Investigation of EDTA anticoagulant in plasma to improve the throughput of liquid chromatography/tandem mass spectro-metric assays. Rapid Comm Mass Spec,2003,17(10):1065-1070.

[16] 国家药典委员会. 中华人民共和国药典:四部. 2020年版. 北京:中国医药科技出版社,2020.

第三节　创新药的人体耐受性和药动学研究设计

一、首次人体试验设计

首次人体试验(FIH),顾名思义是指首次在人体开展的临床试验,是创新药从非临床研究跨越至临床试验的重要里程碑。FIH在新药临床试验分期中属于Ⅰ期临床研究,旨在探索人体对试验药物的耐受性,以及试验药物在人体中的药动学特征,有时也可以揭示试验药物在人体中的药效学特征。

新药研发是一个遵循事物发展规律的渐进过程，早期研究获得的信息可以用于支持后续研究。对于药物的首次人体试验，临床前研究数据包括药效学、毒理学、药动学数据，具有极其重要的参考价值。然而，由于种属差异的存在和不确定性，基于临床前药理学、毒理学研究数据开展的 FIH 可能存在很大的安全性风险。2006 年，在英国进行抗 CD28 人源化单克隆抗体——TGN1412 的首次人体试验时发生的严重不良反应是当年医药行业的灾难性事件。6 名健康志愿者在注射起始剂量后的 90 分钟内均出现严重的全身炎症反应，继而发生多器官衰竭和弥散性血管内凝血（DIC）。在接受药物注射后的 24 小时内，志愿者出现未预期的淋巴细胞和单核细胞耗竭，最终导致 1 名志愿者的全部足趾和部分手指被切除。在排除药品生产、储存以及临床试验实施过程中出现错误的可能性以后，科学家认为 TGN1412 在动物模型中相对安全，但在人体产生严重不良反应的原因在于人体的记忆 T 细胞（实验动物体内不存在）可能是造成 TGN1412 的 Ⅰ 期临床试验志愿者出现细胞因子释放综合征和多器官衰竭的关键因素。时隔 10 年，在法国进行的 BIA 10-2474 多次给药人体耐受性试验中发生类似的悲剧。由于脱靶效应引发的严重神经毒性，造成 1 名健康受试者死亡、5 名受试者出现脑损伤的严重不良事件。这两起严重的 FIH 事件再次表明，在种属差异尚未完全明确的情况下，FIH 可能是安全性风险最高的一类临床试验。因此，尽管由于药物的性质千差万别，FIH 没有模式化的研究方案，但受试者对试验药物的耐受性和安全性是需要特别考虑的因素。通常，FIH 的方案设计需要考虑的关键要素包括研究人群的选择、人体起始剂量的估算、剂量递增方案、试验终止标准、最大耐受剂量和剂量限制性毒性反应的定义、不良事件/反应监测等。由于篇幅所限，本节主要介绍在进行 FIH 的设计时，在研究人群、起始剂量和风险评估这 3 个方面需要考虑的内容。

（一）研究人群的选择

在 FIH 中，研究人群可以是健康志愿者也可以是适应证患者。受试人群的选择应综合考虑许多因素，包括药物的治疗领域、药物的作用机制、同类型药物的已知固有风险、临床前毒理学数据的综合考虑、预期药理效应在健康志愿者和患者中的潜在差异、受试者参加临床试验的获益和风险等。选择健康志愿者可以排除疾病、合并用药等因素对于药物体内过程的影响，获得准确的体内药动学信息。同时志愿者招募、试验管理和实施相对容易，能够确保临床试验进度。因此，Ⅰ 期临床试验通常在健康志愿者中进行。然而，在健康志愿者中获得的药动学和药效学试验结果可能无法外推至适应证患者。另外，如果试验药物的安全性较差，在伦理上不允许在健康志愿者中试验时，可选择适应证患者作为受试者，此时可以在药物研发早期初步评价药物在患者中的安全性和有效性。

下面以抗肿瘤药为例来进一步阐述这个问题。根据药物的作用机制，抗肿瘤药可以分为细胞毒性药物和非细胞毒性药物。细胞毒性药物是一类可有效杀伤免疫细胞并抑制其增殖的药物，典型的细胞毒性药物有环磷酰胺、顺铂、阿糖胞苷等。这类药物通常具有骨髓抑制、肝肾损害、致畸等毒副作用，为了保护健康志愿者的权益，同时为了真实反映药物在患者中的安全性和有效性，一般选择肿瘤患者进行首次人体试验。另外，鉴于癌症是一类威胁生命的严重疾病，从伦理学角度考虑，通常不纳入初治或者标准治疗有效的患者，而是选择常规治疗无效的或缺乏有效治疗的晚期肿瘤患者。需要说明的是，由于疾病和临床治疗等原因，这类患者的生理、病理状况是非常复杂的。恶性肿瘤患者经常出现多病灶转移，预期寿命短，并且伴随有疼痛、恶心、神经病变、肝肾损害等特异性和非特异性的临床症状，以及不可避免的合并用药,这些因素都可能影响药物在体内的药动学和药效学过程,并很难将药物相关的不良反应与疾病的临床症状及其他药物的不良反应严格区分开来。因此,选择肿瘤患者进行 FIH,需要根据肿瘤的类型和药物的作用机制,参照非临床安全性评价数据和同类药物的试验设计,谨慎制定入组和排除标准。相反,对于非细胞毒性药物如酪氨酸激酶抑制剂等分子靶向药物,如果非临床安全性评价结果显示其毒性较轻,在充分考虑受试者安全的前提下,则可考虑选择健康志愿者进行 FIH。

(二)人体最大起始剂量的估算

16 世纪的帕拉塞尔苏斯认为药毒同源,所有药物都有毒性,没有什么药物是完全无毒的,两者的差别在于剂量。剂量、药物浓度和效应之间的关系是药物安全性和疗效评价中的非常重要的信息。FIH 风险控制的核心要素就是剂量选择,试验药物剂量及给药方案的科学性至关重要。在 FIH 的设计中,临床药理学研究人员需要回答许多与剂量有关的问题,如"哪个剂量可以作为人类服用的第一个安全剂量""哪个剂量可以产生预期药效""哪个剂量可能带来毒副作用"等。其中,首先需要确定的就是人体最大推荐起始剂量。

最大推荐起始剂量(maximum recommended starting dose,MRSD)是临床试验中基于安全性考虑而推荐使用的最大起始剂量。在此剂量下,试验药物被预测不会产生毒性反应。MRSD 是人体首次临床试验设计中极其重要的研究内容。由于药物性质千差万别,MRSD 的确定必须根据药物的具体情况而具体分析。研究者应综合分析包括动物药效学、药动学研究(吸收、分布、代谢和排泄)、毒理学及毒物代谢动力学研究在内的临床前数据,确定出科学、安全的 MRSD。

1. 以动物毒理学试验的未见明显毒性反应剂量(NOAEL)为基础的估算   目前 MRSD 的推算方法有多种,比较成熟的是以动物毒理学试验的 NOAEL 为基础的估算方法。2005 年 FDA 发布的首次人体试验起始剂量估算指导原则详细介绍了采用 NOAEL 计算 FIH 的 MRSD 的思路、策略和方法,即首先从动物毒理学试验中获得不同动物的 NOAEL,然后根据体表面积或体重比例换算为相应的人体等效剂量(HED)。HED 指的是能预期在人体试验中得到与动物实验相同程度的反应的剂量。通过比较选择最敏感动物的 HED 用于推算 MRSD(备注:在没有种属相关性数据的情况下,HED 最低的种属一般被默认为最敏感的动物种属)。为了保护受试者的安全,将上述 HED 除以一个合适的安全系数(通常为 10)后作为临床试验的 MRSD。这个数值是根据历史经验确定的,但并不一定适用于所有情况,安全系数应该根据受试者安全性风险的增减而加以合理增加或降低。非临床毒理学研究数据、剂量-反应曲线、非临床药动学特征、治疗靶点和动物模型的限制性如存在明显的种属差异等信息,都是调整安全系数时应该考虑的重要因素。需要说明的是,相比药理学效应的研究,临床前研究对于毒性反应的机制,以及毒性反应与药物暴露之间的关系的理解经常是非常有限的。由于这个原因,毒理学试验经常提供的是定性或半定量的描述,例如,哪些器官发现损害或者只能以 NOVEL 等来模糊界定毒性效应的严重程度和可逆性。对于某些类别的药物,如抗凝血药、血管扩张药和单克隆抗体等生物制品药物,其毒性反应可能源于药理学的过度作用,此时如果采用药理学活性剂量(pharmacologically active dose,PAD)估算药理学 HED,或许比 NOAEL 能够更加灵敏地提示药物的潜在毒性。PAD 是在受试动物中能产生预期药理作用的给药剂量,可以从动物药效学试验中获得。如果药理学 HED 低于基于 NOVEL 获得的 MRSD,可能需要考虑降低临床起始剂量。

2. 以生物暴露量为基础的估算   简而言之,通过非临床药动学研究,包括在药效学和毒理学试验中的伴随药动学研究,获得不同给药方案下的动物的体内 PK 参数,再通过不同的方式推算人体的关键 PK 参数(Cl、V_d、F)。然后根据推算所得的人体药动学参数及从药理学试验中所得的药物的生物活性(毒性和药效)暴露量,采用药动学公式推算药物的生物活性剂量。

在很多情况下,由于对试验药物的作用机制和药理靶点的认识有限,从临床前动物实验的毒理学数据难以充分预测药物在人体的活性反应。2006 年 3 月抗 CD28 人源化单克隆抗体——TGN1412 的 Ⅰ期临床试验灾难性事件就是一个典型的失败案例。对于这种风险大且不可预测安全性的药物,此时可以选择最低预期生物效应剂量(MABEL)为其人体起始剂量。MABEL 是由 EMA 在 2007 年提出的一种临床试验起始剂量研究方法,该方法的本质与前面描述的以暴露量为基础的估算策略是一致的,即采用特定的 PK/PD 模型,通过整合体外和体内的各种药理学研究结果来确定 FIH 的起始剂量。需要考虑的体外和体内信息包括:①评价药理靶点的结合和亲和力的体外实验数据;②在不同种属动物和人类细胞体系中的体外浓度-效应评价数据;③动物模型中的浓度-效应数据。2016 年法国 BIA 事件后,EMA 再次更新首次人体试验起始剂量计算的指导原则,指出应充分评估 FIH 中的各种危险因素,强调在综合考虑临床前药效学、毒理学、药动学的各种研究结果,特别是在药理效应-暴露数据的基础上,采用 NOAEL 和 MABEL 等多种方法计算人体试验起始剂量,原则上选择最低剂量作为 FIH 最终确定的起始剂量。

本章节着重介绍基于体外及临床前药动学、药效学和毒理学研究资料估算新化合物开展 FIH 的 MRSD 的技术方法和策略。这些方法主要适用于口服或注射等全身给药方式的小分子化学药物。对于局部应用,或鼻腔、皮肤等特殊给药途径的药物,可采用类似的原理,但同时应考虑其他一些特殊因素。对于大分子生物制品药物,由于人类和动物在免疫原性、靶点特异性和亲和力等方面存在很大差异,以及大分子药物普遍呈现的非线性 PK 特征,使得大分子生物制品药物的剂量估算更加复杂。另外,上文介绍的原理和部分方法主要适用于估算健康志愿者的 MRSD,原则上这个起始剂量在健康志愿者体内产生的系统暴露量不应引起任何药理效应。对于那些出于安全和伦理考虑,需要在患者中进行首次人体试验的药物如细胞毒性抗肿瘤药等,进行 MRSD 估算时可以参照上文介绍的原理和方法,但同时应该考虑试验药物的拟治疗领域。例如,在抗肿瘤药的 FIH 中,除考虑患者的安全性外,MRSD 选择时还必须从伦理学角度考虑,即不应使过多的患者暴露在无效剂量下。

(三)首次人体试验中的风险控制

在物种差异尚未完全明确的情况下,FIH 是安全性风险最高的一类临床试验。在新药的 FIH 中,应充分评估药物从临床前向临床转化时可能存在的风险,确保受试者的安全性。FIH 的安全性危险因素主要包括以下 4 个方面:试验药物、受试者、试验方案和试验实施。试验开始前应依据试验药物的作用机制、动物毒理学数据、相同作用靶点的同类药物的安全性情况评估试验药物的潜在毒性反应。应根据研究目标合理选择受试人群,确保受试者的权益和安全性。试验方案的设计应该根据试验药物的种类、受试人群、研究目标等要素进行。在实施过程中,应该加强质量管理体系建设以确保研究数据的质量。鉴于创新药 FIH 的高风险性,试验开始前必须制定科学、可行的风险控制计划,确定试验中的可预期和非预期的不良反应,并明确申办方、研究者和伦理委员会在风险控制计划中各自的职责和应对计划。

二、后续耐受性和药动学研究设计

(一)耐受性试验

新药Ⅰ期临床试验传统上包括耐受性试验和药动学研究。这两种研究可以在不同的受试者中分别进行,也可以在相同的受试者中同时开展。目前,为了尽早获取试验药物的安全性和体内动力学信息从而提高研发效率,前一种设计更常用。耐受性试验旨在观察人体对试验药物的耐受程度,确定人体对新药的最大耐受剂量,评价剂量与不良反应发生的关系,为后续研究提供安全的剂量范围。起始剂量、剂量递增方案和最大耐受剂量的确定是 FIH 的核心要素。前文已经介绍了如何确定 FIH 的起始剂量,下面主要围绕后两个问题进行阐述。

剂量递增主要取决于在临床前研究的剂量-暴露-效应(毒性或药效)关系研究数据,以及人们对试验药物在临床前的各种毒性反应的理解。当非临床研究出现下列情况时,提示药物对人类有较高的风险,剂量递增需要谨慎考虑:陡峭的剂量-效应曲线或剂量-效应数据不足、产生效应的剂量或血浆药物浓度在不同种属动物间有很大差异;动物中有无先兆症状的毒性反应、不可监测或不可逆性的严重毒性反应、不明原因的死亡;非线性动力学、不同种属动物的生物利用度变异大;新的治疗靶点或作用机制不清等。另外,剂量递增还与试验的受试者情况有关。在健康受试者参加的耐受性试验中,试验设计必须确保受试者的安全性(这可能导致保守的起始剂量和递增顺序);而在适应证患者(如肿瘤患者)的耐受性试验中,起始剂量和剂量递增则处于对可控的安全性和期望的药效之间的权衡中。出于伦理学考虑,应该在保证安全性的前提下尽快递增到有效剂量。改良 Fibonacci 法是最为常用的剂量递增设计,尤其是在抗肿瘤药的Ⅰ期临床试验中。这种方法的基本原则是在试验前期,鉴于相对安全、不良反应发生概率最小,此时以较快的速度(如剂量翻倍)递增以迅速达到有效剂量;在试验后期,出现不良反应的概率增加,剂量递增应趋于谨慎,如按照 1/3 的比例递增。典型的改良 Fibonacci 递增设计如下:起始剂量、100%、67%、50%、35%、30%。虽然改良 Fibonacci 法是Ⅰ期临床试验中最常用的剂量递增设计,但这种方案存在一定的局限性。在很多Ⅰ期临床试验中选择的起始剂量过低,使得试验的大部分时间处于剂量递增的保守部分,导致试验持续时间过长。这样的情况对于肿瘤等严重疾病而言无疑是不可取的。目前,在许多抗肿瘤药的Ⅰ期临床试验中,快速滴定法、药理学指导下的剂量递增(pharmacologically guided dose escalation,PGDE)等设计已经逐渐替代标准的 Fibonacci 设计。

确定试验药物在人体的最大耐受剂量是 FIH 的主要目标之一。鉴于 FIH 的高风险性,在试验方案中应该事先设定预期的最大耐受剂量并说明设定依据。通常这是根据试验药物的临床前和临床研究数据,包括 PK、PD、毒理学研究结果以及预期治疗剂量范围对应的暴露来设计的。由于药物在人体内的暴露是产生、决定或阐明药效或毒性大小的物质基础,因此最大耐受剂量的设定应该考虑药物在体内产生暴露的饱和情况,即临床前或模拟数据显示药物暴露不随给药剂量增加变化。如果没有特殊说明和依据,健康志愿者 FIH 的最大耐受剂量在体内产生的暴露值通常不应超过预期的临床治疗剂量。另外,如果有相关数据支持,最大耐受剂量的设定还应考虑药物的靶点饱和现象。如果治疗效应与酶抑制有关,那么可以考虑将抑制全部酶靶点时的剂量预设为最大耐受剂量,因为继续增加剂量将不会产生进一步的治疗效应。

（二）药动学研究

　　临床药动学研究是新药临床研究的重要内容，旨在阐明药物在人体吸收、分布、代谢和排泄的动力学规律及其影响因素，是全面认识人体与药物之间的相互作用必不可少的重要部分。由于疾病、肝肾器官功能状态等因素都会影响药物在体内的过程，因此在创新药临床研究阶段，临床药动学研究的内容不仅应该包括健康志愿者的药动学研究，还应在目标适应证患者、肝肾功能损害患者和老年人等特殊人群中开展药动学研究，明确药物在不同人群中的药动学特征，以指导临床合理用药。在新药研发的实践过程中，上述研究内容可以根据新药研发进程分阶段逐步实施，并根据各个阶段的研究目标拟定研究内容，设计合理的研究方案。可以考虑应用群体药动学、PK/PD 等多种研究方法进行评价，最终为后续的临床试验提供借鉴和参考。由于篇幅所限，本文将主要介绍健康志愿者的药动学研究。

　　新药健康志愿者的药动学研究通常包括单次给药试验、多次给药试验、食物影响试验等。单次给药试验一般选择多个剂量，分成 1 个或几个试验进行，采用平行或交叉试验设计，旨在获得试验药物在人体的药动学特征，并评价药物在人体的暴露与给药剂量在试验剂量范围内是否存在明确的剂量比例关系。多次给药试验根据单次给药试验中获取的 PK、PD（如果有数据）和安全性数据，一般选择单次给药试验中的 1 个或几个剂量，以评价在连续给药的模式下药物在人体的药动学特征。在设计给药方案（服药间隔、给药频率等）时，需要特别关注在预期浓度范围内的线性 vs 非线性 PK、消除半衰期 vs 作用时限和蓄积潜力等。另外，对于口服给药的试验药物，还需评价进食对 PK 的影响。此研究旨在进食和空腹状态下观察食物对药物在体内的药动学过程特别是吸收速率和吸收程度的影响。试验餐应是高脂、高热量膳食，以使食物对胃肠道生理状态的影响达到最大。需要说明的是，进餐状态下的生物等效性研究不属于创新药 FIH 阶段的研究范畴。当前，在新药早期临床药理学阶段，如果有比较充分的临床前和临床研究数据（如果可以获得）支持，上述各种研究可以整合开展以提高研发效率。

　　根据非临床药动学研究结果，如果药物主要以代谢方式消除，其主要代谢物可能具有药理活性或者毒性作用或者作为酶抑制/诱导剂而与药物发生相互作用，从而影响药物的疗效和安全性。由于创新药在人体的未知性，在新药早期临床试验阶段，在进行原型药的药动学研究的同时，应同时开展主要或活性代谢产物的药动学研究。

　　在创新药的临床研究中，传统的"基于经验"的新药开发模式已经无法有效解决逐渐明显的各种问题和困难。近年来，FDA 和 EMA 提出并践行的以"知识综合"（knowledgeable）为特征的数据密集型药物临床研究模式已经成为国际新药研发的通行模式。在早期临床试验中开展数据密集型研究，包括人体的药动学研究、药效学研究、基因型/表型研究、药物代谢产物鉴定研究等，综合评估药动学、药效学和安全性指标的内在联系，通过群体药动学/药效学等多种数据分析手段，充分挖掘和分析引起药物暴露/药效变化的因素。如果可以发现可能影响药物暴露、疗效和/或安全性的变异因素，将大大提高新药研发效率并降低研发风险。

三、生物药剂学研究设计

　　生物药剂学主要是一门研究药物及其制剂在体内的吸收、分布、代谢和排泄过程的学科。顾名思义，这门学科与药物的剂型和给药途径密切相关。我们知道，药物给药途径可分为血管内给药和血管外给药，前者主要为静脉和动脉给药，给药后药物直接进入体循环系统；血管外给药则涵盖多种给药途径和方式，包括口服、舌下和直肠等经消化道给药方式，还包括吸入、皮下注射和肌内注射等其他途径给药方式。由于篇幅所限,本部分主要介绍药物在吸收和生物利用度方面的研究内容。

（一）影响固体制剂吸收的因素

药物吸收,特别是胃肠吸收是一个非常复杂的过程,涉及药物的理化性质、剂型因素及胃肠道、肝脏等解剖和生理因素。大多数药物以固体制剂(如片剂和胶囊)的形式服用。表 2-3 归纳了影响药物释放和吸收的各种因素。

表 2-3　影响药物释放和吸收的各种因素

药物的理化性质	药物的制剂因素	胃肠道生理因素	肠道代谢
溶解度、通透性;离子化(酸/碱)和脂溶性;晶型;化学稳定性	制剂处方(辅料种类和配比)和工艺	胃肠道的 pH、胃排空、肠道转运	肠道转运体和代谢酶

1. 溶解度和通透性　固体制剂的颗粒不能直接跨膜转运,必须经过崩解、解聚、溶出等一系列过程后才能吸收,因此溶解是固体制剂药物吸收的前提。然而,溶解度是药物吸收的关键因素但不是唯一因素。在多数情况下,药物在胃肠道的溶解过程比较缓慢,一点点逐渐释放和溶解然后穿透胃肠道上皮才被吸收。人们普遍接受的观点是吸收的限速步骤是溶解,多数固体制剂药物比溶液药物吸收慢的事实支持这一观点。然而,如果药物的溶解速度远远快于其被转运吸收的速度,快速溶解的特点导致固体制剂中的大部分药物在被吸收前就已经溶解。此时,药物的膜通透性将成为吸收的限速步骤。某些胃肠局部用药,如硫酸铝、蒙脱石等极性或离子化药物,就是利用这个现象发挥胃肠黏膜保护、止泻等药理作用的。

因此,溶解度和通透性是决定药物吸收的 2 个极其重要的因素。生物药剂学分类系统(biopharmaceutics classification system, BCS)根据这 2 个因素将药物分为 4 类,即 BCS Ⅰ类药物:高溶解度、高通透性,如咖啡因、左氧氟沙星、利多卡因等;BCS Ⅱ类药物:低溶解度、高通透性,如地高辛、阿托伐他汀、双氯芬酸等;BCS Ⅲ类药物:高溶解度、低通透性,如二甲双胍、缬沙坦、阿托品等;BCS Ⅳ类药物:低溶解度、低通透性,如呋塞米、多黏菌素 E、甲氨蝶呤等。目前,市场上的大多数药物属于 BCS Ⅱ类和Ⅲ类药物(备注:高溶解度药物就是在 pH 1~7.5 范围的 250ml 或更少的水中能溶解最大剂量的药物;高渗透性药物指测定通透人体肠壁膜的量,或者体外上皮组织细胞培养法中吸收程度达到 90% 的药物)。

2. 胃排空和肠道转运　根据胃肠道的解剖结构和 pH 酸碱理论,口服药物特别是酸性药物的优先吸收部位应该是胃。然而由于吸收快慢的决定因素是表面积、通透性和血流量,小肠在这 3 个方面的优势补偿离子化造成的吸收损失,因此绝大多数药物无论是酸性、碱性还是中性,事实上在小肠的吸收速率总是比胃部快。此时,胃部可被视为一个药物仓库,通过胃的蠕动将药物传递至小肠吸收部位,由此胃排空的快慢无疑就成为吸收的一个限速步骤。胃排空时间大约为 30 分钟,食物特别是脂肪可以通过减慢胃排空延长药物通过胃的时间,从而影响药物的吸收。有研究表明,对乙酰氨基酚等高溶解度药物口服后在胃内快速溶解,使得在进入肠道前就大部分以溶液形式存在。在这种情况下,如果同时服用瑞芬太尼等延缓胃排空的药物,对乙酰氨基酚的吸收会受到明显的影响。

小肠是药物吸收的主要部位,药物在小肠的转运时间为 2~4 小时。与胃部的情况不同,固体药物在小肠的转运时间与食物、药物颗粒大小没有明显关系。此时,药物的通透性是影响吸收的关键因素,直接决定在有限的 2~4 小时转运时间内是否可以完成吸收,这也可解释为什么低肠通透性药物的口服生物利用度总是普遍偏低。另外,小肠各个部位的通透性和表面积的乘积(P×SA)从十二指肠到直肠逐渐下降,这一生理现象可能使得药物的胃肠吸收随给药部位不同而变化。

3. 肠道代谢和转运 正常小肠上皮存在各种代谢酶和转运系统,因此药物经过小肠吸收后,在进入体循环之间部分药物可能会被代谢转化。人类肠道中最主要的代谢酶是细胞色素P450酶。其中,酶含量表达最丰富的是CYP3A(CYP3A4/5),占80%,其次是CYP2C9,占14%,依次还有CYP2C19、CYP2J2和CYP2D6。与肝脏中的CYP分布相对均一的情况不同,肠道中的代谢酶和转运蛋白(如P-糖蛋白)在肠腔各个部位的表达存在明显不同。例如,CYP3A在小肠近端活性最高;P-糖蛋白的活性则是沿着肠道逐渐增加,在大肠中达到最大。肠道代谢酶和转运体具有明显的个体间变异性,这是导致药物吸收高变异性的主要因素之一。另外,尽管近年围绕肠道代谢开展了许多研究,但与肝脏代谢相比,我们对人类肠道代谢的了解还存在很大的局限性,面临的很多挑战包括人类肠道各个部位的代谢酶和转运体丰度和活性数据缺乏、代谢酶-转运体交互作用尚未清晰等。

(二)生物利用度

1. 生物利用度的概念 生物利用度(bioavailability,F)是指药物活性成分从制剂释放吸收进入全身循环的程度和速度,分为绝对生物利用度和相对生物利用度。绝对生物利用度是以静脉制剂(通常认为静脉制剂的生物利用度为100%)为参比制剂获得的药物活性成分吸收进入体内循环的相对量;相对生物利用度则是以其他非静脉途径给药的制剂(如片剂和口服液)为参比制剂获得的药物活性成分吸收进入体循环的相对量。

口服药物经吸收进入体循环之前,需要经过药物从制剂中释放、在胃肠道溶解、经过肠壁和肝脏等一系列步骤。最终,整个系统的口服生物利用度(F)可以分解为各个环节损失后残余部分的累积,即$F = F_a \times F_g \times F_H$。其中,$F_a$代表从制剂中释放的药物,$F_g$代表经过肠道代谢后剩余的药物,$F_H$代表经过肝脏首关代谢后剩余的药物。如图2-2所示。

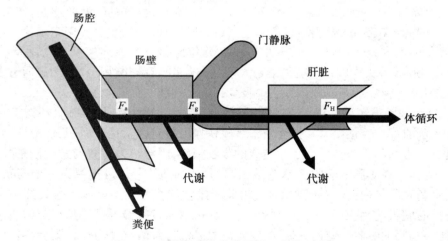

图2-2 固体制剂药物的胃肠吸收转运过程

图2-2比较清楚地揭示了影响口服药物的生物利用度的各个关键环节。可以看出,不完全溶解、肠道低通透性、肠道代谢、肝脏首关效应等均可能是导致机体吸收下降,从而降低药物的生物利用度的原因。在FIH阶段,可以基于药物制剂、临床前药物代谢资料等,通过上述关键环节的分析,确定新药的处方、工艺合理性,从而改良创新药的口服生物利用度。

2. 生物利用度的研究方法 生物利用度是评价药物制剂质量的重要指标,反映药物吸收进入体内的速度和程度,是新药研究过程中选择合适的给药途径和确定用药方案(给药剂量和给药间隔)的重要依据之一。在创新药的Ⅰ期临床试验阶段,药动学研究是评价生物利用度最常用的方法。通过测量不同时间点的生物样本(如全血、血浆、血清或尿液)中的药物浓度,获得血药浓度-时间曲线来反映药物从制剂中释放吸收进入体循环中的动态过程,并计算与吸收程度和速度有关的药动学参数如血药浓度-时间曲线下面积(AUC)、药峰浓度(C_{max})、达峰时间(t_{max})等。然后通过统计学评价以上参数,比较新、旧制剂的生物利用度。生物利用度研究本质上是一种比较性研究,其研究方法和步骤与生物等效性试验基本一致,只是研究目的不同,导致在某些设计和评价上有一些不同。生物利用度研究的试验设计和要素请参见本章第六节的相关内容。

在生物利用度研究新技术方面,采用生物相关的体外溶出测试(使用不同的溶出介质、方法和装置)和PBPK模型,这些方法正在单独和组合使用,以实现相对准确的体内吸收预测和模拟。近年来,基于体外溶出实验和PBPK模型的虚拟模型技术在生物利用度和生物等效性(BE)研究中的应用逐渐增多。2017年,FDA发布PBPK口服吸收模型在制剂开发和生物等效性评估中的一些应用实例,上述工作可用于建立基于生理的体内外相关性、优化制剂处方、指导临床BE试验,进而减少预BE试验和增大正式BE试验的成功概率。Cristofoletti R等通过建立虚拟BE研究,考察虚拟人群在空腹、进食和胃pH升高等不同条件下对弱碱性药物酮康唑和泊沙康唑的试验制剂 *vs* 参比制剂等效性的影响;Vaidhyanathan S团队整合体外溶出度研究和生理药动学模型,证实药物的理化性质、剂型的固有差异可能影响达沙替尼(dasatinib)的生物等效性。此外,Mitra A等采用PBPK模型成功预测BCS Ⅰ类药物的控释制剂(controlled release,CR)和BCS Ⅱ类药物的速释制剂(immediate release,IR)的生物等效性,并通过模型有效评估溶出度、沉淀时间和人体渗透性等参数对制剂处方的影响。

因此,新药研发的各项临床研究是密切相关的。基于药物特点和早期研究数据,开展数据密集型研究,有助于发现可能影响药物暴露、疗效和/或安全性的变异因素,从而降低新药临床试验失败的风险。生物药剂学是创新药Ⅰ期临床试验中的重要研究内容。口服药物的吸收是一个非常复杂的过程,其生物利用度受到多种因素的影响。药物的溶解度、通透性和代谢是影响口服药物吸收的关键因素,发现这三者的相互联系和规律将有助于改善剂型和提高生物利用度。

(王洪允)

参 考 文 献

[1] KENTER M J,COHEN A F. Establishing risk of human experimentation with drugs:lessons from TGN1412. Lancet,2006,368(9544):1387-1391.

[2] GOODYEAR M D. Further lessons from the TGN1412 tragedy. BMJ,2006,333(7562):270-271.

[3] KAUR R,SIDHU P,SINGH S. What failed BIA 10-2474 phase Ⅰ clinical trial? Global speculations and recommendations for future phase Ⅰ trials. J Pharmacol Pharmacother,2016,7(3):120-126.

[4] CHAIKIN P. The Bial 10-2474 phase 1 study—a drug development perspective and recommendations for future first-in-human trials. J Clin Pharmacol,2017,57(6):690-703.

[5] SFDA. 抗肿瘤药物临床试验技术指导原则. [2020-10-12]. http://www.cde.org.cn/zdyz.do? method = largePage&id = 4e2d154606670975.

[6] MATHIJSSEN R H,SPARREBOOM A,VERWEIJ J. Determining the optimal dose in the development of anti-cancer agents. Nat Rev Clin Oncol,2014,11(5):272-281.

［7］ FDA. Guidance for industry clinical trial endpoints for the approval of cancer Drugs and biologics. ［2020-10-12］. https：//www. fda. gov/regulatory-information/search-fda-guidance-documents/clinical-trial-endpoints-approval-cancer-drugs-and-biologics.

［8］ EMEA. Guideline on the evaluation of anticancer medicinal products in man，. ［2020-10-12］. https：//www. ema. europa. eu/en/evaluation-anticancer-medicinal-products-man.

［9］ SFDA. 健康成年志愿者首次临床试验药物最大推荐起始剂量的估算指导原则. ［2020-10-12］. http：//www. cde. org. cn/zdyz. do? method=largePage&id=4ba42e9a9a2b88bf.

［10］ FDA. Guidance for industry estimating the maximum safe starting dose in initial clinical trials for therapeutics in adult healthy volunteers. ［2020-10-12］. https：//www. fda. gov/regulatory-information/search-fda-guidance-documents/estimating-maximum-safe-starting-dose-initial-clinical-trials-therapeutics-adult-healthy-volunteers.

［11］ EMA. Guideline on strategies to identify and mitigate risks for first-in-human clinical trials with investigational medicinal products. ［2020-10-12］. https：//www. ema. europa. eu/en/strategies-identify-mitigate-risks-first-human-early-clinical-trials-investigational-medicinal.

［12］ MULLER P Y，MILTON M，LLOYD P，et al. The minimum anticipated biological effect level（MABEL）for selection of first human dose in clinical trials with monoclonal antibodies. Curr Opin Biotechnol，2009，20：722-729.

［13］ GABRIELSSON J，GREEN A R. Quantitative pharmacology or pharmacokinetic pharmacodynamic integration should be a vital component in integrative pharmacology. J Pharmacol Exp Ther，2009，331：767-774.

［14］ EMA. Guideline on strategies to identify and mitigate risks for first-in-human and early clinical trials with investigationalmedicinal products. ［2020-10-12］. https：//www. ema. europa. eu/en/strategies-identify-mitigate-risks-first-human-early-clinical-trials-investigational-medicinal.

［15］ PENDLEY C，SCHANTZ A，WAGNER C. Immunogenicity of therapeutic monoclonal antibodies. Curr Opin Mol Ther，2003，5：172-179.

［16］ PONCE R，ABAD L，AMARAVADI L，et al. Immunogenicity of biologically-derived therapeutics：assessment and interpretation of nonclinical. Regulatory Toxicology and Pharmacology，2009，54（2）：164-182.

［17］ MOULD D R，GREEN B. Pharmacokinetics and pharmacodynamics of monoclonal antibodies：concepts and lessons for drug development. Bio Drugs，2010，24（1）：23-39.

［18］ SPILKER B. Dosing schedule//SPILKER B. Guide to clinical trials. New York，NY：Raven，1991：93-101.

［19］ LE TOURNEAU C，STATHIS A，VIDAL L，et al. Choice of starting dose for molecularly targeted agents evaluated in first-in-human phase Ⅰ cancer clinical trials. J Clin Oncol，2010，28（8）：1401-1407.

［20］ 赵明，魏敏吉. 创新药物药代动力学研究与评价. 北京：北京大学医学出版社，2008.

［21］ 王广基. 药物代谢动力学. 北京：化学工业出版社，2005.

［22］ SFDA. 化学药物临床药代动力学研究技术指导原则. ［2020-10-12］. http：//www. cde. org. cn/zdyz. do? method=largePage&id=8b461127bccfdd5e.

［23］ PETRI N，LENNERNÄS H. In vivo permeability studies in the gastrointestinal tract//VAN DE WATERBEEMD H，LENNERNÄS H，ARTUSSON P. Drug bioavailability，estimation of solubility，permeability，absorption and bioavailability. Berlin，Germany：Wiley-VCH，2003：345-386.

［24］ AMIDON G L，LENNERNAS H，SHAH V P，et al. A theoretical basis for a biopharmaceutic drug classification：the correlation of in vitro drug product dissolution and in vivo bioavailability. Pharm Res，1995，12：413-420.

［25］ LENNERNAS H，ABRAHAMSSON B. The use of biopharmaceutic classification of drugs in drug discovery and development：current status and future extension. J Pharm Pharmacol，2005，57：273-285.

［26］ CUSTODIO J M，WU C Y，BENET L Z. Predicting drug disposition，absorption/elimination/transporter interplay and the role of food on drug absorption. Adv Drug Deliv Rev,2008,60(6):717-733.

[27] SFDA. 化学药物制剂人体生物利用度和生物等效性研究技术指导原则. [2020-10-12]. http://www. cde. org. cn/zdyz. do? method=largePage&id=e2e040c3cf4bae6b.

[28] HIGAKI K,CHOE S Y,LOBENBERG R,et al. Mechanistic understanding of time-dependent oral absorption based on gastric motor activity in humans. Eur J Pharm Biopharm,2008,70:313-325.

[29] WILLIAMS M F,DUKES G E,HEIZER W,et al. Influence of gastrointestinal site of drug delivery on the absorption characteristics of ranitidine. Pharm Res,1992,9:1190-1194.

[30] DAVIS S S,HARDY J G,FARA J W. Transit of pharmaceutical dosage forms through the small intestine. Gut,1986,27:886-892.

[31] LENNERNÄS H. Human in vivo regional intestinal permeability:importance for pharmaceutical drug development. Mol Pharm,2014,11(1):12-23.

[32] XIE F,DING X,ZHANG Q Y. An update on the role of intestinal cytochrome P450 enzymes in drug disposition. Acta Pharm Sin B,2016,6(5):374-383.

[33] THELEN K,DRESSMAN J B. Cytochrome P450-mediated metabolism in the human gut wall. J Pharm Pharmacol,2009,61(5):541-558.

[34] PAINE M F,KHALIGHI M,FISHER J M,et al. Characterization of interintestinal and intraintestinal variations in human CYP3A-dependent metabolism. J Pharmacol Exp Ther,1997,283(3):1552-1562.

[35] KOSTEWICZ E S,AARONS L,BERGSTRAND M,et al. PBPK models for the prediction of in vivo performance of oral dosage forms. Eur J Pharm Sci,2014,57:300-321.

[36] CFDA. 以药动学参数为终点评价指标的化学药物仿制药人体生物等效性研究技术指导原则(征求意见稿). [2020-10-12]. http://www. cde. org. cn/zdyz. do? method=largePage&id=353342c97683d4fb.

[37] ROLAND M,THOMAS N T. Clinical pharmacokinetic and pharmacodynamics:concepts and applications:chapter 7 absorption:190. 4th. Philadelphia:Wolters Kluwer,2009.

[38] VAN DE H. 药物生物利用度. 何仲贵,钟大放,等译. 北京:化学工业出版社,2007.

[39] 魏树礼,张强. 生物药剂学和药物动力学. 2版. 北京:北京大学出版社,2004.

[40] OTSUKA K,SHONO Y,DRESSMAN J. Coupling biorelevant dissolution methods with physiologically based pharmacokinetic modelling to forecast in-vivo performance of solid oral dosage forms. J Pharm Pharmacol,2013,65:937-952.

[41] CHIANG P C,WONG H. Incorporation of physiologically based pharmacokinetic modeling in the evaluation of solubility requirements for the salt selection process:a case study using phenytoin. AAPS J,2013,15:1109-1118.

[42] BABISKIN A H,ZHANG X. Application of physiologically based absorption modeling for amphetamine salts drug products in generic drug evaluation. J Pharm Sci,2015,104(9):3170-3182.

[43] ZHANG X,DUAN J,KESISOGLOU F,et al. Mechanistic oral absorption modeling and simulation for formulation development and bioequivalence evaluation:report of an FDA public workshop. CPT Pharmacometrics Sys Pharmacol,2017,6:492-495.

[44] CRISTOFOLETTI R,PATEL N,DRESSMAN J B. Assessment of bioequivalence of weak base formulations under various dosing conditions using physiologically based pharmacokinetic simulations in virtual populations. Case examples:ketoconazole and posaconazole. J Pharm Sci,2017,106:560-569.

[45] VAIDHYANATHAN S,WANG X N,CRISON J,et al. Bioequivalence comparison of pediatric dasatinib formulations and elucidation of absorption mechanisms through integrated PBPK modeling. J Pharm Sci,2019,108:741-749.

[46] MITRA A,PETEK B,BAJC A,et al. Physiologically based absorption modeling to predict bioequivalence of controlled release and immediate release oral products. Eur J Pharm Biopharm,2019,134:117-125.

第四节 改良型新药的人体耐受性和药动学研究设计

改良型新药是指在已知活性成分的基础上,对其结构、剂型、处方工艺、给药途径、适应证等进行优化,且具有明显临床优势的药品。可以包含以下情形:①含有用拆分或者合成等方法制得的已知活性成分的光学异构体,或者对已知活性成分成酯,或者对已知活性成分成盐(包括含有氢键或配位键的盐),或者改变已知盐类活性成分的酸根、碱基或金属元素,或者形成其他非共价键衍生物(如络合物、螯合物或包合物),且具有明显临床优势的药品;②含有已知活性成分的新剂型(包括新的给药系统)、新处方工艺、新给药途径,且具有明显临床优势的药品;③含有已知活性成分的新复方制剂,且具有明显临床优势;④含有已知活性成分的新适应证的制剂。

改良型新药的研究内容也是从Ⅰ期临床试验开始的,是初步的临床药理学及人体安全性评价试验,非治疗目的。根据我国药品临床试验的指导原则,Ⅰ期临床试验包括人体耐受性试验、单剂量递增耐受性试验、多剂量耐受性试验(视临床给药方案而定)和人体药动学试验。本章只描述改良型新药与创新药设计的不同之处,与创新药设计的相同要求不再进行赘述。

一、耐受性研究设计

(一)受试者的选择

受试者的选择原则同创新药的Ⅰ期临床试验要求,通常在健康受试者或某类患者中进行,特别是已知具有潜在毒性的药物试验通常选择患者作为研究对象。例如,脂质体制剂多应用于抗肿瘤药的开发,因此Ⅰ期临床试验的受试者多选择肿瘤患者。

(二)人体起始剂量的计算

首次人体试验一般采用单次、递增的方式给药,其目的是探索人体对该化合物的耐受性。每个改良型化合物首次进入人体后也会因为其结构、剂型、处方工艺、给药途径的变化而导致风险,因此首次人体试验起始量的估算必须根据不同的改良方式进行综合分析。起始剂量过高,不但使健康受试者或患者过多地暴露于不可耐受的高剂量,还可能导致候选化合物的寿命提前终止;起始剂量过低,不但会增加不必要的组数和观察测试量而浪费资源,还会使受试患者处于低于治疗剂量的无效剂量。

1. 类似药物的方法 对于与创新药结构类似、作用机制相同的改良型新药,可以采用类似药物的方法进行最大推荐起始剂量(maximum recommended starting dose, MRSD)的预测,其计算公式为 dose T = dose R(NOAEL T/NOAEL R)(T 为试验药物,R 为类似药)。获得计算结果后,根据药物安全性的不确定性大小,选择合适的安全因子。这种方法比较适合一些药理活性差异不大、化学结构经微小修饰后的新药的 MRSD 预测。

2. 反向药理学方法 鉴于候选药物在开发时,多数情况下存在一个与候选药物结构类似、作用机制相同的上市药物可供参照,且上市药物的临床前和临床数据已经充分获知。在这种情况下,对于已经上市的药物,可以采用反向药理学方法,该方法用来确定利用临床前体外和体内数据预测人体数据的方法和其可靠性。在确定某种预测方法的预测结果和实际结果具有很好的一致性后,假设结构类似的候选药物具有类似的 ADMET、PD 方面的特性,则可以使用类推的方法预测候选药物的人体药动学和药效学参数,并确定首次人体起始剂量。当然也可以预测候选药物的临床有效剂量、剂量递增方法。反向药理学方法非常适合改良型新药的 MRSD 确定。

（三）剂量递增设计原则

起始剂量确定后需设计后续剂量递增的原则，通用原则与创新药的递增原则相似，通常在起始剂量远低于 NOAEL 且毒副作用较低时剂量递增速度较快，当剂量递增到一定程度后递增速度放缓。

1. 以健康受试者为研究对象的 I 期临床试验，其方法可采用简单算术法、几何法、对数法等，常用的设计方法包括费氏法、费氏改良法递增法等。对于小分子药物，典型的是 5 组单剂量递增法，每个剂量组相差 2~3 倍；对于大分子药物，则多采用 6 组平行分组设计，对数、半对数剂量递增；对于细胞毒性药物，则多采用基于模型和法规的设计。

2. 以患者为研究对象的 I 期临床试验，如用于肿瘤治疗的单克隆抗体药物，药物剂量递增设计更为复杂，主要包括非参数设计方法和参数设计方法等。非参数设计方法中包括传统的 3+3 设计、快速滴定设计、由药理引导的剂量递增设计等，也包括多个设计方法的联合应用，如改良的 3+3 设计，就是将传统的 3+3 设计与快速滴定联合应用于改良型新药的 I 期临床试验中。

二、药动学研究设计

在 I 期临床试验阶段，改良型新药的临床药动学研究内容也可包括：①健康受试者的药动学，主要包括单次给药的药动学研究、多次给药的药动学研究、进食对口服药物制剂药动学影响的研究；②目标适应证患者的药动学研究；③特殊人群药动学研究，主要包括肝功能不全患者的药动学研究、肾功能不全患者的药动学研究、老年人的药动学研究和儿科人群的药动学研究等。

鉴于不同类型药物的临床药动学特征各不相同，故应根据所研究药物品种的实际情况进行综合分析，合理设计试验方案。以下介绍几种常见的改良型新药的药动学研究设计。

（一）口服缓控释制剂的药动学研究

缓控释制剂如果是作为上市常释制剂的产品线延伸，属于境内外均未上市的改良型新药，其必须证明缓释制剂与常释制剂一样有效，且显示出缓释制剂的优势。所以这类药物在完成药动学比较研究后，还需要再进行临床验证试验以证实改良型新药比改良前具有明显的临床优势。根据缓控释制剂的特征，通常进行单次给药的药动学对比试验、食物对缓控释制剂影响的研究。

（二）脂质体制剂的药动学研究

脂质体制剂最主要应用于抗肿瘤药（多柔比星、长春新碱、紫杉醇、阿糖胞苷、铂类等），其次是局部麻醉药（芬太尼、利多卡因、丙胺卡因等），此外还包括微生物药（两性霉素 B、阿米卡星等）、疫苗、基因载体等。

活性物质经脂质体配方注射后，其药动学特征有明显改变，如分布容积和清除率的降低、半衰期的延长。因此脂质体作为改良型新药，其产品的药动学应该与新药进行比较，可比较的药动学研究不仅应该证明非包裹和脂质体包裹的药物暴露量相似性，还应证明两者之间分布和消除的相似性。并且当以相同的给药途径给药时，能证明脂质体制剂的药动学特征和非脂质体制剂的药动学特征不同。

1. 研究剂量

(1)单剂量药动学研究:通常应用于脂质体和非脂质体产品的比较性研究。药动学行为与剂量相关,因此应该在整个剂量范围内比较新配方和参比制剂的药动学,除非已经在推荐剂量范围内证明线性或者多数敏感剂量也被证明。如果该产品对于不同的治疗指征需给予不同的剂量,那么对于每个特别推荐的剂量都应该进行药动学研究。

(2)多剂量药动学研究:用于评估脂质体给药后的药动学特征。如果因选用患者进行药动学研究导致单剂量不可行,那么可在患者中进行多剂量给药的药动学研究。

(3)在预期的治疗范围内给予脂质体产品的剂量比例研究:如果可能,可适用于群体药动学方法。

2. 受试者的选择　如果该制剂不能用于健康受试者,则可在患者中进行药动学研究。

3. 生物样本的检测　应该用有效的生物样本分析方法分析在生物样本(如全血、血浆)中包裹和非包裹药物(游离药物)。不管其药理学活性如何,测定至少 1 种代谢产物以便评估和比较释放速度,因为活性成分只有从脂质体中释放后才会被代谢。如果有多种代谢产物,那么可以根据其药动学特征来决定检测哪种代谢产物。如果 1 种或多种代谢产物都具有临床意义活性,那么都应该比较它们的药动学特征。

4. 药动学参数　传统药动学参数如 AUC 和 $C_{\max}$ 是给药后药物进入体内的吸收程度和速度,因为这决定脂质体的治疗效应起始和持续时间,取决于活性成分从脂质体中释放出来的速率,因此还应该对分布和消除进行研究。当有相关性时还应该比较活性物质在尿中的排泄速率和排泄程度。对于释放时间很长的脂质体,应该描述性评估其清除率、分布容积、终末半衰期和部分 AUC(如 $AUC_{0 \sim 24h}$),这样才能完整描述脂质体的特性和其被外周组织或单核吞噬细胞系统摄取的情况。除此之外,房室间的清除率、外周和中央室的分布参数可提供全程中非包裹和包裹药物浓度的比值。

5. 其他药动学研究　①食物对脂质体影响的研究;②药物-药物相互作用及特征用药人群;③体内量效关系的研究。

当然,除强制性进行临床药动学研究外,开展临床疗效性研究的必要性取决于非临床模型的敏感性、新药和脂质体仿制药之间的临床药动学数据,以及配方的复杂性。如果这个配方在定性成分上有所不同,那么需要进行额外的治疗等效性研究。例如,聚合物通过多种不同的方式与脂质成分连接,要求进行包含治疗等效性在内的临床研究;若参照新药来开发一种脂质体产品应该尽可能证明药品配方质量的等效性及非临床和临床药动学研究的相似性。

(三)单克隆抗体制品的药动学研究

单克隆抗体其体积小,能更有效地透入肿瘤组织;消除快、累积毒性小,穿透性好,因而单克隆抗体靶向给药系统具有高度特异性。目前,单克隆抗体在基础生物医学研究、疾病(如癌症、器官移植、自身免疫病等)的诊断和治疗方面已被广泛应用。治疗性单克隆抗体Ⅰ期临床试验的初步研究一般采用单剂量递增方案,其目标是确定一个最佳生物剂量(OBD),通常是由药学、药效学和耐受性研究来确定的。

单克隆抗体类药物的药动学研究设计一定要将产生免疫球蛋白的物种、免疫球蛋白的种类和子类、抗体或免疫交联物的结构等信息纳入考虑。除获取普通的药动学参数的估计值外,药动学研究在 2 种制剂的对比中也有重要作用。

药动学研究的内容主要包含:①测定单克隆抗体的血药浓度,研究其分布、清除过程;

②根据剂量-浓度效应关系,结合由体外实验估计出的目标药物浓度确定下一步研究的用药剂量;③确定单克隆抗体的峰浓度和谷浓度,以及消除速率常数;④确定单克隆抗体药物分布、代谢、消除的器官和部位;⑤通过分析免疫复合物分子及其组分的结构、性质,确定其最终代谢/消除结果;⑥研究单克隆抗体药物的消除速率和给药方式的关系,探索抗原负载、抗原循环利用、与药物产生拮抗作用的抗体等对单克隆抗体消除速率的影响。

大多数生物仿制单克隆抗体类药物的第一步是比较市售制剂与其生物仿制产品两者的药动学参数,其主要目的是在充分的灵敏度及同质性的基础上证明生物仿制品与其已上市的对照药物的药动学参数的可比性。设计药动学试验时主要考虑以下因素:

(1)疾病和入组受试者的状态要求:影响入组受试者的因素主要包括年龄、既往治疗次数、联合治疗方法和抗原表达等。

(2)单克隆抗体对照药物的药动学特征:抗肿瘤单克隆抗体类药物多表现为时间依赖性,肿瘤大小在多次给药治疗后可能发生变化,如多剂量给药后其半衰期延长,因此在试验设计中应充分考虑。

(3)剂量:在单克隆抗体类生物仿制药和已上市参比制剂的药动学差异性研究中,不需要检测所有治疗剂量下的药动学参数,而只需选择敏感度最高的剂量进行药动学差异测定。当剂量敏感度数据不足时,推荐使用低剂量或者治疗剂量的最低值进行研究。

(4)给药方案:如果已上市的参比制剂同时有静脉注射和皮下注射给药2种制剂,则首先对2种给药途径都分别进行评价。但由于皮下给药的药动学评价涵盖吸收相和消除相,所以在测定如局部AUC等额外的药动学参数后,也可不进行静脉给药的评价。

(5)采样时间:选用单剂量给药法进行比较时,选取的采样时间必须覆盖血药浓度变化的全过程,包括末端消除相;采用多剂量给药法进行比较时,初次给药和末次给药期间均可以提供有效的药动学参数。其中初次给药后测得的药动学参数用于比较目的,末次给药则提供末端消除相等参数。

(6)药动学参数:单剂量研究中的首要参数为$AUC_{0\sim inf}$,其次为C_{max}、t_{max}、V_d、$t_{1/2}$等。皮下给药时,C_{max}也是首要参数之一。此外,如果静脉给药途径没有提供参数数据,那么部分AUC将作为比较吸收和消除的共同参数。多剂量研究中,首要参数为第一次给药后的AUC截断区域,第二次给药的$AUC_{0\sim\tau}$和达到稳态血药浓度的$AUC_{0\sim\tau}$;次要参数为稳态血药浓度下的C_{ss_max}、C_{ss_min}和C_{ss_av}。

(张　红　赵秀丽)

参 考 文 献

[1] 国家药品监督管理局药品审评中心. 化学药品改良型新药临床试验技术指导原则. [2020-10-12]. http://www. cde. org. cn/news. do? method=largeInfo&id=6f87bd4229395c43.

[2] 国家药典委员会. 中华人民共和国药典:四部. 2020年版. 北京:中国医药科技出版社,2020.

[3] 崔一民. 特殊释药系统的临床药代动力学试验设计. 北京:中国协和医科大学出版社,2018.

第五节　仿制药(新注册3类)和进口药的药动学研究设计

涉及的相关概念如下:

1. 仿制药　按照原CFDA发布的《化学药品注册分类改革工作方案》(2016版)关于化

学药品注册分类类别的规定,仿制药(generic drug)包括该分类方案 3 和 4 两大类,其中第 3 大类(即新注册 3 类)是指境内申请人仿制境外上市但境内未上市原研药的药品;第 4 大类是指境内申请人仿制已在境内上市原研药的药品。仿制药具有以下特点和要求:是具有与原研药相同的活性成分、剂型、规格、适应证、给药途径和用法用量的原料药及其制剂,即应与原研药的质量和疗效一致。与仿制药对应的是原研药(brand-name drug),也称为专利药(patented drug),是指境内外首个获准上市,且具有完整的和充分的安全性、有效性数据作为上市依据的药品。

2. 进口药 按照原 CFDA 发布的《化学药品注册分类改革工作方案》(2016 版)中关于化学药品注册分类类别的规定,进口药属于该分类类别的第 5 大类,是指境外上市而境内未上市的药品。包括 2 种情况:①境外上市的原研药(包括原料药及其制剂)申请在境内上市;②境外上市的非原研药(包括原料药及其制剂)申请在境内上市。该类药品申请国内注册需进行相关的上市前临床研究。

3. 药动学 药动学(PK)是一门研究药物在生物体内的吸收、分布、代谢和排泄随时间进程的变化规律的学科。从 PK 的定义可以看出,药物经给药部位吸收(血管内直接给药不存在吸收过程)进入机体后,发生以下处置过程:通过转运分布至靶器官组织发挥作用、在肝脏部位的代谢及发生在肾脏的排泄。根据给药部位的不同,PK 研究可以分为血管内给药的 PK 和血管外给药的 PK,其中血管内给药包括动脉和静脉给药。根据给药的连续性,PK 研究又分为单次给药的 PK 研究和多次给药的 PK 研究。

一、仿制药(新注册 3 类)和进口药的药动学研究相关法规要求

(一)仿制药(新注册 3 类)的药动学研究的法规要求

原 SFDA 发布的《药品注册管理办法》(2007 版)附件 2 化学药品注册分类及申报资料要求对仿制药申报拟开展的临床研究类型进行规定:仿制药属于该注册分类第 3 大类的药品,应当进行人体药动学研究和至少 100 对随机对照临床试验;多个适应证的,每个主要适应证的病例数不少于 60 对;避孕药应当进行 PK 研究和至少 500 例 12 个月经周期的开放试验。而局部用药,且仅发挥局部治疗作用的制剂和不吸收的口服制剂可免于开展 PK 研究。

而在包括原 CFDA 发布的《化学药品注册分类改革工作方案》(2016 版)、《药品注册管理办法(修订稿)》(2016 版)及于 2020 年 7 月 1 日实行的 NMPA《药品注册管理办法》(2020 版)中均暂未对仿制药(新注册 3 类)的临床研究类型进行详细规定。

2017 年我国正式成为 ICH 成员国,这对整个中国的药品注册审批格局产生了深远影响。2018 年 CFDA 发布《接受药品境外临床试验数据的技术指导原则》(2018 版),我国药品注册审批进入崭新阶段。该指导原则规定我国药品注册申请遵循 ICH 关于接受国外临床资料的种族影响因素(E5)要求,分析中国亚组与总体人群的一致性,以支持境外临床试验结果外推至中国人群。

2020 年国家药品审评中心发布《境外已上市境内未上市药品临床技术要求》,着重对境外原研药和境外仿制药(境外已上市境内未上市药品的仿制药临床试验要求)国内注册申请临床技术要求进行规定。该技术要求体现了药品审评中心关于《接受药品境外临床试验数据的技术指导原则》(2018 版)的思考和未来实施方向。

该技术要求写明:"对于境外已上市境内未上市药品的仿制药临床试验要求,需考虑原研药品临床评价结果及制剂学两个方面的因素。基于原研药品临床评价的结果,开展必要

的中国患者人群临床试验的考虑与原研药品临床试验要求考虑一致"。而原研药申请国内注册临床研究开展包括3种情况,即①安全有效且无种族敏感性:经评估认为该药品安全有效且无种族敏感性的,可考虑豁免临床试验。全球数据可支持药品的安全有效性,且不存在种族因素影响时,可接受国外数据作为支持中国上市的证据之一。②安全有效但缺乏种族敏感性数据或存在种族敏感性:经评估认为该药品安全有效但缺乏种族敏感性数据或已有数据提示存在种族敏感性的,可考虑开展相关桥接性临床试验。全球数据缺乏种族因素影响相关研究和数据的,应开展必要的 PK 和/或 PD、有效性和安全性研究,以支持该药品上市申请。如全球数据可支持药品的安全有效性,但存在种族因素对安全有效性评价影响的,则应开展剂量探索和确证性临床试验,以支持该药品的上市申请。③安全有效性数据不充分或显示无效存在安全性问题:经评估认为该药品的安全有效性数据不充分的,应考虑按新药要求开展必要的探索性和确证性临床试验。如有充分证据证明无效或安全性问题严重的,则不批准其在中国开展临床试验。

上述新的指导原则的发布对我国仿制药(新注册3类)的 PK 研究设计和开展产生较大影响,是否可直接接受境外 PK 研究数据、是否需要开展国人的 PK 研究、开展何种国人的 PK 研究均要具体药物具体分析。

(二)进口药药动学研究的法规要求

按照原 SFDA 发布的《药品注册管理办法》(2007 版)"附件2 化学药品注册分类及申报资料要求"对进口药分类进行规定:"申请尚未在国内外获准上市销售的药品,属于该注册分类1的药品,应当至少是已在国外进入Ⅱ期临床试验的药品,按该注册分类1的规定报送资料,其他品种药品按照注册分类3的规定报送资料;因此,进口药物申请国内注册,需提交 PK 研究数据(局部用药且仅发挥局部治疗作用的制剂、不吸收的口服制剂除外)"。同样,最新的包括原 CFDA 发布的《化学药品注册分类改革工作方案》(2016 版)、《药品注册管理办法(修订稿)》(2016 版)及于2020年7月1日实行的 NMPA《药品注册管理办法》(2020 版)均未对进口药的 PK 研究方法进行详细规定。

与仿制药(新注册3类)一样,原 CFDA 发布的《接受药品境外临床试验数据的技术指导原则》(2018 版)对进口药的 PK 研究设计将会产生重要影响。该指导原则规定:"对于境内外同步临床研发的,提交药品注册申请时,应按照《药品注册管理办法》的申报资料要求整理汇总境内外各类临床试验,形成完整的临床试验数据包,方可用于在中国的药品注册申请。提交境外临床试验数据用于中国药品注册申请的资料,应包括生物药剂学、临床药理学、有效性和安全性资料数据"。而在2020年国家药品审评中心发布的《境外已上市境内未上市药品临床技术要求》中对境外原研药(即进口药)的 PK 研究规定与仿制药(新注册3类)一致,详见前述。由此可见,进口药的 PK 研究也应具体药物具体分析,是否需要开展国人的 PK 研究、开展何种 PK 桥接研究,应与药品监督管理部门及时沟通。

二、药动学研究在仿制药(新注册3类)和进口药评价中的应用

(一)药动学研究在仿制药(新注册3类)评价中的应用

按研发阶段分类,药物临床试验可划分为Ⅰ~Ⅳ期。Ⅰ期临床试验研究是药物临床研究的初始阶段,通常包括耐受性研究、PK 研究、PD 研究、药物相互作用研究及药物活性早期评估研究。PK 研究是Ⅰ期临床试验研究的重要组成部分,但 PK 研究并不局限于Ⅰ期临床试验研究阶段,常贯穿于药物临床研究的整个进程,以回答针对性更强的问题。PK 研究通

常用于确定包括药物吸收、分布、代谢和排泄等重要特征,其可作为独立的研究,或伴随 PD、安全性和耐受性研究的开展而平行进行。多次给药的 PK 研究在评价药物清除率、预测母体药物或其代谢物蓄积及潜在的药物间相互作用等方面发挥重要作用。此外,特殊人群如肾脏或肝脏疾患、老年人、儿童、妇女及不同人种之间等的 PK 特征在药物开发过程中具有重要意义。

由于我国制药行业发展起步较晚,药物研发水平相比发达国家仍有较大的差距,仿制药在中国制药行业中占主导地位,其研究水平关系到我国国民健康事业的发展,因此仿制药临床研究对我国制药行业的发展意义重大。PK 临床研究方法和设计思路在仿制药Ⅰ期临床试验研究中扮演重要角色,通过 PK 研究可评价仿制药在不同种族人种之间体内代谢的差异,进而用于疗效和安全性评价和分析。

（二）药动学研究在进口药评价中的应用

由于种族的原因导致的 PK 参数变化,在药物的吸收、分布、代谢和排泄方面的差异可能引起药物及其代谢物蓄积,进而引起药物不良反应。因此,进口药申请国内注册,尚缺乏该药在国人中有效的 PK 数据,开展 PK 研究是必要的。此外,PK 的研究结果可以为后续Ⅱ～Ⅳ临床试验研究制定给药方案提供理论依据。因此,PK 研究在进口药评价中具有重要作用和价值。

目前,我国已经正式加入 ICH,势必对我国 PK 研究相关的技术要求产生积极影响。

三、仿制药（新注册 3 类）和进口药的药动学研究设计思路

（一）仿制药（新注册 3 类）的药动学研究设计思路

由于种族因素,不同药物在种族之间的 PK 参数、有效性及安全性方面可能存在显著性差异。由于仿制药（新注册 3 类）尚无国人的 PK 参数,因此开展 PK 研究是必要的。但仿制药（新注册 3 类）的 PK 研究是否必须开展,尚无统一的定论,应具体药物具体分析。

2018 年,CFDA 发布的《接受药品境外临床试验数据的技术指导原则》（2018 版）针对接受药品境外临床试验数据的相关技术要求进行规定。该指导原则建议申办方应从区域和人种等多角度进行种族敏感性分析,为境外临床试验数据适用于中国人群,及其有效性和安全性评价提供支持。该指导原则的出现将对仿制药（新注册 3 类）PK 研究的设计与开展产生积极影响。

开展仿制药（新注册 3 类）的生物等效性（BE）研究可获得国人健康受试者的 PK 数据,分析该中国健康人群亚组的 PK 数据与境外人群的 PK 数据的一致性,以支持境外目标适应证人群的 PK 数据外推至中国目标适应证人群,达到豁免目标适应证人群 PK 研究的目的,这是较理想的状态。在实际操作中,仿制药（新注册 3 类）的 PK 研究设计应根据具体药物情况,通过分析已获得的境外相关人群的 PK 数据,并与药品监督管理部门沟通确定拟开展的 PK 研究的类型,尽可能减少重复的临床研究和加快仿制药（新注册 3 类）上市,这也与 ICH E5 的宗旨相符合。

仿制药（新注册 3 类）根据药物对种族因素的敏感性、可豁免的 PK 研究情况,其 PK 研究可采用 BE 研究设计和常规 PK 研究设计。由于 BE 研究设计将在其他章节进行介绍,在此仅介绍常规 PK 研究设计的相关内容。

目前,仿制药（新注册 3 类）的 PK 研究设计需参照《化学药物临床药代动力学研究技术指导原则》（2005 版）,而 PK 参数统计分析请参照《化学药物和生物制品临床试验的生物统计学技术指导原则》（2005 版）和《药物临床试验的生物统计学指导原则》（2016 版）,在此不

做详述。

原 SFDA 发布的《化学药物临床药代动力学研究技术指导原则》(2005 版)将 PK 研究分为三大类:①健康志愿者的 PK 研究;②目标适应证患者的 PK 研究;③特殊人群的 PK 研究。健康志愿者的 PK 研究又分为单次给药的 PK 研究、多次给药的 PK 研究、进食对口服药物制剂 PK 影响的研究、药物代谢产物的 PK 研究及药物-药物 PK 相互作用研究;特殊人群的 PK 研究又分为肝功能损害患者的 PK 研究、肾功能损害患者的 PK 研究、老年人的 PK 研究及儿科人群的 PK 研究。

由于不同亚人群的疾病和生理状态不同,其 PK 参数与健康人可能存在显著差别,应根据拟申请化学药物的性质特点及目标适应证人群,选择开展相关亚人群的 PK 研究。而健康志愿者的单次和多次给药 PK 研究是临床普遍开展的 PK 研究类型,本章节重点介绍两者符合法规技术要求的临床研究设计,同时对某些特殊情况下的 PK 研究进行简要介绍。

1. 健康志愿者的单次给药 PK 研究

(1)受试者的选择标准

1)健康状况:按照指导原则要求,健康志愿者应无基础疾病,无心血管、肝脏、肾脏、消化道、精神神经等疾病病史,无药物过敏史,无其他重大疾病,在试验前应详细询问既往病史,进行全面的体格检查及实验室检查,并根据试验药物的药理作用特点相应增加某些特殊检查。

AIDS 患者、HIV 感染者、药物滥用者,最近 3 个月内献血或作为其他药物受试者被采样者,嗜烟、嗜酒者及近 2 周曾服用过各种药物者均不宜作为受试者。

2)遗传多态性:如已知受试药物代谢的主要药物代谢酶具有遗传多态性,受试药物受遗传因素影响较大,应查明受试者该酶的基因型或表型,使试验设计更加合理和结果分析更加准确。如必要可提前对受试者进行遗传学信息采集,以便纳入更适合的受试群体。

3)性别:在性别选择方面,原则上应男性和女性兼有,一般男、女各半,不仅可了解药物在人体内的药动学特征,同时也能观察到该药的药动学是否存在性别的差异;而对于一些特殊药物,如性激素类药物、避孕药、妇产科专用药、治疗前列腺肥大的药物、治疗男性性功能障碍的药物,可选择相应性别的受试者。

但应注意,女性作为受试者往往要受生理周期或避孕药物的影响,因某些避孕药物具有药酶诱导作用或抑制作用,可能影响其他药物的代谢和消除过程,因而改变试验药物的药动学特征,所以在选择女性受试者时必须对此进行询问和了解。

4)年龄和体重:受试者的年龄应为年满 18 岁以上的青年人和成年人,一般在 18~45 岁。

正常受试者的体重一般不应低于 50kg。按体重指数(BMI)= 体重(kg)/身高^2(m^2)计算,一般在 19~24kg/m^2 范围内。因临床上大多数药物不按体重计算给药剂量,所以同批受试者的体重应比较接近。

5)伦理学要求:按照 GCP 原则制定试验方案并经伦理委员会讨论批准,受试者必须自愿参加试验,并签订书面知情同意书。

(2)受试者例数:一般要求每个剂量组 8~12 例。

(3)对试验药物的要求

1)药物质量:受试药品的生产应满足《药品生产质量管理规范》的条件要求;临床试验研究室应设有专人负责试验用药品的保管。

2)药品保管:试验用药品有专人保管,记录药品使用情况。试验结束后剩余药品和使用药品应与记录相符。

（4）试验用药品剂量的选择：一般选用低、中、高 3 种剂量。剂量的确定主要根据Ⅰ期临床耐受性试验的结果，并参考动物药效学、药动学及毒理学试验的结果，以及经讨论后确定的拟在Ⅱ期临床试验时采用的治疗剂量推算。高剂量组的剂量必须接近或等于人体最大耐受剂量。

根据研究结果对药物的药动学特征作出判断，如呈线性或非线性动力学特征等，为临床合理用药及药物监测提供有价值的信息。

（5）研究步骤：受试者在试验日前进入Ⅰ期临床试验病房，晚上进统一清淡饮食，然后禁食 10 小时，不禁水过夜。次日晨空腹（注射给药时不需空腹）口服药物，用 200~250ml 水送服。如需收集尿样，则在服药前排空膀胱。按试验方案在服药前后的不同时间采取血样或尿样（如需收集尿样，应记录总尿量后留取所需量）。原则上试验期间受试者均应在Ⅰ期临床试验病房内，避免剧烈运动，禁服茶、咖啡及其他含咖啡和乙醇类饮料，并禁止吸烟。

（6）采样点的确定：采样点的确定对药动学研究结果具有重大影响。用药前采空白血液样本，一个完整的血药浓度-时间曲线应包括药物各时相的采样点，即采样点应包括给药后的吸收相、药峰浓度附近和消除相。一般在吸收相至少需要 2~3 个采样点，药峰浓度附近至少需要 3 个采样点，消除相至少需要 3~5 个采样点，一般不少于 11~12 个采样点。应有 3~5 个消除半衰期的时间，或采样持续到血药浓度为 C_{max} 的 1/20~1/10。

如果同时收集尿样时，则应收集服药前的尿样及服药后不同时间段的尿样。取样点的确定可参考动物药动学试验中药物排泄过程的特点，应包括开始排泄时间、排泄高峰及排泄基本结束的全过程。

为保证最佳的采样点，建议在正式试验前进行预试验工作，然后根据预试验的结果审核并修正原来设计的采样点。

（7）药动学参数的估算和评价：应有效整合各项试验数据，选择科学合理的数据处理及统计方法。如用计算机处理数据，应注明所用程序的名称、版本和来源，并对其可靠性进行确认。根据试验中测得的各受试者的血药浓度-时间数据绘制各受试者的血药浓度-时间曲线及平均血药浓度-时间曲线，进行药动学参数的估算，求得药物的主要药动学参数，以全面反映药物在人体内的吸收、分布和消除特点。主要药动学参数有 t_{max}（实测值）、C_{max}（实测值）、$AUC_{0~t}$、$AUC_{0~\infty}$、V_d、k_{el}、$t_{1/2}$、MRT、Cl 或 Cl/F。对药动学参数进行分析，说明其临床意义，并对Ⅱ期临床试验研究方案提出建议。从尿药浓度估算药物经肾排泄的速率和总量。

应根据试验结果，分析药物是否具有非线性动力学特征。主要参数（AUC）的个体差异较大者（RSD>50%），提示必要时需进行剂量调整或血药浓度监测；AUC 集中于高、低两极者，提示可能有快代谢型、慢代谢型的遗传性代谢差异。

上述是开展健康志愿者的单次给药 PK 研究的技术指导原则。

2. 健康志愿者的多次给药 PK 研究　临床上，多次给药的 PK 特征参数如稳态血药浓度（C_{ss}）、谷、峰浓度的波动系数（DF）是多次给药 PK 研究的重要研究内容。多次给药的 PK 研究可用于发现受试药物是否存在蓄积和/或药酶的诱导作用，在临床药物应用中具有重要意义。

（1）受试者的选择标准、受试者例数、对试验药物的要求：多次给药 PK 研究受试者的选择标准、单一剂量的受试者例数、试验药物的要求同单次给药的 PK 研究，在此不做赘述。

（2）给药剂量及间期：Ⅱ期临床试验拟定的给药剂量范围是多次给药 PK 研究剂量确定

的重要参考依据,从Ⅱ期临床试验拟定的给药剂量范围内选定 1 个至数个剂量;同时,依据单次给药 PK 研究确定的半衰期计算给药间隔。

(3)研究步骤:试验期间,受试者应在Ⅰ期临床试验病房内进行服药、采集样本和活动。口服药物均用 200～250ml 水送服,受试者早、中、晚三餐均进统一饮食。

(4)采样点的确定:指导原则对采样点的基本要求包括通过单次给药 PK 研究确定的受试制剂的半衰期估算达到稳态的时间,应连续测定 3 次(一般为连续 3 天的)谷浓度(给药前)来确定已达稳态血药浓度;谷浓度测定的采血点建议安排在凌晨早餐前,以便排除饮食、时辰等因素的影响。达到谷浓度后,在最后一次给药后,按照确定的采样时间点,采集一整套完整的血样,包括各时相(同单次给药),以绘制稳态血药浓度-时间曲线。

(5)药动学参数的估算和评价:根据试验中获得的 3 次谷浓度及达到稳态后的血药浓度-时间数据,绘制多次给药后的血药浓度-时间曲线,计算以下多次给药后的 PK 参数,包括达峰时间(t_{max})、稳态谷浓度(C_{ss_min})、稳态峰浓度(C_{ss_max})、平均稳态血药浓度(C_{ss_av})、消除半衰期($t_{1/2}$)、清除率(Cl 或 Cl/F)、稳态血药浓度-时间曲线下面积(AUC_{ss})及波动系数(DF)等。

对比单次给药 PK 和多次给药 PK 的研究结果,判断 2 种给药方式在药物的吸收和消除方面是否有显著性差异、是否存在药物蓄积,对临床用药具有重要的指导意义。

在健康志愿者中开展的 PK 研究还包括进食对口服药物制剂 PK 影响的研究、药物代谢产物的 PK 研究及药物-药物的 PK 相互作用研究等,相关研究设计的注意事项请参考指导原则。

3. 目标适应证患者的 PK 研究   患者的疾病状态可能会改变药物的药动学特征,如心力衰竭患者由于循环淤血影响药物的吸收、分布及消除,内分泌系统疾病如糖尿病、甲亢或甲减会明显影响药物的分布和消除,其他如消化系统疾病、呼吸系统疾病均可影响药物的药动学特征。在目标适应证患者,如其疾病状态可能对药物的药动学产生重要影响,应进行目标适应证患者的药动学研究,明确其药动学特征,以指导临床合理用药。一般这类研究应在Ⅱ期和Ⅲ期临床试验期间进行。

本研究包括单次给药和/或多次给药的药动学研究,也可采用群体药动学研究方法。

许多药物的血药浓度与其临床药效、毒性反应密切相关。通过临床药动学与药效学的相关性研究,可探讨药物的药效学和药动学的相关关系、治疗血药浓度范围和中毒浓度,为临床用药的有效性和安全性提供依据。

4. 特殊人群的 PK 研究   特殊人群常包括肝功能损害受试者、肾功能损害患者、老年人和儿童,因为这些人群的生理功能与健康受试者存在差异,在进行相关 PK 研究时,需综合考虑受试群体的特点,防止不良事件的发生。特殊人群的 PK 研究设计请参考相关指导原则。

(二)进口药的药动学研究设计思路

进口药的药动学研究设计的原则与仿制药(新注册 3 类)类似,详细技术要求请详见前述。

值得一提的是,《化学药物临床药代动力学研究技术指导原则》(2005 版)已发布多年,近年来化学药物 PK 研究的新方法和新技术在不断发展和完善,在参考旧版指导原则进行仿制药(新注册 3 类)和进口药 PK 研究设计时,要及时与药品注册审评部门沟通,根据具体药物情况具体问题具体分析,做到与时俱进地合理设计仿制药(新注册 3 类)和进口药的 PK 临床研究。

四、健康人群药动学研究的注意事项

在健康志愿者中进行的 PK 研究,在实际试验操作过程中主要注意以下几点:

1. 受试者的选择方面　受试者应不具有重大的慢性疾病,如心血管、肝脏、肾脏、消化道、精神神经等疾病或病史。在实际临床研究执行中,应加强与受试者的充分沟通和知情同意,让受试者充分了解试验的目的和可能的风险,使受试者如实陈述身体状况,避免重要病史的遗漏,以尽早排除潜在的风险。

2. 受试者重复参加临床试验的问题　指导原则规定健康受试者在参与 I 期临床试验研究前须有 3 个月的清洗期,否则不应被纳入新的临床试验。在实际临床试验实施中,有极少数受试者因临床试验的经济补偿诱惑,违反该项规定。这种情况可能造成前一个试验受试制剂尚未完全清除,进而对后续试验受试制剂的 PK 参数产生影响,使试验结果不准确;同时也对受试者的身体健康造成不利影响。因此在受试者招募过程中,应加强受试者身份的识别和招募过程的管理。

3. 受试者在试验期间合并用药的问题　健康受试者在既往 3 个月内由于各种原因服用某种药物,也可能影响即将进行临床试验的受试药物的 PK 参数。而在实际受试者问诊过程中,该过程容易被忽略而又无有效的查证手段。可通过加强对受试者的宣教,以降低可能的不利影响。

五、特殊人群药动学研究的注意事项

(一)肝功能不全受试者药动学研究的注意事项

肝脏是药物消除的重要器官,许多药物主要经肝脏进行代谢,肝功能障碍时与药物 PK 相关的各个环节均不同程度地受到影响,即药物的吸收、分布、代谢和排泄等环节将发生与健康受试者不同的显著改变。在肝功能不全受试者中进行的 PK 研究应考虑和注意以下几点,防止不良事件的发生。

1. 首关效应的影响　对于口服且首关效应较大的药物,当肝功能受损时首关效应降低,经门静脉被代谢的药物量减少,进入体循环的药物量增加,药物的生物利用度显著提高,进而引起试验用药品的相关毒性。

2. 蛋白合成减少的影响　肝功能不全时血浆蛋白合成降低,血浆蛋白结合的药物比例降低,游离药物浓度增加,从而增加药效甚至引起毒性反应;肝脏代谢酶合成减少或活性降低,使原型药的浓度升高,消除半衰期延长,从而增加药效甚至引起毒性效应。

3. 胆汁排泄通路的影响　肝功能不全可能引起胆汁淤积,胆汁流通不畅导致药物的排泄降低,可能造成体内药物不同程度的蓄积,引起药效增加甚至引起毒性反应。

(二)肾功能不全受试者药动学研究的注意事项

肾脏排泄是药物排出体内的重要途径,当肾功能不全时,尤其对主要经肾脏分泌排泄的药物,可能改变药物的 PK 特征和药效。在肾功能不全患者中进行 PK 研究时需注意以下几点。

1. 肾小球滤过率的改变　急性肾小球肾炎及肾脏严重缺血时,肾小球滤过率明显降低,使主要经肾小球滤过的药物的血药浓度和药效相应增加;低蛋白血症时,药物的血浆蛋白结合率降低,使活性的游离药物浓度增高,药物的滤过排泄增多;肾病综合征时,肾小球滤过膜的完整性被破坏,无论结合型或游离型药物均可滤出,从而改变药物的 PK 特征和药效。

2. 肾小管分泌和重吸收能力的改变 肾小管主动分泌排泄药物及重吸收药物是机体药物排泄的重要途径。当肾功能不全时,药物的分泌和重吸收情况发生改变。如肾功能不全时,受试者肾脏浓缩尿的功能降低,尿流速率增加,尿液稀释,不但降低药物扩散的浓度梯度,也减少药物扩散的时间,药物的排泄增加,从而改变药物的 PK 特征和药效。

六、仿制药(新注册3类)和进口药的药动学研究案例分析

(一)仿制药(新注册3类)的药动学研究案例分析

在国内广泛开展仿制药(新注册 3 类)的 PK 数据研究,在此举例分析相关研究设计思路。

【案例】 盐酸奈必洛尔在中国健康志愿者中的单次及多次给药 PK 研究

盐酸奈必洛尔(nebivolol)是一种强效、选择性的第三代 β 受体拮抗剂,拮抗 $β_1$ 受体的强度约为 $β_2$ 受体的 290 倍,其原研药单位为美国 Johnson & Johnson 公司,未在国内上市,属于国家药品监督管理局发布的《化学药品注册分类及申报资料要求》(2020 年版)规定的新注册分类第 3 大类仿制药。

由于本研究的相关研究结果尚未公开发表,在此仅介绍研究的相关设计,隐去部分敏感的信息。

(1)受试制剂:奈必洛尔片(国内某公司生产的仿制药,5mg/片)。

(2)研究设计:①单次给药,中国健康志愿者开放、随机、交叉(低、高 2 个剂量组)、单剂、双周期试验,即健康志愿者首次口服低或高剂量组,经 14 天的清洗期后,交叉口服高或低剂量组 1 次。②多次给药,连续给药 7 天。

(3)受试者的选择:单次给药选择 16 例受试者(男、女各半);多次给药纳入 12 例健康志愿者(男、女各半)。

(4)给药方式:单次、空腹口服给药。

(5)试验实施:所有受试者禁食 10 小时以上,试验当日空腹单次服用受试制剂奈必洛尔片 1 片,用 240ml 温水送服,服用后 2 小时可饮水,4 小时和 10 小时后统一进食标准餐。

(6)采样点的设置:单次采样设置 15 个采样点(含给药前的 1 个采血点);多次给药设置 30 个采样点,包括第 1 天和第 7 天 0 点及给药后的 PK 样本、第 5~7 天连续 3 天的谷浓度 PK 样本,采集静脉血 4ml,肝素钠抗凝。

(7)PK 参数的计算:单次给药的 PK 参数包括 C_{max}、t_{max}、K_e、$t_{1/2}$、$AUC_{0~t}$、$AUC_{0~∞}$、Cl、V_d 等;多次给药的 PK 参数还包括 C_{ss_min}、C_{ss_max}、C_{ss_av}、AUC_{ss} 及 DF。

(8)试验设计分析:由于奈必洛尔未在国内上市,该研究是仿制药(新注册 3 类)健康受试者 PK 研究的典型案例。

值得指出的是,由于奈必洛尔的体内代谢 PK 参数受 CYP2D6 基因多态性的影响,按照 ICH E5 的定义,该药物具有种族敏感性,需开展 PK 研究。该研究单次给药设计 2 个剂量组(低和高剂量组),采用交叉给药的方式,用于考察体内诱导药物代谢的酶表达对该药物 PK 参数影响的敏感性分析。

(二)进口药的药动学研究案例分析

恩格列净(empagliflozin)是一种用于结合饮食及运动治疗 2 型糖尿病的药物,其为钠-葡萄糖共转运蛋白 2 抑制剂(SGLT2i),降糖机制为阻断肾脏对葡萄糖的重吸收,增加葡萄糖的排泄,降低血糖水平,已于 2014 年被 FDA 批准上市,是第 3 个被 FDA 批准的 SGLT2i 类

药物。

【案例】恩格列净在中国汉族人群中的单次及多次给药 PK 研究

该研究评价恩格列净在中国汉族人群中的耐受性、单次和多次给药的 PK 参数及药效学特征,在此做一个简要的案例分析。

(1)受试制剂:恩格列净片(10mg 和 25mg)。

(2)受试者的选择:共计 24 名受试者参与试验,其中男性 14 名、女性 10 名,平均年龄为53.5 岁,均为 2 型糖尿病患者。

(3)研究设计:单中心、随机、双盲、安慰剂对照,单次与多次给药的 PK 研究平行进行。

24 名受试者按照 3∶3∶2 的比例被随机分配入组,分别服用 10mg 恩格列净片、25mg 恩格列净片及安慰剂。各组受试者于第 1 天服用单剂量药物或安慰剂,此后于第 3~9 天连续7 天每天 1 次服用相应组别的药物或安慰剂。受试者于第 13 天离开研究中心,从第 14~21天受试者在家中自行完成血糖测定并记录。在试验期间,受试者均食用相同的标准营养餐。

(4)采样点的设置:单次给药 PK 研究的采样点设置在给药第 1 天的 0 小时、0.16 小时、0.33 小时、0.50 小时、0.66 小时、1 小时、1.5 小时、2 小时、2.5 小时、3 小时、4 小时、6 小时、8 小时、12 小时、16 小时、24 小时、36 小时和 48 小时;多次给药 PK 研究的采样点设置在给药第 9 天的 0 小时、0.16 小时、0.33 小时、0.50 小时、0.66 小时、1 小时、1.5 小时、2 小时、2.5 小时、3 小时、4 小时、6 小时、8 小时、12 小时、16 小时、24 小时、36 小时、48 小时、60 小时、72 小时和 96 小时。

稳态谷浓度评价的血液样本采集:本研究采集第 5~9 天给药前的血液样本,用于获得稳态谷浓度数据。

尿样的采集:本研究分时段采集尿液样本,用于评价各时间段经尿液排泄的原型药的量。

给药第 1 天:0~2 小时、2~4 小时、4~8 小时、8~12 小时、12~24 小时、24~36 小时和 36~48 小时。

给药第 9 天:0~2 小时、2~4 小时、4~8 小时、8~12 小时、12~24 小时、24~36 小时、36~48 小时、48~72 小时和 72~96 小时。

(5)PK 参数的评价:本研究采用描述性统计方法评价上述单次给药及多次给药的 PK参数。单次给药主要评价的药动学指标有 C_{max}、$AUC_{0\sim\infty}$、t_{max}、$t_{1/2}$、$fe_{0\sim24h}$、Cl_r 等;多次给药有C_{ss_max}、$AUC_{0\sim\infty,ss}$、$t_{max,ss}$、$t_{1/2,ss}$、$fe_{0\sim24h,ss}$、$Cl_{r,ss}$ 等。

(6)研究结果:本研究评价 2 型糖尿病患者单次或多次连续口服 10mg 或 25mg 恩格列净片的 PK 参数。在单次给药的情况下,10mg 和 25mg 剂量组的 t_{max} 中位值分别为 1.0 小时和 1.5 小时,$t_{1/2}$ 均值分别为 9.62 小时和 10.7 小时,$fe_{0\sim24h}$ 均值分别为 18.5% 和 18.4%,$Cl_{r,0\sim48h}$ 均值分别为 29.5% 和 26.7%;在多次给药的情况下,10mg 和 25mg 剂量组的 $t_{max,ss}$ 中位值分别为 1.0 小时和 1.5 小时,$t_{1/2,ss}$ 均值分别为 13.9 小时和 12.1 小时,$fe_{0\sim24h,ss}$ 均值分别为 20.1% 和 20.4%,$Cl_{r,0\sim48h,ss}$ 均值分别为 28.1% 和 27.2%。由此可见,在中国 2 型糖尿病患者中,单次及多次连续给予 10mg 和 25mg 恩格列净片具有相似的 PK 特征和尿液排泄情况。此外,研究结果还显示在连续给药的情况下(第 3~9 天),第 6 天达到稳态血药浓度。

(7)试验设计分析:本研究选择 2 型糖尿病患者作为受试人群,是目标适应证人群,而未开展健康受试者的 PK 研究,具有一定的合理性,降低该药在健康受试者中可能造成的低血糖风险。

本研究设立平行的 3 组,分别为 10mg 恩格列净片组、25mg 恩格列净片组及安慰剂组,受试者例数分别为 9 人、9 人及 6 人,试验组符合 8~12 例的指导原则要求,安慰剂组为 6 人,可满足统计学要求,同时降低安慰剂对目标适应证人群的可能危害。

指导原则要求进口药的 PK 研究,受试制剂的剂量需选择低、中和高 3 个剂量组,其中高剂量组剂量必须接近或等于人体最大耐受剂量。本研究仅考察恩格列净片的 2 个临床常用剂量(10mg 和 25mg)单次和多次给药的 PK 参数,可能鉴于临床应用剂量较确切,未设置最大耐受剂量组,避免对受试者造成不必要的风险。

七、仿制药和进口药的药动学研究的新方法和进展

PK 研究是药物 I 期临床试验的重要内容,各国的药品监督管理部门(如 FDA、EMA、NMPA 及 ICH 等)都制定了较详细的开展 PK 研究的指导原则,研究方法和设计较为成熟和固定。近年来,传统小分子化学药物 PK 研究的新方法和新技术进展缓慢,反观生物大分子药物,如抗体、蛋白类、多肽类等生物制品的临床 PK 研究由于市场需求逐渐繁荣起来,生物制品临床 PK 研究的理论和技术得到长足的发展。

生物大分子药物研究领域迎来爆发式增长,在一些重大疾病,如癌症、炎症反应性疾病、免疫性疾病等的治疗中,相比于小分子药物,大分子药物被认为更具有治疗和发展潜力。由于大分子药物的特殊性,其药物开发成本更高、风险大,因此,提高临床试验的成功率至关重要。大分子药物 I 期临床 PK 预测模型的建立和模拟是提高临床开发成功率的重要手段。生物大分子药物 PK 表现的预测基于 2 种模型:①传统的房室模型和群体 PK 模型;②基于生理的 PK 模型。通过上述模型,科学家可以预测和模拟生物大分子在人体内的吸收、分布、代谢和排泄过程,从而优化药品开发、生产工艺,提高生物大分子药物临床试验的成功率,进而降低药品研发的风险。受益于未来计算机、软件技术的发展,以及大分子药物药动学研究经验的积累及市场的需求,生物大分子药物的 PK 研究将会迎来新的更大的发展契机。

近年来,由于太空探索中的不断发展,人类在浩瀚宇宙中漫步的距离越来越远、驻留的时间也越来越长,由此也带来与宇航员身体健康的相关问题,如体液转移、肌肉和骨骼流失、免疫系统功能下降、消化系统变化和机体代谢改变。由于这些生理功能的改变,导致约 94% 的宇航员在太空旅行中至少服用 1 次药物应付睡眠障碍、疼痛、过敏等情况。同样,由于机体生理功能的改变,常规药物在宇航员机体内的 PK 发生相应的变化。因此,太空 PK 研究是必要的。太空 PK 研究的主要形式包括:①太空飞行中的研究;②地表模拟微失重状态下的研究。太空飞行中的 PK 研究主要发生在太空飞行任务中,由于宇航员数量有限,因此获得的太空飞行中的相关药物的 PK 研究数据非常有限。

为解决太空飞行研究的局限性,地表模拟微失重状态下的 PK 研究是重要的替代方法。在地表模拟微失重状态下的 PK 研究中,HDBR 模型(water immersion and head-down bed rest model)是目前最常用的研究模型,该模型通过水浸没模仿失重状态,至今绝大多数太空 PK 研究都是通过该模型完成的。尽管如此,该模型仅是对太空飞行状态的模拟,在实际研究中发现同一个探针药物在地表模型中得到的 PK 结果与太空中开展的 PK 研究的结果不一致。因此,该模型还仍待进一步的完善。太空 PK 研究仍处在一个起步阶段,还有很多问题待解决。

此外,值得一提的是,随着计算科学的发展及各种预测模型的建立,群体 PK 方法在小分子仿制药和进口药的 PK 研究中扮演越来越重要的角色,尤其当在涉及的受试人群无法有效

开展临床研究时,如儿童受试人群,群体 PK 方法发挥重要作用。美国 FDA 于 2019 年发布群体药代相关指南的草稿,可见群体 PK 方法逐渐被监管部门接受,将在 PK 研究中展现更多的应用价值。

(赵秀丽 倪四阳)

参 考 文 献

[1] SFDA. 化学药物临床药代动力学研究技术指导原则. [2020-10-12]. https://www.nmpa.gov.cn/directory/web/nmpa/xxgk/fgwj/gzwj/gzwjyp/20050318010101201.html.

[2] CFDA. 接受药品境外临床试验数据的技术指导原则. [2020-10-12]. https://www.nmpa.gov.cn/xxgk/ggtg/qtggtg/20180710151401465.html.

[3] CDE. 境外已上市境内未上市药品临床技术要求(征求意见稿). [2020-10-12]. https://www.nmpa.gov.cn/xxgk/ggtg/qtggtg/20201016145016178.html.

[4] The ICH Steering Committee. E8 ICH harmonized tripartite guideline general considerations for clinical trials. Step 4 edition. [2020-10-12]. https://www.ich.org/page/efficacy-guidelines.

[5] 魏敏吉,赵明. 创新药物临床药代动力学研究与评价. 北京:北京大学医学出版社,2008.

[6] 罗兰德. 临床药代动力学与药效动力学. 4 版. 陈东生,黄璞,译. 北京:人民卫生出版社,2012.

[7] QIU Y H,CHEN Y S,ZHANG G G Z,et al. Developing solid oral dosage forms pharmaceutical theory and practice. 2nd ed. Pittsburgh:Academic Press,2017.

[8] 司倩,陈渊成,黄黎华,等. LC-MS/MS 法测定人血浆中奈必洛尔浓度及其在中国人体内的药代动力学. 中国药科大学学报,2011,42(2):136-140.

[9] ZHAO X,CUI Y M,ZHAO S,et al. Pharmacokinetic and pharmacodynamic properties and tolerability of single-and multiple-dose once-daily empagliflozin,a sodium glucose cotransporter 2 inhibitor,in chinese patients with type 2 diabetes mellitus. Clinical Therapeutics,2015,37(7):1493-1502.

[10] KASTA J,YUA Y,SEUBERTB C N,et al. Drugs in space:pharmacokinetics and pharmacodynamics in astronauts. European Journal of Pharmaceutical Sciences,2017,109(S):S2-S8.

[11] The U.S. Department of Health and Human Services Food and Drug Administration Center for Drug Evaluation and Research(CDER),The Center for Biologics Evaluation and Research(CBER). Population pharmacokinetics guidance for industry. Draft guidance. Maryland. [2020-10-12]. https://www.fda.gov/regulatory-information/search-fda-guidance-documents/population-pharmacokinetics.

第六节 仿制药的生物等效性研究设计

生物等效性(bioequivalence,BE)指在相似的试验条件下单次或多次给予相同剂量的试验药物后,受试制剂中药物的吸收速率和吸收程度与参比制剂的差异在可接受范围内。通常意义的 BE 研究指用生物利用度(bioavailability,BA),研究方法以药动学参数为终点指标,根据预先确定的等效标准和限度进行的比较研究。在药动学方法不适用的情况下,也可以考虑开展药效学研究、临床研究和体外研究等,然而评价效力依次降低。

BE 试验适用于下列情形的化学药:仿制已上市的参比制剂;已批准在境内上市,需通过 BE 试验开展相应变更研究的药品;已在境内上市,需通过 BE 试验与参比制剂进行质量和疗效一致性评价的药品。

本节主要依据我国制定的指导原则介绍以 PK 参数为终点的生物等效性试验设计的一般原则和设计要点。

一、总体设计

BE 试验中常见的试验设计有以下 3 种：

1. 交叉试验设计　对于一般药物来说，推荐采用两制剂、单次给药、交叉试验设计，每位受试者依照随机顺序分别接受受试制剂（T）和参比制剂（R）。在两制剂、单次给药、交叉试验设计中，受试者分为 2 组，一组先服用参比制剂（R），后服用受试制剂（T），另一组先服用受试制剂（T），后服用参比制剂（R）。2 个周期至少间隔药物的 7~9 个消除半衰期，通常间隔 1~2 周，这段间隔称为清洗期（wash-out）。如表 2-4 所示。

2. 平行试验设计　对于半衰期较长的药物，多采用两制剂、单次给药、平行试验设计。对一些采用患者作为受试者，因为出于伦理或疾病治疗考虑，不宜在不同的时间间隔给药，或周期间基线残留无法保持基本一致，也适合平行设计。如表 2-5 所示。

平行设计较少用于生物等效性研究，因为每位受试者只接受其中 1 种制剂，产生的差异很难区分是制剂间的差异还是个体间的差异。因此，平行设计需要更多的病例数去减少个体间差异所带来的影响。平行试验设计的相对生物利用度研究通常设计单剂量、单周期研究，不需要清洗期，可以大大缩短试验时间，减少受试者在长清洗期中退出的可能性。

3. 重复试验设计　对于高变异药物，推荐重复试验设计。重复试验设计详见高变异药物的生物等效性试验设计。

表 2-4　两制剂、双周期交叉试验设计

组别	周期	
	1	2
A	T	R
B	R	T

表 2-5　单剂量平行试验设计

分组	药物
A	T
B	R

美国 FDA 网站上会不断发布更新一些特定仿制药的生物等效性试验建议，在设计试验时可以参考建议制定研究方案。

（一）试验设计的关键点

1. 受试者的选择　为减少混杂因素和评价参数变异，以 PK 参数为终点的生物等效性试验通常采用健康志愿者作为受试者，除非以健康人作为试验对象存在安全性方面的担忧。健康志愿者体内模型在大多数情况下足以检测制剂的差别，并允许将结果外推到参比药品被批准治疗的群体（老年人、儿童、肾或肝功能受损患者等）。

受试者的选择一般应符合以下要求：

（1）年龄在 18 岁以上（含 18 岁）。

（2）应涵盖一般人群的特征，包括年龄、性别等。

（3）如果研究药物拟用于 2 种性别的人群，一般情况下，研究入选的受试者应有适当的性别比例。

（4）如果研究药物主要拟用于老年人群，应尽可能多地入选 60 岁以上的受试者。

（5）入选的受试者例数应使生物等效性评价具有足够的统计学效力。

筛选受试者时的排除标准应主要基于安全性方面的考虑。当入选的健康受试者参与试验可能面临安全性方面的风险时，则建议入选试验药物拟适用的患者人群，并且在试验期间应保证患者病情稳定。此外，应该通过临床实验室检查、病史和体检，根据药物的治疗类别筛查受试者，可能在试验开始之前、过程中和完成后进行特殊的医学检查和预防。在受试者性别方面，应该考虑育龄妇女的妊娠风险以及药物可能仅用于特定的性别。受试者最好为非吸烟者，无酗酒和药物滥用史。出于安全性和药动学原因，可以排除特定酶表型或基因型的受试者，但如果安全性许可，考虑到研究的代表性，对于特定基因型受试者一般不予检测和排除。

在平行试验设计中，不同组别之间在所有已知可能影响活性物质药动学的因素方面都应该具有均衡的可比性（如年龄、体重、性别、种族、吸烟、快/慢代谢类型），这是此类试验给出有效结果的基本前提。

2. 病例数的确定　基于采用的生物等效性评价方法和试验的总体设计计算样本量（病例数）。使用 ABE 方法进行生物等效性分析时，应基于明确的公式合理估计样本量。交叉设计的样本量需考虑的因素包括：①检验水准 α，通常为双侧 0.1（双单侧 0.05）；②检验效能 $1-\beta$，通常至少为 80%；③个体内变异系数（within-subject coefficient of variation，CV_w%），可基于文献报道或预试验结果进行估计；④几何平均值比（geometric mean ratio，GMR）；⑤等效性界值。

试验的样本量与药物个体内变异、制剂间差异呈正相关。药物个体内变异越大，两制剂间的差异越大，需要的样本量越多。个体内变异值通常通过查找文献等方式参考已上市的参比制剂，或通过开展预试验来获得。开展等效性试验，只有保证足够的样本量，等效性检验达到一定的把握度（通常要求 80% 以上），方能按照规定的显著性水平，对生物等效性结论作出准确的判断。

平行组设计的样本量估计可参考一般连续性变量的样本量计算公式。

3. 参比制剂和受试制剂　仿制药的生物等效性试验应尽可能选择原研药作为参比制剂。目前国家药品监督管理局药品审评中心在官方网站上持续更新和公布《化学仿制药参比制剂目录》，申请人在选择参比制剂时应优先参考该目录。参比制剂的选择在药学研究时就应该确定。

用于试验的受试制剂含量与参比制剂含量不得相差 5% 以上。

4. 给药剂量　进行 BE 研究时，受试者的给药剂量一般应与临床单次用药剂量一致，不得超过临床推荐的单次最大剂量或已经证明安全的剂量。最高规格的制剂通常服用 1 个单位（单片或单粒），如生物样本分析方法的灵敏度不够，则可在安全性允许的条件下，在药品说明书单次服药剂量范围内单次服用多个单位。

通常受试制剂与参比制剂给予相同的剂量，如检定药物成分含量受试制剂与参比制剂的差异在 ±5% 以内，则在后续的统计中无须进行剂量校正。

5. 给药方法　我们通常根据药物剂型、药物使用方法等来判断是否需要同时开展空腹或餐后生物等效性研究。

对于口服常释制剂，一般需同时进行空腹和餐后生物等效性研究。如果参比制剂药品说明书中明确说明该药物仅可空腹服用(餐前 1 小时或餐后 2 小时服用)时,可不进行餐后生物等效性研究。对于仅能与食物同服的制剂,除空腹服用可能有严重的安全性方面风险的情况外,均建议进行空腹和餐后 2 种条件下的生物等效性研究。如有资料充分说明空腹服药可能有严重的安全性风险,则仅需进行餐后生物等效性研究。

对于口服调释制剂,建议进行空腹和餐后生物等效性研究。

空腹生物等效性研究,受试者通常试验前至少空腹 10 小时,试验当天在空腹状态下用约 240ml 水送服受试制剂或参比制剂。

餐后生物等效性研究,受试者需在试验当日给药前 30 分钟开始进食标准餐,要求在 30 分钟内用餐完毕。在开始进餐 30 分钟准时用约 240ml 水送服试验药物。建议采用对胃肠道生理功能和药物生物利用度影响大的饮食进行餐后生物等效性研究,如高脂高热量饮食(总热量为 800~1 000kcal,约 50% 的热量由脂肪提供)。其中,蛋白质约提供 150kcal 热量,碳水化合物约提供 250kcal 热量,脂肪提供 500~600kcal 热量。

口腔崩解片、颗粒剂、混悬剂等特殊剂型应参考药品说明书规定服药。

6. 清洗期的设定 对于交叉试验设计,应设置足够长的清洗期,以消除或尽可能减少体内药物的残留,通常为达到这一目的要求至少需要 7 个清除半衰期。

当然,我们在设计试验清洗期时,不宜简单地引用文献报道的 7 个清除半衰期,因为文献报道的往往是均值,每个个体的清除半衰期不同,有时甚至差异很大,而试验设计是尽可能保证每位参与试验的受试者周期间的药物清洗干净,因此我们在方案设计时应该对此有充分的考虑。

平行试验设计不存在给药周期间的影响,不需要设定清洗期。

7. 采样时间 如检测灵敏度许可,生物等效性试验通常建议采集血液样本进行分析。多数情况下检测血浆或血清中的药物或其代谢产物浓度,部分采用全血样本(如环孢素)。应恰当地设定样本采集时间,采样时间点的设置应充分反映药物在体内的吸收、分布和清除情况。样本采集的具体时间应根据具体药物和制剂的特性确定,要求应能准确估计药物峰浓度(C_{max})和消除速率常数(λ_z)。通常情况下,每位受试者每个试验周期设置 12~18 个采样时间点,包括给药前的样本(零点)。药物的峰浓度之前(吸收相)一般设计 2~3 个采样点,避免给药后的第一个点达峰。药物预计的 t_{max} 附近应设计较为密集的采样点,有利于准确地计算暴露峰值。末端消除相应至少采集 3~4 个样本,以确保准确估算末端消除相的斜率。除可用 $AUC_{0\sim72h}$ 代替 $AUC_{0\sim t}$ 或 $AUC_{0\sim\infty}$ 的长半衰期药物外,$AUC_{0\sim t}$ 至少应覆盖 $AUC_{0\sim\infty}$ 的 80%。

8. 试验过程控制 应该将检查条件和试验过程标准化,尽量做到除受试药品外涉及的其他因素的变异最小化。因此,推荐标准化的餐食、液体摄入和运动。如服药前 1 小时至服药后 1 小时内禁止饮水;服药后 4 小时内禁食;每个试验周期受试者应在相同的预定时间点用标准餐等。

受试者在试验开始前的一段适当时间以及试验期间,应该远离可能与血液循环、胃肠道、肝肾功能相互作用的饮食,并且不应服用其他药物,包括中草药。

在内源性物质的生物等效性试验中,应尽可能控制可能影响内源性基线水平的因素,如严格控制摄入的饮食。

9. 检测物质 一般推荐仅测定原型药,因为原型药比代谢产物能更灵敏地反映制剂间的差异。对于从原型药直接代谢产生的主要代谢产物,如果同时满足以下 2 点,则应同时予以测定:①代谢产物主要产生于进入体循环以前,如源自首关效应或肠道内代谢等;②代谢产物显著影响药物的安全性和有效性。以上原则适用于包括前体药物在内的所有药物。建议以原型药评价生物等效性,代谢产物的相关数据用于进一步支持临床疗效的可比性。如果原型药的浓度过低,不足以获得生物样本中足够长时间的药物浓度信息,则可用代谢产物的相关数据评价生物等效性。

对于外消旋体,通常推荐用非手性的检测方法进行生物样本测定。若同时满足以下条件,则需分别测定各对映体:①对映体的药效学特征不同;②对映体的药动学特征不同;③药效主要由含量较少的异构体产生;④至少有 1 个异构体的吸收过程呈现非线性动力学特征(随着药物吸收速率的变化,对映体的浓度比例发生改变)。

(二)生物等效性试验设计案例分析

【案例 1】某抗凝血药(A 药)的双周期、交叉、单次口服给药(空腹和餐后)BE 研究方案设计

1. 研究背景　某药为新型口服抗凝血药,是一种新型口服 Ｘａ 因子抑制剂,用于预防和治疗血栓。临床上用于髋关节或膝关节择期置换术的成年患者,预防静脉血栓栓塞事件(VTE)。

某公司生产的 A 药片为原研产品,国内某厂家仿制 A 药片 2.5mg/片。本品需开展人体生物等效性研究,为本品注册上市提供依据。

2. 研究目的　以某公司生产的 A 药片(2.5mg)为受试制剂、原研厂家生产的 A 药片(2.5mg)为参比制剂,计算受试制剂相对于参比制剂的相对生物利用度,评估 2 种制剂在空腹条件下给药的生物等效性,同时评估在受试者中的安全性。

3. 试验设计

(1)受试者的选择

1)入组标准

a. 男性或女性受试者,18~65 岁(含界值)。

b. 体重:所有受试者的体重≥50kg,BMI 在 19~26kg/m² 范围内。

c. 身体状况良好:依据第 1 周期给药前 7 天内的筛选结果,无心、肝、肾、消化道、神经系统、精神异常及代谢异常等病史;经全面的体格检查显示心电图、血压、心率、呼吸状况以及实验室检查包括血尿常规、肝肾功能等各项生化检查均无异常或异常无临床意义(以临床医师的判断为准)。

d. 受试者必须在试验前对本试验知情同意,并自愿签署书面的知情同意书。

e. 受试者能够与研究者进行良好的沟通,并能够依照方案规定完成试验。

2)排除标准

a. 实验室检查指标:乙型肝炎表面抗原/HCV 抗体/HIV 抗体检测阳性者。

b. 用药史:在第 1 周期给药前 14 天内的任何时间服用过任何一种药物(包括处方药和非处方药及中草药制剂)者;第 1 周期给药前 90 天内用过已知对某脏器有损害的药物。

c. 疾病史及手术史:已知有特异性变态反应病史(哮喘、风疹、湿疹性皮炎)、心律失常、心动过缓、低血压、冠心病、支气管和心血管疾病史、糖尿病、甲状腺功能亢进、帕金森综合征、癫痫、帕金森病或者能够干扰试验结果的任何其他疾病或生理情况;正在或曾经接受过胃肠道问题、痉挛、消化性溃疡、尿路梗阻、机械性肠梗阻、输尿管痉挛、胆道疾病、抑郁障碍或肝脏疾病治疗;第 1 周期给药前 6 个月内患有能够影响药物吸收或代谢的胃肠道及肝、肾

疾病(不论治愈与否均排除)者;已知的能够影响静脉取血的严重出血因素;患有凝血功能障碍等血液系统疾病者;精神疾病既往史或现病史者;有肿瘤病史者;重要脏器有原发性疾病者;试验前6个月内接受过外科手术者。

d. 生活习惯:试验前6个月内经常饮酒者,即每周饮酒超过14单位酒精(1单位=17.7ml酒精,即1单位=357ml酒精量为5%的啤酒或44ml酒精量为40%的烈酒或147ml酒精量为12%的葡萄酒),或在试验入组前48小时内饮酒者,或筛选期酒精呼气试验阳性者,或研究期间无法停止酒精摄入者;嗜烟者或试验前3个月每天吸烟量多于10支,或不同意在试验期间避免使用任何烟草类产品者;第1周期给药前1年内有药物滥用史及服用过毒品(如大麻、可卡因、苯二氮䓬类、苯丙胺类、巴比妥类)或检测阳性者;第1周期给药前48小时内每天饮用过量茶、咖啡和/或含咖啡因的饮料(8杯以上),或不同意第1周期给药至第2周期用药后第4天禁止每天饮用茶、咖啡和/或含咖啡因的饮料者;第1周期给药前48小时内进食葡萄柚或葡萄柚产品,或不同意第1周期给药至第2周期用药后第4天禁止每天进食葡萄柚或葡萄柚产品者。

e. 其他:受试者或其配偶不同意在入组至第2周期用药后6个月内采取如下1种或1种以上避孕措施,如避孕套、子宫内节育器、避孕环、结扎、禁欲等;计划入组直至第2周期出组后6个月内怀孕的女性受试者或计划入组直至第2周期出组后6个月内使配偶怀孕的男性受试者;过敏体质者,包括已知对本研究药物或本类药物或任何赋形剂(甘露醇、磷酸氢钙、羟丙基纤维素、羧甲淀粉钠、硬脂酸镁)有过敏史者;第1周期给药前90天内献血或服用过任何研究用药物或参加任何一项临床试验,或者计划在入组至第2周期用药后末次随访结束后1个月内献血或参加其他临床试验者;有任何食物过敏或对饮食有特殊要求,不能遵守统一饮食者;研究者认为不应纳入者。

f. 女性受试者除上述标准外,符合下列任意一条标准的也应排除:第1周期给药前30天内服用口服避孕药者;试验前6个月内使用长效雌激素或孕激素注射剂或埋植片者;育龄妇女入组前14天内未采取适当的避孕措施者;孕妇、哺乳期患者;妊娠试验阳性者。

(2)病例数的确定:计划入选72名健康成年受试者,空腹和餐后试验各36名。

(3)参比制剂的选择:某外企原研制剂,与试验制剂具有相同的活性成分、剂型、规格、给药途径和治疗作用。

(4)给药剂量/规格

1)空腹:每周期,给药前一晚至少空腹10小时,且给药前禁水1小时后,早晨在室温下采取坐姿,按照随机号,在主要研究者和经过培训的研究人员的管理下,每例受试者用240ml±10ml温水送服1片受试制剂或参比制剂(2.5mg),并记录服用试验药物的时间(即受试者饮用完240ml±10ml水的时间)。

2)进食:每周期,给药前一晚至少空腹10小时,于次日晨肘静脉埋留置针,然后在30分钟内食用完国家药品监督管理局推荐的高脂高热量早餐。试验药物在早餐开始后30分钟±2分钟服用。在室温下采取坐姿,按照随机号,在经过培训的研究人员的管理下,每例受试者用240ml±10ml温水送服1片受试制剂或参比制剂(2.5mg),并记录服用试验药物的时间(即受试者饮用完240ml±10ml水的时间)。

(5)清洗期的确定:该抗凝血药及其活性代谢产物的血浆消除半衰期分别为7小时和9小时,因此在任何两个连续阶段服用研究用药物之间将会有一个至少4天但不超过8天的洗脱期,可以确保在后1周期服药前,前1周期所服的药物完全被洗脱。

（6）样本采集时间点的设置：每周期，每例受试者采集 17 份血样，于给药前（0 小时）及给药后 0.33 小时、0.67 小时、1 小时、1.5 小时、2 小时、2.5 小时、3 小时、4 小时、6 小时、8 小时、10 小时、12 小时、16 小时、24 小时、36 小时和 48 小时采集受试者的对侧肘静脉血 4ml。给药前的血样要在给药前 1 小时内采集，所有给药后的样本都要在既定时间点±2 分钟内采集。

（7）药动学参数指标

1）主要药动学参数指标：C_{max}、$AUC_{0 \sim t}$、$AUC_{0 \sim \infty}$。

2）次要药动学参数指标：t_{max}、λ_z、$t_{1/2}$。

（8）安全性观察指标

1）体格检查：筛选期、第 2 周期入住时、第 2 周期给药后 48 小时（即第 2 周期离开试验中心时）或受试者退出试验时以及任何有需要的时候。

2）生命体征：筛选期、每周期入住时、给药前及给药后 2 小时、4 小时、24 小时和 48 小时以及任何有需要的时候；每周期给药前的生命体征可在给药前 1 小时内采集，给药后的生命体征都要在计划时间±30 分钟内采集，且生命体征采集在血样采集前进行。体温需腋下测量；血压、心率需于仰卧位休息 5 分钟后测量。

3）心电图：筛选期、第 2 周期入住时、第 2 周期给药后 48 小时（即第 2 周期离开试验中心时）或受试者退出试验时。

4）胸部 X 线检查：筛选期（接受第 1 周期给药前 3 个月内的结果）。每周期在体格检查以及采集生命体征时询问受试者的健康状况。

5）实验室检查（血常规、血生化、尿常规、凝血功能、免疫学检查）：筛选期、第 2 周期入住时、第 2 周期给药后 48 小时（即第 2 周期离开试验中心时）；筛选期检查距离第 1 周期给药第 1 天超过 72 小时，受试者即需于第 1 天早上空腹返回临床试验中心进行血常规、尿常规、血生化、凝血功能复查；免疫学检查仅筛选检测。

6）女性受试者的血妊娠试验：筛选期、第 2 周期入住时、第 2 周期给药后 48 小时（即第 2 周期离开试验中心时）。

7）不良事件评估：整个试验过程中都需要关注不良事件评估和处理。

【案例2】高变异药物阿戈美拉汀的 BE 研究设计

1. 研究背景　目前公开的人体药动学研究数据表明，阿戈美拉汀口服给药吸收迅速（t_{max} 中位数为 0.75 ~ 1.5h），肠道吸收良好（大于 80%）。但该药在人体内经历较强的首过代谢，其绝对生物利用度很低，为 3% ~ 4%，且变异很大。由于首过代谢差异较大，阿戈美拉汀不同试验口服给药后药物暴露 AUC 变异系数（CV）为 100% ~ 150%。个体间变异是主要来源，但其个体内变异也非常大，其绝对生物利用度的个体间和个体内变异系数分别为 157% 和 104%，属于高变异的药物，按照相关指导原则，可以采用重复交叉设计进行生物等效性研究。以下仅从与非重复交叉试验设计的不同之处，对该药的重复交叉设计的生物等效性研究进行简单阐述。

2. 试验设计

（1）总体试验设计

部分重复交叉设计：采用 2 制剂、3 序列、3 周期重复交叉设计，参比制剂标度的平均生物等效性试验方法（reference-scaled average bioequivalence，RSABE）。

完全重复交叉设计：采用 2 制剂、2 序列、4 周期重复交叉设计，参比制剂标度的平均生物等效性试验方法(RSABE)。

(2)样本量:试验前需充分估计所需的样本量,以保证足够的检验效能。参比制剂标度的平均生物等效性方法(RSABE)的样本量估计可通过计算机模拟的方法;也可将参比制剂的个体内标准差(S_{WR})视为常数,先求得经调整的等效性界值,再代入到相应设计下基于ABE方法的计算公式求算,建议适当增加样本量进行保守估计。

欧盟关于生物等效性研究的指导原则,可以先采用参比制剂进行一个小规模的重复交叉试验(至少12例),以获得该药物准确可靠的个体内变异系数,然后根据该数据进行受试者例数的估算。

经检索CDE临床试验登记版块,截至2020年12月,关于阿戈美拉汀的BE重复交叉设计的空腹或餐后生物等效性试验的样本量为36~66例不等。

(3)受试者分组

1)部分重复交叉设计:采用合适的软件生成随机表,将受试者随机分为A、B和C 3组。清洗期为7天。A组受试者第1天服用受试制剂25mg,第8天服用参比制剂25mg,第15天服用参比制剂25mg;B组受试者第1天服用参比制剂25mg,第8天服用受试制剂25mg,第15天服用参比制剂25mg;C组受试者第1天服用参比制剂25mg,第8天服用参比制剂25mg,第15天服用受试制剂25mg。

2)完全重复交叉设计:采用合适的软件生成随机表,将受试者随机分为A、B 2组。清洗期至少为7天。A组受试者第1天服用受试制剂25mg,第8天服用参比制剂25mg,第15天服用受试制剂25mg,第22天服用参比制剂25mg;B组受试者第1天服用参比制剂25mg,第8天服用受试制剂25mg,第15天服用参比制剂25mg,第22天服用受试制剂25mg。

3. 生物等效性判断标准 高变异药物采用重复试验设计时,在正式试验获得的参比制剂药动学参数个体内变异系数大于或等于30%时,方能采用参比制剂标度的平均生物等效性方法(RSABE),将等效性判定标准在80.00%~125.00%的基础上适当放宽。根据相关指导原则,其等效性判断标准为:若$(\bar{Y}_\mathrm{T}-\bar{Y}_\mathrm{R})^2-\theta S_{WR}^2$(其中$\bar{Y}_\mathrm{T}$和$\bar{Y}_\mathrm{R}$分别表示在受试制剂和参比制剂的生物等效性研究中分别获得的自然对数转换的AUC或C_{max}的均值;$\theta=\left(\dfrac{\mathrm{Ln}(1.25)}{\sigma_{w0}}\right)^2$,$\sigma_{w0}$为法规限度,一般取$\sigma_{w0}=0.25$;$S_{WR}$为计算获得的参比制剂的个体内标准差)的单侧95%置信区间上限小于等于零,同时,制剂间主要药动学参数的几何均值比(geometric mean ratio,GMR)的点估计值在80.00%~125.00%范围内,可判定受试制剂与参比制剂的药动学评价指标(AUC或C_{max})具有生物等效性。只有AUC和C_{max}均判定等效才可申明该制剂与参比制剂具有生物等效性。

二、重复设计

重复设计的平均生物等效性试验可分为部分重复(单制剂重复,即3周期)和完全重复(2制剂均重复,即4周期)试验。

(一)2制剂、3周期、3序列的部分重复设计

1. 设计方法 将受试者随机分为3组,3组受试者3个周期的用药顺序不同,分别为TRR、RTR和RRT(仅重复使用参比制剂)。

2. 优缺点 部分重复设计可避免纳入过多的受试者参加试验,降低试验成本,提高临床试验的可操作性。但此试验设计仅可以得到参比制剂药动学参数的个体内变异系数,不

能得到受试制剂药动学参数的个体内变异系数,如果受试制剂和参比制剂之间药动学参数的个体内变异系数差异较大,则生物等效性结论的可靠性降低。

3. 适用范围　适用于高变异药物(个体内变异系数≥30%)。

4. 注意事项　样本量取决于以下 5 个因素:①平均生物等效性界限,一般取 80% ~ 125%;②显著性水平 α,一般取 0.05;③检验效能或把握度(1-β),一般取 80%;④个体内变异系数,通过预试验或文献调研获得;⑤差别 θ,在生物等效性试验中以几何平均值比(GMR)代表,通常取 0.95(或 1.05),个体内变异系数较大时可取 0.90(或 1.10)。在上述影响因素确定后,样本量可通过计算机模拟估算或查表获得。

【案例】国产阿戈美拉汀片和进口阿戈美拉汀片的平均生物等效性试验研究

1. 试验设计　采用 2 制剂、3 周期、3 序列的部分重复设计,参比制剂标度的平均生物等效性试验方法。

2. 样本量　根据以下信息确定样本量:①平均生物等效性界限,取 80% ~ 125%;②显著性水平 α,取 0.05;③检验效能或把握度(1-β),取 80%;④个体内变异系数,取 84%,因为预试验结果表明阿戈美拉汀片药动学参数 $AUC_{0\sim t}$、$AUC_{0\sim \infty}$ 和 $C_{\max}$ 的个体内变异系数分别约为 50%、49% 和 84%;⑤受试制剂与参比制剂药动学参数的 GMR,取 0.90(1.10)。试验计划入组 42 名健康受试者。

3. 受试者分组　根据入组受试者筛选顺序确定受试者入组顺序。采用合适的软件生成随机表,依据受试者入组顺序将受试者随机分为 A、B 和 C 3 组。清洗期为 7 天。A 组受试者第 1 天服用受试制剂,第 8 天服用参比制剂,第 15 天服用参比制剂;B 组受试者第 1 天服用参比制剂,第 8 天服用受试制剂,第 15 天服用参比制剂;C 组受试者第 1 天服用参比制剂,第 8 天服用参比制剂,第 15 天服用受试制剂。

(二) 2 制剂、4 周期、2 序列的完全重复设计

1. 设计方法　将受试者随机分为 2 组,2 组受试者 4 个周期的用药顺序不同,分别为 TRTR 和 RTRT(重复使用参比制剂和受试制剂)。

2. 优缺点　完全重复设计较部分重复设计需要的样本量少,而且可以得到参比制剂和受试制剂药动学参数的个体内变异系数,其生物等效性结论不仅表示受试制剂与参比制剂的生物利用度相似,而且变异性也相似,药物之间的可替代性强。但试验周期延长,易导致受试者脱落、试验操作难度增大等问题。

3. 适用范围　适用于高变异药物和窄治疗窗药物。

4. 注意事项　同"(一)2 制剂、3 周期、3 序列的部分重复设计"。

【案例】美沙拉嗪缓释胶囊和美沙拉嗪缓释片(Asacol)的平均生物等效性试验研究

1. 试验设计　采用 2 制剂、4 周期、2 序列的全部重复设计,参比制剂标度的平均生物等效性试验方法。

2. 样本量　入组 252 名健康受试者(样本量偏大,作者注)。

3. 受试者分组　将受试者随机分为 A、B 2 组。清洗期至少 7 天。A 组受试者第 1 天服用受试制剂,第 8 天服用参比制剂,第 15 天服用参比制剂,第 22 天服用参比制剂;B 组受试者第 1 天服用参比制剂,第 8 天服用受试制剂,第 15 天服用参比制剂,第 22 天服用受试制剂。

(赵　侠　刘会臣　江　波)

参考文献

［1］ NMPA. 以药动学参数为终点评价指标的化学药物仿制药人体生物等效性研究技术指导原则. ［2020-10-12］. https://www. nmpa. gov. cn/zhuanti/ypqxgg/ggzhcfg/20160318210001633. html.

［2］ 国家药典委员会. 中华人民共和国药典:四部. 2020 年版. 北京:中国医药科技出版社,2020.

［3］ TOTHFALUSI L,ENDRENYI L. Sample sizes for designing bioequivalence studies for high variable drugs. J Pharma Pharmaceut Sci,2012,15(1):73-84.

［4］ TOTHFALUSI L, ENDRENYI L, ARIETA A G. Evaluation of bioequivalence for high variable drugs with scaled average bioequivalence. Clin Pharmacokinet,2009,48(11):725-743.

［5］ Center for drug evaluation and research,clinical pharmacology and biopharmaceutics review(s). Application number:204412Orig1s000. ［2020-10-12］. https://www. accessdata. fda. gov/drugsatfda_docs/nda/2013/204412orig1s000clinpharmr. pdf.

［6］ NMPA. 高变异药物生物等效性研究技术指导原则. ［2020-10-12］. https://www. nmpa. gov. cn/xxgk/ggtg/qtggtg/20181029173101911. html.

［7］ Center for Drug Evaluation and Research. 生物利用度和生物等效性试验用药品的处理和保存要求技术指导原则(征求意见稿). ［2020-10-12］. http://www. cde. org. cn/zdyz. do? method=largePage&id=b666a65a1d4d6beb.

［8］ FDA Draft Guidance for Industry. Bioequivalence studies with pharmacokinetic endpoints for drugs submitted under an ANDA. ［2020-10-12］. https://www. fda. gov/media/87219/download.

［9］ ZHANG X Y,ZHENG N,LIONBERGER R A,et al. Innovative approaches for demonstration ofbioequivalence: the US FDA perspective. Ther Deliv,2013,4(6):725-740.

［10］ DAVIT B,BRADDY A C,CONNER D P,et al. International guidelines for bioequivalence of systemically available orally administered generic drug products:a survey of similarities and differences. The AAPS Journal,2013,15(4):974-990.

［11］ 国家药品监督管理局药品评审中心. 开展阿戈美拉汀口服制剂人体生物等效性试验时应关注的问题. ［2020-10-12］. http://www. cde. org. cn/search. do? method=searchTitle.

第七节 药动学影响因素研究设计

一、药物相互作用研究设计

随着临床治疗水平的提高和药物种类的增多,考虑到疾病的复杂性,在临床治疗过程中越来越多地采用联合用药以达到治疗目的。合并用药的目的是利用药物间的协同作用增强疗效,或利用药物间的拮抗作用减少不良反应。然而,不恰当的联合用药往往会由于药物相互作用而使疗效降低或导致由此而产生的不良事件乃至致命性事件大量增加,因此药物相互作用研究是新药研发阶段必不可少的一项主要研究内容。随着人口老龄化导致联合用药治疗的机会增加,对于新化学实体间的潜在药物相互作用的科学合理解释显得尤为重要。很多药物已经因上市后发现的药物相互作用导致退出市场。在药物的效益-风险评估中必须考虑到这种潜在的药物相互作用,以及对增加不良事件的发生率或是降低疗效的平衡产生负面影响。本节主要参照 FDA 和 EMA 关于药物相互作用临床试验的相关指导文件,结合研究设计案例,通过有限的体外/体内的机制性模型研究对临床相关药动学相互作用以及酶诱导和药物转运蛋白研究对代谢的相互作用等进行预测,药物上市前的Ⅰ期临床试验中主要研究的是其潜在的药物相互作用,早期明确潜在的药物相互作用,以确保Ⅱ期和Ⅲ期临床试验及上市后的药物安全性。本节主要讨论体内药物相互作用研究。

（一）概述

1. 定义　狭义的药物相互作用(drug-drug interaction,DDI)是指2种或2种以上药物同时或序贯应用时,在机体众多因素(如药物代谢酶、药物转运及结合蛋白、药物基因多态性等)的参与下,药物因彼此间相互影响而发生的药动学或/和药效学上的改变(药物-药物相互作用);广义的DDI除药物-药物相互作用外,还包括能使合并用药发生药动学或药效学改变的其他因素(如疾病状态、食物等)与药物之间的相互作用。药物通过相互作用可能导致药物效应增强或减弱,以及不良反应的加重或缓解。与传统的化学药物相比,生物技术药物符合人体自身结构,大多是人体内的活性物质,不需要肝脏代谢和肾脏排泄,长期使用对肝脏和肾脏的毒副作用较小,一般情况下不需要进行DDI研究。

2. 药效学相互作用　潜在的药效学相互作用应考虑具有竞争性作用受体和/或相同生理系统(协同或抑制)的药物,在合并用药过程中会产生效应叠加、协同或拮抗的现象,则应考虑其可能存在的药效学DDI。由于药效学相互作用的机制各有不同,在个例基础上才能确定,但关于这些DDI的药理学和毒理学认识对于研究其药效学DDI具有重要意义。可以通过体外和人体中的个例研究来解释其药效学相互作用。

3. 药动学相互作用　药动学DDI研究通常在人体中进行。潜在的药动学相互作用需要研究其他药物对试验药物的影响,以及试验药物对其他药物的影响。体内研究通常需要进行一系列的纯机制性研究,如用相关代谢酶的强/中效抑制剂,用以进行进一步的相互作用的预测;也可以将具有可能DDI的药物与试验药物同时使用,或为在目标人群中常用的药物配伍剂量调整提供可靠依据。在药物研发过程的不同阶段会使用生理药动学(PBPK)模型进行模拟,对DDI的可能性和效应进行定性和定量分析。

对于新药潜在的药动学DDI信息应在Ⅱ期和Ⅲ期临床试验开始前获得。临床研究的不同阶段所需的体内外数据将用于排除具有潜在相互作用的药物(如酶的强效抑制剂),评价新药的药动学特征,确定高于研究计划中的药物暴露的安全性等。PBPK模型在药物研发不同阶段的DDI评估中具有一定价值。药物吸收、分布、消除阶段的相互作用应予以考虑。如果发现2种药物在体内存在明显的药物相互作用,但机制不明确,建议进行进一步的体内外研究以明确产生机制和预测相同/相关的作用机制。

药动学相互作用的发生机制如下:

(1)吸收:有些药物可通过影响胃肠运动功能、改变肠道菌群、竞争小肠内主动吸收、产生胃肠道毒性及形成螯合物等方式影响同服药物的吸收。吸收阶段的相互作用研究主要针对口服药或制剂,包括有潜在口服吸收作用的吸入和经鼻给药产品。

药物在小肠内的吸收速率往往比在胃内快,因此如果一种药物可以改变胃排空速率,则能影响与其同时服用药物的吸收速率;有些药物如柳氮磺吡啶的代谢大部分依靠肠道菌群,若与抗菌药合用,则肠道菌群被抑制,这些药物的吸收也会随之受到影响;有些药物是体内的天然性物质嘌呤、嘧啶、氨基酸等的类似物,它们可竞争小肠的主动转运,从而对某些同服药物产生竞争性抑制,且某些转运蛋白具有基因多态性;应用会影响胃肠道pH或因配伍问题能引起机体吸收不良综合征的药物,如新霉素、秋水仙碱等会使胃肠道对其他药物的吸收也受到不同程度的影响;另外,有些药物同时服用会在胃肠道内形成难溶性螯合物,从而影响两者的吸收。

（2）分布：很多药物与血浆蛋白或组织有较强的结合力，因此与这些药物同时应用时，其他药物较易被从结合位点中置换出来，导致其药动学或药效学的改变。如果新药是转运蛋白的底物，对于其潜在的临床分布 DDI 研究，应考虑其对靶器官的安全性影响，如对转运体介导的肝脏毒性药物外排存在抑制作用，理论上会导致药物暴露量增加，可能会出现剂量依赖性肝毒性。对于具有窄治疗窗、主要经肝脏代谢（如静脉注射给药）或主要经肾脏排泄的血浆蛋白结合率高的药物，需考虑具有已知蛋白结合的替代 DDI 的可能性。

（3）代谢：新药对其他药物代谢影响的潜在 DDI 研究，首先一般进行体外实验，如体外实验结果显示具有影响（且这种影响在体内无法排除），则需进行体内研究。也可直接进行体内研究，如"鸡尾酒"疗法，可同时证明原型药和代谢产物的抑制（竞争性和时间依赖性）或诱导影响体内药物的代谢主要在肝脏内进行，而 CYP450 酶是肝脏微粒体混合功能酶系统的主要成分，涉及大多数药物的代谢。有些药物会对 CYP450 酶产生激活、诱导或抑制作用，而使同服药物的代谢增加或减慢，影响药物的疗效和引起不良反应。

（4）排泄：药物的主要排泄途径是肾脏或肠道粪便，如肾功能损害将影响药物经肾脏的排泄以及改变尿液的 pH、肝脏血流量的改变影响胆汁排泄和肝肠循环从而影响药物的肠道排泄。

4. 研究方法 创新药研发过程中首先要根据一系列体外研究结果确定是否需要进行 DDI 临床研究。若体外研究显示该新药不是 CYP450 酶抑制剂或诱导剂，亦非 CYP450 酶底物或虽为酶底物但通过酶降解的剂量少于 25%，则在临床试验过程中无须进行 DDI 研究，仅在药品说明书中简述体外实验结果即可；但若经体外研究证实受试药为 CYP450 酶抑制剂或诱导剂，则应用最敏感或最具特异性的酶底物进行 DDI 研究；若体外研究结果显示该受试药主要通过 CYP450 酶降解或降解途径不明，则需用其最强的抑制剂或诱导剂进行临床试验以评价同服药物对受试药代谢的影响。体内 DDI 研究通常是用于比较存在和不存在起作用药物（I）情况下受作用药物（S）的浓度水平。

5. 适用范围 所有药动学研究方法均适用于 DDI 的试验设计。如在随机交叉试验设计中的所有受试者随机分为两组，每组受试者均需进行 2 个试验周期，但 2 组受试者在 2 个试验周期中服用药物的顺序不同。第一组受试者在第 1 周期服用 S，第 2 周期服用 S+I；第二组受试者则在第 1 周期服用 S+I，第 2 周期服用 S。2 个给药周期间应有足够的洗脱期，因此本方法适用于半衰期较短的药物。此外，随机交叉设计的优点是可避免个体间差异带来的影响。同种序贯设计是所有受试者均按同一顺序给药，如第 1 周期均服用 S+I，第 2 周期均服用 S，此方法操作简单，但仅适用于个体间差异较小的药物。平行设计每组受试者只需进行 1 个试验周期，在这个试验周期内受试者仅需服用 S 或 S+I，此法适用于半衰期较长，如在几周内都不能完全消除的药物和特殊人群的 DDI 研究设计。特殊人群包括等位基因编码的酶或转运体基因多态性的携带者、肾功能损害患者、老年人和儿童受试者（<2 岁）等，药物代谢在该类人群中与其他人群有明显区别，与该亚种群相关的 DDI 建议进行体内研究。也可运用 PBPK 模型预测特殊人群中的 DDI，包括体内清除过程中相关酶的作用，以及对参与模型研究的合适探针底物的体内影响的预测。

（二）药物相互作用研究设计思路

1. 试验设计 体内 DDI 研究的设计需考虑研究目的、潜在的 DDI 机制、底物和相互作用药物的药动学和药效学特征、给药方式、安全性和目标人群等。研究可采用随机交叉（S 后接 S+I，S+I 后接 S）、同种序贯交叉（如使用 S 后总是使用 S+I，或使用 S+I 后总是使用 S）

或平行设计(在一组受试者中使用S,另一组中使用S+I)等方式。对于受作用药物和起作用药物,可采用下述可能的给药方案组合:单剂量/单剂量、单剂量/多剂量、多剂量/单剂量、多剂量/多剂量。选择其中哪种给药方案取决于与 S 和 I 相关的众多因素,包括:①S 和/或 I 的短期或长期用药;②安全性考虑,需特别注意治疗窗窄的药物;③S 和 I 的药动学和药效学特征;④诱导及抑制作用评估。具有抑制/诱导作用的药物和底物,用药时 2 种药物的暴露量应达到与其临床应用相关的血药浓度水平,包括可能使用的最高剂量。应从以下几个方面进行考虑:

(1)达到稳态非常重要,但是当底物或相互作用药物和/或其代谢产物的半衰期较长且不能使用可以迅速达到稳态的负荷剂量时,则需要使用特殊方法。这些方法包括选择同种序贯交叉或平行设计,而不选择随机交叉研究的试验设计。

(2)研究通常可为开放试验(非盲设计),除非药效学终点对相互作用评估具有决定性作用(如不良事件评价容易出现偏倚时)。

(3)对于一种迅速可逆的抑制剂,在试验当天,相互作用药物先于底物给药或与底物同时给药都可能增加研究的敏感性。对于机制性抑制剂(代谢后才能使酶灭活的药物,如红霉素),在底物给药之前给予抑制剂能使作用最大化。如果相互作用药物(如抑制剂或诱导剂)的吸收会受其他因素(如胃液 pH)的影响,那么控制其他变量并通过检测血浆内相互作用药物的浓度以证实其吸收情况是恰当的。

(4)当关注 2 个药物对另一个药物的相互作用时,可以在单个研究或 2 个独立研究中评价潜在的相互作用,可选择随机三周期交叉、平行分组和同种序贯交叉设计。

(5)在体内研究中,不受控制地服用食品添加剂、果汁或其他可影响不同代谢酶和转运体的食物可能导致研究结果不一致,所以在研究期间应尽量避免食用这些食物。

2. 研究人群 DDI 临床试验通常在健康受试者中进行,并假设在这一群体中获得的试验结果可推广到该药拟用的患者群体。在健康受试者中进行 DDI 临床研究可避免患者间由于存在较大的个体差异及患者病情不同而导致的试验结果偏差。另外,在健康受试者中进行试验的试验周期相对患者群体较短,一旦健康受试者的药动学标本采集和安全性观察结束后试验即可完成;而患者群体则需等待较长的一段时间,待疾病治愈后才能完成试验。但当药物在健康受试者中不存在药效学终点或出于安全性考虑时,可采用患者人群作为受试者。

通常在评价具有基因多态性的酶系影响时,应该考虑代谢相关的遗传学多态性的表型或基因型。若受试者的某种代谢酶的代谢能力差异较大时,则与此酶代谢相关的药物代谢必然存在明显差异,因此受试者的代谢酶遗传基因多态性有助于解释药物相互作用的试验结果。为此,在进行 DDI 临床试验时,应同时采集受试者的 DNA 血样以分析药物代谢酶 CYP2D6、CYP2C19 和 CYP2C9 等的遗传表型或基因型。

对于较易检测的相互作用及个体间、个体内差异较小的药物,I 期临床试验中进行的 DDI 研究可选用较少数量的受试者,一般 124 例、184 例或 24 例即能满足要求。但若受试者过少,则易导致药动学参数几何平均值比的置信区间易超出 80% ~ 125% 的范围而难以得出试验结论。因此,适当增加受试者数目可增加试验成功的可能性。

3. 底物与相互作用药物的选择

(1)受试药为 CYP450 酶的底物:当经体外实验证明受试药经 1 种或几种酶代谢,而且该酶对受试药的总体消除影响很重要(超过消除途径的 25%)时,则需选择合适的酶诱导剂或抑制剂进行临床试验。考察受试药的代谢是否被诱导或抑制时,相互作用药物可选已知的、重要代谢途径的诱导剂或抑制剂,通常首选最强的诱导剂或抑制剂。如受试药经CYP3A 代谢,则可分别选用利福平和酮康唑进行临床试验。如果研究结果为阴性,则表明该代谢途径不存在具有临床重要性的 DDI,该试验结果可写入药品说明书,且指明该药与这些酶诱导剂或抑制剂合并使用时无须调整用量;如果结果显示阳性,而申请人希望确定受试药与其他较弱的特异性诱导剂或抑制剂之间是否存在相互作用或者对剂量提出调整建议时一般需要进行进一步的临床研究。若受试药经某种酶代谢,且该酶的抑制剂可使受试药的AUC 增高至少 5 倍,可定义受试药为该酶的敏感底物,并在药品说明书中予以标明,受试药在与该酶的强效或中等强度的抑制剂合用时应注意。

小肠黏膜中存在大量的 CYP3A,若某受试口服药为 CYP3A 的底物,则其口服生物利用度较低可能是被小肠中的 CYP3A 广泛代谢,从而阻碍受试药进入血液循环系统所导致。西柚汁是一种主要在肠道起作用的 CYP3A 抑制剂,因此当考察 CYP3A 抑制剂对 CYP3A 底物的抑制作用时应避免受试者摄入西柚汁。

如果药物经具有基因多态性的酶(如 CYP2D6、CYP2C9 或 CYP2C19)代谢,且前期临床试验过程中能够获取足够的受试者的药动学数据和这些酶的遗传信息,对慢代谢者与快代谢者的药动学参数进行比较,则比较结果可代表该药和这些酶的强抑制剂的相互作用强度,可能无须再进行与强抑制剂的相互作用研究。当以上研究显示具有显著的相互作用时,可进行弱效抑制剂对酶底物作用的临床研究。

(2)受试药为 CYP450 酶的诱导剂或抑制剂:当体外实验显示受试药可能为 CYP450 酶的诱导剂或抑制剂时,应选择已批准上市的酶底物探针药物进行体内 DDI 临床试验。体内研究最初底物(已批准药物)的选择取决于受相互作用影响的 CYP450 酶,在测试诱导或抑制作用时,一般应当选用某种与该酶系已知的特定诱导剂或抑制剂合并使用后其药动学发生显著改变的底物。当临床试验结果证实一种酶底物的 AUC 会随着同时服用的受试药而减少时,则该受试药为该酶的诱导剂;反之,则为抑制剂。如果最初研究结果显示研究药物可抑制或诱导代谢,那么根据合并用药的可能性,使用其他底物(代表一系列底物)进行进一步研究可能是有意义的;如果最初研究结果显示对最敏感底物的药动学参数无显著影响,那么可以推测敏感性较小的底物也应不受影响,无须再用较不敏感的酶底物进行下一步的临床试验。

咪达唑仑是 CYP3A 的底物药物,既可口服给药又可静脉注射,它既受到肠道内 CYP3A 的催化代谢,又受到肝脏内 CYP3A 的催化代谢。因此,当口服可能为 CYP3A 诱导剂或抑制剂的受试药时,会对口服和静脉注射的咪达唑仑的 AUC 产生不同的影响。另外,在评估受试药对肝脏 CYP3A4 的作用时,基于口服咪达唑仑的 DDI 研究的生理药动学模型可提供非常有帮助的信息。

研究受试药对 CYP450 酶的诱导或抑制作用时,需在受试药诱导或抑制效应达到最大时再同服 CYP450 酶底物进行试验。受试药对酶的诱导作用研究中,一般需至少 2 周后受试药诱导作用才能达到最大,但抑制作用研究所需的时间较短,只要受试药达到稳态血药浓度即可进行,达稳态的时间取决于受试药半衰期的长短。

在一项临床试验中同时给予受试者一组不同的 CYP450 酶底物混合物,即"鸡尾酒(cocktail)"方法是评价受试药潜在诱导或抑制作用的另一种方法。应用此方法时需要经过适当的设计,保证底物对各 CYP450 酶具有特异性,且同时服用时底物间不会产生干扰试验的相互作用。鸡尾酒研究可同时评价受试药物对各种 CYP450 酶的潜在诱导或抑制作用,方法省时、高效。若试验结果显示对所有 CYP450 酶的作用结果均为阴性,则无须再对个别 CYP450 酶进行进一步的评价。但如果研究仅对尿液中的原型药与其代谢物比值变化进行评估并得出阳性结果,则需要进一步进行与各种酶底物的 DDI 临床研究,以定量检测暴露量(如 AUC、C_{max})变化。

(3)受试药为 P-糖蛋白的底物:在探究受试药是否为 P-糖蛋白底物的临床试验中,常用的诱导剂为利福平,常用的 P-糖蛋白抑制剂有利托那韦、环孢素、维拉帕米等。当受试药同时也是 CYP3A 的底物时,需用兼为 P-糖蛋白和 CYP3A 强效抑制剂的利托那韦进行研究。

(4)受试药为 P-糖蛋白的诱导剂或抑制剂:在探究受试药是否为 P-糖蛋白诱导剂或抑制剂的临床试验中,应选择地高辛或其他已知的 P-糖蛋白底物。

(5)受试药为其他转运体的底物:当探究受试药是否为其他转运体的底物(非 P-糖蛋白底物,或除为 P-糖蛋白的底物外还是其他转运体的底物)时,可适当使用某种多种转运体(如 P-糖蛋白、OATP)的抑制剂如环孢素,或某些 HMG-CoA 还原酶抑制剂如瑞舒伐他汀和普伐他汀等。

4. 给药剂量与给药途径 由于创新药的 DDI 研究是以最大可能性地发现其与其他药物之间潜在的相互作用为目的,因此,试验过程中一般采用试验计划中或已批准的相互作用药物(作为抑制剂或诱导剂)的最大剂量和最短给药时间间隔。例如,当使用利福平作为诱导剂时,选择以 600mg/d 的剂量给药数天,就比使用较低的剂量更好。但某些情况下出于安全性考虑,往往在研究中采用低于临床使用的剂量,这种情况下,需要在方案和研究报告中对因使用较低剂量导致试验检测 DDI 的灵敏度受限进行讨论。

在代谢相关的 DDI 研究中,一般建议选择试验药物计划用于临床的给药途径。当创新药拟开发为多种途径给药时,是否有必要对所有给药途径均进行 DDI 研究,应当根据预期的相互作用机制以及相对应的原型药和代谢物的血药浓度-时间曲线的类似性来决定。若仅开发口服制剂,那么一般情况下不需要进行与静脉注射制剂相互作用的研究。有时,某些给药途径可能会减少信息的有用性。例如,如果肠内的 CYP3A 活性可以明显改变底物的生物利用度,则底物静脉给药就不可能显示出底物-药物相互作用。将已批准的药物用作底物或相互作用药物时,给药途径取决于当前上市的剂型。

5. 研究终点与药动学参数 充分了解研究人群预期的与非预期的药物效应中,剂量-浓度及浓度-效应之间的关系将有助于解释 DDI 临床试验的研究结果。一般情况下,应用药动学指标(如暴露量指标的 AUC、C_{max}、t_{max} 等)以及某些药动学参数(清除率、分布容积和半衰期等)作为主要研究终点足以满足 DDI 临床试验的要求,但有时药效学测定可提供额外的有效信息。当研究终点的药动学/药效学关系尚未建立时,或当药效学变化现象并非仅仅是由于药动学相互作用(如奎尼丁和三环类抗抑郁药对 Q-T 间期的叠加作用)所导致时,需要进行药效学测定。药效学测定指标的选取常常可根据 DDI 机制进行,如当某药物可能通过损害肾功能影响药物排泄从而引起 DDI 时,可选取肾功能检查指标如尿素氮、尿肌酐、尿蛋白等作为药效学测定指标,药效学检测结果可作为 DDI 临床试验的次要终点或并列主要终点。

药动学参数的选取应考虑测量的研究结果,并能对研究结果作出解释。DDI 临床研究中通常选择的药动学参数包括 C_{max}、t_{max}、AUC、清除率(Cl)和清除半衰期($t_{1/2}$)等。如果发现谷浓度(C_{min})与临床有效性和安全性密切相关,则应对谷浓度也进行研究或模拟。如果受试药可能会影响肾脏分泌对药物的清除机制,则应考虑测量肾清除率。

6. 样本量与统计学考虑 在特定的 DDI 临床试验中,选择受试者数量时应考虑以下因素:可检测(或剔除)其 DDI 具有临床意义的效应的最小值、个体间和个体内的药动学指标差异,以及尚未认识到的其他因素或来源的差异。

DDI 临床研究一般可得到 2 种结论,即共同使用 2 种或 2 种以上药物后可引起药动学参数(如 AUC、C_{max})的变化、毒副作用的改变和药效学的影响,或共同使用 2 种或 2 种以上药物不产生 DDI。其中,药动学参数变化最快、最易定量检出。DDI 研究结果应以在含有相互作用药物(S+I)、不含相互作用药物(只有 S)的情况下检测出的药动学指标几何平均值比的 90% CI 进行报告,这种暴露量几何平均值比的 90% CI 是对相互作用强度的概率估计。如果共同服用药物后的 AUC 或 C_{max} 几何平均值比的 90% CI 范围在 80%~125%,则可认为合并用药时无药动学 DDI,此时一般也可认为药物合用对安全性和有效性无影响。当共同使用药物后的几何平均值比的 90% CI 超出以上范围时,则说明对药动学有影响,但是否会影响药物的安全性和有效性,仍需根据临床试验中采集的数据和药动学/药效学关系进行分析。这些结论须记录于药品说明书中,如有必要,还需说明当该药物与何类药物共同使用时剂量应如何调整。

【案例】在中国健康男性受试者中进行单次和多次给药的非那雄胺和盐酸坦索罗辛间潜在的双向药物-药物相互作用

试验设计:开放性、随机、双重 3×3 交叉设计(表 2-6),每个治疗周期包含单次给药和多次给药 2 部分。受试者编号为 01~15,分组情况见表 2-7。

表 2-6　开放性、随机、双重 3×3 交叉设计方案

治疗组	治疗组号码	治疗周期 1	治疗周期 2	治疗周期 3
1	1	A	B	C
2	2	A	C	B
3	3	B	A	C
4	4	B	C	A
5	5	C	A	B
6	6	C	B	A

注:A. 第 1 天单次给予非那雄胺 5mg,在第 3~9 天连续 7 天每天给予 1 次非那雄胺 5mg。

B. 第 1 天单次给予盐酸坦索罗辛 0.2mg,在第 3~9 天连续 7 天每天给予 1 次盐酸坦索罗辛 0.2mg。

C. 第 1 天单次给予(非那雄胺 5mg+盐酸坦索罗辛 0.2mg),在第 3~9 天连续 7 天每天给予 1 次(非那雄胺 5mg+盐酸坦索罗辛 0.2mg)。

表 2-7　受试者分组情况表

随机化分组号码	治疗组号码	治疗周期 1	治疗周期 2	治疗周期 3
01	1	A	B	C
02	3	B	A	C
03	5	C	A	B
04	5	C	A	B
05	2	A	C	B

续表

随机化分组号码	治疗组号码	治疗周期1	治疗周期2	治疗周期3
06	4	B	C	A
07	5	C	A	B
08	3	B	A	C
09	3	B	A	C
10	1	A	B	C
11	4	B	C	A
12	6	C	B	A
13	2	A	C	B
14	6	C	B	A
15	1	A	B	C

判断是否存在潜在药物相互作用的标准为若 $AUC_{0\sim t}$ 和 C_{max} 对数转换后的几何平均值比的 90% CI 在 0.50~2.00 之内,则判断为不存在显著影响。

本案例结果:14 名受试者完成该试验,$AUC_{0\sim t}$ 和 C_{max} 对数转换后的几何平均值比的 90% CI 见表 2-8。

表 2-8 $AUC_{0\sim t}$ 和 C_{max} 对数转换后的几何平均值比的 90% CI($n=14$)

| PK 参数 | C/A | | C/B | |
	第1天	第9天	第1天	第9天
$AUC_{0\sim t}/$ (h·ng/ml)	1.02 (0.94~1.11)	NA	1.04 (0.97~1.10)	NA
$AUC_{0\sim\infty}/$ (h·ng/ml)	1.03 (0.95~1.11)	NA	1.03 (0.96~1.10)	NA
$C_{max}/$ (ng/ml)	1.06 (1.01~1.11)	NA	1.04 (0.98~1.11)	NA
$AUC_{\tau,ss}/$ (h·ng/ml)	NA	1.14 (1.05~1.23)	NA	1.18 (1.05~1.33)
$C_{ss\_max}/$ (ng/ml)	NA	1.06 (0.99~1.14)	NA	1.23 (1.06~1.43)

注:NA,不适用。

结论:非那雄胺和盐酸坦索罗辛之间不存在具有显著临床意义的双向药物间相互作用。

二、食物对药动学影响的试验研究设计

食物-药物相互作用(food-drug interaction,FDI)是指服用药物时,同时服用某些食物、饮料或膳食补充剂等可能会改变人体利用药物的能力,影响药物的药动学和药效学参数,加剧或改善药物的相关不良反应,甚至引起新的不良反应。食物对药物的影响主要在早期临床

研究阶段进行考察。《药物临床试验的一般考虑指导原则》(2017 版)建议:"对于口服药物,一般均应研究食物对生物利用度的影响,这对于可能改变释放行为的药物更为重要。一般情况下,在单次给药药动学研究中,应选择一个合适的剂量进行食物对药物影响的研究。"

(一)试验设计中考察食物影响研究的目的和意义

一些口服类新药、仿制药在早期临床试验阶段需要考察食物与药物之间是否存在相互作用,通常进行食物影响的生物利用度(food-effect bioavailability,food-effect BA)研究或者餐后生物等效性(fed bioequivalence,fed BE)研究,探索食物对药物的体内过程、生物利用度以及安全性的影响,为后续临床试验给药方法的制定及临床用药策略提供科学依据,促进药物的合理使用,提高用药安全性,减少相关不良反应的发生。

(二)食物对药物体内过程的影响

由于日常饮食成分多样,与药物间的相互作用较为复杂。早期临床试验重点关注食物对药物吸收、分布、代谢、排泄和生物利用度的影响。

1. 食物对药物吸收和分布的影响 食物主要通过改变胃排空速率、胃肠道 pH、肠道吸收方式以及药物的溶解性/崩解性,从而影响药物在体内的吸收过程。此外,食物还可以通过改变胆汁流量、脏器血流量、药物蛋白结合、药物转运体功能状态及数量、首关效应,或直接与药物发生理化反应等影响药物的吸收和分布。

(1)降低胃排空速率,延长药物在胃中的滞留时间:胃排空速率可显著影响药物的起效速度、药效强弱及持续时间。胃排空速率主要与食物的性状和组成成分有关,如含水量低且热量密度高的高脂食物的胃排空通常较慢,对药物生物利用度的影响较为显著,有可能增加药物的首关效应和胃解离程度。胃排空速率的改变对于在小肠以不同方式转运和吸收的药物的影响是不同的。如对高溶解性和高渗透性的常释和速释制剂,大多数以被动扩散方式通过肠道黏膜吸收的药物在空腹状态下胃排空快、药物集中到达肠道的时间短、吸收快、生物利用度高;而食物减慢胃排空、食糜可能阻碍药物在肠道的吸收,延长血药浓度达峰时间和药物起效时间。对需要通过载体以主动转运或易化扩散方式吸收的药物,餐后服用可能会使药物以较低浓度持续缓慢地到达肠道,载体不易饱和,从而增加药物的总体吸收程度,提高生物利用度。如餐后服用伊曲康唑和头孢呋辛酯等药物可以提高药物吸收量。对溶解性和/或渗透性较低的常释药物及释放和吸收方式复杂多样的调试制剂,食物的影响更加复杂且难以预测。

(2)改变胃肠道内的 pH,影响药物的解离程度:胃肠道 pH 的变化可改变药物的溶出速率和解离程度,同时影响消化道内黏膜的通透性。如高脂食物可抑制胃酸分泌,使得胃内 pH 升高、肠内 pH 降低,从而影响药物的溶解和释放,例如,罗红霉素会因胃内 pH 升高而溶解度降低、吸收减少;对于某些肠溶包衣缓释药物,有可能会使其在胃中提前释放,而在肠内释放不完全,导致药物的吸收减少、生物利用度降低,甚至产生不良反应。因此,建议这些药物宜空腹或在餐后 2 小时后服用。

(3)影响部分药物转运体和相关酶:一些食物可能与体内相关的药物转运体或者酶产生协同或者拮抗作用,改变口服药物的吸收和生物利用度。如葡萄柚中的橘皮苷抑制肠上皮细胞的有机阴离子转运多肽,使得阿利克仑和他林洛尔的吸收减少;同时还可抑制 P-糖蛋白(P-gp),使得匹伐他汀、美托洛尔等药物在肠道的吸收增加。

2. 食物对药物代谢和排泄的影响 食物主要通过影响肝脏的Ⅰ相代谢反应酶如肝微粒体混合功能氧化酶系(CYP450)以及Ⅱ相代谢反应酶,改变药物的肝肠代谢过程,对于治疗窗窄且 PK/PD 相关性大的药物影响较为明显。如柑橘中的黄酮类或呋喃香豆素类等物质可以明显抑制 CYP3A4 对尼莫地平的代谢,增加药物暴露量而增加低血压的发生率。

某些食物还可能影响肾脏药物载体、尿液 pH 和尿液生成速度,使药物的重吸收、解离度和循环内的药物总量发生变化,从而影响药物经肾脏排泄的程度或方式。如大量食用碳酸氢钠含量高的蔬菜后尿液偏碱性,苯巴比妥、阿司匹林等酸性药物的排泄加快;进食高蛋白或含有氯化铵的食物后尿液偏酸性,三环类抗抑郁药、抗组胺药和吗啡类碱性药物的排泄加快。

(三)食物影响研究设计的一般考虑

试验设计应充分考虑可能对试验制剂产生影响的饮食及成分,合理制定标准餐谱,尽可能减少控制因素外的食物影响。食物影响的生物利用度研究主要评价空腹和餐后状态下食物对药物的吸收速率、吸收程度以及生物利用度的影响,可根据实际情况在药物的单剂量交叉试验或剂量递增试验中并行开展;餐后生物等效性研究主要比较餐后受试制剂和参比制剂的药动学特征和生物利用度是否等效。《以药动学参数为终点评价指标的化学药物仿制药人体生物等效性研究技术指导原则》(2016 版)建议,口服常释/调释制剂均应进行空腹和餐后 2 种条件下的生物等效性研究。对于口服常释制剂,若参比制剂药品说明书明确说明该药仅可空腹服用,则可不进行餐后生物等效性研究;若有充分资料证明空腹服药可能有严重的安全性风险,则仅需进行餐后生物等效性研究。

这部分内容主要为食物影响的生物利用度和餐后生物等效性研究的开展提供一些参考。

1. 试验设计 在评价食物影响的生物利用度和餐后生物等效性临床研究中,通常采用单剂量、两周期、双处理(食物和禁食)的交叉研究设计,如图 2-3、图 2-4 和图 2-5 所示。在交叉研究设计中,一周期通常在空腹状态下给药,另一周期在进食试验餐后给药,应保证在 2 个周期之间有合适的清洗期,不宜过长或过短,一般为 5~7 个半衰期。每例受试者可得 2 种自身对照的研究结果,基线可比性较好,可以有效地减少结果偏移、减少试验样本量。对于某些半衰期较长,或者再次用药可能会受之前用药影响等不适合采用交叉试验设计的药物,也可以采用平行试验设计,多组受试者在同一周期内分别给予禁食或餐后处理,试验周期相对较短,应保证各组纳入足够的样本量,遵循随机原则,确保组间的可比性。

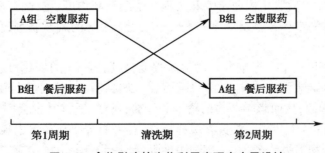

图 2-3 食物影响的生物利用度研究交叉设计

2. 受试者的选择 评价食物影响的研究一般在健康志愿者中开展;若出于安全性考虑,研究药物不适合给予健康志愿者时,可在合适的患者中开展研究。

3. 药物剂量的选择 我国《药物临床试验的一般考虑指导原则》(2017 版)建议应选择合适的剂量进行食物对药物影响的研究,如Ⅱ期临床试验拟定的给药量。FDA 则推荐除某些情况考虑安全性而不采用最高剂量外,一般使用药物制剂拟定的最高剂量进行食物对生物利用度的影响和餐后生物等效性研究。若在新药的剂量爬坡试验中并行开展食物影响的

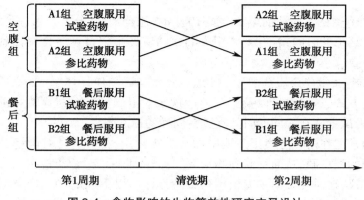

图 2-4 食物影响的生物等效性研究交叉设计

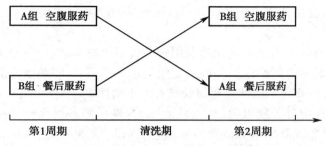

图 2-5 食物影响的生物等效性研究自身对照交叉设计

研究,EMA 建议食物影响试验所选的剂量应低于或等于递增组别中已经完成且未达停止标准的药物剂量。

在进行生物等效性研究时,空腹和餐后给药试验中应采用相同批次和规格的药物,2 种药物中发挥药效的有效成分剂量应相同。FDA 规定,对于具有多种规格的仿制药而言,如果使用最高规格开展餐后生物等效性研究,可根据溶出比较结果豁免 1 个或多个低规格的生物等效性研究。

4. 试验餐的选择 食物影响的试验研究通常会选择具有高脂高热量的试验餐。高脂高热量的食物能显著影响胃肠道功能、引起内脏血流/淋巴循环加快,较大程度地影响药物的体内过程,药物制剂的吸收和分布过程或其生物利用度发生较大改变。我国《以药动学参数为终点评价指标的化学药物仿制药人体生物等效性研究技术指导原则》(2016 版)推荐,"建议采用对胃肠道生理功能和药物生物利用度影响大的餐饮进行餐后生物等效性研究,如高脂(提供食物中约 50% 的热量)高热(800~1 000kcal)饮食。其中蛋白质约提供 150kcal 热量,碳水化合物约提供 250kcal 热量,脂肪提供 500~600kcal 热量"。必要时可参考《中国居民膳食指南》等资料制定统一的标准餐谱。高脂标准餐的各营养组分及热量应在试验方案中列出,如果在试验过程中试验餐的组成与上述存在明显差异,需提供科学合理的解释。考虑到亚洲人群的乳糖不耐比率较高且各地域间的饮食习惯差别较大,研究中应按药物特点结合当地的饮食习惯制定相应的餐谱。

5. 研究实施

(1)空腹试验:受试者服药前至少空腹 10 小时,在规定的给药时间以 240ml 水送服试验药物。

（2）餐后试验：受试者服药前至少空腹 10 小时，服药前 30 分钟开始进食规定的试验餐，记录进食开始和结束的时间，若有未食用完的食物应详细记录具体食物和剩余量。服药方式与空腹试验一致。

（3）饮食限制：通常建议服药前后 1 小时内禁水，其他时间可自由饮水，服药后 4 小时内禁食。具体服药方式、送服水量以及服药前后饮水的限制可根据药物特点进行调整。对于每个试验周期，受试者应在相同的时间点进食同样的标准餐。

一些食物通常需在研究方案中声明限制或禁止食用，如一些含有酒精的食物可能会破坏某些调释制剂的控释膜，从而引起药物突释，导致不良反应。《药物相互作用研究指导原则》（2012 版）建议，在研究方案中应根据药物特点作出以下规定，"因以下原因可排除研究参加者：入选前 2 周内使用处方或非处方药物（包括中草药制剂）或酒精"；"研究开始前至少 2 周直至结束，志愿者将不允许食用或饮用任何含有酒精、葡萄柚或西柚汁、苹果或橙汁的食物或饮料，不得食用芥末科绿色蔬菜（如甘蓝、绿花椰菜、水田芥菜、绿色芥蓝菜、大头菜、抱子甘蓝、芥末）和炭烧烤肉"。

6. **样本收集** 评价食物影响的生物利用度和餐后生物等效性研究中，生物样本采集方法应参考试验药物单次给药设计。为得到完整的血药浓度-时间曲线并分析可能产生的变化，试验各周期都应按规定的时间点收集受试者的生物样本（一般为血浆），同时应参考临床前的相关数据考虑食物对药物吸收、代谢的影响，合理调整各周期样本采集的时间点。若 PK 采样时间点与进餐或其他指标测定时间重合，则以 PK 采样优先，保证采样时间在时间窗内。

7. **数据分析** 评价食物影响的生物利用度研究和餐后生物等效性研究中，根据受试药物和参比制剂的血药浓度-时间曲线，主要需要获得药物的总暴露量或血药浓度-时间曲线下面积（$AUC_{0\sim t}$、$AUC_{0\sim inf}$）、药峰浓度（C_{max}）、达峰时间（t_{max}）、终点消除半衰期（$t_{1/2z}$）等药动学参数。

对于食物影响的生物利用度研究，将药物暴露测量值（AUC 和 C_{max}）进行对数转化后，若受试者在进餐和空腹状态下的 AUC 和 C_{max} 几何平均值比的 90% CI 在 80%~125% 的范围内，则表明药物的生物利用度不受食物影响。对于进餐状态下的生物等效性研究，将受试药和对照药的暴露测量值（AUC 和 C_{max}）进行对数转化，如果两者的 AUC 和 C_{max} 几何平均值比的 90% CI 在 80%~125% 的等效性范围内，那么可认为受试药和对照药在进餐状态下具有生物等效性。对于达峰时间（t_{max}），根据临床相关性，应具有可比性。

（四）国内外考察食物因素试验设计案例分析

【案例1】一项血小板激活因子受体拮抗剂（LBPT）及其代谢产物的人体首次试验中，在研究药动学和耐受性的同时进行食物影响的研究

（1）剂量：2mg、4mg、6mg、8mg、15mg、25mg、50mg、75mg、100mg、125mg、150mg、225mg、300mg、400mg 和 500mg。

（2）食物影响研究选用的剂量：300mg。

（3）试验目的：评估在中国健康受试者中食物对 LBPT 的药动学的影响。

（4）研究设计：单剂量、开放、随机、双周期交叉研究，12 名男性中国健康志愿者平均随机分为餐后组与空腹组。

（5）高脂餐：含 50% 的脂肪，总热量为 800~1 000kcal。

（6）PK 的血液样本采集时间点：0 分钟、10 分钟、20 分钟及 0.5 小时、0.75 小时、1 小时、1.5 小时、2 小时、3 小时、5 小时、7 小时、9 小时、12 小时和 24 小时。

（7）药动学参数：C_{max}、t_{max}、$t_{1/2}$、$AUC_{0\sim t}$、$AUC_{0\sim inf}$。

（8）结果：与空腹组相比，餐后组的 C_{max} 和 AUC 显著下降，t_{max} 推迟 0.7 小时。餐后组比空腹组的 C_{max}、$AUC_{0\sim t}$、$AUC_{0\sim inf}$ 几何平均值比的点估计和 90% CI 分别为 0.56（0.43～0.73）、0.78（0.67～0.91）和 0.88（0.35～2.2）。

（9）结论：食物会明显影响 LBPT 的生物利用度。

【案例 2】高变异药物硫酸氢氯吡格雷片的人体生物等效性及饮食影响研究

（1）试验目的：评价空腹和餐后服用 2 种硫酸氢氯吡格雷片的生物等效性，考察饮食对氯吡格雷在中国人体内的药动学的影响。

（2）研究设计：①空腹试验，单剂量空腹口服、随机、开放、双周期交叉设计，70 例健康男性受试者；②餐后试验，单剂量餐后口服、随机、开放、双周期交叉设计，56 例健康男性受试者。各试验受试者分别随机平均分为 2 组，分别口服受试制剂和参比制剂 300mg，7 天后交叉给药。

（3）高脂餐：商品化食品。

（4）PK 的血液样本采集时间点：①空腹试验为给药前（0 小时）及给药后 0.17 小时、0.33 小时、0.5 小时、0.75 小时、1 小时、1.5 小时、2 小时、3 小时、4 小时、6 小时、8 小时、11 小时、14 小时、24 小时和 30 小时；②餐后试验为药前（0 小时）及给药后 0.25 小时、0.5 小时、0.75 小时、1 小时、1.5 小时、2 小时、2.5 小时、3 小时、4 小时、6 小时、8 小时、11 小时、15 小时、24 小时和 30 小时。

（5）药动学参数：$C_{max}(\rho_{max})$、t_{max}、$t_{1/2}$、$AUC_{0\sim t}$、$AUC_{0\sim inf}$。

（6）结论：受试制剂和参比制剂在空腹给药和高脂餐后给药的情况下均具有生物等效性。与空腹给药相比，高脂餐后给药的 t_{max} 延后 1.2 小时，ρ_{max} 和 $AUC_{0\sim t}$ 分别增大 5 倍和 7 倍左右。

【案例 3】磷酸西格列汀片在中国健康受试者中的生物等效性研究

（1）试验目的：评价 2 种磷酸西格列汀片在中国健康受试者中的生物等效性。

（2）研究设计：单剂量、开放、随机、自身对照、2 周期交叉设计。空腹试验和餐后试验各 24 例健康受试者，第 1 周期分别随机口服受试制剂或参比制剂 100mg，7 天后交叉服用另一种制剂。

（3）PK 的血液样本采集时间点：服药前 0 小时及服药后 0.5 小时、1 小时、1.5 小时、2 小时、3 小时、4 小时、5 小时、6 小时、8 小时、10 小时、12 小时、24 小时、36 小时、48 小时和 72 小时。

（4）药动学参数：C_{max}、t_{max}、$t_{1/2}$、$AUC_{0\sim t}$、$AUC_{0\sim inf}$。

（5）结论：空腹和餐后单次口服 2 种磷酸西格列汀片后，在中国健康受试者体内均具有生物等效性。

三、遗传药理学研究设计

（一）遗传药理学在新药临床评价中的作用和意义

1. 遗传是药物个体差异的重要原因　遗传药理学是研究人体的遗传变异引起的药物反应异常。遗传药理学的发展最早可追溯到英国科学家 Archibald Edward Garrod（1857—

1936 年)等对先天性代谢缺陷的研究。在 20 世纪 50 年代,遗传药理学得到快速发展,许多重要成果在这一时期被发现,如葡萄糖-6-磷酸脱氢酶(glucose-6-phosphate dehydrogenase,G-6-PD)缺乏导致的抗疟疾药伯氨喹引起的急性溶血性贫血、胆碱酯酶活性缺乏导致的肌松药琥珀胆碱引起的特异质反应、乙酰转移酶活性异常导致的抗结核药异烟肼代谢异常。我国遗传药理学的发展源于 20 世纪 80 年代,我国遗传药理学家周宏灏等在世界上首次提出药物反应的种族差异。周宏灏等进一步通过对药物代谢酶、转运体和受体表型与基因多态性进行深入研究后,提出基因多态性在种族中的频率差异是导致药物反应种族差异的遗传学机制。人类基因组计划的完成,使得遗传药理学研究得到进一步的提升,使其在新药研究、药物个体化治疗方面越来越重要。

2. 遗传药理学简介

(1)遗传药理学研究的内容:即为寻找与药物反应个体差异相关的基因多态性,主要包括药物代谢酶基因多态性、药物转运体基因多态性、药物作用靶点基因多态性等。

药物代谢酶参与内源性和外源性物质的代谢,许多药物代谢酶的基因多态性具有显著的功能意义,导致其对底物的代谢能力发生改变,最终导致药物反应出现个体差异。代谢酶分为Ⅰ相药物代谢酶和Ⅱ相药物代谢酶,其中Ⅰ相药物代谢酶又分为 CYP450 酶、非 CYP450 Ⅰ相酶。CYP450 氧化酶代谢临床上的绝大部分药物,常见的 CYP450 酶有 CYP2C9、CYP2C19、CYP2D6、CYP3A4 等,这些 CYP450 酶的遗传多态性对临床药物个体化应用有重要影响;非 CYP450 Ⅰ相药物代谢酶酶常见的有乙醛脱氢酶(aldehyde dehydrogenase,ALDH)、二氢嘧啶脱氢酶(dihydropyrimidine dehydrogenase,DPYD)。Ⅱ相药物代谢酶常见的有 N-乙酰基转移酶(N-acetyltransferase,NAT)、谷胱甘肽 S-转移酶(glutathione S-transferase,GST)、尿苷二磷酸葡糖醛酸基转移酶(UDP-glucuronosyltransferase,UGT)、硫嘌呤甲基转移酶(thiopurine methyltransferase,TPMT)。

药物转运体影响药物在体内的转运过程(摄入和外排),药物转运体的基因多态性会影响药物在体内的转运,进而导致药物在体内的吸收、分布和消除差异。药物转运体根据对底物的转运方向不同分为摄入转运体和外排转运体。摄入转运体包括有机阴离子转运多肽(organic anion transporting polypeptide,OATP)家族、有机阴离子转运体(organic anion transporter,OAT)家族和有机阳离子转运体(organic cation transporter,OCT)家族等;外排转运体包括多药耐药蛋白(multidrug resistance protein,MDR)、多药耐药相关蛋白(multidrug resistance-associated protein,MRP)以及肝脏胆盐外排泵(bile salt export pump,BSEP)等。药物转运体也可以根据结构分为 ATP 结合盒转运体(ATP binding cassette transporter,ABC 转运体)和溶质转运蛋白家族(solute transport protein family,SLC 家族)。

药物作用靶点的基因多态性可引起药物与作用靶点的亲和力发生改变,导致个体产生不同的药物效应。常见的药物作用靶点有 α 肾上腺素受体(α-adrenoceptor,α-AR)、β 肾上腺素受体(β-adrenoceptor,β-AR)、血管紧张素受体(angiotensin receptor)、血管紧张素转换酶(angiotensin converting enzyme,ACE)、阿片受体(opioid receptor)、多巴胺受体(dopamine receptor)、组胺受体(histamine receptor)、5-羟色胺受体(5-hydroxytryptamine receptor,5-HT)、维生素 D 受体(vitamin D receptor,VDR)、血小板糖蛋白Ⅱb/Ⅲa(platelet glycoprotein Ⅱb/Ⅲa)、HMG-CoA 还原酶(HMG-CoA reductase)、受体酪氨酸激酶(receptor tyrosine kinase,RTK)等。

有些基因多态性并不是发生在与药物代谢和药物效应相关的通路上,也能对药物反应的个体差异产生重要影响。最常见的是人类白细胞抗原(human leukocyte antigen,HLA)基因型引起的罕见药物不良反应。有大量研究已证实 *HLA-B* 等位基因与卡马西平（*HLA-B* * *15∶02*）、苯妥英（*HLA-B* * *15∶02*）、别嘌醇（*HLA-B* * *58∶01*）、阿巴卡韦（*HLA-B* * *57∶01*）、氨苯砜（*HLA-B* * *13∶01*）、美托拉宗（*HLA-B* * *59∶01*）、氟氯西林（*HLA-B* * *57∶01*）等药物所致的罕见不良反应发生风险相关。

（2）遗传药理学的常用研究方法：遗传药理学作为一个交叉学科,涉及基因组学、分子生物学、遗传学、药理学、大数据、生物信息学以及临床医学等多个学科,这些学科的研究方法和技术都可以被这门新兴学科所运用。遗传药理学研究可以是从临床现象的发现再到体外的功能验证,也可以是体外的基础研究逐渐过渡到临床研究。因此,遗传药理学研究也涉及分子细胞水平、动物水平以及人体研究水平等多个方面。本节重点介绍相对较常见的人体研究的方法。

遗传药理学研究的最终目的是根据个体的遗传背景不同,提供合理的个体化治疗方案。所有在体外和动物水平的研究最终都需要在人体水平进行验证。在循证医学的背景下,任何一个可以用于临床进行个体化治疗的遗传分子标志物都需要经过临床验证。

1）基于健康受试者的遗传药理学研究：基于健康受试者的研究在遗传药理学研究中起重要作用。将健康受试者根据某一基因多态性进行分组,再观察分组间对于同一药物处置后反应的差异。利用健康受试者开展研究的优势在于健康受试者较少受到疾病状态的影响,可以更容易地观察到遗传因素的作用。

2）基于特定患者的遗传药理学研究：患者是遗传药理学的最终服务对象,正如药物研发必须经过大样本的、在特定患者上的试验才能最终应用于临床。遗传药理学根据遗传特点进行的个体化治疗也必须经过在特定患者中的临床验证,才能被用来指导临床个体化用药。遗传药理学的临床研究方法包括病例-对照关联研究和前瞻性随机对照试验研究。在遗传药理学中,病例-对照关联研究可根据患者的表型或药物反应性（如药物治疗的疗效差异、不良事件发生与否等）进行病例分组。病例-对照关联研究包括 2 种不同的设计类型候选基因关联研究（candidate gene association study）和全基因研究如全基因组关联研究（genome-wide association study,GWAS）、全基因组测序（whole genome sequencing）、外显子测序（exosome sequencing）等。在遗传药理学中,前瞻性随机对照试验研究主要是为了验证遗传药理学中的遗传分子标志物、比较根据基因多态性指导药物个体化治疗的优势。

3. 遗传药理学在新药临床评价中的作用和意义　2005 年美国 FDA 发布《药物基因学数据提交指南》,鼓励制药企业在药物研发期间开展药物基因组学研究。随后 2011 年和 2013 年欧洲医药管理局（EMA）和美国 FDA 相继发布临床试验中开展药物基因组学评价的指导原则。周宏灏院士团队也在 2012 年国际会议发布中国的基于遗传药理学和药物基因组学的药物研究技术指南。上述指导原则的颁布进一步明确药物基因组学在药物研发各个阶段中的地位、作用和研究方法。

（1）提高药物开发效率（剂量-暴露差异、更好地设计剂量、在后续试验中选择更适宜的受试人群）：药物研发包括 3 个阶段,即药物发现、临床前研究和临床研究;体现 3 大特点,即投入大、时间长和风险高。一个创新药从研发到上市平均投入 10 亿美元和耗时 10 年以上,期间均可能由于化合物不符合要求、疗效不确定和安全性问题等多种原因导致研发失败。因此,提高药物开发效率、降低失败风险一直是药物研发人员关注的重点和难点。

药物疗效不确定性和安全性问题可能一方面源于患者体内药物或代谢产物的暴露差异;另一方面药物作用靶点的基因多态性导致只有特定基因型的患者能够获得较好的疗效,

但是对整个研究人群的疗效并不显著。例如,吉非替尼在 2003 年获得用于含铂两药和多西他赛化疗后疾病进展的 NSCLC 患者的快速审批资格,但此后因临床试验未证实其疗效而被撤,实际上当时并不知道吉非替尼只对 EGFR 突变患者有效。后来基于遗传药理学研究,FDA 批准吉非替尼用于 EGFR 突变转移性 NSCLC 患者的一线治疗。

因此在新药研发阶段开展遗传药理学研究,有助于阐明药物剂量-暴露差异和不良反应发生风险高低的机制,设计合理的给药剂量和筛选目标获益人群以提高药物研发的成功率。主要表现为根据患者的基因型或表型给予相匹配的剂量,以达到预期的药物暴露;根据药物作用靶点的多态性,入选目标获益人群,排除预期疗效差的患者。在保证统计效能的前提下,减少患者的招募、降低临床试验的成本、缩短药物开发周期和提高临床试验的成功率。

(2)促进药物个体化治疗,提高临床合理用药水平:药物反应的个体差异是临床治疗中的普遍现象,药物的安全性和有效性是临床用药的核心问题,因此临床合理用药的核心就是围绕药物安全性和有效性的个体化给药。目前,已阐明影响药物安全性、有效性及个体化差异的重要因素是遗传差异。在新药研发阶段开展遗传药理学/药物基因组学研究的目的就是发现和验证影响药物疗效或不良反应发生的遗传变异。临床上通过对患者基因型或表型的检测,或某特定疾病相关基因变异的检测,从而筛选对特定药物敏感或抵抗的患者人群,进而实现药物的个体化治疗。目前临床上通过基因检测指导患者用药,主要集中于肿瘤靶向药物(酪氨酸激酶抑制剂),被 FDA 批准的带伴随诊断试剂盒的靶向药物已经在临床上得到广泛应用。因此,临床合理用药主要源于新药研发阶段的遗传药理学研究。

(二)遗传药理学/药物基因组学在药物研发各个阶段中的应用

对于新药研发的各个阶段均可开展药物基因组学研究,从而缩短研发周期、降低研发成本和提高研发成功率。

1. 临床前研究 在药物基因组学的指导下,分别明确药动学环节(吸收、分布、代谢和排泄,ADME)相关蛋白和药效相关靶点/信号通路关键蛋白的遗传变异对药物处置及相应的影响,设计体外细胞实验和动物实验。

体外实验主要明确参与活性原型药药动学过程的代谢酶和转运体。理想的候选化合物是有多个代谢酶参与其代谢。鉴定参与的代谢酶的方法包括纯化体外表达重组酶实验、使用特异性的代谢酶抑制剂等在人肝微粒体中进行实验。在药物研发早期应确定其代谢是否主要由具有遗传变异缺陷的药物代谢酶代谢,如 CYP2D6、CYP2C19 等。药物转运特征主要在表达转运体的细胞系中进行研究,目前研究较多的转运体包括多药耐药蛋白(P-gp 等)、有机阴离子转运体(OATP1B1 等)、有机阳离子转运体(OCT 等)。EMA 认为若体外研究数据预测 50% 的药物通过单一的具有多态性的酶来消除,则认为该酶是"重要酶"。对于转运体尚无明确的界值。此外,必要时还应该利用定点诱变技术构建细胞模型及使用基因敲除动物模型、人源化转基因动物模型对药物相关的基因位点进行研究,为临床研究提供充足的证据。

同样需要注意的是,多态酶可能会参与药物活性代谢产物(包括毒性代谢产物)的产生和消除过程。

目前在抗肿瘤药的研发中,针对肿瘤特异性标志物设计的靶向药物在癌症治疗中的地位日益重要。基于临床前药物基因组学研究初步明确靶向药物作用的某一基因型人群,为下一步临床研究的试验设计和人群选择提供支持。

2. Ⅰ期临床试验研究 初步验证和发现遗传因素对 PK 和/或 PD 的影响;基因遗传的

试验风险管控(剂量设计、人群筛选)。

(1)首次人体试验:基于临床前的药物基因组学研究结果,对可能影响药物代谢、转运和疗效的遗传变异进行人体验证。受试者选择方面要综合考虑,是否提前对受试者进行基因分型应遵循个案原则,例如,在较高剂量过度暴露研究药物可能导致毒性时,对拟入选的受试者要确定哪些患者具有风险,以便使他们可能接受较低剂量或从 PK 研究中排除。可能需要早期分型的基因包括代谢酶基因和 *SLCO 1B1* 基因。

(2)其他研究:若临床前研究提示药物主要经某一具有遗传多态性的途径代谢或转运,此时应在健康受试者中开展药物基因组学研究,评价常见的基因型与剂量暴露的关系。在大多数情况下,可以采取回顾性研究对已完成的多个类似研究进行汇总综合分析。

当明确药物暴露和响应或安全性密切相关,且特殊的遗传变异在总人群中的分布较低时,更适合开展前瞻性、均衡性的基于基因型招募受试者的专门临床药理学研究。明确和量化基因型间的差异,有助于后期制定基因型特有的给药方案。

3. Ⅱ期临床试验研究 在疾病治疗状态下探索和验证遗传因素对 PK 和/或 PD 的影响,着重在相关性分析。

Ⅰ期临床试验研究的结果对Ⅱ期临床试验的制定尤为重要,尤其是受试者的选择标准和给药剂量的设定及计划基因型亚组分析。Ⅱ期临床试验研究主要用与临床疗效和安全性相关的标志物或临床终点开展剂量-效应研究,明确剂量-效应关系,确定Ⅲ期临床试验的给药剂量,明确剂量和常见不良反应的关系。如果在Ⅰ期临床试验研究中(健康志愿者)观察到活性药物(母体药物和/或其活性代谢物)的 PK 存在显著的个体差异,Ⅱ期临床试验研究应考虑开展基于基因型分层或者特殊基因型指导的剂量-效应关系研究。在后续研究中,给药剂量由预期达到的血药浓度水平来决定。

从药效层面考虑,对于明确没有药物靶标的患者应被排除(如吉非替尼对 EGFR 野生型的肺癌患者无抗肿瘤活性)。

4. Ⅲ期临床试验研究 Ⅱ期临床试验研究结果证明变异有临床意义,则Ⅲ期临床试验研究按基因型给药;若无临床意义,则进一步证明。

如果在Ⅱ期临床试验研究中发现基因变异影响药物的剂量和效应/安全性关系,那么在Ⅲ期临床试验研究中应考虑:①按基因型入选试验患者(如招募可能的反应者和排除可能出现毒性的患者);②按基因型分组分层;③按基因型调整剂量。这些措施可增大效应水平,降低毒性而且可提高研究整体成功的概率。如果因为制剂等因素的限制无法进行剂量标准化,则考虑排除具有特殊基因型的患者。

如果Ⅱ期临床试验研究表明基因型间暴露的差异对临床疗效/安全性无显著影响,则Ⅲ期临床试验的重点是证明不同的暴露不具有临床意义,后期的药物基因组学研究将不再作为主要关注点。

特别提醒,由于遗传变异的复杂性和多样性,以及基因变异检测技术的发展和成本降低(GWAS 等),未来可能有机会通过回顾性分析发现新的影响药物 PK/PD 或安全性的遗传变异,因此建议长期保存各个阶段的临床试验受试者的 DNA 标本。

5. 其他研究 在药物相互作用研究中经常对受试者人群进行基因分析。不同基因型之间主要代谢酶或转运体活性的差异影响药物相互作用的程度。例如,有机阴离子转运多肽 1B1(OATP1B1)是转运瑞格列奈进入肝细胞的主要载体。SLCO1B1(OATP1B1 蛋白的编码基因)的遗传学研究结果表明,SLCO1B1 c. 521T>C(p. Val174Ala)突变导致转运活性降低。当给予 OATP1B1 的抑制剂厄贝沙坦时,SLCO1B1 521TT 型受试者的瑞格列奈峰浓度平均增加 50%,而 SLCO1B1 521TC 型受试者的瑞格列奈峰浓度未见改变。

此外,在肾功能受损和婴幼儿等特殊人群中也应考虑开展药物基因组学研究。

(三)研究方法和研究设计

目前药物基因组学研究主要有 3 种方法:经典药动学分析、群体药动学分析和生理药动学分析。

1. **经典药动学分析** 按基因型分组,给予单剂量;存在非预期的蓄积采用多剂量评价。采用 PBPK 模拟中间代谢人群的药动学特征。

Ⅰ期临床试验研究中广泛采用经典药动学分析,通过密集采血获得个体的药动学参数,评估剂量和暴露之间的关系。为评价基因变异对活性药物暴露的影响,常采用简化设计(包含极端基因型的设计,如快代谢和慢代谢相比)的研究,而影响受试者暴露的其他因素(肝肾功能等)尽量均衡。如果纯合子的概率太低(如<1%),很难招募到适当数量的受试者,则尽可能多地纳入纯合子受试者和大量杂合子的基因型受试者,用来初步评估多态性在纯合子受试者中的影响。为了便于研究基因剂量效应,也常招募同等数量的野生型、杂合子和纯合子受试者进行传统药动学研究。上述研究一般都是采用单剂量给药设计,如果观察到基因型对药物暴露的影响,则对多剂量暴露的影响进行预测。但是如果存在时间依赖性药动学特征,则需要开展多剂量研究。如果药物在慢代谢受试者体内表现为线性动力学特征,那么则无须在快代谢者中评估 2 个剂量水平。

传统药动学的结果展示:①列出个体的基因型和药动学参数,如 AUC、C_{max}、t_{max}、Cl、$t_{1/2}$ 等;②按基因型对药动学参数进行描述性统计(均值、标准差和范围);③采用箱式图展示反映暴露的参数(C_{max} 或 AUC 等);④统计评估基因变异对药动学特征的影响,并给出基因型作用的 90% CI。

2. **群体药动学分析** 群体药动学是将经典药动学模型和统计学模型相结合起来,全面分析药物在某一特定群体中的药动学特征,定量考察各种因素对药物药动学的影响,目前已广泛运用于Ⅱ期和Ⅲ期临床试验研究中。与经典药动学设计的密集采样点不同,群体药动学可以通过分析稀疏数据(每个个体 2~3 个点)研究个体 PK 的差异,综合分析遗传和非遗传因素对药物 PK 的影响,揭示药物和机体较深层次的关系。早在 1999 年,美国 FDA 就颁布了群体药动学研究指导原则,并要求新药申报必须提交药物群体药动学参数。FDA 于 2019 年颁布了新版群体药动学指导原则草案。

3. **生理药动学分析** 生理药动学(PBPK)模型是将药物随时间动态变化的规律与机体的生理、生化参数联系起来。将每个相应的组织器官单独作为一个房室,各房室间按体内血液循环的方式连接,根据物质平衡原理,以一套数学微分方程描述生理环境的药物体内过程。

传统药动学是基于真实的体内数据进行模型拟合,这种建模方式称为自上而下(top-down);而生理药动学采用自下而上(bottom-up)模式,将药物理化参数、体外实验数据与目标人群的人口学特征、生理、病理和遗传等相关信息进行整合,预测药物在人体的清除率及其变异,并能对特殊目标人群(如儿童)的药物反应以及可能发生的极端情况进行预测。

目前生理药动学主要运用首次人体试验的剂量预测、药物相互作用预测、中间代谢产物预测和特殊人群(如儿童、肝肾功能不全者、极端基因型患者等)的临床试验模拟。主流的 PBPK 药动学软件有 Simcyp、GastroPlus 和 PK-Sim 等。

2016 年美国 FDA 和欧盟 MEA 均发布各自的生理药动学研究指导原则,主要对研究报告的各项内容作出明确要求。

在药品审评中心的领导下,中国药理学会定量药理专业委员会组织专家先后编写了《新药研发中定量药理学研究的价值及其一般考虑》《新药研发中群体药动学/药效学研究的一般考虑》和《基于模型的荟萃分析一般考虑》等。药品审评中心也于 2020 年 12 月发布了《模型引导的药物研发技术指导原则》和《群体药代动力学研究技术指导原则》。

(四)样本采集和基因分型方法

1. DNA 标本采集和保存　通常使用 EDTA 或者柠檬酸盐抗凝的真空采血管采集全血样本,一般采集静脉血 2~3ml,采集后将采血管颠倒混匀数次,保证抗凝效果。血液样本应该在 4℃保存,24 小时之内提取核酸可以获得最佳效果,保存 1 周后 DNA 获得率会降低 15%~20%,保存 2 周后会降低 25%~30%,在室温下影响更大。因此应该将样本尽快送达临床检验实验室,并且在运输的途中切实做好低温处理和包装保护。提取的 DNA 标本应置于 −70℃保存,并且避免反复冻融。

2. 基因分型方法　目前常规的基因分型技术主要包括聚合酶链反应相关技术、分子杂交技术、焦磷酸测序、二代测序和基质辅助激光解吸电离飞行时间质谱等技术。技术原理、操作步骤和临床应用详见《药物基因组学与个体化治疗用药决策》第二章。

【案例1】健康人群开展基因变异对药动学影响的研究

(1)研究项目:CYP2C19 基因多态性对舍曲林药动学的影响。

(2)研究背景:舍曲林是一种强效和选择性的中枢神经系统 5-羟色胺再摄取抑制剂。它主要经过肝 CYP2C19 进行代谢,去甲舍曲林为舍曲林的主要代谢产物。CYP2C19 是一种临床重要的代谢酶,由于其基因多态性将受试者分为 2 种不同的类型:S-美芬妥英强代谢者和弱代谢者。CYP2C19 的活性由遗传基因决定,其基因多态性显示明显的种族差异特征。弱代谢者的发生率在亚洲人群(13%~23%)中高于白种人群(2%~5%)。CYP2C19 等位基因和 5 个缺陷基因分别为 *CYP2C19 * 1*(野生型)、*CYP2C19 * 2*(M1)、*CYP2C19 * 3*(M2)、*CYP2C19 * 4*(M3)、*CYP2C19 * 5*(M4)和 *CYP2C19 * 6*(M5)。100%的亚洲人群弱代谢者均为 *CYP2C19 * 2* 和 *CYP2C19 * 3*,然而所有缺陷基因均存在于白种人群。舍曲林的处置和代谢存在很大的个体间变异。

(3)研究目的:研究 CYP2C19 基因多态性与舍曲林药动学的关系,并探索 CYP2C19 基因多态性对舍曲林 *N*-甲基化的影响。

(4)研究方法:招募 77 例健康受试者,采用扩增 PCR 技术测定受试者的 CYP2C19 基因型,最终入组 6 例 CYP2C19 强代谢(*CYP2C19 * 1/ * 1*,*CYP2C19 * 1/ * 2* 或 *CYP2C19 * 1/ CYP2C * 3*)受试者和 6 例 CYP2C19 弱代谢(*CYP2C19 * 2/ * 2* 或 *CYP2C19 * 2/ * 3*)受试者。入组的受试者单次口服 100mg 舍曲林,分别于给药前及给药后 1 小时、2 小时、3 小时、4 小时、5 小时、6 小时、7 小时、8 小时、10 小时、12 小时、24 小时、36 小时、48 小时、72 小时、96 小时、120 小时和 144 小时各采集受试者的肘静脉血 8ml,采用气相色谱法测定舍曲林和去甲舍曲林的血浆药物浓度。

(5)研究结果:6 例弱代谢受试者的 M1 代谢产物的 AUC_{inf} 和终末半衰期均显著大

于强代谢者(无论是纯合子还是杂合子),AUC_{inf}分别为 983.6h·μg/L±199.3h·μg/L 和 697.6h·μg/L±133.0h·μg/L($P<0.05$),终末半衰期分别为 35.5 小时±5.6 小时 和 23.5 小时±4.4 小时($P<0.01$)。6 例弱代谢受试者的清除率显著小于强代谢者,分别为 105.3L/h±19.4L/h 和 148.4L/h±28.6L/h。6 例弱代谢受试者的去甲舍曲林的 $AUC_{0\sim144h}$ 和 C_{max} 均显著小于强代谢者,$AUC_{0\sim144h}$ 分别为 627.6h·μg/L±203.8h·μg/L 和 972.1h·μg/L±270.3h·μg/L($P<0.5$),C_{max} 分别为 23.6nmol/L±6.5nmol/L 和 32.4nmol/L±8.2nmol/L($P<0.1$)。

(6)研究结论:CYP2C19 是影响舍曲林 N-去甲基化的主要代谢酶,强代谢者和弱代谢者对于舍曲林的代谢均有显著影响。

【案例2】运用 PPK 开展基因变异对药动学影响的研究

(1)研究项目:基于群体药动学方法研究 $CYP2D6*10$ 基因多态性对中国精神分裂症患者体内伊潘立酮及代谢产物药动学的影响。

(2)研究背景:伊潘立酮属于非典型抗精神病药,为 5-羟色胺、多巴胺 D_2 受体拮抗剂,于 2009 年获 FDA 批准用于成人精神分裂症的治疗。研究认为伊潘立酮的治疗范围为 5~10ng/ml,在体内可代谢成 O-脱烷基化、羟基化、脱羧化/氧化还原化产物。其中代谢产物 M1(即 P-88)和 M2(即 P-95)为其主要代谢产物,代谢产物 M1 可能与伊潘立酮的疗效有关。CYP2D6、CYP3A4 和其他酶可参与伊潘立酮的代谢。细胞质酶和线粒体酶参与代谢产物 M1 的生成,而 CYP2D6 参与代谢产物 M2 的生成。研究发现,与 CYP2D6 强代谢者相比,CYP2D6 弱代谢者具有更高的伊潘立酮血浆暴露量,半衰期($t_{1/2}$)可延长至 33 小时或更长。$CYP2D6*10$(rs1065852,C>T)的等位基因频率在中国人群中可达 48%~70%,在其他亚洲人群(日本或韩国)中为 30%~50%。而 $CYP2D6*10$ 突变对伊潘立酮药动学的影响尚无研究报道。本研究旨在构建原型药-代谢产物的 PPK 模型,评价 $CYP2D6*10$ 基因多态性对中国精神分裂症患者体内伊潘立酮及代谢产物药动学参数的影响,便于临床用药指导和剂量优化。

(3)研究方法:患者来自一项全国 13 家医院参与的多中心Ⅱ期临床试验研究,采用剂量滴定方式给药。采集 4 个血液样本(第 15 天给药前的浓度、第 28 天给药前的浓度以及给药后 4 小时和 12 小时的浓度),采用 HPLC-MS/MS 法检测血药浓度,采用基因测序法测定基因分型。采用 NONMEN 软件,运用 FOCE-I 法构建伊潘立酮原型药-代谢产物的 PPK 模型。

(4)研究结果

1)基本情况:本研究共检测获得 804 例血药浓度数据,包括 266 例伊潘立酮、268 例 M1、270 例 M2。

2)模型构建:模型构建过程中,$CYP2D6*10$ 和 RBC 分别影响 K_{23}、K_{24} 和伊潘立酮的分布容积,但最终模型中 RBC 被剔除,仅保留 $CYP2D6*10$ 基因型。

3)模型验证:Bootstrap 1 000 次的参数均值和置信区间与最终模型无显著性差异。此外,SVPC 验证结果提示模型具有良好的预测能力。

(5)研究结论:首次采用构建原型药-代谢产物的 PPK 模型验证 $CYP2D6*10$ 突变对中国精神分裂症患者体内伊潘立酮及代谢产物药动学的影响。

(李雪宁 方 翼 阳国平 裴 奇)

参考文献

［1］FDA. For consumers. Consumer updates. Avoiding drug interactions. ［2020-10-16］. https：//www. fda. gov/consumers/consumer-updates/avoiding-drug-interactions.

［2］FDA，Center for Drug Evaluation and Research（CDER）. FDA guidance for industry：food-effect bioavailability and fed bioequivalence studies. ［2020-10-16］. https：//www. fda. gov/regulatory-information/search-fda-guidance-documents/food-effect-bioavailability-and-fed-bioequivalence-studies.

［3］CFDA. 药物临床试验的一般考虑指导原则. ［2020-10-16］. https：//www. cfdi. org. cn/resource/news/8320. html.

［4］CED. FDA《口服制剂的生物利用度和生物等效性研究：一般性考虑》介绍. ［2020-10-16］. http：//www. cde. org. cn/dzkw. do？method＝largePage&id＝246.

［5］CFDA. 以药动学参数为终点评价指标的化学药物仿制药人体生物等效性研究技术指导原则. ［2020-10-16］. http：//www. cde. org. cn/zdyz. do？method＝largePage&id＝353342c97683d4fb.

［6］SFDA. 药物相互作用研究指导原则. ［2020-10-16］.http：//www. cde.org.cn/zdyz.do？method＝largePage&id＝17f80cb05ff320e3.

［7］中国营养学会. 中国居民膳食指南（2016）. 北京：人民卫生出版社，2016.

［8］WANG H，LIU H，LIU M，et al. Pharmacokinetics of LBPT and its primary metabolites，as well as tolerability in the first-in-human study. Eur J Pharm Sci，2017，100：87-93.

［9］李文博，丁黎，任昱全，等. 高变异药物硫酸氢氯吡格雷片的人体生物等效性及饮食影响. 中国药学杂志，2014，49（16）：1437-1441.

［10］赵彩芸，吕媛，魏敏吉，等. 磷酸西格列汀片在中国健康受试者的生物等效性研究. 中国临床药理学杂志，2019，35（3）：271-275.

［11］FDA. Guidance for industry：clinical pharmacogenomics：premarket evaluation in early-phase clinical studies and recommendations for labeling. ［2020-10-16］. https：//www. fda. gov/ucm/groups/fdagov-public/@ fdagov-drugs-gen/documents/document/ucm337169. pdf.

［12］FDA. Guidance for industry：E15 pharmacogenomics definitions and sample coding. ［2020-10-16］.https：//www. fda. gov/ucm/groups/fdagov-public/@ fdagov-drugs-gen/documents/document/ucm073162. pdf.

［13］FDA. Guidance for industry：population pharmacokinetics. ［2020-10-16］. https：//www. fda. gov/ucm/groups/fdagov-public/@ fdagov-drugs-gen/documents/document/ucm072137. pdf.

［14］FDA. Physiologically based pharmacokinetic analyses — format and content：guidance for industry. ［2020-10-16］. https：//www. fda. gov/downloads/drugs/guidancecomplianceregulatoryinformation/guidances/ucm531207. pdf.

［15］EMA. Guideline on the qualification and reporting of physiologically based pharmacokinetic（PBPK）modeling and simulation. ［2020-10-16］. http：//www. ema. europa. eu/docs/en＿GB/document＿library/Scientific＿guideline/2016/07/WC500211315. pdf.

［16］阳国平，郭成贤. 药物基因组学与个体化治疗用药决策. 北京：人民卫生出版社，2016.

［17］WANG J H，LIU Z Q，WANG W，et al. Pharmacokinetics of sertraline in relation to genetic polymorphism of CYP2C19. Clin Pharmacol Ther，2001，70（1）：42-47.

［18］PEI Q，HUANG L，HUANG J，et al. Influences of *CYP2D6＊10* polymorphisms on the pharmacokinetics of iloperidone and its metabolites in Chinese patients with schizophrenia：a population pharmacokinetic analysis. Acta Pharmacol Sin，2016，37（11）：1499-1508.

第八节 人体物质平衡试验

临床药理学帮助了解新化学实体（NCE）的药动学特征，其研究内容通常包括单剂量和多剂量爬坡 PK、食物影响、药物相互作用、器官(如肝肾等)损伤影响、特殊人群 PK 和物质平衡试验。这些试验中从物质平衡临床试验获得的信息最多,对了解药物的临床药理学、人体内的代谢以确定人体是否存在高比例药物代谢产物以及药物-药物相互作用的评估提供至关重要的信息,也是法规部门最关注的领域之一。FDA 和 EMA 均建议对小分子药物(包括抗肿瘤新药)进行人体物质平衡试验,其结果是新药注册申报(NDA)药动学研究中重要的一部分,也常常会纳入药品说明书。

ICH 指南指定物质平衡试验给予放射性标记药物,实践中绝大多数物质平衡试验均采用放射性标记药物,以达到检测所有与药物相关物质(总体)的吸收、分布、代谢和排泄(ADME)的目的。低能量放射性同位素标记技术因其生物界背景低、检测容易且灵敏、可定量分析候选药物产生的代谢产物、产生的非离子化 β 射线能量极低而不需特殊防护等优点被广泛采用。因其结果简单、明了、可靠,至今仍被公认为物质平衡试验的"金标准"。人体放射性物质平衡试验多采用 ^{14}C,偶用 ^{3}H 标记的药物。

一、开展人体物质平衡试验的目的

人体物质平衡试验也常常称为 hADME 试验,也有的只包括 AME。借助放射性示踪,人体物质平衡试验可以获得更全面或者其他试验无法获得的结果,其主要目的有 2 个,即鉴定并定量循环原型药及其代谢产物和阐明受试物在人体内的主要消除途径。

(一)鉴定并定量循环原型药及其代谢产物

血浆代谢物谱通常采用 HPLC 与在线或离线放射性监测器联用获得。图 2-6 为给予健康志愿者口服[^{14}C]阿普斯特(apremilast)后血浆、尿液和粪便的代表性放射性代谢物谱,将每个放射性峰积分后获得每个放射性代谢产物所占的百分比,再根据总放射性 AUC 计算出每个代谢产物的百分血浆暴露量(%AUC)。目前,高分辨质谱是鉴定代谢产物最常用的技术,由于质谱无法确定结构细节,如取代基的位置、立体构型等,对主要代谢产物常常需要与合成的标准品比较以确认结构。在极少数情况下,对一些难以人工合成的代谢产物可从人体排泄物(多为尿液)中分离纯化后通过核磁共振分析进行结构确定性鉴定。

我国国家药品监督管理局(NMPA)、ICH 和美国 FDA 均颁布了《药物代谢产物安全性试验技术指导原则》(常常又称为 metabolite in safety testing,MIST)。指南中均明确要求需要对人体高比例药物代谢产物(disproportionate drug metabolite)进行安全性评价。高比例药物代谢产物指在稳态期的代谢产物暴露量高于总体药物系统暴露量(以 AUC 表示)的 10%,并且人体暴露量超过药物安全性评价试验动物的暴露量。由于人体物质平衡试验一般为单次给药,代谢产物的分布比例与稳态期可能有差异,因此在物质平衡试验中鉴定代谢产物的标准需要根据候选药物的具体情况确定。对于可能>10% 的总 AUC 的代谢产物,申办者需要建立并验证一个生物样本分析方法(GLP),在随后开展的临床试验中定量分析多次给药后人血浆中的代谢产物浓度并计算 AUC,以确定稳态期该代谢产物是否高于总 AUC 的 10%。ICH 指南[M3(R2)]建议对日剂量低于 10mg 的药物,10%的标准可以放宽些。

发现人体的主要代谢产物(>10% 的总 AUC)后,最关键的就是尽早确定其是否为高比例药物代谢产物,以确定毒理学种属选择是否正确。如果这些代谢产物还没有在毒理学动物种属中检测过,申办者需要建立、验证一个生物样本分析方法(GLP),在随后开展的非临床试验毒理学试验中定量分析长期给药后的循环代谢产物浓度并计算 AUC,以确定是否覆盖人体暴露量。如果人体代谢产物占总 AUC 的比例不是很高,一般认为动物在 NOAEL 剂

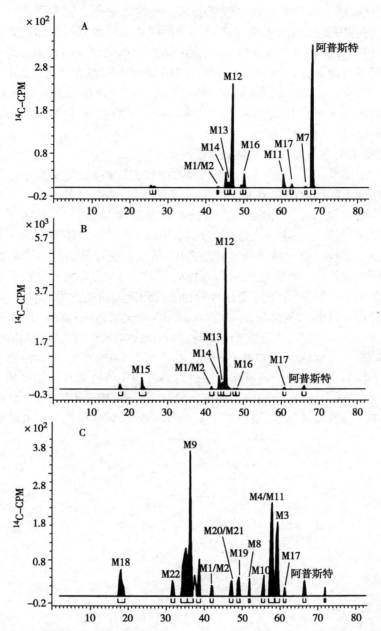

图 2-6 给予健康志愿者[^{14}C]阿普斯特(apremilast)后的代表性放射性代谢物谱
A. 混合 0~24 小时血浆 B. 混合 0~24 小时尿液 C. 混合 0~48 小时粪便
(引自 Hoffmann F,et al)

量时代谢产物的 AUC>50% 的人体 AUC 即可。但如果代谢产物占总 AUC 的比例很高和/或具有毒性警示结构或官能团,一般希望看到更高的动物暴露。如果代谢产物在毒理学种属动物中的暴露量不能覆盖人体暴露量,则需要根据 MIST 指南对该代谢产物进行毒理学研究。

根据以上讨论,除 MIST 指南中指出的例外药物(危及生命或严重疾病并无有效药物)

外,小分子药物在批准上市(NDA)前一般需要开展人体放射性物质平衡试验。但常常有研究者问,我们的药物用质谱/ADME方法取得多高的回收率法规部门会豁免人体放射性物质平衡试验。以上对MIST指南的解析或许可以解答这个问题,即使回收率达到理想的100%,不是特殊药物仍不可能豁免。因为非放射性ADME研究方法都无法确定总体药物(原型药和与药物相关的所有产物)的系统暴露量,因而无法判断是否存在人体高比例药物代谢物。如果药物的吸收很好并不被代谢、原型药全部从肾排泄,非放射性标记的物质平衡可能也可以接受,但这样的特例极其稀少。

（二）阐明受试物在人体内的主要消除途径

物质平衡试验结果可以帮助了解药物的吸收率和消除机制,需要鉴定尿和粪便中的主要代谢产物。尿液中的代谢产物浓度一般比血液高得多,总量也多,易于鉴定,其结果可以帮助鉴定血浆代谢产物。有些代谢产物的血药浓度很低,可能被忽略,搞清尿液中的代谢产物也可以完善血浆代谢物谱,更深入地了解药物在体内的代谢。粪便中的代谢产物多数是药物吸收、代谢后经胆汁和/或肠壁分泌到肠道中,但也可能包括由肠内微生物产生的代谢产物。鉴定粪便中的代谢产物会增加对药物体内代谢的了解,有些人体特有或高比例药物代谢产物与肠微生物代谢有关,对鉴定这样的血浆代谢产物帮助也很大。

不同消除途径贡献的定量是根据初级(primary)和次级(secondary)代谢产物从特定途径排泄的给药量(%dose)来估计的。主要消除途径(包括首关效应)的贡献应包括该初级消除途径下产生的所有次级代谢产物的总和(图2-7)。在CDE和FDA的药物相互作用指导原则中都提及人体的主要代谢产物可能需要进行酶表型及药物相互作用评估。这些信息对于确定可能需要开展的其他类型的临床药理学研究很重要,如是否需要开展临床DDI试验,一个药物如果主要从肝或肾排泄,则可能需要开展肝和/或肾功能损伤患者的临床试验。

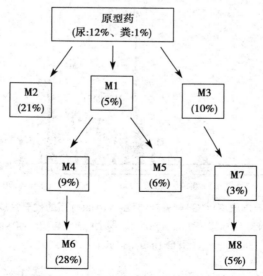

代谢产物M1为主要清除途径(5+9+6+28＝48%);
M2和M3分别少于25%。

图2-7 代谢产物的清除率计算

EMA在回答绝对生物利用度(F_a)的问题时提到,即使是口服药物,当无法评估吸收率时,也推荐静脉给药,以便对消除途径的贡献进行可靠估计,并为口服药物的胆汁/肠壁分泌量提供重要信息。在评估 DDI 潜在风险时需要考虑生物利用度影响代谢产物清除率的计算（图 2-8）。例如，如果在粪便中发现大量的原型药，来源有 2 种情况，即吸收后以原型药排泄或代谢产物在肠内转化为原型药或未被吸收直接排泄，2 种情况药物的 F_a 不一样。当计算代谢产物消除途径占所有药物相关物质消除途径的贡献时，后一种情况的给药量需要减去未吸收的部分。因此，图 2-8 中的 M2 在 100% F_a 时不算主要代谢产物（清除率为 24%），而 F_a 为 50% 时 M2 则占清除率的 48%，必须评价是否需要进行 DDI 试验。如果吸收的部分未知，则可能需要按 F_a 最差的情况评估 DDI 风险。

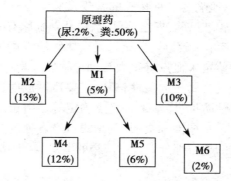

口服药物原型药 F_a 会影响代谢途径的清除率，从而影响药物相互作用（DDI）的评价工作：

1. $F_a = 100\%$（粪便中的原型药为吸收后胆汁排泄）

试验确定胆汁排泄为原型药的主要清除途径（50%），M1 的形成不是主要清除途径，需要评价作为受害药物转运体（如 P-gp、BCRP）的 DDI 风险。

2. $F_a = 50\%$（粪便中的原型药为未吸收，需减去）

M1 的形成为主要清除途径（46%），需要评价相关代谢酶和转运体（如 OATP1B1/3）的抑制剂的 DDI 风险。

图 2-8　生物利用度对清除率计算的影响

（三）药物活性中间体

目前 CDE 和 FDA 的 MIST 指南都还没有包括药物产生的活性中间体（reactive intermediate），而这些产物在血浆中的浓度通常很低而检测不到。一般可以通过定性与定量分析尿液及粪便中的下游产物如谷胱甘肽/半胱氨酸结合产物，并与动物排泄量比较，粗略比较一下其上游活性中间体在人和动物体内的潜在暴露，尽管还没有文献报道其相关性。

二、开展人体物质平衡试验的时机

2018 年国家药品监督管理局药品审评中心批准的 3 个小分子药物呋喹替尼胶囊、马来酸吡咯替尼片和盐酸安罗替尼胶囊均使用 ^{14}C 标记药物开展人体物质平衡试验，主要结果均写进各药品说明书。目前，中国已加入 ICH，按照 ICH 指南，人体物质平衡试验一般最迟需要在药物进入Ⅲ期临床试验前完成；通常在Ⅱ期临床试验概念验证（POC）期间或之后开展。总的来看，在过去的 10 年中人体物质平衡试验有提前的趋势。实践中，人体物质平衡试验的开展时间也和药物代谢产物研究结果相关。如果早期临床药物代谢产物鉴定结果比较确定、已包括所有可能的主要代谢产物，人体 ^{14}C-ADME 试验可以在概念验证（POC）后的Ⅲ期临床试验前进行；而如果对代谢产物鉴定结果把握度不大，则建议尽早进行。当然，药物适应证也有影响，如抗肿瘤药的临床研究期相对较短，人体物质平衡试验也可考虑较早开展。总的说来，尽早开展人体物质平衡试验对药物研发有好处，很多情况下代谢产物鉴定是一个艰难而漫长的过程，而且在Ⅱ期和Ⅲ期临床试验之间开展人体 ^{14}C-ADME 试验在临床安排上常常会遇到一些困难。

三、开展人体物质平衡试验的方法

人体物质平衡试验可以比喻为一种特殊的常规试验。在进行该试验前，候选药物一般已完成Ⅰ期临床单、多剂量爬坡试验，安全性已了解；Ⅱ期临床有效性试验也多已进行，剂量明确，对药物的人体 PK 也基本了解。这些结果对人体物质平衡试验中的剂量确定、安全性关注点，以及 PK/代谢产物鉴定采血点有很大帮助。物质平衡试验的特殊性是给药制剂中含有一定量的放射性标记药物，属于放射性核药，需要遵循放射性核药临床试验的法规，特别是放射性剂量确定、放射性防护、样本采集终点确定等。由于该试验绝大多数采用 ^{14}C-标记化合物，排泄物多数也是采集尿液和粪便，其采集、运输、处理、总放射性检测等也一般采用常规方法。当然，该试验的核心部分即代谢产物的鉴定，其策略和方法各个项目会有较大差异。

（一）准备工作

1. 放射性标记药物的准备　氚(^{3}H)标记化合物在体内由于代谢或氢/氚交换容易形成氚水滞留体内而导致受试者的放射性暴露量增加，氚水挥发导致回收率降低以及放射性比活度变化难以定量等弱点，过去在药物剂量或生物利用度很低、^{14}C-标记化合物达不到所需的放射性强度时有被采用。但随着微量放射性法(micro tracer)的成熟，可能已排除应用氚标记化合物进行人体物质平衡试验的必要性。目前国内已开展或即将开展的人体物质平衡试验均选用 ^{14}C-标记化合物。标记合成前需要确定 ^{14}C-标记位点，使得 ^{14}C-标记药物可以追踪药物和所有相关代谢产物。一般根据前期的人和动物体内/体外代谢结果提示代谢稳定位点，结合考虑标记合成的难易及可行性。参考类似结构药物的 ^{14}C-标记位点可能会有很大帮助。有的药物代谢后会裂解产生 2 个或多个碎片分子，需要考虑双 ^{14}C-标记位点；双 ^{14}C-标记药物可以混合给药，也可以分别在 2 个临床试验中完成。

^{14}C-标记合成需要候选药物结构中的 1 个或数个碳被 ^{14}C-取代，因此一般通过全合成或半合成获得。目前很多 API 合成工艺全部或部分采用砌块，这些砌块多数可以买到；如果 ^{14}C 需要标记在这些砌块中，这些砌块则需要从头合成。因此，有些候选药物本身合成不难，但 ^{14}C-标记合成却可能非常困难。一般建议尽早准备 ^{14}C-标记药物。

2. 人体放射性剂量的估算　^{14}C-标记药物也属于放射性药物(radioactive drug)，需要遵循放射性药物的相关指南法规，在开展临床试验前确定其放射性剂量的安全性。美国 FDA 21CFR361(Sec. 361. 1 Radioactive drugs for certain research uses)明确规定单次使用放射性药物所致的全身和器官当量吸收剂量限值，如全身、造血器官、晶状体和性腺的最高限值为 30mSv，其他器官为 50mSv，要求进行人体 ^{14}C-ADME 试验前提供放射性剂量估算报告(dosimetry report)，经 FDA 批准的"放射性药物研究委员会"(Radioactive Drug Research Committee)审查合格后才能开展。现国际上开展人体放射性物质平衡试验时，辐射的全身有效剂量一般保持在 1mSv 以下，按照国际放射防护委员会(ICRP)第 62 号出版物中的风险归类，该剂量下的风险级别为低度。

人体放射性剂量估算报告(dosimetry report)一般根据啮齿动物的组织分布数据估算人体各组织以及全身放射性暴露量以确定人体最大放射性剂量。目前国际上多采用依据定量全身放射自显影(QWBA)技术进行动物组织分布研究,为放射性剂量估算的 QWBA 技术需采用含黑色素大鼠(如 LE 大鼠),也少有采用含黑色素小鼠。前期 CDE 批准上市的药物如呋喹替尼、安罗替尼的 LE 大鼠 QWBA 技术组织分布试验均在美国完成,目前国内已引进 QWBA 技术。目前国内尚有沿用传统组织分布方法(组织取样—匀浆—高温燃烧成 CO_2 后再用液体闪烁计数仪测定放射性),其工作量比较大,而要获得与 QWBA 相似的全面组织分布数据比较困难,费用可能也会高于 QWBA 技术。

3. 给药制剂的制备　无论药物是片剂或其他剂型,由于需要加入放射性标记药物,人体物质平衡试验中极难获得与临床试验相同的制剂。实践中,水溶性较好的药物常常采用溶液制剂,溶解度较差的药物可加入适量赋形剂制备成混悬液。人体 ^{14}C-ADME 试验最常用的放射性剂量为 100μCi,相当于 0.8mg 分子量为 500Da 的药物。因此,对于剂量<0.8mg 的小分子药物,需要降低放射性剂量;而对于剂量>0.8mg 的药物,需要掺入非标记药物稀释后再制备成物质平衡试验给药制剂。

4. 放射性给药剂量、方式及检测方法

(1)常规方法:液体闪烁计数仪(LSC)是放射性药物代谢实验室的一种基本检测工具,根据放射性同位素(^{14}C、^{3}H 等)衰变过程中放出的能量检测其放射性强度。人体 ^{14}C-ADME 试验中,受试者口服含有常规放射性剂量(50~100μCi)的放射性药物,采用 LSC 可以达到放射性检测灵敏度。由于放射性剂量比较大,每个物质平衡试验的具体放射性剂量需要根据放射性估算报告确定其安全性。

(2)微量放射性法(micro tracer):有些药物在人体内的半衰期很长,或有共价结合,特别是与含黑色素的组织器官结合较强,导致这些组织器官(如眼)和全身辐射量超过国际放射防护委员会的规定,进行人体 ^{14}C-ADME 试验时需要降低放射性剂量,导致样本低于 LSC 的检测灵敏度。加速器质谱(accelerator mass spectrometry,AMS)直接检测 ^{14}C 的丰度,因而比 LSC 的灵敏度高多个数量级,足以满足微量放射性法对检测灵敏度的要求。微量放射性法通常理解为<1μCi/人,由于大大降低人体辐射,特别适用于长半衰期药物的物质平衡试验。A. F. Roffel 比较 28 个常规方法和 12 个微量放射性法开展的物质平衡试验结果,结论是均达到试验目的并具有很好的相似性。微量放射性法有两大优势,一是由于人体辐射量远低于国际放射防护委员会的规定而无须提供人体放射性剂量估算报告,因而不需要开展动物 ^{14}C-ADME 试验;二是按 FDA 对药物微剂量(micro dose)的规定,^{14}C-标记药物也不需要在 GMP 条件下合成。

(3)人体绝对生物利用度(absolute bioavailability):前面提到药物的生物利用度对评价药物的清除率有很大影响,而常规静脉给予放射性物质平衡试验由于静脉给药制剂的要求使多数研究者望而生畏。微量放射性法的两大优势也使 ^{14}C-静脉给药制剂简易化而可行。进行绝对生物利用度试验时,正常非血管给药途径给予正常剂量的非放射性标记药物后,在 t_{max} 附近经静脉给予微剂量(一般≤10μg)的 ^{14}C-标记药物。尽管静脉给予的 ^{14}C-标记受试物量很低,但经过分布并与非血管给予的正常剂量非放射性药物(吸收进血的)稀释后,其 PK 线性应该不受影响而与后者保持一致。比较放射性和非放射性 AUC 可以获得药物的绝对生物利用度。这种给药方式还可以区分制剂性能、吸收、首关代谢与系统清除的贡献。例如,应用该技术了解到抗病毒药奈非那韦(nelfinavir)生物利用度不高的原因是受显著的首关代谢影响，而不是吸收差，从而限制改善制剂以提高生物利用度的可能性。

（二）人体^{14}C-ADME 试验的常规内容

人体^{14}C-ADME 试验常常包括 4~8 例受试者，通常为健康受试者；对于抗肿瘤药如果不能给予健康受试者，则需判断是否可以采用癌症患者。绝大多数受试者选用男性，即使是女性用药但已证明男、女体内消除相似的仍然考虑男性。但极少数药物在男性和女性体内的消除不一样，则需考虑纳入无潜在生育能力的女性，这时在试验方案中需特别说明纳入女性的充分根据。一个完整的人体^{14}C-ADME 试验常常包括以下研究内容：

1. 考察给予^{14}C-标记药物后的全血与血浆总放射性分配比，以及全血和/或血浆中的总放射性药动学。

2. 定量分析受试者给予^{14}C-标记药物后排泄物中的总放射性，获得人体物质平衡数据和总放射性所有相关物质的主要排泄途径。

3. 鉴定人体全血/血浆、尿液、粪便等基质中的主要代谢产物，确定人体的主要生物转化途径及各初级（primary）代谢产物的清除率。

4. 采用已验证的 LC-MS/MS 法定量分析血浆中的原型药及主要代谢产物（如果方法包括）浓度，获得原型药及主要代谢产物的药动学参数。

^{14}C-标记药物给予受试者后，按照前期临床 PK 结果设计时间点采集全血/血浆，偶有脑脊液等需要特殊关注并可采集的组织，检测并获得暴露量和半衰期等 PK 数据。同时收集尿液和粪便，其他排泄物如胆汁、呼气、汗、唾液、精液、皮肤活检、鼻腔冲洗液等根据临床研究需要也偶有采集。检测各排泄物样本中的放射性后获得各自回收率和总回收率数据。血液样本采集到低于放射性背景检测值的 2 倍以下，排泄物（粪便+尿液）采集到连续 2 天总排泄量<给药量的 1%；一般药物的总放射性回收率要求>90%，但长半衰期药物的回收率常常低些。

【案例】人体^{14}C-ADME 试验实例

阿普斯特（apremilast）是由美国新基制药（Celgene）研制的选择性磷酸二酯酶-4 抑制剂，分别获得 FDA、EMA 批准用于活动性银屑病（PSA）和中至重度斑块型银屑病的治疗。临床期间开展人体^{14}C-ADME 试验，试验设计及结果如下：

1. 试验设计

（1）开放、单剂量。

（2）受试者：6 名健康男性，年龄为 19~55 岁。

（3）给药：100μCi/20mg 阿普斯特（apremilast）混悬液（给药前禁食 8 小时，给药后禁食 4 小时）。

（4）样本采集

1）血浆：0 小时（给药前）、0.5 小时、1 小时、1.5 小时、2 小时、2.5 小时、3 小时、4 小时、6 小时、8 小时、12 小时、16 小时、24 小时、36 小时、48 小时、72 小时、96 小时、120 小时、144 小时和 168 小时，采集后与等体积的 Sorensen 柠檬酸缓冲液（pH 1.5，稳定剂）混合。

2）尿液：给药前及给药后 0~4 小时、4~8 小时、8~12 小时和 12~24 小时，然后 24 小时间隔直到 216 小时（9 天），采集后与等体积的 Sorensen 柠檬酸缓冲液（pH 1.5，稳定剂）混合。

3）粪便：给药前（24 小时内）、给药后 24 小时间隔直到 216 小时（9 天）。

2. 样本总放射性测定

(1)血浆和尿液:取适量样本与闪烁液混匀后直接 LSC 检测每个样本的放射性。

(2)粪便:加入 3 倍体积的 Sorensen 柠檬酸缓冲液(pH 1.5,稳定剂)搅拌成匀浆后,取适量匀浆经生物氧化燃烧仪处理,产生的 $^{14}C\text{-}CO_2$ 收集在特殊的闪烁液中,检测每个样本的放射性。

3. 样本混合

(1)血浆:该试验选择每个受试者的 0.5 小时、1 小时、2.5 小时、8 小时、24 小时、36 小时和 48 小时血浆以及 6 个受试者每个时间点的血浆等体积混合样本用于代谢物谱分析。

血浆还有一种流行的混合方法即梯形 AUC 混合方法,每个受试者获得一个 AUC 混合血浆样本用于代谢物谱分析。

(2)尿液:每个受试者的 0~24 小时尿液按重量百分比混合,24~28 小时尿液以及受试者的 0~168 小时尿液按重量百分比混合样本用于代谢物谱分析。

(3)粪便:每个受试者的 0~48 小时和 48~96 小时粪便匀浆按重量百分比混合,以及受试者的 0~168 小时尿液按重量百分比混合样本用于代谢物谱分析。

4. 放射性代谢物谱分析和代谢产物鉴定 血浆和粪便中的放射性代谢物采用沉淀法提取,提取液浓缩后供分析;尿液离心后的上清液供分析。放射性样本通过高效液相色谱柱分离,利用在线或离线放射性监测仪检测放射性,获得离线放射性代谢物谱。对各样本的放射性代谢物谱进行积分处理,获得每个放射性代谢物峰的峰面积,确定各放射性峰占代谢物谱的百分比(%HPLC),通过计算获得主要代谢产物占对应基质中总放射性的百分比,进而计算获得主要代谢物占血浆总放射性暴露量的百分比(%AUC)或给药量的百分比(%dose)。代谢产物鉴定采用液相色谱、在线放射性检测仪及高分辨质谱联用技术(LC/RAM/HRMS)完成。

5. 结果

(1)血浆药动学:根据各时间点的血浆放射性计算的血药浓度-时间曲线(包括显著的代谢产物)见图 2-9。

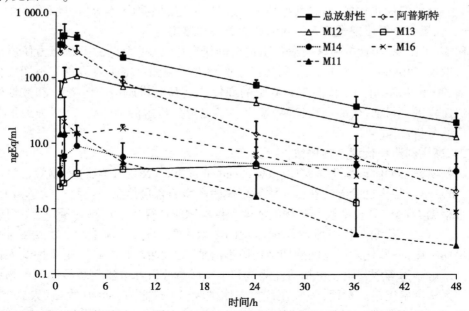

图 2-9 给予健康志愿者[^{14}C]阿普斯特后原型药和显著代谢产物的血浆放射性浓度-时间曲线

(引自 Hoffmann M,et al)

（2）排泄：截至给药后 216 小时（9 天），从 6 名受试者尿液和粪便回收的平均总放射性约为给药量的 97%（94.1%～99.3%）；尿液平均排泄 57.9%（47.4%～71.2%）、粪便平均排泄 39.2%（27.6%～50.8%）。见图 2-10。

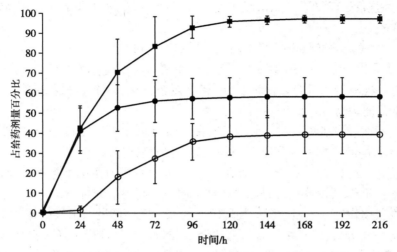

图 2-10　给予健康志愿者[14C]阿普斯特后的放射性回收率

（引自 Hoffmann M，et al）

（3）代谢：人血浆、尿液、粪便的代表性放射性代谢物谱见图 2-6。代谢产物采用高分辨质谱鉴定，根据鉴定的代谢产物推测的阿普斯特在人体内的代谢途径见图 2-11。

四、ADME/代谢产物鉴定应用较广的其他方法

在过去的 10 年中，开发出一些创造性的具体问题具体解决的方法，包括跨物种的混合基质 LC-MS/MS 峰面积比较、核磁共振技术、放射性标记的生物样本分析方法等。

（一）利用高分辨质谱进行人体代谢产物寻找和鉴定

自从 20 世纪 90 年代电喷雾质谱仪引进药学研究中，经过大量的不懈努力使质谱技术得到极大发展。1990—2005 年，人体药物代谢产物的检测和鉴定主要应用三重四极杆和离子阱质谱；2005 年后，可用于代谢产物鉴定的高性能新高分辨质谱（HR-MS）和数据处理技术不断快速发展。目前，代谢产物检测、鉴定和半定量分析中的 HR-MS 已成为最重要和使用最广泛的分析仪器。

（二）高比例药物代谢产物评估

在药物研发早期阶段新化学实体（new chemical entities，NCE）的代谢产物常常没有被完全鉴定，于是早期临床试验无法获得人体循环代谢产物的含量信息。药物药动学（PK）研发人员常常根据 LC-MS 分析中候选药物的浓度和仪器响应推算代谢产物含量。但由于在 LC-MS 代谢物分析中，代谢产物一般比候选药物的灵敏度低，直接推算会低估代谢产物含量。并且在早期临床，一些代谢产物的确切结构尚不清楚、对代谢产物的临床重要性及人体内的相对丰度了解不深等因素阻止生物活性测试和生物样本分析方法建立所需代谢产物标准品的合成而无法准确定量。然而，一般在首次人体试验（FIH）之前，动物（大鼠、犬或猴）体内的 ADME 试验以及体外肝微粒体或肝细胞中的代谢研究已完成并获得代谢物谱（鉴定、质谱特征）信息。这些试验结果以及剩余的基质可以用于人体代谢产物的定性与定量分析。

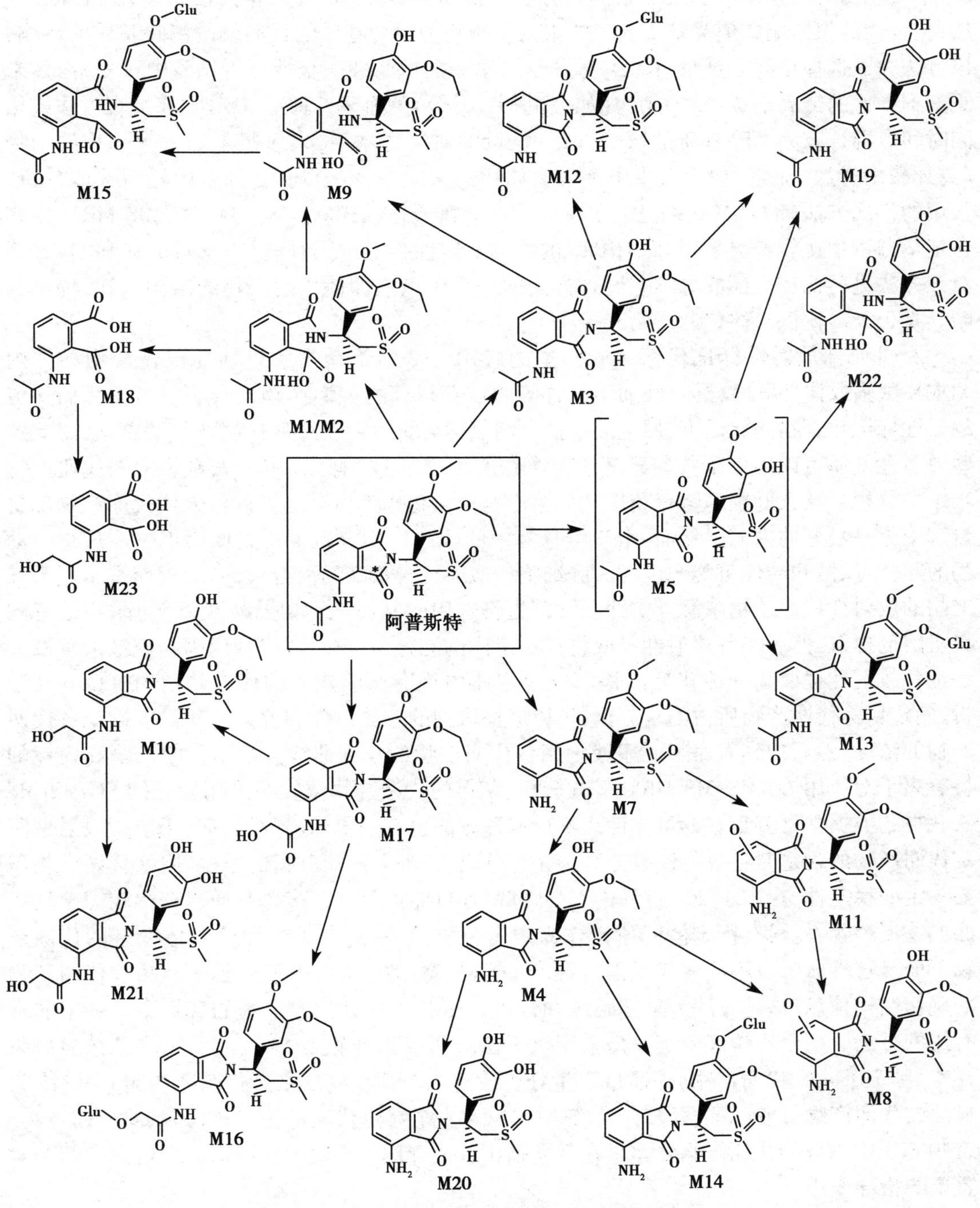

图 2-11　推测的阿普斯特在人体内的代谢途径

（引自 Hoffmann M，et al）

1. 非临床 PK 试验样本的应用　根据 MIST 指南，在早期临床试验的药动学试验中最受关注的是显著代谢产物在人体的暴露量是否高于安全性评价动物的暴露量。当缺乏代谢产物标准品且没有放射性药药动学试验样本而无法进行人血浆代谢产物定量或半定量分析时,常可采用跨物种混合基质含量测定方法。目前 PK 试验的血药浓度测定多用 LC-MS 方法,化合物的仪器响应值受基质的影响很大。跨物种混合基质的目的就是消除基质的影响,该方法一般选择重复多剂量(RMD)人体试验采集的血浆和安全性评价试验中重复给药(未观察到毒性的最高剂量组)的动物(如大鼠、犬、猴等)的血浆按梯形 AUC 血浆混合方法或相同时间点混合。为消除基质的影响,取一定量的血浆样本后,人血浆中加入等体积的动物(将比较的种属)血浆,动物血浆中加入等体积的人血浆,混合均匀,加入内标后提取分析。常用的检测方法有 LC-MS/MS MRM 模式和高分辨质谱(HRMS)等。LC-MS/MS MRM 模式在定量分析中比较普遍采用,而 HRMS 的优点是定性与定量同时进行。Zhang D 和 Ma S 等对该方法进行比较全面的总结。这种方法的一个优点是即使代谢产物的结构未知,仍可判断其是否为高比例人体代谢产物。

2. 非临床放射性标记代谢试验样本的应用　从给予动物放射性标记化合物的体内 ADME 试验或体外肝微粒体/肝细胞孵育实验可获得药物代谢产物混合物。由于我们知道放射性标记化合物的比活度,加上放射性代谢物谱分析可以获得各代谢产物的含量,因此这些放射性基质可以用来制备各显著代谢产物的标样和 QC 样本,用于人血浆中的代谢产物半定量分析。从人肝细胞孵育获得的代谢产物混合物作为标样用于评价人体代谢产物暴露量理论上是最好的来源。然而,由于孵育液中的代谢产物含量常常太低而不一定理想。动物的胆汁、尿液和粪便可能产生与人肝细胞相似而且含量高的混合代谢物,因而常常作为标准品的放射性代谢产物来源。实践中常首先将选用的基质(比如尿液、粪便等)采用适宜的有机溶剂提取,然后将各放射性提取物按一定比例混合,必要时可以利用固相或液液萃取方法纯化放射性提取物。纯化后的提取物采用体内代谢试验建立的代谢物谱 HPLC 方法分析,确定目标代谢产物所占的百分比,再根据提取物的总放射性和放射性比活度确定各代谢产物的浓度,然后加到人血浆或尿液中制备代谢产物的标准曲线。根据代谢产物和内标的特有离子对应用 LC-MS/MS MRM 模式分析,获得的代谢产物浓度与采用验证的 LC-MS/MS 法获得的数据常常有很好的可比性。不过这种方法也有一定的局限性,如:①应用放射性测定代谢产物的含量时各放射性组分必须完全分离,否则会影响分析的准确性;②代谢产物需要一定的稳定性,在多步纯化过程中不会降解;③可能需要合并多个基质以获得较完全的代谢产物混合物;④没有稳定的同位素作为定量分析的内标;⑤无法评价人体专有的代谢产物。而且这种做法也不能取代全面验证的 LC-MS/MS 法,但由于不需要标准品或代谢产物的确切结构信息,这种方法为早期临床和毒理学试验中估计代谢产物的含量提供一个非常有用的方法。一个比较好的例子是采用该方法分析候选药物 BMS-A 的 Ⅰ 期临床试验血浆样本,鉴定了 4 个代谢产物,并通过定量分析确定 2 个葡糖醛酸结合代谢产物 M3 和 M5 为显著的代谢产物,1 个 N-去烃基代谢产物(M2)和 1 个氧化代谢产物(M4)为次要代谢产物。这些 FIH 中估计的代谢产物暴露量在后期临床以及毒理学试验中代谢产物的监测中起非常重要的指导作用。

3. ^{19}F-NMR　^{19}F 在自然界中的丰度很低,正常人体内的含氟成分很少,因此,^{19}F-NMR 测定生物样本时的背景信号干扰很小。^{19}F 的天然丰度为 100%,在核数目相等、场相同的条件下,其相对灵敏度为质子(H^+)的 83.4%。有机氟化合物的 ^{19}F-NMR 化学位移范围宽,与氢谱和碳谱相比,其共振峰重叠少、易分辨,因此可用于药物的物质平衡试验中排泄物的含量分析。如采用 ^{19}F-NMR 分析尿和粪便中的西达本胺及相关物质,回收率达到约 85%。

(顾哲明　冯　浩)

参 考 文 献

［1］ 国家药监局药审中心. 药物代谢产物安全性试验技术指导原则. ［2020-10-20］. http://www. cde. org. cn/zdyz. do? method＝largePage&id＝137.

［2］ FDA. Guidance for industry:safety testing of drug metabolites,US Department of Health and Human Services. ［2020-10-20］. https://www. fda. gov/media/72279/download.

［3］ 国家食品药品监督管理局. 药物相互作用研究指导原则. ［2020-10-20］. http://www. cde. org. cn/zdyz. do? method＝largePage&id＝147.

［4］ EWP. Drug Interaction guideline on the investigation of drug interactions. ［2020-10-20］. https://www. ema. europa. eu/en/documents/scientific-guideline/guideline-investigation-drug-interactions-revision-1_en. pdf.

［5］ EMA. Guideline on the evaluation of anticancer medicinal products in man,Oncology Working Party. ［2020-10-20］. http://www. ema. europa. eu/docs/en _ GB/document _ library/Scientific _ guideline/2013/01/WC500137128. pdf.

［6］ International Council for Harmonisation of Technical Requirements for Pharmaceuticals for Human Use(ICH). S9 nonclinical evaluation for anticancer pharmaceuticals. ［2020-10-20］. http://www. fda. gov/downloads/Drugs/…/Guidances/ucm085389. pdf.

［7］ 国家药监局药审中心. 药物非临床药代动力学研究技术指导原则. ［2020-10-20］. http://www. cde. org. cn/zdyz. do? method＝largePage&id＝21e45c8c5bacf662.

［8］ COPPOLA P,ANDERSSON A,COLE S. The importance of the human mass balance study in regulatory submissions. CPT Pharmacometrics Syst Pharmacol,2019,8(11):792-804.

［9］ HOFFMANN M,KUMAR G,SCHAFER P,et al. Disposition,metabolism and mass balance of ［^{14}C］apremilast following oral administration. Xenobiotica,2011,41(12):1063-1075.

［10］ EMA. Clinical pharmacology and pharmacokinetics-questions and answers. What does the Agency recommend on the determination of absolute and relative bioavailability? ［2020-10-20］. https://www. ema. europa. eu/en/human-regulatory/research-development/scientific-guidelines/clinical-pharmacology-pharmacokinetics/clinical-pharmacology-pharmacokinetics-questions-answers.

［11］ SCHADT S,BISTER B,CHOWDHUR S K,et al. A decade in the MIST:learnings from investigations of drug metabolites in drug development under the "metabolites in safety testing" regulatory guidances. Drug Metabolism and Disposition,2018,46(6):865-878.

［12］ ICH. ICH M3(R2)non-clinical safety studies for the conduct of human clinical trials for pharmaceuticals. ［2020-12-20］. https://www. ema. europa. eu/en/ich-m3-r2-non-clinical-safety-studies-conduct-human-clinical-trials-pharmaceuticals.

［13］ ICH. Guideline on the evaluation of anticancer medicinal products in man. EMA/CHMP/205/95 Rev. 5. ［2020-10-20］. https://www. ema. europa. eu/en/documents/scientific-guideline/guideline-evaluationanti-cancer-medicinal-products-man-revision-5_en. pdf.

［14］ FDA. 21 CFR 361. 1 Radioactive drugs for certain research uses. ［2020-10-20］. https://www. accessdata. fda. gov/scripts/cdrh/cfdocs/cfcfr/CFRSearch. cfm? FR＝361. 1.

［15］ BAN N. A brief introduction of ICRP publication 62:"radiological protection in biomedical research". Biogeosciences,2010,9(6):4115-4123.

［16］ SOLON E G,KRAUS L. Quantitative whole-body autoradiography in the pharmaceutical industry Survey results on study design,methods,and regulatory compliance. Journal of Pharmacological and Toxicological Methods,2002,46:73-81.

［17］ ROFFEL A F,VAN MARLE S P,VAN LIER J J,et al. An evaluation of human ADME and mass balance studies using regular or low doses of radiocarbon. J Label Compd Radiopharm,2016,59:619-626.

［18］BUDZIKIEWICZ H,GRIGSBY R D. Mass spectrometry and isotopes:A century of research and discussion. Mass Spectrometry Reviews,2006,25(1):146-157.

［19］SARAPA N,HSYU P H,LAPPIN G,et al. The application of accelerator mass spectrometry to absolute bio-availability studies in humans:simultaneous administration of an intravenous microdose of ^{14}C-nelfinavir me-sylate solution and oral nelfinavir to healthy volunteers. J Clin Pharmacol,2005,45(10):1198-1205.

［20］STEVENS L A,EVANS P,DUEKER S R,et al. Microdose and microtracer intravenous pharmacokinetics of RDEA806 in healthy subjects. 110th Annual Meeting of the American Society for Clinical Pharmacology and Therapeutics,2009.

［21］HAMILTON R A,GARNETT W R,KLINE B J. Determination of mean valproic acid serum level by assay of a single pooled sample. Clin Phurmacol Ther,1981,29(3):408-413.

［22］HOP C E C A.,WANG Z,CHEN Q,et al. Plasma-pooling methods to increase throughput for in vivo pharma-cokinetic screening. J Pharm Sc,1998,87(2):901-903.

［23］LUFFER-ATLAS D,ATRAKCHI A. A decade of drug metabolite safety testing:industry and regulatory shared learning. Expert Opin Drug Metab Toxicol,2017,13(9):897-900.

［24］GAO H,OBACH R S. A simple liquid chromatography-tandem mass spectrometry method to determine relative plasma exposures of drug metabolites across species for metabolite safety assessments. Drug Metab Dispos,2010,38:2147-2156.

［25］WALKER G S,RYDER T F,SHARMA R,et al. Validation of isolatedmetabolites from drug metabolism stud-ies as analytical standards by quantitative NMR. Drug Metab Dispos,2011,39:433-440.

［26］VISHWANATHAN K,BABALOLA K,WANG J,et al. Obtaining exposures of metabolites in preclinical spe-cies through plasma pooling and quantitative NMR:addressing metabolites in safety testing(MIST)guidance without using radiolabeled compounds and chemically synthesized metabolite standards. Chem Res Toxicol,2009,22:311-322.

［27］ZHANG D,RAGHAVAN N,CHANDO T,et al. LC-MS/MS-based approach for obtaining exposure estimates of metabolites in early clinical trials using radioactive metabolites as reference standards. Drug Metab Lett,2007,1(4):293-298.

［28］MA S G,LI Z L,LEE K J,et al. Determination of exposure multiples of human metabolites for mist assess-ment in preclinical safety species without using reference standards or radiolabeled compounds. Chem Res Toxicol,2010,23(12):1871-1873.

［29］YU C P,CHEN C L,GORYCKI F L,et al. A rapid method for quantitatively estimating metabolites in human plasma in the absence of synthetic standards using a combination of liquid chromatography/mass spectrometry and radiometric detection. Rapid Commun Mass Spectrom,2007,21:497-502.

［30］JAMES A D,MARVALIN C,LUNEAU A,et al. Comparison of ^{19}F-NMR and ^{14}C measurements for the as-sessment of ADME of BYL719(alpelisib)in humans. Drug Metabolism & Disposition the Biological Fate of Chemicals,2017,45(8):900-907.

第九节 药动学/药效学研究

一、药动学/药效学研究的必要性与研究目的

药动学研究阐述机体对药物的处置作用,即药物在体内的吸收、分布、代谢和排泄特点及其经时过程动力学;药效学研究描述药物对机体的作用,即药物效应随时间和浓度的变化过程及其动力学。将药动学和药效学相结合,建立 PK/PD 数学模型描述时间、浓度和效应

三者之间的关系,有助于了解药物在体内作用部位的药动学特征,推论出产生效应的作用部位及药物在作用部位的浓度,并可定量反映其与效应之间关系,从而揭示机体与药物之间相互作用的动态变化规律。因此,在临床研究中开展 PK/PD 研究是很有必要的。

Ⅰ期临床试验中开展 PK/PD 研究的目的是阐述药物在受试者体内的药动学,以及药效学随时间的动态变化规律。通过 PK/PD 分析初步阐明药物体内过程与药效学经时过程的关系,并对给药方案进行初步评价,为后续临床研究提供参考。

Ⅰ期临床试验中开展 PK/PD 研究的优势体现在:①基于受试者数据的群体药动学模型可用于后续临床试验 PK 模拟,设计出更有效的临床试验;②对生物标志物和替代终指标的监测有助于确证候选药物的体内活性;③通过 PK/PD 建模可用于选择候选药物,淘汰 PK/PD 特性不佳的候选药物;④基于健康受试者的 PK/PD 模型进行外推,可预测药物在患者体内的药效学;⑤研究对象为生物治疗药物时,构建基于机制的 PK/PD 模型,可实现健康受试者与患者,以及不同疾病患者人群之间的桥接;⑥有助于设计更合理的Ⅱ期临床试验(剂量-效应关系研究)和Ⅲ期临床试验(疗效评价研究)。

二、药效学指标的选择

进行药效学研究的关键之一是选择合适的药效学指标,所选的指标应能随时间、给药剂量、药物浓度等发生高敏感性变化。本部分先介绍药效学指标的分类及其相应特点,然后阐述药效学指标如何选择。

根据药物在体内产生的效应的性质和特点,药物效应可分为以下几类:

1. 计量效应　该类效应可以被连续定量测定,能够与药物浓度很好地相结合起来,通过小样本采集就能获得充足的信息,如给药前后的血压、心率、尿量或血糖变化等。该类指标是 PK/PD 研究中的首选指标,已在 PK/PD 研究中得到广泛应用。

2. 计数效应　该类效应又称质效应,指某特定反应出现或不出现(如死亡或存活、惊厥或不惊厥、有疗效或无疗效等)。对于该类效应,通常探讨药物或剂量与某特定反应出现概率之间的关系。

3. 计时效应　该类效应是指某特定效应出现所需要的时间或持续时间,如给药后的生存时间或死亡时间、凝血时间等。此类效应也属于计量效应,但由于均以时间为指标,故称为计时效应。

4. 频数效应　该类效应用某一疾病的发作次数或频率,如用药前后癫痫的发作次数变化作为效应指标。

5. 诱发效应　借助生理或药理方法(如运动诱发心动过速)诱导某疾病的发作,然后评价药物疗效,这类效应称为诱发效应。

一般要求所选的效应指标可连续定量测定、效应指标变化对浓度变化相对敏感以及可重复,如给药前后的血压和血糖变化等。上述几类效应中,只有计量效应满足这些条件,其他类型效应由于无法连续定量测定或对浓变化不敏感,因而在 PK/PD 研究中的应用不多。

随着分子生物学研究的不断深入,人们发现许多可以表征机体病理生理过程的生物标志物,它们常常是一些与疾病发生和发展有密切关系的内源性物质(包括某些生理生化指标),因此可以作为疾病早期诊断和风险评估的指标,也可以作为药物疗效的评价指标。在此基础上逐渐发展出以下几类替代指标用于 PK/PD 研究:

(1)生物标志物:指表征机体病理生理过程的指标。但并不是所有生物标志物都可用于药效疗效评价,只有与疾病发生和发展及药物作用密切相关的、基于药物的作用机制筛选出来并经严格验证的生物标志物才能发展为替代终指标用于药物疗效评价。例如,将磷酸化细胞外信号调节激酶作为标志物用于评价丝裂原活化蛋白激酶抑制剂 RO4987655(抗肿瘤药)的药效学;将胰高血糖素样肽-1 作为标志物评价 T 细胞表面抗原 CD26 抑制剂维格列汀(降血糖药)的药效学。

(2)替代终指标:经过验证与临床疗效有良好相关性的生物标志物可被用于预测和评价药物的临床有效性和安全性及临床获益(如血压、CD4 计数和病毒载量等)。

(3)临床终指标:指衡量临床患者病情及机体功能的一些指标和参数。它是药物临床有效性和安全性的最终评判指标(如治愈或降低发病率),也是患者直接获益的最终评判指标。

如果没有合适的可供连续定量测定的效应指标,可借助生物标志物开展 PK/PD 研究。目前,生物标志物在 Ⅰ 期临床试验 PK/PD 研究中的应用越来越多。

三、药动学/药效学研究方法

1. 受试者及例数　受试者通常为健康成年受试者,最好男、女各半,以考察药动学或药效学是否存在性别差异。如果药物适应证对性别有明确要求,则选择相应性别的受试者进行临床试验。例数通常为 10~30 例。进行抗肿瘤药的 Ⅰ 期临床试验时,受试者为肿瘤患者,每个剂量下的例数至少 3 例。通常,在同一受试者中同时开展 PK 和 PD 研究,这样可以获得个体 PK/PD 参数,用于给药方案评价。

2. 剂量　选择起始剂量时,以保证安全为准则,参考动物实验的剂量(如 LD_{50} 和长期毒性剂量等)和药动学参数,共同讨论预测剂量,然后以该剂量的分数剂量作为人体试验起始剂量。起始剂量的估算方法:①参考已有的同样或同类药物的临床耐受性试验数据;②有同类药上市时,取其临床有效量的 1/10 作为起始剂量;③无参考时,根据临床前动物实验结果,由改良 Blackwell 法、Dollery 法和改良 Fibonacci 法推算起始剂量。

试验前还须确定最大剂量,通常为临床应用该类药物的最大剂量。如果只有动物长期毒性试验数据,则取最大耐受剂量的 1/5~1/2。最大剂量范围内应包括预期有效剂量。

3. 给药途径　根据用药目的、药动学和药效学性质选择给药途径,如静脉滴注或口服给药等。

4. 采样点

(1)药动学采样:应覆盖药物吸收相、分布相和消除相 3 个阶段,采样点可根据动物 PK 试验结果和人体预试验数据进行设计。一般吸收相 3~4 个时间点,平衡相 3 个时间点,消除相 4~6 个时间点,采样终点>3~5 个终末消除半衰期,浓度较低的药物可持续到药峰浓度的 1/20~1/10。

(2)药效学采样:当药效学指标为计量效应指标时,采样时间点应覆盖药物效应产生和消除 2 个阶段。当药效学指标随血药浓度变化即时改变时,药效学采样和药动学采样可以合并进行;如果药效学指标变化明显滞后于血药浓度变化时,允许药效学采样点与药动学采样点不同步,即药效学采样点可以晚于药动学采样点。

当药动学和药效学采样点密集导致取血量较大时,应考虑受试者是否能耐受和具有顺应性。

5. 浓度测定和药效学指标测定　药物浓度测定方法应符合生物样本分析方法要求。如果药物有活性代谢物,或者代谢物暴露量($AUC_{metabolite}$)占母药暴露量(AUC_{parent})的 10% 以上时,应将代谢物纳入测定对象。药效学指标的测定方法也应经过确证才能使用。

6. 数据处理　首先进行药动学分析,通过非房室模型分析了解药物体内过程的特点,通过房室模型分析获知机体对药物的处置特征。进行 PK/PD 分析时,通常根据药物的作用机制和药效学指标性质选择合适的 PK/PD 模型。例如,药物在作用部位直接起效时,采用 S 形 E_{max} 模型分析 PK/PD 数据;药物为间接作用机制导致药效变化滞后于药动学变化时,采用间接效应 PK/PD 模型分析数据。通过模型模拟预测药物在其他剂量下的药动学和药效学,有助于评价给药方案。通过蒙特卡罗模拟观察参数变异对药动学和药效学的影响,为后续临床试验研究提供参考。

四、非临床药动学/药效学研究指导Ⅰ期临床试验设计

非临床 PK/PD 研究指导Ⅰ期临床试验设计的步骤如下:

1. 整理非临床 PK 数据和 PD 数据,后者应包括生物标志物数据和终点指标数据。根据药物的作用机制建立 PK/PD 数学模型。其中,PD 模型应包括浓度与生物标志物之间的 PD 模型,以及浓度与终点指标之间的 PD 模型。当药物在靶组织部位直接起效时,可采用 S 形 E_{max} 模型描述浓度与药效学指标之间的关系;当药物为间接起效时,可建立间接效应 PK/PD 模型。

2. 基于非临床 PK 参数预测药物在人体内的 PK 参数。关键药动学参数的预测方法如下:①清除率(Cl)的预测方法包括种属间比放和生理药动学模型等。如果有体外代谢数据可通过体外体内外推(IVIVE)估算人体内的清除率。研究对象为大分子药物时,可采用靶标介导的药物分布模型(TMD model)预测人体清除率。②分布容积(V_d)的预测通过种属间比放、关联研究法、计算机模拟法(in silico)和生理药动学模型等实现。如果已知药物在动物中的分布容积,可通过种属间比放和关联研究法预测药物在人体内的分布容积;如果仅知道药物的理化参数如分子描述符,可通过计算机模拟法和生理药动学模型预测人体分布容积。③生物利用度(F)的预测方法包括体外、体内和生理药动学模型等方法。根据体外数据预测生物利用度多采用平行人工膜渗透分析(PAMPA)和 Cao-2 细胞模型等预测药物在体内的吸收情况。如果已知药物分子结构参数时,可采用计算机模拟预测人体生物利用度。

3. 将非临床 PD 参数(如 E_{max} 和 EC_{50})转化为人体 PD 参数,如采用比放和类推等方法。进行转化时应考虑蛋白结合、药理作用的靶标亲和性和表达、组织分布和活性代谢物等影响因素。当药物为小分子时,对药物浓度按游离分数校正,以及校正药物效能的种属差异会提高 PD 参数从体外向体内转化预测的准确度。药物向靶组织的分布会影响药效学,测定药物通透性以及在靶组织中的浓度有利于评价组织分布对药效学产生的贡献。药物有活性代谢物时会影响浓度-效应关系分系,因而需考虑活性代谢物对 PD 转化预测的影响。当药物为大分子时,与药理作用靶标的结合会影响药理活性,考虑药理靶标表达的改变有利于提高 PK/PD 预测的准确性。

4. 根据预测所得的人体 PK 参数和 PD 参数进行 PK/PD 模拟,获得药物在人体中的量效关系,包括药物在血浆和靶部位的浓度以及药物效应随时间的变化,并获知靶部位药物与生物标志物或终点指标的浓度-效应关系。以动物 PK/PD 研究结果为参考,获得人体药效学指标或生物标志物达到相同变化时所需的药物剂量范围。

5. 采用 NOAEL 法或 MABEL 法获得最大推荐起始剂量(MRSD),并与人体 PK/PD 模拟研究(以动物 PD 结果为参考)所得的剂量进行比较,选择合适的首次人体试验起始剂量。NOAEL 法的基本步骤:①确定临床试验前种属的未见明显毒性反应剂量(NOAEL);②根据经验公式将 NOAEL 转换为人体等效剂量(HED);③根据毒性结果,使用不同的安全系统求算最大推荐起始剂量;④临床前动物有多个种属用于预测,从中选择最小值作为 MRSD;⑤根据药理活性结果对 MRSD 进行调整。MABEL 法适用于大分子药物,基本步骤为:①通

过动物实验出现药理活性时的最小剂量,确定最低预期生物效应剂量(MABEL);②选择更保险的安全因子;③将人体 MABEL 除以安全因子得 MRSD;④与 NOAEL 法确定的 MRSD 进行比较,选择最低剂量水平。根据最大推荐起始剂量下的 PK/PD 预测结果和前步研究获得的 PK/PD 模拟结果,选择合适的剂量递增比例以及最大剂量。

五、Ⅰ期临床试验药动学/药效学研究指导Ⅱ期和Ⅲ期临床试验设计

通过Ⅰ期临床试验 PK/PD 研究可以指导Ⅱ期和Ⅲ期临床试验设计,大体研究步骤如下:

1. 收集药动学数据和药效学数据。如果药物有活性代谢物,该代谢物的数据也一起收集。药效学数据包括生物标志物数据和替代终指标数据。

2. 对药动学数据进行分析,包括非房室模型分析和房室模型分析。数据点较丰富时,可开展群体药动学研究,寻找影响药物在受试者体内的药动学的因素。

3. 开展 PK/PD 模型研究,分别建立浓度与替代终指标和生物标志物之间的 PK/PD 数学模型。需根据药物的作用机制以及 PK/PD 数据变化特点建立 PK/PD 模型。药物在靶部位直接起效时,采用 E_{max} 模型或 S 形 E_{max} 模型描述浓度-效应关系,建立基于效应室的直接效应 PK/PD 模型;药物通过间接作用机制起效,且药效学变化显著滞后于药动学变化时,可构建间接效应 PK/PD 模型。药物效应为分类变量时,先将该变量进行对数单位转换(即 logit 变换),然后再建立 PK/PD 模型。

4. 对药效学指标设定预期水平,根据前一步所得的 PK/PD 模型求算药效学指标达到该水平所需的药物剂量,然后开展Ⅱ期和Ⅲ期临床试验设计。

上述 PK/PD 研究适用于药效学指标为连续取值变量,对大多数药物是适用的,如循环系统药物和内分泌系统药物等。

但是,有少数药物的Ⅰ期临床试验 PK/PD 研究不同于前面所述的内容,抗菌药就是其中一类。该类药物的Ⅰ期临床试验 PK/PD 研究步骤为:①药动学研究与前面所述类似;开展药效学研究时,通过体外药敏试验考察药物对各种细菌的体外抗菌作用,并制作最低抑菌浓度(MIC)分布频率表。②计算 PK/PD 指数,包括 AUC/MIC、C_{max}/MIC 或 %T>MIC。③通过体外或动物 PK/PD 试验获得抗菌 PK/PD 指数靶值。④对Ⅰ期临床试验的各个给药方案开展蒙特卡罗模拟研究,分别计算抗菌药的 PK/PD 指数达到靶值的概率(PTA)和累积响应百分率(CFR)。⑤给药方案优化,将 CFR 值高于 90% 且抗菌药的 PK/PD 界值(PTA 高于 90% 时的 MIC 范围上限)较高的给药方案推荐用于Ⅱ期和Ⅲ期临床试验设计。

【案例1】丝裂原活化蛋白激酶(MEK)抑制剂 RO4987655 在日本晚期实体瘤患者中的Ⅰ期临床试验 PK/PD 研究

RO4987655 为丝裂原活化蛋白激酶(MEK)抑制剂,通过抑制依赖 MEK 的信号转导通路,起到抑制肿瘤细胞增殖的作用。该药的分子结构存在独特的环状结构,使其代谢稳定性较高,与 MEK 解离的速度较慢,因而可能比其他 MEK 抑制剂有更好的临床疗效。首次人体试验研究显示,健康受试者单剂口服 RO4987655(剂量为 0.5~4mg)是安全和耐受的。在欧洲已开展剂量递增Ⅰ期临床试验研究,结果显示该药的最大耐受剂量为 17mg/d(8.5mg,2 次/d),且 PK/PD 特征良好。由于种族因素可能影响该药的耐受性和药动学,本文以日本晚期实体瘤患者为研究对象,考察患者给予 RO4987655 后的药动学、药效学和抗肿瘤活性,并估算最大耐受剂量。

本研究为单中心、开放、剂量递增的Ⅰ期临床试验。患者入组标准:①给予标准的抗肿瘤治疗,

但经组织学或细胞学试验证明实体瘤仍在不断发展;②年龄≥20 岁;③体力状态评分(ECOG PS)为 0~2 分;④预期寿命在 12 周以上;⑤骨髓、肝脏、肾脏和心脏功能良好。排除标准包括:①脑部存在肿瘤转移灶;②眼睛表面有炎症;③存在胃肠道病症;④妊娠反应阳性或处于哺乳期。

采取标准的 3+3 设计,患者按序贯方式进行剂量递增研究。根据 RO4987655 在恒河猴体内的毒理学研究,以及在欧洲健康受试者和晚期实体瘤患者体内的临床研究数据,该药的起始剂量设为 1mg。患者首先单剂口服 RO4987655(剂量为 1mg、2mg、4mg、5mg 或 6.5mg),该阶段用于观察药动学和药效学;然后多剂 1 次/d 给予 RO4987655(1mg、2mg 或 4mg)或 2 次/d 给予 RO4987655(4mg、5mg 或 6.5mg);每 28 天为 1 个阶段。每次给予 RO4987655 前 2 小时至给药后 1 小时期间,患者不能进食。

通过收集血浆样本进行药动学研究。第一阶段的采集时间点为给药前及给药后 0.5 小时、1 小时、2 小时、4 小时、8 小时、10 小时(1mg、2mg 或 4mg,1 次/d)、12 小时(4mg、5mg 或 6.5mg,2 次/d)、24 小时、34 小时和 48 小时。第二阶段的采集时间点:①第 8 天为给药前;②第 15 天为给药前及给药后 0.5 小时、1 小时、2 小时、4 小时、8 小时、10 小时(1mg、2mg 或 4mg,1 次/d)、12 小时(4mg、5mg 或 6.5mg,2 次/d)和 24 小时;③第 22 天为给药前。采用液相串联质谱方法测定 RO4987655 的血药浓度,并用 WinNonlin 软件(5.3 版)计算药动学参数。

同时收集全血样本用于药效学评价。第一阶段的采集时间点为给药前及给药后 1 小时、2 小时、4 小时、8 小时、10 小时(1mg、2mg 或 4mg,1 次/d)、12 小时(4mg、5mg 或 6.5mg,2 次/d)和 24 小时;第二阶段的采集时间点为给药前及给药后 1 小时、2 小时、4 小时、8 小时、10 小时(1mg、2mg 或 4mg,1 次/d)、12 小时(4mg、5mg 或 6.5mg,2 次/d)和 24 小时(1mg、2mg 或 4mg,1 次/d)。利用 12-豆蔻酸-13-乙酸佛波醇(PMA)分离和活化全血样本中的外周血单核细胞,然后采用荧光激活细胞分选法(FACS)评价 RO4987655 对该细胞中的磷酸化细胞外信号调节激酶(pERK)的抑制作用。由独立委员会根据实体瘤疗效评价标准(RECIST)评估 RO4987655 在基线、第三阶段、第四阶段及以后各个阶段第 1 天的抗肿瘤疗效,并进行总体疗效评价。

共 31 名患者参加本项研究。所有患者至少服用过 1 次 RO4987655,且可进行安全性、疗效和 PK/PD 评价。患者的基线情况详见表 2-9。

剂量递增试验中,25 例患者被分成 6 个剂量组:1mg/d($n=3$)、2mg/d($n=3$)、4mg/d($n=4$)、8mg/d($n=6$)、10mg/d($n=3$)和 13mg/d($n=6$)。其中,3 例患者由于肿瘤病灶扩大(DP)而退出试验,剩余 22 例患者用于评价剂量限制性毒性。22 例患者的治疗时间中位值为 53 天(25~237 天)。尽管 RO4987655 剂量计划递增至 17mg/d(欧洲研究得到的最大耐受剂量),但 13mg/d 剂量组已出现 2 例剂量限制性毒性,因此剂量由 17mg/d 降至 10mg/d。由于 10mg/d 剂量组也出现 2 例剂量限制性毒性,8mg/d 剂量组再招募 3 例患者进行试验(共 6 例)。上述提及的剂量限制性毒性均表现为肌酸激酶升高(3 级)。由于 8mg/d 剂量组未出现剂量限制性毒性,因而确定该剂量为 RO4987655 的最大耐受剂量。为积累更多的安全性数据,8mg/d 剂量组再次招募 6 例患者进行临床试验(总共 12 例)。

RO4897655 经口服后在患者体内迅速吸收,达峰时间为 0.833~1.92 小时,终末消除半衰期为 4.32~21.1 小时。由图 2-12 可见,RO4987655 在 1~13mg/kg 剂量范围内的暴露(AUC 和 C_{max})与剂量呈比例关系。RO4987655 的非房室参数见表 2-10。该药的蓄积系数(AUC_{d15}/AUC_{d1})与基于单剂量给药末端消除速率的计算结果相近(平均值约为 1.3,范围为 1.0~1.6),提示 RO4987655 在体内无显著的蓄积。多剂给予 RO4987655 时,于第二阶段第 8 天进入药动学稳态。

药效学研究结果表明,RO4987655 对外周血单核细胞中的磷酸化细胞外信号调节激酶(pERK)的抑制作用具有剂量依赖性。RO4987655 对 pERK 的抑制百分率与药物浓度之间的关系可用 E_{max} 模型描述(图 2-13)。计算结果显示,RO4987655 对 pERK 的最大抑制百分率(I_{max})为 95%,达到半数 I_{max} 所需的 RO4987655 浓度(IC_{50})为 24.8ng/ml。

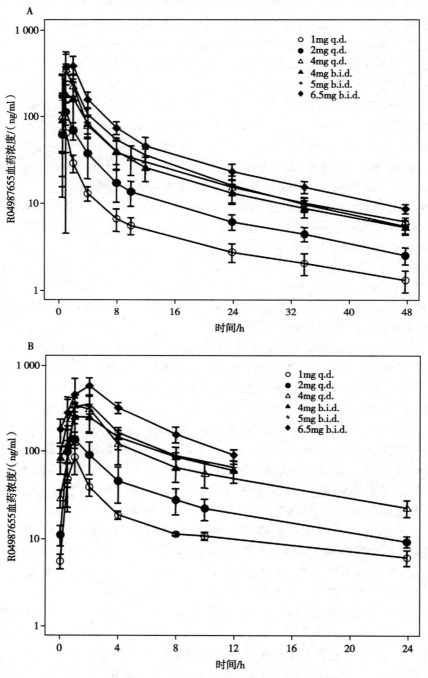

图 2-12　RO4987655 的血药浓度-时间曲线(平均值±标准差)

A. 第一阶段第 1 天　B. 第二阶段第 15 天

表 2-9 患者的基线情况

	1mg/d(n=3)	2mg/d(n=3)	4mg/d(n=4)	8mg/d(n=12)	10mg/d(n=3)	13mg/d(n=6)	汇总(n=31)
性别							
男性	3	—	2	9	2	4	20(65%)
女性	—	3	2	3	1	2	11(35%)
年龄（岁）中位值（范围）	67 (61~72)	57 (28~67)	63.5 (46~71)	60.5 (44~69)	67 (58~71)	63.5 (43~70)	62 (28~72)
体重/kg 中位值（范围）	59.7 (59.5~61.8)	59.9 (44.0~61.1)	58.3 (46.6~69.9)	56.25 (51.3~90.0)	50.3 (49.4~63.0)	61.2 (48.7~64.4)	59.3 (44.0~90.0)
身高/cm 中位值（范围）	168 (159~171)	161 (157~163)	160 (147~173)	166 (151~187)	155 (148~165)	162 (156~167)	163 (147~187)
体力状况评分							
0	3	1	2	5	1	3	15(48%)
1	—	2	2	7	2	3	16(52%)
肿瘤类型							
食管癌	—	—	—	7	1	—	8(26%)
结肠癌	—	1	3	1	1	2	8(26%)
肉瘤	2	2	1	2	—	—	7(23%)
非小细胞肺癌	—	—	—	2	—	2	4(13%)
胰腺癌	—	—	—	1	1	1	2(6%)
其他	1	—	—	—	—	1	2(6%)

表2-10 RO4987655 的非房室参数汇总（平均值±标准差）

剂量/(mg/d)		n	AUC_{last}/(h·ng/ml)	C_{max}/(ng/ml)	t_{max}/h	AUC_{inf}/(h·ng/ml)	$t_{1/2}$/h	Cl/F/(L/h)	V_d/L
第一阶段第1天	1	3	282±87	72.1±39.1	0.833±0.289	321±102	21±2.49	3 300±889	98±19.6
	2	3	607±104	116±30.2	1.33±0.577	673±125	18.1±1.93	3 030±508	78.3±9.14
	4	4	1 550±511	372±166	1.25±0.492	1 730±483	21.1±5.92	2 460±717	77.5±35.1
	8	12	1 260±369	233±132	1.92±1.08	1 410±366	19.2±4.6	3 030±816	85.4±33.8
	10	3	1 770±161	352±31.2	1.33±0.577	1 880±154	14.9±1.52	2 670±224	57.7±10.8
	13	6	2 490±414	458±134	1.5±0.551	2 710±414	17.4±1.68	2 450±355	62±14.6
第二阶段第15天	1	3	351±41.2	85.7±30.4	0.833±0.289	511±97.1	18.2±3.58	2 010±394	51.3±2.56
	2	3	724±178	140±25.9	1.15±0.747	870±186	11.2±1.55	2 370±488	38.8±12.8
	4	3	1 820±581	346±105	1.31±0.53	2 190±586	11.9±2.7	1 900±441	33.4±13.5
	8	11	1 460±374	282±99.5	1.47±0.534	2 030±493	6.48±1.89	2 070±443	19.2±6.15
	10	3	1 800±59.3	400±39.5	1.19±0.756	2 370±113	6.08±0.576	2 110±104	18.5±1.27
	13	5	3 020±540	616±145	1.6±0.555	3 570±564	4.32±0.39	1 860±305	11.6±2.63

注：AUC_{last}为血药浓度-时间曲线下面积（0至最终可测浓度时间点）；AUC_{inf}为血药浓度-时间曲线下面积（0至无穷大）；n 为例数。

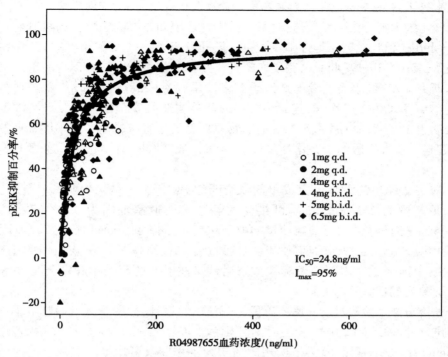

点表示实测值;线条表示 E_{max} 模型的拟合效果。

图 2-13　RO4987655 的不同浓度对磷酸化细胞外信号调节激酶(pERK)的抑制作用

RO4987655 的抗肿瘤活性评估结果见表 2-11。1 例食管癌患者服用 RO4987655 后的疗效被确证为病灶缩小(PR),肿瘤病灶缩减比例达 57%;8 例患者服用 RO4987655 后的疗效表现为疾病稳定(SD,肿瘤病灶无明显变化);7 例患者用药后的无进展生存期>16 周,包括 1 例 K-ras 基因突变的胰腺癌患者。

表 2-11　RO4987655 的最佳总体疗效

最佳总体疗效	1mg/d (n=3)	2mg/d (n=3)	4mg/d (n=4)	8mg/d (n=12)	10mg/d (n=3)	13mg/d (n=6)	汇总 (n=31)
病灶消失(CR)	0	0	0	0	0	0	0
病灶缩小(PR)	0	0	0	0	1	0	1
病灶未缩小(SD)	1	0	1	3	1	2	8
病灶增加或出现新病灶(PD)	2	3	3	7	1	3	19
不能评价(NE)	0	0	0	2	0	1	3
无进展生存期>16 周	1[a]	0	1[a]	2[b]	2[c]	1[d]	7

注:[a]114 天,[b]141 天,[c]224 天,[d]117 天。

综上所述,RO4987655 在日本晚期实体瘤患者中的最大耐受剂量为 8mg/d(4mg,2 次/d)。患者在此剂量下耐受且药动学和药效学特征良好,可进一步开展 RO4987655 的Ⅱ期和Ⅲ期临床试验研究。

【案例 2】苹果酸奈诺沙星注射液在中国健康受试者中的 PK/PD 研究

奈诺沙星为无氟喹诺酮类新药,对革兰氏阳性球菌和革兰氏阴性杆菌具有较强的抗菌活性,临床上用于治疗社区获得性肺炎。目前已开发奈诺沙星胶囊和苹果酸奈诺沙星注射液 2 种剂型,其中奈诺沙星胶囊已完成临床研究并获准在中国大陆和台湾上市。在美国开展的临床研究显示,健康受试者单剂给予奈诺沙星胶囊(25～1 500mg),或多剂给予奈诺沙星胶囊(75～1 000mg,1 次/d,连续 10 天)时均能耐受且安全性良好。奈诺沙星的终末消除半衰期为 11 小时,口服后近 70% 的药物以原型通过肾脏排泄。在中国开展的临床研究显示,健康受试者空腹给予奈诺沙星胶囊 500mg 或 750mg 时(1 次/d,连续 10 天)耐受性良好。

苹果酸奈诺沙星注射液已完成单剂量给药的 PK 研究。结果表明,奈诺沙星注射液的耐受剂量范围为 25～1 250mg,可接受的静脉滴注速率范围为 0.42～5.56mg/min。在 250～750mg 剂量范围内,奈诺沙星的血药浓度-时间曲线下面积($AUC_{0～\infty}$)随剂量增加呈线性增长。65%～77% 的药物以原型通过肾脏排出体外。在该工作的基础上,本文研究健康中国受试者多剂给予苹果酸奈诺沙星注射液的药动学和安全性,并结合药效学研究探讨患者的适宜给药方案。

整个研究分 2 个阶段进行。第一阶段为开放试验设计,健康受试者静脉给予 500mg 或 750mg 奈诺沙星(每组 12 例),滴注时间分别为 1.5 小时或 2.25 小时(静脉滴注速率为 5.56mg/min),1 次/d,连续 10 天。所用的药物为苹果酸奈诺沙星注射液(0.5g/100ml,pH 3.9)。第二阶段为随机、双盲、安慰剂对照试验设计,健康受试者静脉给予 500mg、650mg 或 750mg 奈诺沙星(每组 12 例)或安慰剂(每组 4 例),滴注时间分别为 2 小时、2.6 小时或 3 小时(静脉滴注速率为 4.17mg/min),1 次/d,连续 10 天。所用的药物为苹果酸奈诺沙星注射液(0.5g/100ml,pH 4.5),安慰剂为氯化钠注射液(100ml)。

本试验的研究对象为健康成年男性或女性受试者,年龄为 18～45 岁,体重指数(BMI)范围为 19～24kg/m²。基线评价指标包括病史、体格检查、生命体征、实验室检查和 12 导联心电图。受试者排除标准:①全身或某器官存在急性或慢性疾病史;②病毒性肝炎或人类免疫缺陷病毒感染;③心电图显示 Q-Tc 间期延长;④具有临床意义的实验室检查指标异常;⑤曾有药物过敏史或精神药品滥用史;⑥3 个月内参加过其他临床试验研究。

通过外周静脉导管收集血样。首剂(第 1 天)收集血样的时刻为静脉滴注前,静脉滴注中,静脉滴注结束后即刻及 0.5 小时、1 小时、1.5 小时、2 小时、3 小时、4 小时、6 小时、8 小时、12 小时和 16 小时,最后一个点为 24 小时(静脉滴注开始即刻计时);给药第 3 天、第 5 天、第 8 天和第 9 天收集血样的时刻为静脉滴注前及静脉滴注结束后即刻采集血样;末剂(第 10 天)收集血样的时刻与首剂相同,还增加静脉滴注结束后 36 小时、48 小时、60 小时和 72 小时。第一阶段,500mg 和 750mg 组的静脉滴注时间分别为 1.5 小时和 2.25 小时;第二阶段,500mg、600mg 和 750mg 组的静脉滴注时间分别为 2 小时、2.6 小时和 3 小时。血样在 4℃ 条件下离心 10 分钟(1 200g),取上清液冻存于 -40℃ 的冰箱中。首剂(第 1 天)收集尿样的时刻为给药前(-1～0 小时),静脉滴注开始即刻至静脉滴注结束后 2 小时,静脉滴注结束后 2～4 小时、4～8 小时、8～12 小时和 12～24 小时;末剂(第 10 天)收集尿样的时刻与首剂相同,此外还包括静脉滴注结束后 24～36 小时、36～48 小时和 48～72 小时。尿样冻存于 -40℃ 的冰箱中。采用 LC-MS/MS 法测定奈诺沙星的血浆和尿液浓度。

采用 WinNonlin 软件(5.2 版)计算奈诺沙星首剂和末剂给药的非房室参数,包括药峰浓度(C_{max})、血药浓度-时间曲线下面积($AUC_{0\sim24h}$ 和 $AUC_{0\sim\infty}$)、终末消除半衰期($t_{1/2}$)、表观分布容积(V_d)、总清除率(Cl_t)、平均滞留时间($MRT_{0\sim\infty}$)、谷浓度(C_{min})和坪浓度(C_{avg})。利用全程血药浓度-时间曲线数据估算奈诺沙星在健康受试者体内的二房室模型参数,包括中央室清除率(Cl)、房室间清除率(Q)、中央室分布容积(V_1)、外周室分布容积(V_2)、分布相速率及分布相半衰期($t_{1/2,\alpha}$)、消除相速率及消除相半衰期($t_{1/2,\beta}$)。计算时权重取 $1/C^2$。

首先对奈诺沙星的药动学参数进行描述性统计;然后每个剂量组的药动学参数按性别分层,分析性别对药动学的影响;最后将 5 个剂量组的药动学数据合并,采用多元线性回归寻找药物暴露的可能影响因素,如性别、体重和体重指数等。反映药物暴露的 PK 参数包括首剂和末剂给药后的峰浓度、谷浓度和血药浓度-时间曲线下面积($AUC_{0\sim24h}$)以及达稳态时的坪浓度。采用 SAS 软件(9.1 版)进行上述统计分析。

从上海和北京等地医院收集社区获得性肺炎患者病原菌共 302 株(2004—2005 年收集),包括青霉素敏感肺炎链球菌(PSSP)、青霉素中介肺炎链球菌(PISP)、青霉素耐药肺炎链球菌(PRSP)、流感嗜血杆菌、卡他莫拉菌、甲氧西林敏感金黄色葡萄球菌(MSSA)和耐甲氧西林金黄色葡萄球菌(MRSA)。采用琼脂稀释法测定奈诺沙星对这些菌株的最低抑菌浓度(MIC)。

奈诺沙星为浓度依赖性抗菌药,最佳 PK/PD 指数为 AUC/MIC 和 C_{max}/MIC。以肺炎链球菌为研究对象,采用蒙特卡罗模拟进行奈诺沙星的 PK/PD 分析。奈诺沙星的 PK/PD 靶值为 fC_{max}/MIC≥5.07、$fAUC_{0\sim24h}$/MIC≥47.05,f 表示游离分数(0.84)。奈诺沙星的给药方案包括 500mg 和 750mg(静脉滴注速率为 5.56mg/min)以及 500mg、600mg 和 750mg(静脉滴注速率为 4.17mg/min)。进行蒙特卡罗模拟时,$AUC_{0\sim24h}$ 和 C_{max} 按对数正态分布产生随机数,MIC 按离散分布产生随机数,模拟 5 000 例受试者。首先计算奈诺沙星的 PK/PD 指数达到靶值的次数占总次数的百分比,即累积响应百分率(CFR);然后计算各个 MIC 水平下奈诺沙星的 PK/PD 指数达到靶值的概率,即达标概率(PTA)。用 Matlab 软件(7.0 版)进行 PK/PD 分析。

共 72 例受试者参加该项临床试验研究。由表 2-12 可见,第一阶段 2 个剂量组和第二阶段 3 个剂量组及安慰剂组受试者的年龄和体重指数(BMI)相当。

表 2-12　健康受试者的人口统计学数据

指标	第一阶段		第二阶段			
	500mg	750mg	500mg	650mg	750mg	安慰剂
年龄(平均值±标准差)/岁	25±3	24±3	23±3	26±4	27±3	26±4
性别(男/女)	6/6	6/6	5/7	7/5	5/7	7/5
民族(汉族/其他)	10/2	12/0	10/2	12/0	12/0	12/0
体重(平均值±标准差)/kg	59.7±6.1	60.6±7.5	57.8±7.3	61.0±7.8	59.4±8.3	61.2±9.5
体重指数(平均值±标准差)/(kg/m²)	21.5±1.1	21.2±1.1	21.2±1.7	21.8±1.6	22.2±1.4	21.7±1.7

指标	第一阶段		第二阶段			
	500mg	750mg	500mg	650mg	750mg	安慰剂
肌酐清除率（平均值±标准差）/[ml/(min·1.73m²)]	112.3±17.2	119.6±13.4	114.2±16.5	128.7±20.7	120.3±19.3	122.2±12.9

注:1. 每组受试者均为 12 例。

2. 第一阶段和第二阶段的静脉滴注速率分别为 5.56mg/min 和 4.17mg/min。

奈诺沙星的静脉滴注速率为 5.56mg/min 时的血药浓度-时间曲线见图 2-14。多剂量给药达稳态时,500mg 和 750mg 组的峰浓度(C_{ss_max})分别为 9.60μg/ml±1.84μg/ml 和 11.0μg/ml±2.2μg/ml,血药浓度-时间曲线下面积(AUC_{0-24h_ss})分别为 44.03h·μg/ml±8.62h·μg/ml 和 65.82h·μg/ml±10.78h·μg/ml(表 2-13)。奈诺沙星在 2 个剂量下的蓄积因子均为 1.08,提示该药在体内的蓄积程度轻微。除 500mg 组第 10 天的 C_{max} 有性别差异外($P<0.05$),其余 PK 参数无显著的性别差异。

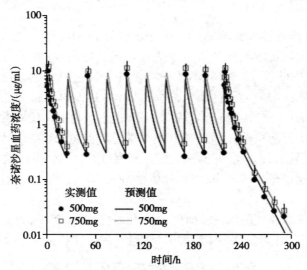

静脉滴注速率为 5.56mg/min,连续给药 10 天;实测值用
平均值±标准差表示,预测值为二房室模型拟合结果。

**图 2-14　中国健康受试者多剂静脉滴注 500mg 或 750mg 奈诺沙星注射液的
血药浓度-时间曲线(n=12)**

奈诺沙星的静脉滴注速率为 4.17mg/min 时的血药浓度-时间曲线见图 2-15。多剂量给药达稳态时,500mg、650mg 和 750mg 组的 C_{ss_max} 分别为 7.13μg/ml±1.47μg/ml、8.17μg/ml±1.76μg/ml 和 9.96μg/ml±2.23μg/ml,AUC_{0-24h_ss} 分别为 40.46h·μg/ml±9.52h·μg/ml、54.17h·μg/ml±12.10h·μg/ml 和 71.34h·μg/ml±17.79h·μg/ml。奈诺沙星的蓄积因子计算结果为 1.06~1.08,提示该药在体内的蓄积程度轻微。奈诺沙星 500mg 组的 C_{min}、650mg 组首剂给药的 C_{max}、C_{min} 和 $AUC_{0~t}$,以及 750mg 组首剂给药的 C_{min} 的性别差异具有显著的统计学意义($P<0.05$)。

表 2-13　奈诺沙星在中国健康受试者中的非房室室参数（平均值±标准差，$n=12$）

给药方案	C_{max}/(mg/L)	C_{min}/(mg/L)	C_{avg}/(mg/L)	AUC_{0-24h}/(h·mg/L)	$AUC_{0-\infty}$/(h·mg/L)	$t_{1/2}$/h	V_d/L	Cl_t/(L/h)	Cl_r/(L/h)	$MRT_{0-\infty}$/h
500mg（5.56mg/min）										
d1	10.0±1.6	0.302±0.098		40.25±8.59	43.30±9.33	6.96±1.42	86.67±14.23	11.97±2.15	7.76±1.75	7.34±0.89
d10	9.60±1.84	0.324±0.103	1.84±0.36	44.03±8.62	46.97±9.49	6.20±1.39	81.77±14.75	11.72±2.08	6.95±1.36	7.05±0.91
750mg（5.56mg/min）										
d1	11.8±2.7	0.407±0.094		61.93±9.06	65.41±9.65	5.90±0.5	78.93±11.16	11.71±1.79	6.56±1.25	6.77±0.61
d10	11.0±2.2	0.492±0.136	2.74±0.45	65.82±10.78	70.45±12.22	6.34±1.21	84.01±13.34	11.69±2.02	6.89±0.98	7.24±0.88
500mg（4.17mg/min）										
d1	7.54±0.86	0.220±0.064		33.97±4.66	35.91±4.84	6.01±1.18	95.23±17.86	14.16±1.94	8.34±2.12	6.75±1.05
d10	7.13±1.47	0.290±0.101	1.69±0.40	40.46±9.52	44.74±10.77	6.30±1.15	101.13±23.6	11.77±2.84	7.22±1.99	8.68±1.34
650mg（4.17mg/min）										
d1	7.21±1.54	0.340±0.04		46.45±7.98	49.47±8.05	6.05±1.15	96.97±22.00	13.46±2.16	8.06±2.34	7.18±1.04
d10	8.17±1.76	0.407±0.137	2.26±0.50	54.17±12.10	60.52±13.89	5.91±1.21	99.72±18.89	11.20±2.20	7.42±2.04	9.03±1.48
750mg（4.17mg/min）										
d1	9.03±3.23	0.462±0.133		61.19±17.30	65.03±17.45	5.67±0.93	91.57±29.19	12.26±2.58	7.92±1.42	7.43±1.22
d10	9.96±2.23	0.534±0.161	2.97±0.75	71.34±17.79	79.86±19.52	5.72±0.99	90.25±23.38	9.84±2.04	7.94±1.62	9.19±1.52

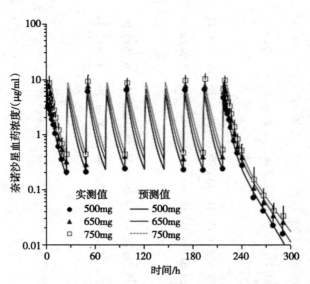

静脉滴注速率为 4.17mg/min,连续给药 10 天;实测值用
平均值±标准差表示,预测值为二房室模型拟合结果。

**图 2-15 中国健康受试者多剂静脉滴注 500mg、650mg 或 750mg 奈诺沙星注射液的
血药浓度-时间曲线(n =12)**

奈诺沙星的静脉滴注速率为 5.56mg/min 时,500mg 组首剂和末剂给药的 24 小时尿累积排出率分别为 60.14%±5.85% 和 59.79%±8.38%,750mg 组首剂和末剂的尿累积排出率分别为 53.59%±9.12% 和 59.48%±6.63%;静脉滴注速率为 4.17mg/min 时,奈诺沙星 500mg、650mg 和 750mg 组首剂给药后的 24 小时尿累积排出率分别为 55.62%±11.45%、55.51%±8.75% 和 62.00%±7.42%,末剂给药后的 24 小时尿累积排出率分别为 55.94%±10.6%、58.86%±8.0% 和 72.77%±11.0%。

二房室模型较好地描述了奈诺沙星在健康受试者体内的血药浓度-时间曲线。奈诺沙星的中央室分布容积(V_1)为 64.5~83.2L,外周室分布容积(V_2)为 24.7~40.9L(表 2-14)。奈诺沙星的静脉滴注速率为 5.56mg/min 时,剂量由 500mg 增加至 750mg 时,分布相半衰期($t_{1/2\alpha}$)由 2.42 小时延长至 3.37 小时($P<0.01$),消除相半衰期($t_{1/2\beta}$)由 10.8 小时延长至 12.7 小时($P<0.01$)。奈诺沙星的静脉滴注速率为 4.17mg/min 时, $t_{1/2\alpha}$ 和 $t_{1/2\beta}$ 随剂量的变化趋势与第一阶段(静脉滴注速率为 5.56mg/min)类似。中央室清除率(Cl)和房室间清除率(Q)则随剂量增加呈轻微下降,数值分别为 12.0~14.6L/h 和 1.48~4.16L/h。

奈诺沙星对青霉素敏感肺炎链球菌、青霉素中介肺炎链球菌和青霉素耐药肺炎链球菌的 MIC_{90} 分别为 0.09mg/L、0.09mg/L 和 0.04mg/L。奈诺沙星对流感嗜血杆菌、卡他莫拉菌、甲氧西林敏感金黄色葡萄球菌和耐甲氧西林金黄色葡萄球菌的 MIC_{90} 分别为 0.18mg/L、0.04mg/L、0.04mg/L 和 0.72mg/L。奈诺沙星对社区获得性肺炎病原菌的 MIC 分布频率详见表 2-15。

图 2-16 和图 2-17、表 2-16 显示奈诺沙星的蒙特卡罗模拟分析结果。f $AUC_{0\sim24h}$ /MIC 靶值为 47.05 时,奈诺沙星的 5 种给药方案对肺炎链球菌(包括 PSSP、PISP 和 PRSP)的累积响应百分率均高于 99.99%。MIC≤0.361mg/L 时,奈诺沙星的所有给药方案对肺炎链球菌的达标概率达到 99% 以上;MIC≤0.722mg/L 时,奈诺沙星 650mg 和 750mg 剂量组的达标概

率仍高于90%(图2-16)。fC_{max}/MIC靶值为5.07时,奈诺沙星的各个给药方案对肺炎链球菌的累积响应百分率均为100%(表2-16)。MIC≤0.722mg/L时,奈诺沙星对肺炎链球菌的达标概率高于98%(图2-17)。这提示,奈诺沙星注射液对肺炎链球菌引起的社区获得性肺炎预期可获得良好的临床疗效和微生物学疗效。

表2-14 中国健康受试者多剂静脉滴注500mg、650mg或750mg奈诺沙星注射液的
房室模型参数(平均值±标准差,$n=12$)

参数	第一阶段		第二阶段		
	500mg	750mg	500mg	650mg	750mg
V_1/L	64.5±6.77	73.5±13.8	81.2±12.8	83.2±13.8	81.7±20.5
V_2/L	40.9±10.8	28.5±14.9	37.0±13.4	35.5±14.3	24.7±13.0
$t_{1/2\alpha}/h$	2.42±0.478	3.37±0.778	3.00±0.456	3.29±0.528	4.03±0.504
$t_{1/2\beta}/h$	10.8±1.30	12.7±1.70	12.1±1.73	13.7±5.26	16.6±5.88
$Cl/(L/h)$	13.0±2.37	12.3±2.02	14.6±2.48	13.7±2.23	12.0±2.48
$Q/(L/h)$	4.16±2.14	2.26±2.01	2.93±1.55	2.76±1.74	1.48±1.15

注:奈诺沙星连续给药10天;第一阶段和第二阶段的静脉滴注速率分别为5.56mg/min和4.17mg/min。

表2-15 中国健康受试者多剂给予奈诺沙星时对各种病原菌的累积响应百分率(CFR)

参数	菌株	第一阶段		第二阶段		
		500mg	750mg	500mg	650mg	750mg
$fAUC_{0\sim24h}/MIC$	青霉素敏感肺炎链球菌	100	100	99.99	100	100
	青霉素中介肺炎链球菌	100	100	99.99	100	100
	青霉素耐药肺炎链球菌	100	100	100	100	100
	流感嗜血杆菌	91.88	95.16	91.43	94.15	95.65
	卡他莫拉菌	98.16	98.46	98.32	97.8	97.88
	甲氧西林敏感金黄色葡萄球菌	99.99	99.99	99.98	99.98	99.99
	耐甲氧西林金黄色葡萄球菌	89.39	97.98	85.85	96.2	97.46
fC_{max}/MIC	青霉素敏感肺炎链球菌	100	100	100	100	100
	青霉素中介肺炎链球菌	100	100	100	100	100
	青霉素耐药肺炎链球菌	100	100	100	100	100
	流感嗜血杆菌	97.73	98.93	95.36	96.55	98.02
	卡他莫拉菌	98.14	98.08	97.98	98.14	98.1
	甲氧西林敏感金黄色葡萄球菌	99.99	99.99	99.99	99.99	99.99
	耐甲氧西林金黄色葡萄球菌	97.82	98.17	97.68	97.52	97.88

注:f表示奈诺沙星的游离分数(0.84);第一阶段和第二阶段的静脉滴注速率分别为5.56mg/min和4.17mg/min。

表 2-16　奈诺沙星对社区获得性肺炎主要病原菌的最低抑菌浓度（MIC）分布

菌株名（株数）	MIC（mg/L）的分布频率/%													
	0.011	0.022	0.043	0.090	0.181	0.361	0.722	1.444	2.888	5.776	11.55	23.10	46.21	92.42
青霉素敏感肺炎链球菌（44）	6.8	18.2	45.5	29.5	0	0	0	0	0	0	0	0	0	0
青霉素中介肺炎链球菌（44）	0	0	81.8	18.2	0	0	0	0	0	0	0	0	0	0
青霉素耐药肺炎链球菌（14）	0	21.4	78.6	0	0	0	0	0	0	0	0	0	0	0
流感嗜血杆菌（50）	56	10	12	6	6	0	4	6	0	0	0	0	0	0
卡他莫拉菌（50）	2	62	28	4	2	0	0	0	0	2	0	0	0	0
甲氧西林敏感金黄色葡萄球菌（52）	0	0	94.3	0	3.8	1.9	0	0	0	0	0	0	0	0
耐甲氧西林金黄色葡萄球菌（48）	0	0	0	0	8.3	66.7	22.9	0	2.1	0	0	0	0	0

注：加粗字体表示 MIC_{50}；标注下划线表示 MIC_{90}。

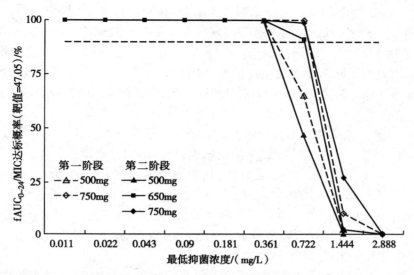

水平线表示 90% 的概率值；第一阶段和第二阶段的静脉滴注速率分别为
5. 56mg/min 和 4. 17mg/min。

图 2-16　中国健康受试者多剂静脉滴注奈诺沙星注射液的 $fAUC_{0\sim24h}$/MIC 达标概率

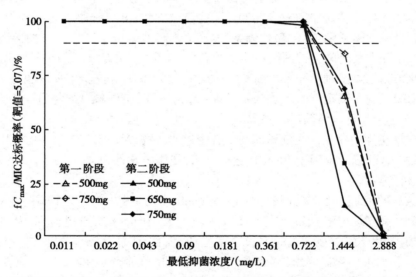

水平线表示 90% 的概率值；第一阶段和第二阶段的静脉滴注速率分别为
5. 56mg/min 和 4. 17mg/min。

图 2-17　中国健康受试者多剂静脉滴注奈诺沙星注射液的 fC_{max}/MIC 达标概率

【案例 3】单克隆抗体 carlumab 在实体瘤患者中的 PK/PD 研究

CC-趋化因子配体 2（CCL2）又称单核细胞趋化蛋白-1，通过与 CC-趋化因子受体 CCR2 结合发挥其生物学效应，可促进多种类型癌症中的相关炎症、血管生成，肿瘤增殖和转移。在恶性肿瘤中，高水平的 CCL2 与活跃的血管生成、刺激癌细胞增殖、金属蛋白酶产生增加、肿瘤侵袭性、不良预后和患者早期复发相关。carlumab 是一种人免疫球蛋白单克隆抗体，具有高 CCL2 结合亲和力。临床前模型研究显示，carlumab 通过与血液中游离的 CCL2 结合，可降低 CCL2-CCR2 复合物的生成，显著减缓主要肿瘤的生长和转移，抑制血管生成，被视为实体瘤的潜在治疗药物。目前，尚未有数据阐明 carlumab 与靶配体间的相互作用。本次研究的目的为利用 PK/PD 模型同时表征 carlumab、CCL2 和 carlumab-CCL2 复合物的血药浓度-时间曲线，并模拟不同剂量方案给药后的体内游离 CCL2 浓度，获得能够有效降低游离 CCL2 水平、延长 CCL2 配体抑制时间的最佳给药方案，为Ⅱ期临床试验研究的剂量制定提供依据。

1. carlumab 在恶性实体瘤患者中的Ⅰ期临床试验研究 本研究为一项开放、多剂量递增的首次人体Ⅰ期临床试验，共入组 21 例受试者，均为组织学确诊且无合适的常规治疗手段的实体瘤患者。采用标准的 3+3 设计，在剂量递增期单剂量静脉滴注 carlumab 0.3mg/kg、1mg/kg、3mg/kg、10mg/kg 和 15mg/kg，0.3～3mg/kg 剂量组各包括 3 例受试者，10～15mg/kg 组各包括 6 例受试者。给药后观察 4 周，以评价药物安全性和单剂量给药的药动学特征。随后进行剂量递增给药，静脉滴注 10mg/kg 或 15mg/kg，每 2 周 1 次，连续给药 3 次，进一步评价其安全性，并进行 PK/PD 分析。

于给药后的不同时间点采集血浆样本用于药动学分析。采样点为首剂给药前、给药结束即刻、4 小时、24 小时、第 8 天、第 15 天、第 18 天、第 22 天和第 25 天，第 4 剂给药前、给药结束即刻、4 小时、24 小时、第 8 天和第 15 天，其余为每次给药前、给药结束即刻。采用酶联免疫吸附分析（ELISA）方法测定 carlumab 的血浆药物浓度，以非房室模型进行分析并计算 PK 参数。

药效学评价指标包括血清 CCL2 浓度、骨重建标志物（Ⅰ型胶原 N-端肽 NTX、Ⅰ型胶原 C-端肽 CTX、骨碱性磷酸酶 BAP 和骨钙素）、循环肿瘤细胞（CTC）检测、肿瘤组织活检等。CCL2 测定的血样采集时间为首剂给药前及给药后 24 小时、第 8 天、第 15 天和第 22 天，第 4 剂给药前及给药后 24 小时、8 周、12 周和 18 周，其余为每次给药前。骨重建标志物测定的时间点同 CCL2。CTC 测定的时间点为筛选期、第 3 剂给药前、末剂给药后 4 周。肿瘤活检的时间点为筛选期和首剂给药后 3~5 周。

2. PK/PD 模型的建立 在剂量递增期有密集的药物、游离 CCL2 和药物-配体复合物浓度数据，因此将这部分结果用于 PK/PD 建模分析，使用的软件为 ADAPT 5，以最大似然估计法进行建模和模拟。

基于靶点介导药物处置模型建立的 carlumab 体内 PK/PD 模型如图 2-18 所示。静脉注射给药后，药物可能分布到组织结合位点（K_3 和 K_4）或通过降解从中央室消除（K_{deg}）。假定游离 CCL2 以 K_{syn} 的零级速率生成，基线值为 R_{ss}，其分布在肿瘤组织和血液之间（K_2），在血液中可以降解消除（K_{deg}）。carlumab 和游离 CCL2 结合形成复合物，并迅速达平衡（K_D），复合物同样以 K_{deg} 的速率从血液中消除。假设 carlumab、游离 CCL2 以及复合物均处于准平衡状态，则平衡解离常数 K_D 可用于描述复合物的结合或解离速率，分别取值 2 400pmol/L（据 PK/PD 模拟结果获得）、15pmol/L（体外研究估计值）和 150pmol/L（10 倍的体外研究估计值）。

基于该模型获得表征总体及游离 carlumab、游离 CCL2 和复合物浓度的方程，从而获得 carlumab、游离 CCL2 和 carlumab-CCL2 复合物的拟合优度图及 151mg/kg 剂量组中的个体预测和观测浓度-时间曲线，如图 2-19 所示。该模型对药物、配体及复合物均获得较好的预测结果，其中对 4 例受试者的游离 CCL2 恢复至基线的预测水平略高于观测值，提供一个相对保守的估计。carlumab 静脉给药的观测浓度-时间曲线显示，滴注期间 carlumab 的浓度迅速升高，滴注结束后浓度呈现多指数下降；carlumab-CCL2 复合物的浓度从基线至第 8 天增加

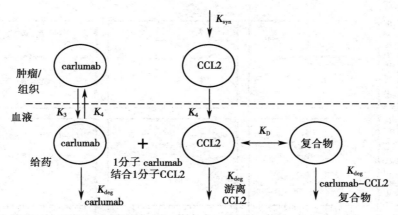

图 2-18 PK/PD 模型同时模拟体内的 carlumab、游离 CCL2 和 carlumab-CCL2 复合物水平

约 1 000 倍；游离 CCL2 的浓度在给药后出现快速降低，随后恢复至基线值，显示为快速的一过性抑制作用。

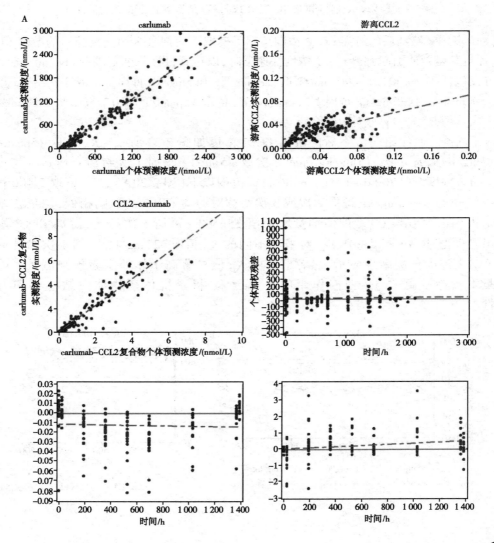

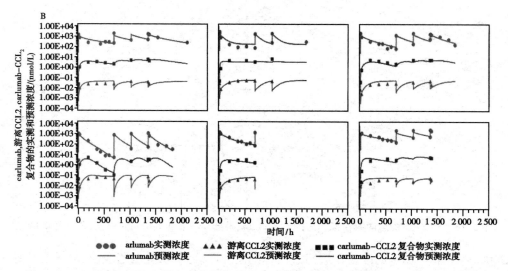

图 2-19　carlumab、CCL2 及复合物拟合优度图（A）及血药浓度-时间曲线拟合效果图（B）
A. 虚线表示线性回归　B. 展示 15mg/kg 剂量下血药浓度-时间曲线

3. 多剂量给药后的游离 CCL2 浓度预测　模拟不同剂量多剂量给药后的游离 CCL2 浓度,评价其是否能引起游离 CCL2 浓度快速下降,以达到目标浓度范围<80pg/ml。模拟的给药方案包括:①K_D 值取 2 400pmol/L 时,2.5mg/kg 和 5mg/kg 每周 1 次或 3 次给药;②K_D 值取 150pmol/L 时,25mg/kg 每周 1 次给药;③K_D 值取 15pmol/L 时,12.5mg/kg 和 25mg/kg 每周 1 次给药,15mg/kg 每周 2 次给药。

不同静脉滴注给药方案后的游离 CCL2 浓度如图 2-20 所示。K_D 值取 15pmol/L 时,12.5mg/kg 每周 1 次、15mg/kg 每周 2 次或 25mg/kg 每周 1 次给药 carlumab 均可使游离 CCL2 浓度维持在 80~125pg/ml 的目标范围以下(图 2-20A)。K_D 值取 2 400 pmol/L 时,2.5mg/kg 和 5mg/kg 每周 2 次或 3 次给药对游离 CCL2 的影响相似,均仍在基线水平附近(图 2-20B~C)。即使剂量增加至 25mg/kg 每周 1 次给药,游离 CCL2 水平仍未出现明显下降(图 2-20D)。对采用不同的 K_D 值时,25mg/kg 每周 1 次给药后的游离 CCL2 浓度预测结果显示,患者群体的 K_D 值显著高于体外实验预测值是影响临床剂量下发挥游离 CCL2 抑制作用的主要因素,提示抗体药物体内结合亲和力的重要性。

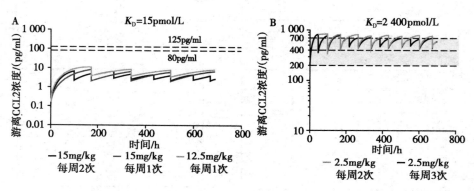

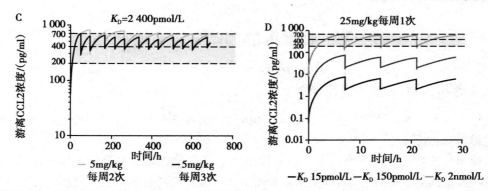

游离 CCL2 水平应被抑制在 80~125pg/ml 的目标范围以下,基线 CCL2 水平可为 200~700pg/ml。

图 2-20　不同 carlumab 给药方案后的游离 CCL2 浓度

A. 15mg/kg 每周 2 次、25mg/kg 每周 1 次和 12.5mg/kg 每周 1 次(K_D 15pmol/L)给药

B. 2.5mg/kg 每周 2 或 3 次(K_D 2 400pmol/L)给药

C. 5mg/kg 每周 2 或 3 次(K_D 2 400pmol/L)给药

D. 25mg/kg 每周 1 次给药

(张　菁　陈渊成)

参 考 文 献

[1] 刘晓东,柳晓泉. 药物代谢动力学教程. 南京:江苏凤凰科学技术出版社,2015.

[2] COLBURN W A,LEE J W. Biomarkers,validation and pharmacokinetic-pharmacodynamic modelling. Clin Pharmacokinet,2003,42(12):997-1022.

[3] GIBBS J P. Prediction of exposure-response relationships to support first-in-human study design. AAPS J,2010,12(4):750-758.

[4] 魏敏吉,侯杰,赵彩芸,等. 几种首次人体最大起始给药剂量预测方法. 中国新药杂志,2014,23(13):1549-1552.

[5] NAKAMICHI S,NOKIHARA H,YAMAMOTO N,et al. Phase I and pharmacokinetics/pharmacodynamics study of the MEK inhibitor RO4987655 in Japanese patients with advanced solid tumors. Invest New Drugs,2015,33(3):641-651.

[6] WU X J,ZHANG J,GUO B N,et al. Pharmacokinetics and pharmacodynamics of multiple-dose intravenous nemonoxacin in healthy Chinese volunteers. Antimicrob Agents Chemother,2015,59(3):1446-1454.

[7] HU P,YIN Q,DECKERT F,et al. Pharmacokinetics and pharmacodynamics of vildagliptin in healthy Chinese volunteers. J Clin Pharmacol,2009,49(1):39-49.

[8] 祝建平,孙建国,彭英,等. 人体关键药动学参数预测方法. 中国临床药理学与治疗学,2011,16(6):699-709.

[9] POVSIC T J,COHEN M G,CHAN M Y,et al. Dose selection for a direct and selective factor Ⅸa inhibitor and its complementary reversal agent:translating pharmacokinetic and pharmacodynamic properties of the REG1 system to clinical trial design. J Thromb Thrombolysis,2011,32(1):21-31.

[10] CHEN B,DONG J Q,PAN W J,et al. Pharmacokinetics/pharmacodynamics model-supported early drug development. Curr Pharm Biotechnol,2012,13(7):1360-1375.

[11] FETTERLY G J,ARAS U,MEHOLICK P D,et al. Utilizing pharmacokinetics/pharmacodynamics modeling to simultaneously examine free CCL2,total CCL2 and carlumab(CNTO 888)concentration time data. Journal of Clinical Pharmacology,2013,53(10):1020-1027.

第十节　特殊人群药动学研究设计

一、老年人群药动学研究设计

老年人具有与成年人不同的生理特点,体内的各组成部分亦出现较大变化,因此药物的体内过程也有相应改变。

当拟治疗疾病是一种典型的老年病或拟治疗人群中包含相当数量的老年患者时,需要进行老年人的药动学研究,从而可根据其药动学特征调整给药剂量或给药间隔。

老年人的药动学研究可选择老年健康志愿者或患者,酌情在 4 个阶段的临床试验期间进行。

(一)老年患者药动学研究的必要性

1. 老年患者的病理和生理特征　与健康成年人不同,老年人可存在胃酸分泌减少,消化道运动功能减退,消化道血流减慢,体内水分减少,脂肪成分比例增加,血浆蛋白含量减少,肾单位、肾血流量、肾小球滤过率均下降,肝血流量减少,功能性肝细胞减少等改变。以上因素均可导致药物在老年人体内的吸收、分布、代谢和排泄发生相应改变,其中以对清除过程的影响为大。

2. 老年患者功能减退及对药动学的影响

(1)药物的吸收:老年人随着年龄的增长、消化道功能和组织形态的改变,下列因素会改变药物的吸收速率和吸收程度。①由于胃黏膜萎缩,胃酸分泌减少,胃液 pH 增高,可使一些药物的离子化和溶解度发生改变。例如,胃液酸度降低可减少头孢呋辛酯(cefuroxime axetil)的吸收。②胃肠道血流量和黏膜表面具有吸收功能的细胞数量明显减少,可使口服药物的吸收速率和吸收程度明显降低。③胃肠道黏膜和平滑肌萎缩及其运动功能减弱,胃排空减慢和胃肠肌张力和动力降低,使药物在胃肠道的停留时间延长,而影响药物的吸收。④老年患者的体力活动减少,以及局部组织衰退和血液循环较差,使肌内注射药物后吸收亦减少。多数口服药物的吸收属被动转运,因此在老年人消化道中的吸收与年轻人差别不大,其原因可能为老年人的吸收面积、血流虽有所下降,但由于胃肠道蠕动功能减弱,使药物在胃肠道中的停留时间延长,而使药物的总吸收量改变不大,但吸收速率可能减慢。

(2)药物的分布:老年人的体内组成部分发生明显改变,全身及细胞内的含水量减少(年轻人体内的水分占体重的 61%,而 60~80 岁的老年人仅为 53% 左右),同时去脂肪组织(如肌肉)占体重的比例亦减少(年轻人的去脂肪组织占体重的 19%,而 60~80 岁的老年人仅占 12%);老年人的脂肪组织相对增多(年轻人占体重的 18%~20%,而 60~80 岁的老年人可增加至 36%~38%),女性老年人的脂肪组织增加更多些,此均可使水溶性药物的表观分布容积(V_d)降低,脂溶性者则增高。老年人的心输出量以每年 1% 递减,老年人的心输出量降低,加上局部血流量减少,可影响药物的分布;药物对组织穿透性的改变也是影响老年人药物体内分布的原因之一。随着年龄增长,老年人的肝脏功能减退,蛋白合成减少,血中的白蛋白浓度渐降低,老年人的血浆白蛋白含量较年轻人减少约 20%,导致药物的血浆蛋白结合率降低、游离药物浓度升高,对血浆蛋白结合率高者(如头孢曲松)的影响尤为明显,分子量小的游离药物较易分布至组织和体液中。

(3)药物的代谢:药物主要在肝脏代谢。老年人随着年龄增长,肝组织缩小(20~40 岁的成年人肝脏约重 1 200g，而 70 岁的老年人肝脏仅约为 741g），局部血流量减少（60 岁以上老年人的肝脏血流量为年轻人的 55%~60%），使老年人的药物代谢能力下降。有报道药物自肝脏的清除，65 岁的老年人较 25 岁者减少 40%~45%。

（4）药物的排泄：老年人的心输出量减少，肾动脉硬化、肾基底膜增厚等退行性变使有效肾单位数明显减少，导致肾清除功能减退。正常成年人的肾小球滤过率（GFR）随年龄增长而逐渐降低，20~50 岁每年降低 0.4ml/min，而 50 岁以上者则每年减少 1ml/min；肾脏的有效血流量 90 岁者较 20 岁者降低 50% 以上；伴随肾小球滤过率下降，肾小管分泌功能和重吸收能力减退。这些改变致使许多主要经肾脏排出的药物排泄减慢，清除率降低，消除半衰期延长，血药浓度增加，药物容易在体内蓄积而产生毒性作用。老年人的肾功能改变应以肾小球滤过率为准，由于老年人肌肉和肌酐生成的减少，血肌酐值测定常造成结果偏低的假象，宜测定肌酐清除率以反映肾小球滤过率情况。

药物自肝胆系统的排泄是另一消除途径，随着年龄增长此功能亦降低。老年人的药物总清除率主要与肾清除率有关，同时也受肝胆系统排泄功能的影响。药物在老年人中的药动学变化，与年龄变化肯定有关的是药物肾清除率的降低，至于药物吸收、分布和代谢的体内过程与年龄的关系尚有待于进一步阐明。因此，在大多数情况下，老年患者应用主要经肾排泄的药物后，药物自体内的清除减少、血药浓度增高，因此老年人用药时应根据肾功能情况调整剂量或给药间期。老年人的药物剂量调整通常根据瘦体重（lean body mass）、肌酐清除率，而不能根据总体重和血清肌酐值。

3. 老年患者药动学研究的目的　在药物研发过程中，找出老年患者和健康人之间的差异，并分析解释产生变异的因素（如老年人的病理生理因素、合并用药因素等），掌握浓度、效应与生理之间的关系，为老年患者制定最佳给药方案。

药物研发过程中，及时地将老年患者的药动学研究和疗效研究综合在一起，有助于增加对药物摄入方式、老年患者特征和药物体内过程之间的定量关系的认识，可以为药品说明书提供有价值的安全性、疗效和剂量优化信息。

此外，老年患者个体药动学设计与群体药动学设计有机结合，并进行统计分析，能够提高药物开发的效率和特异性。

4. 适合进行老年患者药动学研究的药物　若所研究开发的药物的潜在适用人群为老年患者或适应证是针对老年人的常见疾病，一般如老年高血压、老年癌症患者等，或者药物的适应证为大多数老年人易患的疾病如帕金森病、癫痫等，则需要开展老年人群的药动学研究。

需要开展群体药动学研究的药物，也应该事先建立基础的药动学模型，因为群体药动学研究期间收集的稀疏数据也许不能提供足够的资料来区分药动学模型。在完成基础的老年患者药动学模型的基础上，再开展群体药动学研究并结合合适的数学分析/统计分析，则可以成为替代大量的其他研究的有效方法。

（二）老年患者药动学研究设计

1. 研究设计类型及受试者选择　研究一般分为健康老年受试者或目标适应证的老年患者，通常采用平行对照或外部对照的设计。

可以采用常规的药动学设计、群体药动学设计，设计时应包括足够的重要亚组的患者，并保证能够检测出所有亚组的差异。

平行对照是老年人药动学研究中最常见的设计方法，作为对照的研究对象一般为具有相同疾病状态的人群,如相同疾病的老年患者和年轻患者,或者健康老年人和健康年轻人;有的研究也将研究对象按疾病的不同状态来分组;也可基于年龄与疾病2种条件进行平行对照设计。例如,研究纳入年轻健康受试者、老年健康受试者、老年慢性心力衰竭患者实施研究,能同时评价年龄和慢性心力衰竭对研究药物体内药动学特征的影响。

通常,老年患者药动学研究中的研究对象分为2组,但有些研究也可将研究对象按年龄段分为多组进行研究,例如,将受试者分为20~40岁、60~70岁、70~80岁和80~90岁4个年龄段组。

平行对照研究的设计是确保不同人群在其他条件都相同的情况下,评价老年受试者与不同年龄段受试者、同年龄段不同疾病状态受试者或同年龄段相同疾病状态不同给药方案受试者间的药动学差异。此种方法的影响因素和相对误差比较小,最大限度地提高了研究结果的真实性和准确性。

通常,老年受试者可分为健康老年受试者和目标适应证的老年患者。虽然,大多数指导原则建议老年人药动学研究应在目标患者人群中进行,但考虑到这种研究耗时长、花费高且需进行多个研究,所以很多新药在上市前都很难完成老年患者的药动学研究,故建议可以充分发挥群体药动学研究、Ⅱ期和Ⅲ期临床试验研究中的群体药动学研究,在最有效的病例数中完成相关研究。

由于老年人特殊的生理环境,其筛选指标包括生命体征、血尿常规、血生化、凝血功能指标、既往病史、胸片、CT检查、磁共振检查、心电图等。理论上,入组的老年受试者的年龄和疾病状态越接近目标人群时,试验结果越真实可靠。因此,在筛选老年患者时不应刻意排除患有某些基础疾病的受试者,通过对此类受试者的临床观察更能发现药物与疾病之间的相互作用。

2. 给药方案 一般采用单剂量给药设计,根据药物的特点也可以设计为多剂量给药。

一般先在少数老年患者中进行药动学的预试验,以评价老年患者的耐受性、安全性、血药浓度和药动学参数的变化,以确定适当的给药剂量、优化采血时间点,之后进行正式试验。

3. 样本采集 老年患者药动学研究的采血时间点应根据相应的指导原则规定进行设计,覆盖给药后的吸收相、药峰浓度附近和消除相,具体见本书的相应章节。结合老年患者采血困难的特点及伦理考虑,研究者可根据血药浓度-时间曲线的特点对采血点进行调整;同时,建议应充分结合群体药动学研究进一步获得老年人群的药动学特征。

老年患者尽量采用无创采集样本的方式,如尿液、唾液,前提是在健康受试者中也进行相应的考察,掌握血样、尿样、唾液中的药物浓度和药动学参数的相关性。

4. 样本分析 对药动学数据能否进行正确评价,取决于所获得的人体生物样本中的药物浓度数据的准确性。样本分析见本书的相关章节。

开展老年患者的药动学研究时,一定要明确以下几点:①有无特殊合并用药的影响;②合并用药的每日总剂量;③可能会发生相互作用的合并用药。

对老年患者的入组标准、基础信息、给药剂量、依从性应全面分析,其直接影响老年患者的安全性和试验结果的可靠性。

建议利用信息化的技术,实时进行数据汇总,可以避免临床试验结束再进行药动学数据汇总时所出现的问题。实时数据汇总可以及时评价研究中心对研究方案的依从性,可以创造机会纠正违反研究方案的情况,也有利于安全性数据监查委员会了解药物暴露量、安全性、药物-药物相互作用等。

此外,应特别关注缺失的数据,因为这是造成偏倚的一个可能的原因。对于缺失部分数据的受试者,不应从数据集中删除,这对于研究非常重要。

对于极端值,应当详细说明,结合所收集的数据进行细致的分析,不可忽视极端值。

5. 案例介绍　来源于某药物的临床研究,未公开发表。

作者所在的研究团队首先进行的是药物 A 在人肝微粒体中的代谢稳定性研究,结果表明药物 A 在 10ng/ml 的测试浓度下不被人肝微粒体代谢,因此没有必要再进行药物 A 在人肝微粒体中的代谢途径研究。有学者 B 曾在鼠肝微粒体中进行过研究,研究结果表明,在鼠肝微粒体中药物 A 主要通过 CYP1A2 途径代谢。作者所在的研究团队也进行过药物 A 在鼠肝微粒体中的代谢稳定性研究,结果表明药物 A 在 10ng/ml 的测试浓度下被大鼠肝微粒体代谢,$t_{1/2}$ 为 61.9 分钟。这与学者 B 的试验结论是一致的。这表明药物 A 在不同物种中的消除途径是不同的,这也提示动物实验的结果不一定适用于人类。

药物 A 在人体中的药动学研究很少,学者 C 等进行过一项 0.4mg 药物 A 在 12 例 20~25 岁健康受试者中的单剂量药动学试验,C_{max} 为 2.59ng/ml±0.37ng/ml,t_{max} 为 0.972 小时±0.065 小时,$AUC_{0~t}$ 为 33.12h·ng/ml±2.74h·ng/ml,$AUC_{0~\infty}$ 为 40.84h·ng/ml±3.89h·ng/ml,$t_{1/2}$ 为 11.94 小时±2.17 小时;而在另一项临床试验中,报道单剂量服用 0.2mg 药物 A 后,C_{max} 为 2.47ng/ml±0.49ng/ml,t_{max} 为 1.3 小时±0.4 小时,$AUC_{0~24h}$ 为 16.35h·ng/ml±3.42h·ng/ml,$AUC_{0~\infty}$ 为 17.53h·ng/ml±3.80h·ng/ml,$t_{1/2}$ 为 5.92 小时±0.75 小时。2 个临床试验的 C_{max} 相差较大,但 AUC 较为接近。老年患者以及上述 2 项研究中的健康年轻人服用药物 A 后的主要药动学参数见表 2-17。对作者进行的老年人单剂量药动学进行剂量归一后发现,老年人群相对于年轻人,药物暴露 AUC 增加 50%,达峰时间延长。

表 2-17　老年患者和健康年轻人服用药物 A 后的主要药动学参数

| | 老年患者($n=14$) | 健康年轻人*($n=12$) | 健康年轻人**($n=18$) |
	0.1mg	0.4mg	0.2mg
$AUC_{0~t}$/(h·ng/ml)	15.12±4.73	33.12±2.74	16.35±3.42
$AUC_{0~\infty}$/(h·ng/ml)	16.99±4.92	40.84±3.89	17.53±3.80
$t_{1/2}$/h	14.38±3.87	11.94±2.17	5.92±0.75
t_{max}/h	2.61±1.67	0.972±0.065	1.3±0.4
C_{max}/(ng/ml)	0.923±0.275	2.59±0.37	2.47±0.49

注:*文献报道 12 例健康受试者的研究;**文献报道 18 例健康受试者的研究。

老年人的生理功能相较于年轻人,各个方面都已退化,而且药物 A 所治疗的疾病本身对药物 A 可能也会存在影响,所以不能简单地以健康年轻人的数据来指导老年患者用药。本试验的结果表明,年龄越大,肾清除率越低,综合可能存在的其他原因,药物 A 在老年人群中比年轻人有更高的药物暴露量。

二、儿科人群药动学研究设计

儿科人群的药动学研究无论是研究设计还是方法学,都遵循与成年人群的药动学研究相一致的科学原则。但由于儿科人群在不同的发育阶段各有其特殊性,因此与成人的药动学研究又存在诸多不同之处。特别是儿科人群(尤其是婴幼儿)的药动学研究中面临许多天然存在的挑战,包括知情同意率低、可用于 PK 研究的血量少、采血困难、微量灵敏的分析手段有限、科学先进的拟合模型较少等,迫切需要以创新思维开发适合这一脆弱群体的有效试验方案设计。本部分内容在系统地阐述儿科人群的药动学特征的基础上,以研究设计和方法学为重点,就如何安全、有效并且符合医学伦理地在儿科人群中进行药动学研究的关键技术要点进行分析和说明。

(一)儿科人群临床研究的总体考虑

1. 在儿科人群中开展药物临床试验的时间　什么时候在儿科人群中开展药物临床试验取决于药物和所治疗疾病的特点。若该药物针对儿科人群特有的疾病或者患病人群主要是儿童,那么成人的数据会缺失或者无法提供充分的信息,这时在获得成人健康受试者的Ⅰ期临床试验数据即药动学(PK)和初步安全性数据后,可以在儿科人群中开展药物临床试验。若该药物所治疗疾病的患病人群既包括成人也包括儿童,通常需要先在成人中开展药物临床试验,得到成人的数据后方可在儿科人群中开展药物临床试验。这样考虑的出发点是保护儿童受试者免受试验伤害,充分考虑儿童患者的可能获益。成人临床试验的有效性和安全性数据为儿童的临床研究提供可靠、有价值的信息,试验方案的确定需要成人的数据作为依据。

究竟在完成成人药物临床试验的什么阶段开始进行儿科人群的药物临床试验也不能一概而论,通常取决于药物的预期风险以及临床急需程度。总体而言,获得成人的临床数据越多,对该药物的风险了解越充分,在儿科人群开展该药物的临床试验越安全。但越晚开展儿童的临床研究,会拖延该药物在儿科人群中的上市使用。因此,若药物的相对安全性较好,又并非治疗急需,应在充分证明药物在成人中的有效性和安全性后,通常在完成成人的Ⅲ期临床试验后开展儿科人群的临床研究。但若药物的预期风险较大,则考虑获得更加全面的安全性数据,从而推迟儿童临床试验的开展,建议在成人药物上市后再进行儿科人群的临床试验。若该药物是临床急需的治疗药物,药物的早日上市有助于患者获益,则可以考虑提前进行儿科人群的药物临床试验,如完成成人的Ⅱ期临床试验后开展。此时,需要充分评估药物的预期风险,试验过程中做好儿童受试者保护措施。

2. 儿科人群研究设计与成人数据外推　通常情况下,在开展儿科人群的临床研究之前,会有一定的成人研究数据。因此,在设计儿科人群的临床研究方案时,应充分借鉴成人的研究数据,保证在儿科人群开展的研究设计的科学性和合理性(图 2-21)。

决策(或推断)成人的临床试验疗效数据能否外推以及如何外推是有科学基础的。首先需要对所有可获得的信息和数据进行综合分析,包括不同年龄阶段人群器官功能的差异及对药理学特征的影响、疾病知识、流行病学情况、非临床实验数据,以及相同或类似机制药物在成人及儿科人群间的 PK、PD、临床有效性和安全性差异等;然后从以下 2 个方面进行决策(或推断):

(1)目标适应证的疾病进程和治疗反应在成人和儿科人群间是否相似。

(2)药物的体内暴露-效应关系(exposure-response relationship)在成人和儿科人群间是否相似。

如果综合分析所获得的信息和数据支持(1)和(2)均相似,那么可选择合适的儿科人群开展试验,通过药物体内暴露(PK 数据)的桥接,从成人剂量外推拟用于儿科人群的剂量。随后,在必要的情况下,采用拟定的剂量在特定的儿科人群中开展随机对照试验,重点是获得该人群的安全性数据,同时验证拟定剂量的合理性。

存在一种特殊情况:如果(1)和(2)均相似,但药物仅通过局部暴露发挥药效作用且有充分的证据支持拟用于儿科人群的剂量与成人剂量相同时(如局部外用药物),可以不再开展儿科人群的 PK 研究来探索剂量,仅用拟定的剂量在特定的儿科人群中开展试验,重点是获得该人群的安全性数据,同时验证拟定剂量的合理性。

如果综合分析所获得的信息和数据支持(1)相似、(2)不相似或难以确定,那么可选择合适的儿科人群开展 PK/PD 研究,以揭示该药物在儿科人群中的体内暴露-效应关系,并与成人的体内暴露-效应关系进行比较。如果证明可以外推,则采用拟定的剂量在特定的儿科人群中开展试验,重点是获得该人群的安全性数据,同时验证拟定剂量的合理性。如果比较结果提示不具备外推成人疗效数据的条件,那么需开展全面系统的儿科人群的药物临床试验。

如果综合分析所获得的信息和数据支持(1)和(2)均不相似或难以确定,不具备外推成人疗效数据的条件,那么需开展全面系统的儿科人群的药物临床试验。

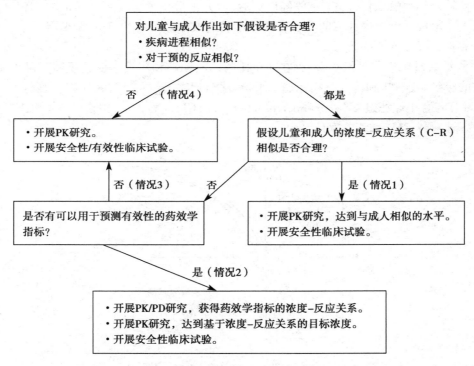

图 2-21 美国 FDA 的儿科人群研究设计与外推决策流程

(二)儿科人群的药动学研究

1. 儿科人群的定义 药动学研究应涵盖药物可能应用的全部年龄段的儿科人群。根据儿科人群的生理学发育和药物作用特点,考虑如何按年龄分层进行研究,其目的是保证研究结果能体现不同年龄阶段儿科人群的临床药理学特征。

儿科人群的解剖、生理结构和脏器功能与成人差异较大,不同年龄阶段发育的变化对药物在体内的处置有很大影响。因此,同一药物在儿科人群体内的吸收、分布、代谢及排泄过程不仅与成人不同,而且在各年龄阶段也可能有所不同,应该在药物可能被应用的整个年龄范围内的儿科人群中评价其药动学特征。

科学合理的儿科人群年龄阶段的划分形式是儿科人群药动学研究设计的必要前提。目前国际上的分类形式并不完全统一。参考当前 ICH 对儿科人群临床研究的相关要求,可将儿科人群定义如下:

早产新生儿;足月新生儿(0~27 天);婴幼儿(28 天~23 个月);儿童(24 个月~11 岁);青少年(12~17 岁)。

在开展儿科人群的药动学研究时应设计合理的年龄分层并阐明理由,除考虑试验药物的特性(如代谢和排泄途径等)外,还应考虑胃肠道的成熟度及肝肾功能等。如果试验药物的清除途径已经明确,在了解儿科人群个体发育情况的基础上,药动学评价可以依据清除发生显著改变的"转折点(break point)"进行年龄分组。有时更适宜的做法是在较宽的年龄范围内收集药动学数据以考察年龄的影响。

生长发育与年龄密切相关,不同年龄阶段儿童的体内药动学和药效学特征存在很大差异。有研究用成熟发育因子[maturation factor, $MF = PMA^{Hill}/(PMA^{Hill}+TM_{50}^{Hill})$]表征药物的体内处置随着年龄的变化,PMA 是停经后年龄,即为正常年龄与妊娠月份的总和;TM_{50} 是达到成年人一半成熟度时的儿童的年龄,TM 越小表明成熟速度越快;Hill 是形状因子,决定达到最终成年人群成熟度的快慢。

图 2-22 表征随着年龄增加,药物在儿童体内的药动学和药效学变化规律。可以看出到达一定的年龄后,GFR 和药效学指标趋于平稳,逐渐与成人趋同。研究表明,"瘦体重"(lean body mass)与肾小球滤过率(glomerular filtration rate, GFR)的相关性优于体重和体表面积,可以更好地解释 GFR 和清除率(Cl)。

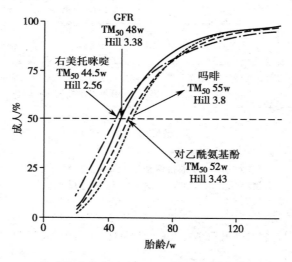

图 2-22　儿童体内的药动学和药效学特征随年龄的变化规律

2. 儿科人群的药动学特征　　一种药物的药动学特征是由个体给药后的吸收、分布、代谢和排泄(ADME)决定的。个体发育、代谢和转运蛋白表达的变化对药物的 ADME 产生深远的影响,特别是在前 18 个月的儿童。例如,通过胃肠道吸收可能会受到胃肠道上皮细胞形态学变化的影响,身体脂肪比例增高的儿童患者可能影响脂溶性药物的分布,细胞色素 P450 表达变化能改变药物的代谢速率,儿童的肾功能发育可以影响药物的尿排泄。由于这些成长发育中的快速变化,造成确定给药方案是极其困难的,特别是早产儿、婴儿和幼儿人群。下面列举一些不同发育阶段影响 ADME 过程的生理改变,展示这些差异如何影响 PK 特征。

(1)吸收:药物的胃肠道吸收受到稳定性、溶解性和通透性的影响,其中跨胃肠道(GI)上皮通透途径包括细胞旁路(亲水性,细胞连接之间的扩散)、被动跨细胞转运(亲脂性,跨腔侧和基底脂双层膜)、主动转运(摄取或外排)以及某些情况下的内吞作用。儿童的胃肠道发育变化可以影响以上过程,从而改变体内的 PK 特征。

肠道转运时间和肠液组成(包括 pH)可以改变制剂中的药物溶出,这对药物吸收的影响很大。幼儿的肠道转运时间短,造成溶解度差的药物和缓释制剂的吸收减少。由于在新生儿、婴儿和幼儿年龄组吞咽困难,一般应避免固体制剂,口服制剂经常为糖浆或混悬溶液剂。与固体制剂相比,溶液剂的优势是溶出快,劣势是制剂稳定性较差。干粉、口腔溶解膜和口腔崩解片的研发有助于解决药物的稳定性问题。

新生儿期最关注的差异是胃内 pH 升高,影响药物电离、消化道内稳定性和吸收,例如,新生儿口服弱酸性药物(如苯巴比妥、苯妥英)的吸收降低和延迟;与大龄儿童相比,酸不稳定性药物青霉素在新生儿中的血浆峰浓度显著升高。普遍认为出生时胃液 pH 在 6~8,但有报道在 24~48 小时内下降到 2~3,72 小时后胃液 pH 又上升到中性水平,之后逐渐降低,至 2 岁达到成人水平。

有报道 2~3 周龄婴儿的肠道胆盐浓度低于成人(2~4mmol/L vs 3~5mmol/L)。未成熟的胆汁功能可能导致亲脂性药物(包括氢化可的松、维生素)的溶解降低,阻碍吸收。

据报道,在出生时肠通透性高,第 1 周内逐渐降低。乳糖(细胞旁路)和甘露醇(跨细胞转运)吸收比值试验显示早产儿高于健康新生儿,随后由于甘露醇的肠道通透性增加,比值逐渐降低。

发育过程依赖的转运蛋白表达和功能变化还没有报道,但是备受关注。可以总结为饮食对相关转运活性起至关重要的作用;发育过程中肠表面积迅速增加,转运体的作用逐渐下降。

P-gp 作为肠道重要的外排转运体的报道相互矛盾,有报道 3~6 月龄开始出现并迅速升高,2 岁达到成人水平,但也有报道新生儿和婴儿的肠道 P-gp 表达水平不受年龄影响。

总之,在多数情况下新生儿和婴儿的药物吸收速率是降低的,可能是由多种复杂的发育相关性胃肠道差异引起的,包括胃排空差异、肠转运时间差异、肠道代谢酶水平差异、内脏血流量低(可能会导致从胃肠道细胞到血流的通透性下降)、肠道菌群水平低等。

(2)分布:药物的分布影响药效和作用时间。Ginsberg 等比较 45 种药物在儿童和成人中的药动学参数,显示这些化合物在所有年龄组的儿童中具有更大的分布容积。

身体成分变化可影响药物的分布,如人体的总水和脂肪组织含量。新生儿成熟过程中细胞外的水分减少(从新生儿的 80% 降至 4 个月时 60% 的成人水平),体液水平持续波动直到 3 岁后稳定。因此,婴儿给予亲水性药物(庆大霉素、利奈唑胺)后表现出更大的 V_d 和更低的血药浓度。同样地,婴幼儿具有较高的体脂含量(1 岁 22.4% vs 15 岁 13%),可引起高脂溶性药物的 V_d 增加。例如,脂溶性药物地西泮,成人的分布容积为新生儿的 0.7。

成长发育中血浆蛋白结合和组织结合的变化可能会影响药物的 V_d 和消除。一般情况下,由于血浆蛋白总量降低,蛋白质结合减少;白蛋白的胎儿形式对弱酸性药物的亲和力下降;血胆红素的增加导致结合位点的减少。咪达唑仑、苯妥英、水杨酸盐、氨苄西林、萘夫西林、磺胺异噁唑和长效磺胺均被证实在新生儿中的蛋白结合率降低,血浆中的游离药物浓度增加,更多进入外周室,导致更大的分布容积。药物依赖的游离分数改变也可影响药物疗效和安全性。

总之,发育差异(器官成熟率、血液灌注、血管外水分比例、身体脂肪比例、血浆蛋白含量、跨内皮细胞屏障通透性、不同组织的渗透率)和疾病状态主要影响儿科患者的药物分布。

(3)代谢:药物代谢主要发生在肝脏中,但也可能发生在血液、胃肠壁、肾、肺和皮肤。影响发育早期儿童PK的最大因素是对药物分子的代谢能力。Kearns报道称胎儿的酶可能不表达或低水平表达,出生后的几年中酶水平大幅增加。有报道称肝微粒体蛋白含量从新生儿的26mg/g增长到30岁的成人最高40mg/g。由此推断高代谢消除药物对新生儿应降低mg/kg剂量。然而,婴儿的肝脏占总体重的比例较大,肝脏血流量比成人高,所以婴儿的肝清除率可能反而更高。针对茶碱、咖啡因、卡马西平和丙戊酸所观察到的年龄依赖性清除率与肝脏/体重比值呈正相关,而不是每克肝重的固有清除率。

有研究报道发育过程肝脏Ⅰ相代谢酶(通常为CYP450家族)和Ⅱ相代谢酶各亚型的组成比例变化:以含量最丰富的CYP3A家族为例,最常见的亚型CYP3A4 mRNA仅见于成人,婴儿中几乎检测不到。然而,CYP3A7亚型在成人中为相对低的或检测不到的水平,在早期人胎肝占总CYP450含量约32%。有趣的是,CYP3A7表达水平在出生后第1周迅速下降,取而代之的是CYP3A4表达水平逐渐增加。结果是这可能对于许多药物的肝清除率影响不大,因为在这段时期内CYP3A家族整个亚科的实际总水平基本保持稳定,且CYP3A4的90%与CYP3A7同源。但是,一个咪达唑仑的PK研究结果表明,CYP3A4和CYP3A7的个体发育影响清除率。在这项研究中,CYP3A7与药物的亲和力显著低于CYP3A4,这导致体重校正的清除率遵循CYP3A4的个体表达。

肝脏中代谢酶组成的变化也可能导致药物代谢途径的改变,在儿科人群中代谢出成人没有观察到的代谢产物,如茶碱、丙戊酸、对乙酰氨基酚、氯霉素、西咪替丁和水杨酰胺。

总之,在发育的早期阶段,由于肝脏代谢酶表达和活性的变化,对于高代谢消除药物,最好的方法是从一个低剂量起始和监测治疗药物的清除率。2~6个月,肝代谢开始增加,可以开始使用基于体重调整的保守剂量。此外,对于某些药物,肠道菌群和肠壁代谢酶的发育变化同样不能忽视。

(4)排泄:药物的肾脏排泄主要通过肾小球滤过、肾小管分泌和肾小管重吸收,这些过程受婴儿肾发育的影响。新生儿需要6个月左右才能使肾小球滤过和主动分泌达到全功能,其肾小球滤过率(GFR)为13~100ml/(min·1.73m^2),3岁时肾小球滤过率接近130ml/(min·1.73m^2)。例如,万古霉素的PK研究显示总清除率新生儿(<1个月)为1.14ml/(min·kg),婴儿(1~12个月)为1.91ml/(min·kg),儿童(>1岁,平均为5.8岁)为3.17ml/(min·kg),成人为0.92ml/(min·kg)。

新生儿肾功能不全可能导致药物原型的肾排泄率降低,但研究发现多种药物在婴儿或学龄前儿童中的肾排泄率与成人相当或更高,如左乙拉西坦、西咪替丁和西替利嗪,可能与肾脏/体重比有关。肌酐清除率常用来估计年龄>7天的儿童的GFR,据此调整广泛肾脏清除的药物的剂量,如吗啡、对乙酰氨基酚和右美托咪定。肾小管转运体的发育变化也影响以肾小管分泌为主的药物的消除,如地高辛主要经过肾小管P-gp分泌,学龄前儿童需要成人剂量的 3 倍。尿液 pH 可以影响弱酸性或弱碱性药物的重吸收,婴儿尿液的 pH 低于成人,可提高弱酸性药物的重吸收。

(5)其他(血浆蛋白结合率、遗传药理学等):药物的血浆蛋白结合率可能随受试者的年龄和合并疾病情况而变化,并且能够通过改变药物的分布和消除过程对药动学产生影响。在某些特定的情况下,对血浆蛋白结合率及其影响因素等信息的认知可能是对血药浓度测定数据进行分析、确定相应的剂量调整方案时所必需的。通过血浆蛋白结合率的体外研究可确定原型药和主要活性代谢物的结合程度,并且鉴别出白蛋白和 α_1-酸性糖蛋白等主要结合蛋白。可通过检测最高和最低浓度获得血浆蛋白结合率线性程度的考察结果。

药物代谢酶基因编码的遗传多态性会直接影响其对药物的处置,包括吸收、分布、消除等环节。因此,在符合相关法规管理要求和伦理学要求的前提下,开展某些治疗儿科疾病药物的药动学研究时可以考虑同时收集药物基因组学研究数据,用于揭示基因的遗传多态性与药动学特征之间的关系,为儿科人群药物的研发和个体化治疗提供依据。

(三)儿科人群药动学研究设计和方法学

1. 研究设计的总体考虑 儿科人群药动学研究方案设计的首要考虑是保障受试儿童的安全性,符合伦理和科学的要求,并确保研究数据的质量及可靠性。

在研究设计时,应充分参考和应用已有的研究数据,如成人的药动学研究数据,或者其他种族或国家地区儿童的药动学数据。在已有研究数据的基础上,根据药物的药动学特征,并结合剂型和儿科人群的生长发育特点来设计单剂量和多剂量给药的药动学研究。

对于成人 PK 研究显示线性动力学特征的药物,一般进行儿科患者单剂量给药的 PK 研究,必要时进行多剂量稀疏采样的群体药动学(PPK)研究;反之,则应在儿科患者中进行单剂量和多剂量给药达稳态的完整 PK 研究,以考察药物吸收、分布和消除的任何非线性动力学特征以及任何存在与作用持续时间相关的剂量差异。如果某一药物的应用目标是儿科整体人群,应在儿科人群的各个年龄组中进行研究以获取相应的药动学数据;在研究期间还应考虑对给药剂量进行调整。在研究实施中,一般应按照成人、青少年、儿童、婴幼儿等年龄段顺序逐步进行,并密切监测其安全性,尽可能使受试者从临床研究中直接或间接获益。

鼓励建立定量机制性模型来预测药物的药动学行为,以支持儿科临床研究的计划和实施。生理药动学(PBPK)模型适用于考虑年龄对药物吸收、分布、代谢和排泄产生的影响以及相关的某些病理生理状况。在外推到儿科人群之前,应首先采用从成人中获得的临床数据建立 PBPK 模型,并进行良好的系统验证。

在药动学研究推进到较低年龄的下个组别前,可以运用 PBPK 模型方法预测后续组别的体内暴露水平;每个组别的药动学研究完成后,可对比模型预测和实际结果,对模型进行验证和优化,并调整对后续组别的预测结果。建立一个具有预测能力的模型有利于提高评估药物临床应用的获益/风险能力。

2. 起始剂量的确定 由于试验药物在儿科尤其是新生儿或婴幼儿人群中的安全性信息十分有限,需要对在药动学初始研究中采用的给药剂量进行仔细考量,可以使用 PBPK 模型来帮助确定每个年龄组的最佳给药剂量和给药方案。一般考虑的因素包括:①新制剂(儿科人群用)与原制剂(成人制剂)相比较的药物相对生物利用度;②儿科研究人群成长的病理生理特征,尤其是发育过程中相关酶和转运蛋白活性的变化;③药物的生物学活性和毒性;④成人或其他儿科人群的药动学数据;⑤儿科用药剂型可能导致的药物吸收的改变;⑥类似作用机制药物的儿科人群 PK/PD 数据的参考信息。

估算的起始给药剂量一般由成年人的给药剂量外推获得。应将在成人中获得的 ADME 结果与儿科研究人群生理发育的情况相结合，修正估算的起始剂量。通常以 mg/kg（体重）或 mg/m²（体表面积）为单位表达。

最初的剂量可基于上述提及的因素，依据药物是否已获得某些儿科的应用经验来确定，并采用药物在成人中暴露数据计算剂量的方法来完成剂量调整。随后再根据初始研究中的临床观察和体内药物和/或其代谢物的浓度测定结果进行后续剂量的调整。

目前，基于成人 PK/PD 与药理生理关联研究数据建立的群体药动学/药效学模型及生理药动学（PBPK）模型的应用，为确定儿科人群的起始剂量提供更多的支持和选择依据。

3. 标准药动学和群体药动学研究方法　通常有 2 种可供药动学评价使用的基本方法：标准药动学研究和群体药动学研究。

（1）标准药动学研究：标准药动学研究是药动学评价的常用方法。本方法中选择的受试者数量相对较少，从每个受试者采集的生物标本数目却较多。对于高变异药物或低年龄段儿科人群，应纳入足够多的样本量，以便对药动学参数的变异性进行合理的评估。

通常标准药动学研究的每个年龄组每个剂量纳入 6~12 名受试者。采用单剂量或多剂量给药的方法给予试验药物，在事先设计的采血点和确定的时间段内收集血液样本，必要时收集尿样。样本收集的时间段依据药物的吸收和消除半衰期、或 PBPK 模型预测的血药浓度-时间曲线特征确定。随后对收集的样本中的药物及相关活性代谢物总浓度和/或游离物浓度进行测定。

采用适当的数据处理方法计算 AUC、C_{max}、Cl/F、V_d/F、$t_{1/2}$ 等参数，用于描述药物浓度随时间的变化过程。药动学数据通常以相关检测指标和/或参数结果的平均值及个体间变异值表示。

（2）群体药动学研究：在儿科人群的药动学研究中，相对于标准药动学研究的频繁采样，群体药动学（PPK）研究方法采用较多数量的受试者（保证足够的样本量）、每名受试者较少的采血点（稀疏采样，sparse sampling）来测定药动学指标，更符合儿科人群特点。

稀疏采样方案应仔细考虑和设计准确的采样时间段，以确保从有限的样本量中获取最多的信息。基于临床和实验室检测的实施条件（例如，每名患儿采集的样本数量和分析方法的定量限），采用 PBPK 模型预测方法有利于优化采样时间段，使得关键药动学参数的估计尽可能准确。

在儿科人群中进行 PPK 研究所涉及的伦理相关的问题相对较少，体现在该方法允许低频率的收集样本，每位受试患儿的取样次数多为 2~4 次，解决儿科人群血样收集困难的问题。PPK 研究的受试患儿数量相对较多，不同的患儿可在给药后的不同时间点收集样本，也可获得同一名受试者的多个数据。通过合理的 PPK 研究设计，可获得群体及个体的平均值和受试者间及受试者内变异的估算数据。在收集血样和尿样进行药动学研究的同时，还可观测药效学终点，以便在 PPK 研究的同时提供药物浓度与疗效、毒性之间关系的信息。因此，在儿科人群开展 PPK 研究是推荐应用的方法。

开展 PPK 研究需着重考虑以下几点：①在可行的前提下，无论进行单个还是多个研究，研究人群、样本量、年龄分布都应满足可以提供该药物拟在儿科人群各年龄段应用的条件；尽量纳入能代表人口统计学特征及相关疾病的人群。②与健康受试者的 PK 研究相比，PPK 研究有较高的个体间差异。应科学设计临床样本的采样方案（实际采样点和采样时间表），以便能通过最小的样本数量获得最多的研究信息。③可借鉴药物先前用于成人或其他儿科人群获得的药动学参数制定采样方案，外推时要考虑与成人的疾病进程和药物暴露-效应关系的相似性。

4. 血样采集策略及其替代方法　新生儿、婴儿和儿童的血容量低,限制采血量以降低 PK 研究的风险是必要的。美国国立卫生研究院(NIH)临床研究中心准则规定的以研究为目的的最大采血量限度为在儿童受试者每天不大于 5ml/kg,8 周内不大于 9.5ml/kg。例如,一名 5kg 的婴儿,每天不允许采集>25ml 的血液,8 周内不允许采集>47.5ml 的血液。虽然这是 NIH 的最大限度政策,但研究者和地方的审查委员会往往根据临床情况进一步调整限值。在欧洲,临床试验相关的失血量有严格的指导原则,4 周最多不超过总血容量的 3%,单次不应超过 1%。此外,如果除研究需要外,临床治疗也需要血液样本时,这个限值可能降低,以尽量减少医源性贫血的风险以及后续可能的血液制品暴露。总之,降低 PK 研究所需的总采血量和减少受试者的采样负担的策略是成功的儿童 PK 研究所必需的。

微量采样通常定义为每时间点<100μl。随着分析测试技术的进步,越来越多的 HPLC-MS/MS 法可以利用微量采样实现药动学研究。

再利用采样(也可称为机会采样)是指利用已经收集并用于临床检验的血液或血浆样本进行药物检测。对于已经在儿科广泛使用但还没有进行儿童 PK 研究的药物,研究人员可以整合所谓的机会采样到标准治疗方法中,避免额外的静脉穿刺或非临床治疗所需的中心静脉/动脉插管,最大限度地减少患者失血和降低潜在风险。

干血斑(dried blood spot,DBS)采样是采用肝素化毛细管收集血液 5~30μl,吸附在一张滤纸上,然后实验室提取有关化合物并分析。此方法适用于儿童 PK 研究的样本收集,特别适用于多中心 PK 研究。

幼儿的非血源性生物基质(如用唾液、呼出气体、尿、粪等替代生物基质)的 PK 数据也可接受。FDA 鼓励在儿童的 PK 研究中采用唾液采样以降低风险。此外,在通过其他方法获得药物的 V_d 的前提下,也可以采用尿粪分析建立药物原型和主要代谢产物的累积排泄率-时间曲线与体内清除率的关系,通过恰当的数学模型拟合出血浆 PK。

(四)定量药理学在儿科人群药动学研究中的应用

如前所述,不可避免的多种原因导致儿童的 PK/PD 研究分析可获得的数据少且差异大,因此客观的数据分析建模方法尤为重要。一方面尽可能地弥补直接数据缺乏的缺陷,另一方面加深对影响儿童体内 PK 的病理生理因素的认识,最终为特殊人群科学地设计给药剂量和方案,推断一致的和可预测的药物暴露。实际上,基于间接和直接的 PK/PD 数据证据,科学地应用数学统计方法建模、拟合、仿真,已经广泛地应用于儿科人群,成为研究方案设计和数据分析的有力工具。如图 2-23 所示,目前研究者多利用自下而上的策略(bottom-up method)和自上而下的策略(top-down method),估算一定剂量下特定儿科群体的 PK 特征,剖析造成与成人 PK 差异的各种影响因素。简单地说,自下而上的策略是基于间接数据通过数学建模推断体内 PK 特征,而自上而下的策略是基于直接数据通过统计分析推断影响 PK 的主要因素,两者相互佐证、相互补充。

1. 自下而上的策略　自下而上的策略以生理药动学(PBPK)模型为代表,整合动物实验数据、体外数据、多种重要的生理和遗传信息、药物的理化特性等因素,通过数学建模模拟虚拟器官网络系统内的药物处置,合理地预测儿童给药后的 PK 特征以及安全性和有效性,评估协变量(如年龄、体重、疾病和可能的药物-药物相互作用)是否导致可预见的变化,帮助推断儿童剂量。因此,PBPK 模型的实质为数学工具,具有药物特异性(器官/血浆分配系数、代谢常数、主动转运常数、蛋白结合等)、器官特异性(容积、血流、酶/转运体表达等)、人群特异性(年龄、基因型、疾病)。

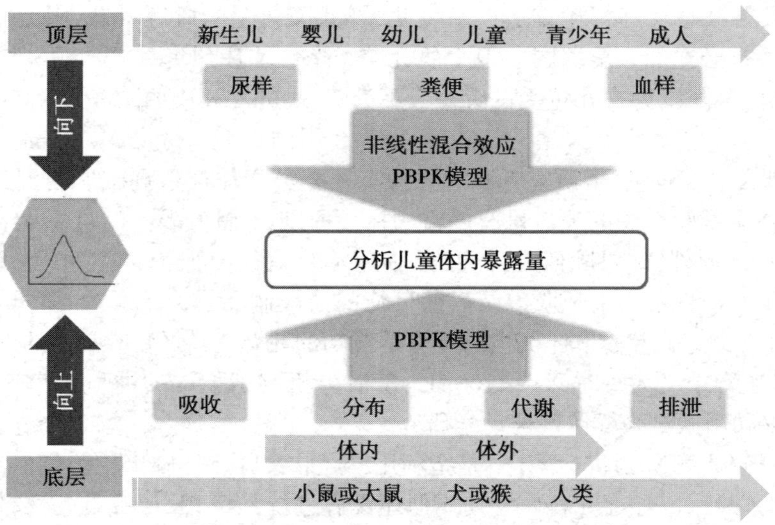

图 2-23　两种策略（自下而上的策略与自上而下的策略）的思维导图

PBPK 模型的优势：①解释药物体内处置的机制。PBPK 模型可以分析胃肠运动的变化、水的摄入量和排出量、不同的疾病和食物等因素对 PK 的影响，也可以细化到发育引起的动力学位移、消除速率和代谢物水平的改变。②预测血浆和组织（包括靶部位）中的药物暴露，推荐给药剂量，优化 PK 研究设计。需要强调的是，当没有直接的数据支持和/或拟开展儿童的临床试验时，该模型产生的具体给药方案只是作为一个指南，需要以自上而下的策略确认其安全性和有效性。PBPK 模型是知识驱动的，基于动物或成人、体内或体外的数据，利用数学模型推断的。虽然有些发表的发育对药物 ADME 影响的数据，但信息仍然不充分全面。另外，可能存在尚未阐明或其他未识别的潜在的发育协变量。这些因素都可能导致 PBPK 模型失真。因此，应用 PBPK 模型制定儿童首次给药方案的必要条件是该药物已经在成人中长期使用，具有充分的临床和非临床数据，或疾病风险显著大于潜在的药物有关不良反应的担忧。

已有多个药物（咪达唑仑、咖啡因、对乙酰氨基酚、吗啡、芬太尼、茶碱和左氧氟沙星）的 PBPK 模型成功地用于儿童的 PK 研究。虽然这些例子中的 PK 预测与已发表的数据完全吻合，但都没有经过多因素的全面的临床验证。2009—2011 年 4 个提交给 FDA 的儿童 PBPK 模型评价结果显示低估了儿童的药物清除率，考虑到影响 PBPK 模型精密度和准确度的因素众多，FDA 药学和临床药理咨询委员会于 2012 年强调临床数据验证 PBPK 模型的重要性。

总之，PBPK 模型的应用需要整合儿童发育变化和体外研究的最新研究结果，不断地以自上而下的方法加以确证和完善，才能增加我们对给药方案的理解。

2. 自上而下的策略　自上而下的策略以基于人群的 PK 模型为代表，整合影响 PK 和 PD 的不同协变量，利用非线性混合效应统计工具，通过数据评估和特定协变量的迭代，分析全体人群中每个个体的观测数据，形成 PK 参数，并鉴别个体内和个体间的变异来源，为不同体重、发育阶段和遗传背景的儿童确定个体化给药方案。这种模式是儿科人群首选，不仅是因为它基于各种变量提供准确的预测，而且适合儿科人群研究中稀疏的样本数或不平衡数据的分析。

群体 PK 模型需要包含以下 3 个模型：

（1）结构模型：包括确定药动学研究有关的房室（如中央、外周、中枢神经系统等），确定所关注的固定效应（如清除率和/或 V_d）。这决定分析的具体趋势模式。

（2）统计子模型：关注残差的变异，探讨个体间变异和个体内变异。

（3）协变量子模型：用来表述协变量之间的关系。协变量可以是个体差异如年龄、体重、遗传型，也可以是发育差异如肾功能、血流动力学参数、体温。

群体 PK 模型可以确定患者的哪些具体因素造成的差异显著高于正常变异，因此，可根据患者的个体特点确定患者的最佳剂量。只要恰当的初步数据存在，群体 PK 模型即可用于临床试验设计、优化给药和采样方案、估计受试人群规模。上述 3 个模型是相互关联的，关键是找到一个能充分描述数据的模型方法，恰当地反映发育变化对药动学的影响，另外需要恰当的内部和外部验证。但后者目前并没有充分开展，最新论著总结 98 篇发表的年龄<2 岁的儿童群体 PK 研究，发现采用验证方法的仅 37 篇。

影响儿童 PK 变异的 3 个重要协变量是体重、年龄、器官功能，尤其是肝肾功能。其他重要协变量有药物-药物相互作用、病理生理、共患疾病、生理节律。例如，群体 PK 模型提供基于体重的给药方案，但如果清除率与体重之间是非线性关系，而采用线性方程计算体重相关清除率变化将无法准确估算清除率值，此时应当采用体型与器官功能相关的指数折算方法调整 PK 参数。尽管与恰当的指数折算的 PK 相矛盾，但儿童 PK 分析中还是普遍采用固定系数折算，即清除率的固定系数为 0.75、分布容积的固定系数为 1.0、消除半衰期的固定系数为 0.25。采用固定系数对于以肾排泄为主要消除途径的药物，分析跨儿童各年龄段或分析病理生理状态时可能不准确。但是采用固定系数折算大龄儿童时还是恰当的，因为多数大龄儿童的酶代谢系统和器官更接近成熟。FDA 顾问委员会最近建议青少年（>12 岁）给药可以从成人的数据折算，无须细致的 PK 研究。Wang 的研究也证实对于丙泊酚，0.75 的折算系数适用于从成人到>3 岁的儿童和青少年。

另外，在有共同消除途径的情况下，群体 PK 模型可以从一个药物的数据推导另一药物的 PK 特征。例如，基于已经建立的新生儿和幼儿的吗啡模型，描述齐多夫定葡糖醛酸化的发育变化协变量模型。

（五）伦理学考虑

儿科人群的药动学研究应该严格遵守《药物临床试验质量管理规范》（GCP）的原则和要求，并采取更多的措施保障儿科人群的权益，避免不适当的风险，确保符合伦理地实施。儿科人群的临床研究应在充分知情的前提下，遵循风险最小化和痛苦最小化原则。

一般而言，儿科人群的药动学研究应该在预期能够获益的儿童患者中进行。为保证参与临床试验的儿童患者从试验中获益，必须保证临床试验方案设计科学、实施规范，确保临床试验数据质量，并且对研究结果能进行合理的解释。研究者和研究机构审查委员会/独立的伦理委员会（IRB/IEC）应熟悉儿科临床试验，安全规范地实施儿科人群药动学研究。IRB/IEC 的成员和/或咨询专家应在儿科伦理、临床/临床药理、社会心理学方面具有丰富的知识。IRB/IEC 应加强对儿科临床研究过程的跟踪审查，保障安全规范地实施。

1. 知情同意　依据 GCP 和相关法律规定，临床试验的主要伦理学原则是让受试者对参加试验的风险和获益有清楚的了解，能够理解和接受风险，并自愿参加，签署知情同意书。

低年龄段的儿科人群作为受试者时，必须征得其法定监护人的知情同意并签署知情同意书。当儿童有知情同意的能力可以作出参加研究的决定时，还必须同时征得其本人同意。知情同意书应尽量使用儿童能够理解的语言和术语，让儿童全面了解临床试验的相关信息，并自愿参加。

在任何情况下，参加儿科临床试验的受试者及其法定监护人都应被告知有拒绝参加研究或随时退出研究的权利。

2. 风险最小化原则　开展儿科人群的药动学研究必须尽最大努力预测风险并减少已知的伤害,为受试者提供最好的保护。

在研究开始之前,研究者应该全面了解试验药物有关的临床前毒性和临床不良反应。为做到在儿科人群研究中保证风险最小化,要求研究人员接受良好的培训且有丰富的儿科研究经验,包括具备评估和处理潜在的儿科人群不良事件的能力。

在遵循良好临床研究设计的基础上,设计儿科人群的药动学研究方案时应尽量减少受试者数量和研究步骤,应事先建立应急机制确保在发现未预期的风险时能够迅速终止研究和实施补救措施。

3. 痛苦最小化原则　由擅长低龄患者治疗的临床研究者设计和实施研究,可以将药动学研究中的重复和有创检查引起的不适减至最小。

在儿科人群研究中,应该尽量减少采血量和/或静脉采样次数。在方案中应说明采血量和理由。IRB/IEC 通常应关注基于研究目的确定的最大采血量(通常以 ml/kg 或占血容量的百分比表示)。

研究实施中应充分考虑到儿科受试者的心理感受,加强安抚,营造合适的环境,最大限度地减少儿科受试者的痛苦。在研究实施过程中应充分尊重儿科受试者及其监护人退出和拒绝进一步参加研究的权利。

(六)儿童药物特殊审评:小样本临床试验数据支持儿童药物获批

为了给儿童提供更好的安全有效的药物,2006 年由 WHO、欧盟、世界卫生大会和 FDA 推动成立了最佳儿童医药品国际联盟。该联盟的目标是激发儿童药物的研究,推广提高用药质量的全面战略。

美国 FDA 颁布多项法案鼓励儿童药物的研究和开发,如《最佳儿童医药品法案》(the best pharmaceuticals for children act,BPCA)(2002)和《儿科研究公平法案》(the pediatric research equity act,PREA)(2003)。后来,《FDA 安全和创新法案》(FDA safety and innovative act)(2012)使 BPCA 和 PREA 成为永久性法案。PREA 具有法律强制性,BPCA 则是自愿的。在 PREA 下,FDA 和药企要确定一个新药是否应用于儿科人群。如果是,则必须进行儿童临床试验,并标记该产品的说明书。

2014 年 5 月,中国国家卫生计生委、国家发展改革委、工业和信息化部、人力资源社会保障部、国家食品药品监管总局、国家中医药局六部委联合印发《关于保障儿童用药的若干意见》,这是近十几年来我国关于解决儿童用药问题的第一个综合性指导文件。该文件从鼓励研发创制、加快申报审评、确保生产供应、强化质量监管、推动合理用药、完善体系建设、提升综合能力等环节,对保障儿童用药提出具体要求。2016 年 1 月,药品审评中心组织专家对申请优先审评程序的儿童用药注册申请进行审核论证,发布《关于临床急需儿童用药申请优先审评审批品种评定基本原则及首批优先审评品种的公告》,首次公布对临床急需儿童专用药品的优先审评审批品种评定的基本原则,对于未能满足临床需求的儿童用药注册申请予以优先审评。同时,公布第一批优先审评审批的儿童用药品种目录,包括氯法拉滨原料药与注射液等。下面以氯法拉滨和 selumetinib 为例进行具体说明。

1. 氯法拉滨(clofarabine)　为核苷酸类似物,由美国 Bioenvision 公司开发。在氯法拉滨出现之前的 10 年,顽固性或复发性儿童急性淋巴细胞白血病(ALL)的治疗一直处于一个平台期,大部分复发的儿童预后仍不佳。氯法拉滨为这些患儿带来希望,同时也在顽固性或复发性急性髓细胞白血病患儿中显示出希望,得到 FDA 快速通道批准。

（1）氯法拉滨的Ⅰ期临床试验：25 例患者［17 例 ALL 和 8 例急性髓细胞白血病（AML）］参加本研究，多数以前曾接受过大量治疗，36% 进行干细胞移植。开始患者接受氯法拉滨静脉滴注（11.25mg/m²，每天 1 小时，连续 5 天），每 2~6 周根据毒性和反应重复该疗程。然后是 3+3 的Ⅰ期临床试验设计，患儿以低于成人剂量的安全剂量开始，再增加 30%，直至确定儿童最大耐受剂量（MTD）。结果表明，MTD 为 52mg/（m²·d）×5 天，这时患者体内的药物水平可完全抑制 DNA 合成。总治疗反应率为 32%，5 人完全缓解，3 人部分缓解。剂量限制性毒性包括可逆性肝毒性和皮疹［70mg/（m²·d）×5 天］。另一项Ⅰ期临床试验中，32 例急性白血病患者的研究确定最大耐受剂量（MTD）为 40mg/（m²·d），每天 1 小时静脉滴注，连续 5 天。最大允许毒性（DLT）为短暂性肝毒性。Ⅰ期临床试验药动学研究显示血浆氯法拉滨浓度呈剂量依赖性线性增加；药效学研究显示在 MTD，末次滴注后的 DNA 合成抑制在 80% 以上。

（2）氯法拉滨的Ⅱ期临床试验（开放、多中心）：61 例难治性或复发性 ALL 儿科患者接受氯法拉滨 52mg/（m²·d）静脉滴注（滴注时间>2 小时）连续 5 天，每 2~6 周 1 次。患者的年龄中位值为 12 岁（1~20 岁），之前的平均治疗次数为 3 次（2~6 次）。结果表明，治疗应答率为 30%，包括 7 例完全缓解（CR）、5 例血小板未恢复的完全缓解（CR）、6 例部分缓解（PR）。氯法拉滨治疗后的缓解程度和时间足够使患者进行造血干细胞移植（HSCT）。氯法拉滨单药疗法中，缓解后未接受 HSCT 治疗的患者完全缓解维持时间的均值为 6 周，其中 4 例患者维持 CR 或 PR 达到 8 周或更长（8+、12、37+和 48 周）。最常见的分级≥3 的副作用为发热性中性粒细胞减少症、食欲减退、低血压和恶心。由此可得出结论，氯法拉滨单一疗法治疗多样复发性和难治性儿科 ALL 是有效的。

鉴于氯法拉滨在Ⅰ期和Ⅱ期临床试验中的优良表现，美国 FDA 认为其治疗白血病的总体反应率高，并且很好耐受，毒副作用不大，没有不可预知的不良反应，于 2004 年 12 月 28 日通过快速通道批准氯法拉滨用于儿童及青少年（年龄为 1~21 岁）ALL 的治疗。

2. selumetinib　为非三磷酸腺苷依赖的丝裂原活化蛋白激酶抑制剂，由阿斯利康公司与默克公司联合开发。在 selumetinib 出现前，多在儿童期发病且随年龄增长而生长的 1 型神经纤维瘤病相关丛状神经纤维瘤（PN）的治疗一直处于疗效不佳的状态，手术彻底切除的难度大，且可能导致重要功能丧失；临床上无有效药物；放疗无效且增加肿瘤恶变的风险。位于气道、脊髓等重要位置的肿瘤有致死风险，其他部位的肿瘤可以引起疼痛、功能障碍和外观损害等，导致患者社交障碍，长期处于身心痛苦中。selumetinib 为这些患者带来希望，得到 FDA 的突破性疗法认定、孤儿药标识，并经快速通道批准。

（1）selumetinib 的Ⅰ期临床试验：24 例 PN 患者参加本研究，多数以前接受过多种临床试验药物治疗和多次减瘤手术。患者最初接受 selumetinib 胶囊口服（20mg/m²，每天 2 次，28 天为 1 轮，无间断持续服药），按标准的 3+3 设计，患儿以低于成人剂量 50% 的安全剂量开始，再增加 30%（拟进行 3 次剂量增加），并分为≤12 岁和>12 岁 2 组，根据该用药剂量最初 3 轮的毒性和反应评估 2 个年龄分组患儿的最大耐受剂量（MTD）。结果表明，2 个年龄组的 MTD 均为 25mg/m²，每天 2 次，无间断持续用药。治疗反应结果是 17 人（71%）为确认性部分缓解（肿瘤较基线体积减小 20% 且持续至少 3 个月），无患者出现肿瘤进展。剂量限制性毒性包括可逆性肌酐激酶上升、消化道症状和皮疹（30mg/m²）。

（2）selumetinib 的Ⅱ期临床试验（开放、多中心）：50 例有症状、无法手术切除的 PN 患儿接受 selumetinib 25mg/（m²·q12h）胶囊口服，持续用药，28 天记为 1 个周期。患者的年龄中位值为 10.2 岁（3.5~17.4 岁），入组时 42% 的患者处于肿瘤进展状态（3 个月内肿瘤体积较基线增长>20%)。结果表明,37 例(74%)患儿达到肿瘤部分缓解,其中 35 例(70%)为确认性部分缓解,并且 28 例(56%)患儿处于持续缓解(确认缓解状态超过 1 年)。用药后的中位最佳反应时间为 16 周期(4~36 周期),用药后 3 年的无进展生存率(PFS)达 84%。最常见的 3 级及 3 级以上副作用为腹泻、体重增加、甲沟炎、皮肤溃疡和肌酐水平升高。由此可得出结论,selumetinib 单一疗法治疗儿童有症状且不可手术的 PN 是有效的。

鉴于 selumetinib 在 Ⅰ 期和 Ⅱ 期临床试验中优良的表现,其先后获得美国 FDA 的突破性疗法认定、孤儿药标识和优先审评资格,并于 2020 年 4 月 10 日通过快速通道批准 selumetinib 用于 2 岁及 2 岁以上伴有症状且无法手术的丛状神经纤维瘤(PN)的 1 型神经纤维瘤病(NF1)患者的治疗。

三、肝功能不全患者药动学研究设计

肝脏是人体最大的腺体,其功能十分复杂。许多药物经由肝脏生物转化、解毒和清除。肝功能损害时药物的体内过程受到不同程度的影响。由于肝脏疾病时多种病理改变均可发生,如肝细胞受损、胆汁排泄、肝血流量改变和药物的血浆蛋白结合率改变等,所以肝脏功能状态可改变药物的药动学特征,进而影响药物的安全性和疗效。因此,在药物研发过程中,需考虑进行肝功能不全患者的药动学研究,为临床是否调整给药方案提供依据。

(一)肝功能不全患者药动学研究的必要性及研究目的

1. 肝功能不全的病理生理特征　常用的肝功能试验并不能正确地作为肝功能损害程度判断的指标,也不能据此制定给药方案。例如,在肝功能损害时异烟肼的半衰期延长,由于遗传因素的存在,正常人中有快、慢乙酰化类型之分,快乙酰化者有肝功能损害时异烟肼的半衰期虽然延长,但仍短于慢乙酰化者;又如肝功能损害类型不同,同样的药物应用后血药浓度的变化亦不同。在严重急性病毒性肝炎患者中,抗菌药在肝内的代谢明显减退,而分布容积和血浆蛋白尚属正常,因此血药浓度常呈现升高;但在肝硬化腹水患者中则不同,由于大量腹水的存在使细胞外液明显增多,同用的某些药物又可激活肝药酶系统,加速药物在体内的代谢,结果肝硬化患者的抗菌药浓度并未增高,有时尚可较肝功能正常者为低。

2. 肝功能不全的评价指标　肝功能的评价方法包括生化检查、组合肝功能指标的半定量分级方法和影像学检查等,本部分概述临床上常用的几种肝功能不全分级方法。

(1)生化检查:谷丙转氨酶(GPT)、谷草转氨酶(GOT)、总胆红素(TBIL)和碱性磷酸酶(ALP)是最常用的生化检查指标,临床上常用其超出正常值上限(ULN)的倍数来评估肝功能不全。GPT>3ULN 时表示肝功能损害;GPT>8~10ULN 或者 GPT>3ULN 且 TBIL>2ULN 表示肝功能严重损害,主要是肝实质细胞受到损害。根据生化指标对肝功能不全的分级详见表 2-18,这些指标主要用于辅助临床判断肝功能损害的类型和程度。

表 2-18　采用生化指标划分肝功能不全的严重程度

评价指标	1 级	2 级	3 级	4 级
GPT 或 GOT	>1~3ULN	>3~5ULN [a] 或 >3ULN [b]	>5~20ULN 或 >5ULN(2 周)	>20ULN
ALP	>1~2.5ULN	>2.5~5ULN	>5~20ULN	>20ULN
TBIL	>1~1.5ULN	>1.5~3ULN	>3~10ULN	>10ULN

注:[a] 无症状;[b] 同时出现疲劳、恶心、呕吐、右上腹痛、发热、发疹或嗜酸性细胞增多。

（2）Child-Pugh 评分：Child-Pugh 评分于 1973 年提出，是 Pugh 对 Child-Turcotte 评分方法进行改良得到的结果。该方法根据白蛋白、血清胆红素、凝血酶原时间、肝性脑病和腹水 5 项指标进行肝功能评级（表 2-19）。根据各项评分将肝功能分为 3 级，A 级（5~6 分）为轻度肝功能不全，B 级（7~9 分）为中度肝功能不全，C 级（10~15 分）为重度肝功能不全。

表 2-19　肝脏疾病严重程度的 Child-Pugh 评分系统

评价指标	异常程度积分		
	1	2	3
脑病 *	0	1 或 2	3 或 4
腹水	无	轻度	中度以上
血清胆红素/（mg/dl）	<2	2~3	>3
血清白蛋白/（g/dl）	>3.5	2.8~3.5	<2.8
凝血酶原时间延长/s	<4	4~6	>6

注：* 0 级为正常的意识、人格、神经系统检查正常，脑电图无异常；1 级为不安定，睡眠障碍，易激怒，震颤，书写障碍，脑电图有 5cps 波；2 级为昏睡，时间错乱，扑翼样震颤，共济失调，脑电图呈现慢三相波；3 级为嗜睡，空间定向障碍，反射亢进，僵直，脑电图见更慢的脑电波；4 级为昏迷，无神志、行为，不能唤醒，脑电图出现缓慢的 2~3cps δ 波。

由于 Child-Pugh 评分对预测药物在肝功能不全患者的 PK 行为中具有良好的相关性，已被 FDA 和 EMEA 推荐用于肝功能不全患者的 PK 研究。此外，该评分在肝移植术前的肝功能评价和肝硬化患者的预后评估方面也有广泛应用。

（3）Mayo 评分：该评分于 1989 年提出，主要用于原发性胆汁性肝硬化患者的短期预后评估。计算公式为 $R = 0.871×\ln[0.058×胆红素（\mu mol/L）] - 2.53×\ln[0.1×白蛋白（g/L）] + 0.039×年龄 + 2.38×\ln[凝血酶原时间（s）] + 0.859×水肿积分$（0 为无水肿，0.5 分为水肿可控制，1 分为水肿难控制）。Mayo 评分越高，提示肝功能越差。该评分的特点是为连续性评分系统，评分指标有适当的权重。

（4）MELD 评分：该评分于 2000 年提出，适用于判断终末期肝病的病情、预后以及确定肝移植顺序。计算公式为 $MELD 评分 = 9.57×\ln[肌酐（mg/dl）] + 3.78×\ln[胆红素（mg/dl）] + 1.12×\ln（国际标准化比值） + 6.43×病因$（酒精性和胆汁性肝硬化取 0，其他取 1）。MELD 评分越高，说明患者的病情越严重、预后越差。该评分的特点是指标客观性强且易获取，且增加肾功能评价指标。

（5）ALBI 评分：该评分于 2015 年提出，主要用于评价肝细胞肝癌患者的肝功能情况，预测患者的预后和生存情况。计算公式为 $ALBI 评分 = 0.66×\lg[总胆红素（\mu mol/L）] - 0.085×[白蛋白（g/L）]$。1 级 ≤ -2.60，2 级在 -2.59~-1.39，3 级 > -1.39。分级由低到高，预后越差。该评分的特点是仅使用 2 个协变量，更为简便且容易获得。

3. 肝功能不全对药动学的影响　药物在肝内的代谢有两期。第一期是在肝脏氧化还原酶或水解酶的作用下药物被氧化还原或水解，所产生的代谢物的生物活性与母药不同，并可产生毒性；第二期则是在肝脏转移酶的作用下代谢物与葡糖醛酸、乙酸、氨基酸、谷胱甘肽等形成极性增加、可溶解的代谢物，易自胆汁或尿中排泄，此期产生的代谢物大多毒性较低。药物在肝内代谢过程中 CYP450 是最重要的药物代谢酶。药物代谢可属第一期，也可属第二期，或两期兼有。

由于肝脏具有相当大的代偿能力，因此仅在肝功能严重受损时才发生药动学的明显改变。药物药动学的改变由下述因素引起：①肝脏自身代谢和清除能力的降低，常见于严重的病毒性肝炎伴肝实质明显损害时;②肝硬化门脉高压侧支循环的建立,减少药物经肝脏的代谢和解毒作用;③肝病时药物与蛋白质的亲和力降低,以及肝损害时血浆蛋白合成减少均使药物游离部分增加,即具药理活性的药物游离部分增多;④肝硬化大量腹水时细胞外液量增加,致药物的分布容积增大;⑤肝硬化门脉高压时胃肠道淤血、水肿并常伴炎症,食管、胃底静脉曲张破裂等情况均可明显影响口服药物的吸收过程。

肝脏损害部位的不同对药物代谢的影响程度亦不同。如病变累及肝小叶,则影响明显,除多见于病毒性肝炎外,尚见于酒精性肝炎患者。在原发性胆汁性肝硬化的早期,病变主要累及门脉区,对药物肝内代谢的影响并不明显,至终末期肝实质受损时才表现为肝脏代谢药物能力的减退。

某些药物对肝药酶有诱导作用,如利福平在疗程中的血药浓度可由于药物的肝内代谢加速而降低,但在肝功能损害者体内对肝药酶的诱导作用减少,致血药浓度较正常人明显为高。

4. 开展肝功能不全药动学研究的考虑　当药物的药动学具有以下特点时需考察肝功能不全带来的影响:①具有中度或高血浆蛋白结合率;②肝提取率高(EH>0.7),肝提取率是指进肝血药物浓度和出肝血药物浓度之差与进肝血药物浓度的比值;③主要经肝脏代谢,或经肝脏转化为有药理活性的药物发挥作用;④主要经胆汁排泄,治疗窗窄;⑤肝脏疾病容易使药物浓度过低而达不到应有的疗效,或者使浓度过高而引起不良反应。

当药物的药动学具有以下特征时可能不需要进行肝功能不全患者的药动学研究:①药物完全通过肾脏清除,与肝无关;②药物经肝代谢的程度较小(<20%)、治疗窗宽,此时肝清除率受损不会直接使药物产生毒性或通过增加与其他药物的相互作用而使药物产生毒性;③药物为气体或可挥发物,药物及其活性代谢物主要经肺排泄。

（二）肝功能不全患者药动学研究设计和方法学

研究设计可分为:①基本的全程药动学研究设计;②简化的药动学研究设计;③群体药动学研究设计。

1. 基本的全程药动学研究设计　为制定适合所有肝功能不全者的特定推荐给药剂量,应按照 Child-Pugh 分级原则对不同程度的肝功能不全者进行分类(表 2-19),即在轻度、中度、重度肝功能不全患者中以及对照人群中进行 PK 研究。每组中至少有可评价的受试者 6 名。研究设计中其他需注意处见"简化的药动学研究设计"部分。

2. 简化的药动学研究设计

（1）研究对象:此设计仅在中度肝功能不全者(Child-Pugh B 级)中进行 PK 研究。该 PK 研究结果可用于轻度肝功能不全者,但禁用于重度肝功能不全者,并需注意凡符合研究药物适应证的肝功能不全者不可入选该项研究。对照组为健康受试者,采用平行对照试验,健康受试者的年龄、性别、体重、遗传多态性等重要因素需与中度肝功能不全受试者进行匹配,以消除上述因素对 PK 结果的偏倚。根据不同的药物,尚需考虑可能明显影响药物 PK 的其他因素,如饮食、吸烟、酒精摄入量、合并用药、种族等。中度肝功能不全者和对照组中受试者至少为 8 名,通常选择 8~12 名。

（2）给药方案:单剂量给药研究适用于①单剂量数据可以准确预测多剂量给药时原型药和活性代谢产物的 PK;②预期患者体内的药物及其活性代谢产物具有线性和非时间依赖性 PK 特性。当已知药物或者其中 1 种活性代谢物存在非线性和时间依赖性 PK 时,采用多剂量给药,并在药物达到稳态时进行 PK 评价。一般情况下,PK 研究采用的给药剂量为拟定的临床剂量,但当考虑到受试患者的血药浓度增高将致毒性反应时,对肝功能受损患者应降低给药剂量。同样,如果 1 种药物存在 1 种以上的给药途径,应采用肝功能受损时对药物消除影响最大的途径进行研究。

(3)样本采集和分析:血样采集时间间期需足够长,以便确定药物及活性代谢产物的终末消除半衰期。对于肝代谢率高(EH>0.7)和与血浆蛋白广泛结合的药物(未结合部分<10%),建议至少在血药浓度的谷值和峰值处测定游离药物浓度。清除率和表观分布容积参数分别在血浆或血清中以游离和总体药物浓度的形式表示。采用的分析方法应具有足够的灵敏度和特异性,以便对原型药及活性代谢物进行分析。对具有立体化学性质的药物,药物代谢中的立体选择性和对映异构体的血浆蛋白结合率也应有所考虑。

3. 群体药动学研究设计　在Ⅱ期和Ⅲ期临床试验研究中进行群体药动学(PPK)研究,此研究结果也可用于评价肝脏功能改变(作为协变量)对 PK 的影响的情况。包括:①肝功能不全患者未被排除在Ⅱ期和Ⅲ期临床试验外;②在患者中获得足够的 PK 信息以对其进行恰当的描述。如果采用 PPK 研究方法,应在Ⅱ期和Ⅲ期临床试验研究的患者中评价脑病、腹水、血清胆红素、血清白蛋白和凝血酶原时间(Child-Pugh 评分的组成部分)或肝功能情况。

PPK 研究应包括以下特征:①肝损害影响的前期分析;②适当评价肝脏疾病的严重程度;③足够数量的患者,其肝功能基线在所有患者的肝功能范围内具有代表性,以使在研究中所检测的 PK 差异足以证明需要进行剂量调整;④适当时测定游离药物浓度;⑤测定原型药和活性代谢产物。

4. 数据分析　数据分析的主要目的是评估肝功能不全对药物及其活性代谢产物 PK 的影响,肝功能的特定指标或肝功能的不同组(如 Child-Pugh 分级)与相应的 PK 结果及其参数如血药浓度-时间曲线下面积(AUC)进行相关性分析,据此制定肝功能不全患者的推荐给药剂量。典型的数据分析包括下列步骤:①估算 PK 参数。②肝功能测定与 PK 相关性的数学模型。③确定推荐剂量,如果肝功能不全对药物 PK 的影响显著(如 AUC 增加 2 倍或更多),需在产品说明书中建议进行给药剂量调整;如果肝功能不全不会改变药物的 PK,则无须进行剂量调整。

【案例 1】抗肿瘤药 buparlisib 在中度和重度肝功能不全受试者中的药动学

buparlisib(BKM120)为磷脂酰肌醇 3-激酶(PI$_3$K)抑制剂,临床用于治疗晚期实体瘤(如肺癌),以及联用治疗卵巢癌和乳腺癌。药动学研究显示,该药在体内经历Ⅰ相代谢(CYP3A 介导的氧化,代谢分数>90%)和Ⅱ相代谢(葡糖醛酸化)。同时服用 CYP3A 抑制剂利托那韦对 buparlisib 在健康受试者体内的药动学有显著影响。buparlisib 在大鼠体内主要通过胆汁排泄和清除,同时还有 20%~30%经肾排出;该药在人体内经肾排出的比例达到 51%(原型药仅占 1%),同时还有 42%经粪便排出(原型药的比例为 7%~23%)。buparlisib 的血浆蛋白结合率达到 79%~85%。由于 buparlisib 的适应证人群包括肝功能减退者,而肝功能减退对药物的血浆蛋白结合、血浆清除、胆汁排泄和氧化代谢等方面可能产生影响,进而使得 buparlisib 在体内蓄积,因而有必要考察肝功能减退对 buparlisib 在人体内的药动学的影响。

该研究为多中心、开放、单剂量给药的Ⅰ期临床试验,研究对象为非肿瘤患者及匹配的健康受试者。受试者具有轻度、中度或重度肝功能减退(根据 Child-Pugh 评分判断),其他指标处于正常范围(不含与肝功能有关的指标)。根据 FDA 和 EMA 颁布的肝功能减退者 PK 研究指南确定每组招募 6 名受试者,受试者的年龄和 BMI 范围分别为 18~75 岁和 18.5~35.0kg/m^2。健康受试者匹配标准为性别匹配、年龄±10 岁、体重±20%、BMI±5%,招募 6~18 名。1 名健康受试者可匹配多名肝功能减退者。

研究期间女性受试者应处于绝经期,男性受试者需采取有效的节育措施。当受试者存在以下情形时不纳入研究范围：①手术、医疗因素或疾病史等可能影响 buparlisib 的药动学；②研究期间或给药日前 14 天内有合并用药或服用食品添加剂等影响 buparlisib 的药动学；③肝功能减退伴随门体分流手术史、需干预的腹水、筛选日前 4 周内有进展性肝病、血清胆红素水平或凝血酶原时间减少 50% 以上。研究期间受试者可以随时退出，包括给药后 4 小时内呕吐所致的退出。采用替换方法补充退出的受试者。

该研究包括以下步骤：①筛选期（d-14~-2）；②基线评价（d-1）；③单剂量给药（空腹至少 10 小时）（d1）；④观察期（提供标准餐）（d1~7）；⑤出组（d7）；⑥受试者随访（d9、d11、d13 和 d15）和安全性评价（d31）。buparlisib 为口服给药，剂量为 30mg。预期该剂量下肝功能减退受试者对 buparlisib 耐受，且基于该剂量的 PK 结果可预测高剂量以及达到最大耐受剂量（100mg/d）时的药动学（buparlisib 的药动学具有线性动力学特征）。研究分 2 个阶段进行：①第一阶段招募 3 名肝功能轻度减退者，给药并观察安全性；如果安全性结果可接受，然后再招募 3 名肝功能轻度减退者和 6 名肝功能中度减退者进行 PK 研究。②第二阶段招募肝功能重度减退者进行 PK 研究。当肝功能减退者完成 PK 研究后，再招募相匹配的健康受试者开展 PK 研究。

给予 buparlisib 前及给药后 0.5 小时、1 小时、1.5 小时、2 小时、3 小时、4 小时、6 小时、8 小时、12 小时、24 小时、48 小时、72 小时、96 小时、144 小时、192 小时、240 小时、288 和 336 小时取血样离心后采用 LC-MS/MS 法测定 buparlisib 的血药浓度。通过血浆蛋白结合实验测定 buparlisib 的游离药物浓度。服用 buparlisib 前及给药后 1 小时和 8 小时留取血样，采用肝素钠抗凝，然后离心，取上清并冻存于 -70℃ 的冰箱中。样本添加 $[^{14}C]$-buparlisib 作为内标，然后进行超速离心和液体闪烁计数。buparlisib 的游离分数根据超速离心后的上清液药物浓度与超速离心前的药物浓度比值得到。

采用 Phoenix WinNonlin 软件（6.3 版）对 buparlisib 的血药浓度和游离浓度数据计算非房室参数，并按肝功能分层进行描述性统计。计算 buparlisib 在肝功能减退受试者中的 C_{max} 和 $AUC_{0~\infty}$ 取自然对数后的差值，通过取逆对数获得几何平均值比（GMR）及 90% CI，评估肝功能减退对 buparlisib 的药动学的影响。同时，还分析 buparlisib 的 C_{max} 和 $AUC_{0~\infty}$ 与肝功能之间是否存在线性关系。

共 31 名受试者参加该临床试验研究，其中肝功能减退者 18 名、健康受试者 13 名。所有受试者均为白种人，女性所占的比例达到 58%，其他人口统计学变量在各组受试者中相似（表 2-20）。各组肝功能减退者的 Child-Pugh 评分结果详见表 2-21。

表 2-20 受试者的人口统计学基线

指标	健康受试者	肝功能轻度减退者	肝功能中度减退者	肝功能重度减退者	汇总
	（n=13）	（n=6）	（n=6）	（n=6）	（n=31）
年龄中位值（范围）/岁	55（29~71）	55（49~62）	55（42~56）	50（38~66）	55（29~71）
男性,n(%)	6（46）	2（33）	2（33）	3（50）	13（42）
女性,n(%)	7（54）	4（67）	4（67）	3（50）	18（58）
BMI 中位值（范围）/（kg/m²）	25（20~34）	28（24~34）	28（21~35）	28（19~34）	25（19~35）

注：1. BMI 为体重指数,计算公式为体重（kg）/身高^2（m^2）,根据基线值计算 BMI。

2. 健康受试者为对照组,肝功能轻度减退、中度减退和重度减退分别对应于 Child-Pugh A 级、B 级和 C 级。

buparlisib 的血药浓度-时间曲线如图 2-24 所示。该药在体内吸收迅速（t_{max} 中位值为 1.0~1.3 小时），给药后 24 小时出现第 2 次吸收峰。t_{max} 在各组间的差异不显著。与健康受试者相比，buparlisib 在肝功能轻度减退、中度减退和重度减退者体内的 $AUC_{0~\infty}$ 分别增加 16%、14% 和 20%。C_{max} 依次增加 26%、8% 和 45%（表 2-22）。buparlisib 的其他药动学参数（$t_{1/2}$ 和 Cl/F）在各组者之间无显著性差异。buparlisib 在健康受试者及肝功能轻度减退、中度减退和重度减退者体内的游离分数几何平均值（变异系数）分别为 0.17(17.2%)、0.17(14.1%)、0.17(15.6%) 和 0.21(14.35%)。按游离分数校正后，buparlisib 在肝功能轻度减退和中度减退者中的 C_{max} 和 $AUC_{0~\infty}$ 与健康受试者相近，在肝功能重度减退者中的 C_{max} 和 $AUC_{0~\infty}$ 较健康受试者分别增加 53% 和 52%。

表 2-21 受试者的 Child-Pugh 分级结果及肝功能参数

肝功能减退指标	评分	肝功能轻度减退者, $n(\%)$（总分:5~6 分, $n=6$）	肝功能中度减退者, $n(\%)$（总分:7~9 分, $n=6$）	肝功能重度减退者, $n(\%)$（总分:10~15 分, $n=6$）
肝性脑病				
无	1	3(50)	0	0
1~2 级	2	3(50)	6(100)	6(100)
3~4 级	3	0	0	0
腹水				
无	1	6(100)	2(33)	0
轻度	2	0	4(67)	0
中度或大范围	3	0	0	6(100)
总胆红素				
<2	1	6(100)	3(50)	1(17)
2~3	2	0	2(33)	1(17)
>3	3	0	1(17)	4(67)
血清白蛋白				
>3.5	1	6(100)	5(83)	1(17)
2.8~3.5	2	0	1(17)	4(67)
<2.8	3	0	0	1(17)
INR				
<1.7	1	6(100)	5(83)	3(50)
1.7~2.3	2	0	1(17)	3(50)
>2.3	3	0	0	0

续表

肝功能减退指标	评分	肝功能轻度减退者,n(%)（总分:5~6分,n=6）	肝功能中度减退者,n(%)（总分:7~9分,n=6）	肝功能重度减退者,n(%)（总分:10~15分,n=6）
评分				
	5	3	0	0
	6	3	0	0
	7	0	3	0
	8	0	2	0
	9	0	1	0
	10	0	0	2
	11	0	0	2
	12	0	0	2

注:1. INR 为国际标准化比值。

2. 肝功能轻度减退、中度减退和重度减退分别对应于 Child-Pugh A 级、B 级和 C 级。

3. 肝性脑病的分级:0 级为精神状态正常,但记忆力、注意力、智力和协作能力有轻微改变;1 级为轻度意识错乱,精神抑郁,注意力减退,睡眠形式障碍;2 级为困倦,昏睡,反常行为,人格明显改变,间断的定向力障碍;3 级为不能完成脑力劳动,意识显著错乱,记忆缺失,言语不清。

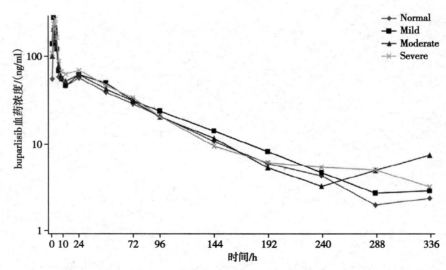

Normal 为健康受试者;Mild 为肝功能轻度减退者;Moderate 为肝功能中度减退者;Severe 为肝功能重度减退者。

图 2-24 buparlisib 的血药浓度-时间曲线(半对数坐标图)

表 2-22 buparlisib 的非房室参数

PK 参数	健康受试者 ($n=13$)	肝功能 轻度减退者 ($n=6$)	肝功能 中度减退者 ($n=6$)	肝功能 重度减退者 ($n=6$)
C_{max}/(ng/ml)				
几何平均值(%CV)	221(20)	278(15)	240(26)	320(48)
总浓度 GMR(90%CI)	N/A	1.26 (1.00~1.58)	1.08 (0.87~1.36)	1.45 (1.15~1.81)
游离浓度 GMR(90%CI)	N/A	1.28 (0.99~1.64)	1.12 (0.87~1.44)	1.83 (1.42~2.36)
$AUC_{0-\infty}$				
几何平均值(%CV)	6 011(37)	6 958(46)	6 858(62)	7 224(41)
总浓度 GMR(90%CI)	N/A	1.16 (0.81~1.65)	1.14 (0.80~1.63)	1.20 (0.84~1.72)
游离浓度 GMR(90%CI)	N/A	1.17 (0.84~1.64)	1.18 (0.84~1.65)	1.52 (1.09~2.13)
t_{max}中位值(范围)/h	1.0 (1.0~3.0)	1.0 (0.5~1.0)	1.3 (0.5~2.0)	1.3 (0.5~3.0)
$t_{1/2}$几何平均值(%CV)/h	53(35)	57(48)	55(59)	48(63)
Cl/F 几何平均值(%CV)/(L/h)	5.0(37)	4.3(46)	4.4(62)	4.2(41)
V_d 几何平均值(%CV)/L	381(19)	355(17)	345(25)	290(59)

注:1. CI 为置信区间;%CV 为变异系数(%);GMR 为几何平均值比;N/A 为不适用。

2. 肝功能轻度减退、中度减退和重度减退分别对应于 Child-Pugh A 级、B 级和 C 级。

3. %CV=标准偏差/平均值×100,针对几何平均值的%CV=100×sqrt[exp(对数值数据的方差)-1]。

4. 以肝功能正常组为参照计算 GMR 值,根据自然对数转换的 PK 参数建立线性模型,其中肝功能作为固定效应。对 PK 参数对数值的组间差异和置信区间进行逆变换,得到几何平均值比及 90% CI。

综上所述,肝功能轻度减退或中度减退患者服用 buparlisib 时不需要调整剂量;对于肝功能重度减退患者,需根据安全性和治疗指数决定是否需调整 buparlisib 的给药剂量。

【案例 2】抗菌药吗啉硝唑在中度肝功能减退者中的药动学

吗啉硝唑是 5-硝基咪唑类抗菌药,临床用于治疗急性厌氧菌感染引起的盆腔炎和阑尾炎。药动学研究结果显示,大鼠给药后 78 小时吗啉硝唑以原型经尿排出占给药剂量的 10%,经粪便排出占给药剂量的 0.02%,胆汁 48 小时排泄量占 2%。大鼠尿中发现氧化和羟基化代谢物,提示吗啉硝唑在大鼠体内主要通过肝脏代谢消除,其次随尿排出。健康受试者给予吗啉硝唑后,以原型经尿排出占总给药量的 18.9%~41.1%。健康受试者的药动学相互作用研究进一步表明,该药在人尿中的原型和代谢物总累积排出率达到 70.4%,其中原型仅占 21.2%,提示该药在人体内以经肝脏代谢消除为主。由于肝功能状态可改变该药的 PK 特征,进而影响药物的安全性和药效学,因此开展吗啉硝唑在中度肝功能减退者中的药动学研究。

本研究根据 FDA 和 EMEA 颁布的肝功能不全患者的 PK 研究原则进行设计,为平行对照试验。先招募中度肝功能减退者进行药动学研究,然后根据中度肝功能减退者的性别、年龄、体重等特征匹配相应的健康受试者作为平行对照组进行药动学研究。

中度肝功能减退者的主要入组标准:①由病毒性肝炎、酒精性肝病、自身免疫性肝炎、原发性胆汁性肝硬化或其他原因导致的肝功能减退,按照 Child-Pugh 分级判定为 B 级,病情稳定的中度肝功能减退者;②入选前 2 周对肝脏损害有稳定的治疗方案;③年龄为 18~70 岁,男女不限;④男性的体重不低于 50kg,女性的体重不低于 45kg。主要排除标准:①已知或怀疑对硝基咪唑类药物过敏者或过敏体质者;②除致肝功能减退诊断的疾病本身外,患有其他任何脏器的急性疾病,以及患有任何可能影响研究药物的体内过程的慢性疾病者;③除判断为肝功能减退诊断的疾病导致的实验室检查异常外,伴其他有临床意义的实验室检查异常者;④试验开始前 1 年内有心血管、神经精神、消化、呼吸、泌尿、内分泌等系统严重疾病病史者;⑤肝功能减退者筛选前 3 个月内 GPT>正常参考值上限 2 倍者和/或血清总胆红素>正常参考值上限 3 倍者;⑥在试验开始前 3 个月内参加过其他药物试验者或使用过对肝脏有损害的药物者;⑦试验开始前 30 天内使用过影响肝脏代谢酶功能的药物者,或试验期间需要合并使用其他可能影响受试药物吸收、分布、代谢和排泄过程的药物者;⑧HIV 抗体阳性者。计划入组中度肝功能减退者 12 例。健康受试者的匹配标准为性别匹配、年龄±5 岁、体重±15kg,同时健康受试者的病史、体检、实验室检查、12 导联心电图、B 超、X 线胸片等均无异常。匹配 12 名健康受试者进行本项试验研究。

研究药物为吗啉硝唑氯化钠注射液,剂量为 500mg,单剂静脉滴注给药,滴注时间为 45 分钟。分别于滴注前,滴注开始后 22.5 分钟,滴注结束后即刻及 0.25 小时、0.5 小时、1 小时、2 小时、4 小时、6 小时、8 小时、12 小时、24 小时、36 小时和 48 小时采集血样,4℃ 避光存放,4 小时内离心,上清液分装后置于−80℃ 的冰箱中保存。此外,分别于滴注前 2 小时及滴注结束后 0~2 小时、2~4 小时、4~8 小时、8~12 小时、12~24 小时和 24~48 小时时间段收集尿样,记录尿体积,分装尿液并置于−80℃ 的冰箱中保存。采用 LC-MS/MS 法测定血液和尿液样本中的吗啉硝唑原型药(M0)及代谢物 N-氧化代谢物(M2)浓度。

采用 Phoenix WinNonlin 软件(6.0 版)计算原型药和代谢物 M2 非房室参数,并计算 M0 和 M2 代谢比率($AUC_{0\sim\infty,M2}/AUC_{0\sim\infty,M0}\times100\%$)以表征 M0 的生物转化比率。对 M0 和 M2 的非房室参数进行描述性统计分析,采用 t 检验比较肝功能减退者和健康受试者的 PK 参数差异。对受试者数据按性别和肾功能分层后进行统计学比较,采用方差分析考察 M0 和 M2 在肝功能减退者和健康受试者中的 PK 参数差异,并计算 90%CI。用 SPSS 软件(13.0 版)进行上述统计分析。

中度肝功能减退组(A 组)和健康对照组(B 组)各入选受试者 12 例,男性 7 名,女性 5 名。平均年龄分别为 50 岁±10 岁和 50 岁±9 岁,平均体重分别为 65.7kg±11.8kg 和 63.3kg±10.0kg,平均体重指数(BMI)分别为 23.8kg/m²±3.1kg/m² 和 23.7kg/m²±2.4kg/m²。A 组各患者的 Child-Pugh 评分标准为 7~9 分(平均为 8 分),其中肝功能异常者 9 例。A 组和 B 组的肌酐清除率分别为 58.8~195.8ml/min 和 61.3~152.3ml/min。

A 组和 B 组单剂静脉滴注吗啉硝唑氯化钠注射液 500mg 的平均血药浓度-时间曲线如

图 2-25 所示。A 组和 B 组 M0 的平均 C_{max} 分别为 14.17mg/L±2.93mg/L 和 12.82mg/L±4.85mg/L。静脉滴注结束后 8 小时起,A 组 M0 的血药浓度下降速率较 B 组明显减缓,静脉滴注结束后 24 小时的血药浓度(1.171mg/L±0.699mg/L)明显高于 B 组(0.400mg/L±0.186mg/L)。代谢物 M2 的血药浓度显著低于同期 M0 的血药浓度,A 组和 B 组的平均 C_{max} 分别为 0.046mg/L±0.013mg/L 和 0.065mg/L±0.022mg/L。静脉滴注结束后 8 小时内,A 组患者体内的 M2 血药浓度整体低于 B 组。

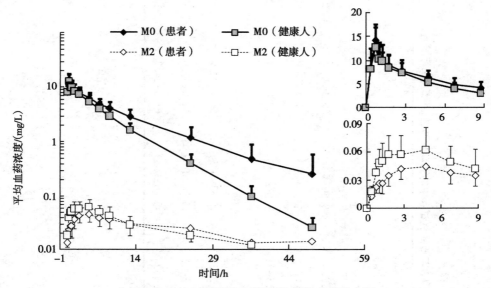

右侧为 0~9 小时的平均血药浓度-时间曲线放大图。

图 2-25　中度肝功能减退者和健康受试者单剂静脉滴注吗啉硝唑 500mg 后的平均血药浓度-时间曲线

与健康受试者相比,吗啉硝唑原型药在肝功能中度减退者体内的药动学有明显改变(表 2-23)。吗啉硝唑在 A 组中的 $AUC_{0\sim\infty}$ 达到 116.3h·mg/L±41.8h·mg/L,较 B 组的 77.2h·mg/L±25.3h·mg/L 增加 50.6%($P<0.05$);在 A 组中的 $t_{1/2}$ 达到 9.50 小时±4.69 小时,较 B 组的 5.83 小时±0.54 小时延长 3.67 小时($P<0.05$);在 A 组中的 Cl_t 为 4.75L/h±1.45L/h,较 B 组的 7.23L/h±2.67L/h 减少 34.3%($P<0.05$)。吗啉硝唑代谢物 M2 在 A 组和 B 组受试者体内的 $AUC_{0\sim\infty}$ 分别为 1.01h·mg/L±0.41h·mg/L 和 0.92h·mg/L±0.35h·mg/L,代谢比率 MR 分别为 0.86%±0.20% 和 1.25%±0.42%($P<0.05$)。给药结束后 48 小时内,吗啉硝唑原型药在 A 组和 B 组受试者体内的累积尿排出率分别为 19.37%±6.91% 和 22.93%±4.39%,代谢物 M2 的累积尿排出率分别为 1.52%±0.65% 和 1.61%±0.51%,显著低于原型药。

按肾功能分层后,吗啉硝唑在 A 组 3 例伴肾功能减退者体内的 $AUC_{0\sim\infty}$ 达到 166.7h·mg/L±52.1h·mg/L,显著高于同组其余 9 例肾功能正常者的 99.5h·mg/L±21.3h·mg/L。吗啉硝唑在 A 组伴肾功能减退者中的 $t_{1/2}$ 达到 13.59 小时±8.59 小时,长于同组其余 9 例肾功能正常者的 8.14 小时±1.83 小时。

由研究结果可见,对于轻、中度肝功能减退者,吗啉硝唑的给药方案可不进行调整,但同时伴有肾功能减退者建议调整该药的给药方案,其剂量调整的幅度需根据患者肾功能减退的程度而定。

表2-23 吗啉硝唑原型药（M0）在中度肝功能减退者与健康受试者中的药动学参数（平均值±标准差）

参数	C_{max}/(mg/L)	$AUC_{0-48.75h}$/(h·mg/L)	$AUC_{0-\infty}$/(h·mg/L)	$t_{1/2}$/h	V_d/L	Cl_t/(L/h)	Cl_r/(L/h)
A组（中度肝功能减退者）							
总体(n=12)	14.17±2.93	110.8±33.6[a]	116.3±41.8[a]	9.50±4.69[a]	59.4±13.8	4.75±1.45[aa]	0.98±0.47[a]
肾功能减退者(n=3)	16.53±3.62	150.7±37.5[bb,c]	166.7±52.1[bb]	13.59±8.59	57.4±22.9	3.24±1.16[b]	0.63±0.46
肾功能正常者(n=9)	13.38±2.39	97.5±20.0	99.5±21.3	8.14±1.83[bb]	60.0±11.4	5.25±1.20	1.09±0.44
B组（健康受试者）							
总体(n=12)	12.82±4.85	77.0±25.3	77.2±25.3	5.83±0.54	61.4±24.9	7.23±2.67	1.68±0.78
肾功能减退者(n=3)	12.13±4.61	74.6±27.3	74.8±27.3	5.76±0.69	62.6±30.9	7.35±2.78	1.66±1.12
肾功能正常者(n=9)	13.05±5.18	77.8±26.3	78.0±26.3	5.86±0.52	61.0±24.7	7.19±2.81	1.69±0.73

注:1. [a] $P<0.05$, [aa] $P<0.01$,与健康受试者（总体）相比。

2. [b] $P<0.05$, [bb] $P<0.01$,与健康受试者（肾功能正常者）相比。

3. [c] $P<0.05$,与健康受试者（肾功能减退者）相比。

四、肾功能不全患者药动学研究设计

当药物进入体内后,多数药物通过肾脏以原型形式排出体外和/或通过肝脏以代谢物的形式排出体外。对于仅仅通过肾脏排泄机制消除的药物,肾功能不全可能会改变其药动学或药效学性质。此外,肾功能损害时药物的体内过程受到不同程度的影响,如吸收、肝脏代谢、血浆蛋白结合以及药物分布等,进而影响药物的安全性和有效性。在肾脏功能严重损伤的患者中,即使肾脏消除途径并非药物消除的主要途径,肾脏状态也可能影响药物疗效。因而在药物研发过程中,需考虑进行肾功能不全患者的药动学研究,为临床给药方案的调整提供依据。

(一)肾功能不全患者药动学研究的必要性及研究目的

1. 肾功能不全的病理生理特征　肾功能不全时,肾小球滤过功能显著减退,会导致药物及其代谢产物的清除率降低。此外,因肾功能不全而出现的体内毒素和代谢产物蓄积、水和电解质及酸碱平衡失调也可改变药物的体内代谢过程。如在肾功能不全患者中,体内增加的蛋白结合类尿毒素可抑制阴离子转运蛋白OAT3,进而导致OAT3的底物如硝基咪唑类抗菌药吗啉硝唑结合型代谢物及DPP-4抑制剂维格列汀羧酸代谢物的血浆暴露量大幅增加。

2. 肾功能不全的评价指标　当前在临床上广泛采用肾小球滤过率(GFR)、肌酐清除率等作为肾脏功能的评价指标及分级标准,本部分概述临床上常用的2种肾功能不全分级方法。

(1)通过肾小球滤过率(GFR)分级:常用的肾小球滤过率估算公式包括MDRD公式、IMDS-MDRD公式、中国人改良的MDRD公式和CKD-EPI公式等。根据估算的肾小球滤过率对肾功能不全的分级详见表2-24。

表2-24　K/DOQI对慢性肾脏病分期的方法建议

CKD 分期	GFR 水平/[ml/(min·1.73m^2)]	特征
1	≥90	肾损害伴 GFR 正常或升高
2	60~89	肾损害伴 GFR 轻度降低
3	30~59	GFR 中度降低
4	15~29	GFR 重度降低
5	<15	ESRD(终末期肾病)

1)MDRD公式:该公式发表于1999年。该公式获得《美国肾脏病预后质量指南》[K/DOQI,美国国家肾脏病基金会(NKF)发起]的推荐,更适宜于GFR下降的患者,对正常人并不合适。计算公式为 eGFR=170×[血清肌酐(mg/dl)]$^{-0.999}$×[年龄(岁)]$^{-0.176}$×[血清尿素氮(mmol/L)]$^{-0.17}$×[血清白蛋白(g/L)]$^{-0.318}$×[0.762(女)]。该公式纳入的因素较多,较为烦琐。MDRD公式更适用于肾病患者的估算,用于健康者计算值可能会被低估。

2)IMDS-MDRD公式:该公式为原研究人员于2006年根据MDRD公式改良而来,采用更准确的同位素稀释质谱法(IDMS-traceable)测量1 628例临床样本进行验证。计算公式为 eGFR=175×[血清肌酐(mg/dl)]$^{-1.154}$×[年龄(岁)]$^{-0.203}$×[0.742(女)]。

同年美国肾脏病协会杂志发表公式的另一个变形,相比较而言,新的变形公式提高了肌酐

在公式中的占比,减弱了年龄的影响成分。计算公式为 eGFR＝175×[血清肌酐(mg/dl)]$^{-1.234}$×[年龄(岁)]$^{-0.179}$×[0.79(女)]。

3)中国人改良的 MDRD 公式:该公式由北京大学第一医院肾内科牵头的 9 个肾脏病中心组成的 eGFR 协作组经过检验原始 MDRD 公式,并在 2006 年纳入 684 例 CKD 患者,通过添加种族系数对 MDRD 原始公式进行本土化而得到。计算公式为 eGFR＝186×[血清肌酐(mg/dl)]$^{-1.154}$×[年龄(岁)]$^{-0.203}$×[0.742(女)]。

4)CKD-EPI 公式:该公式发布于 2009 年,相对于之前应用较为普遍的 MDRD 公式更准确。CKD-EPI 公式可以使用胱抑素 C(CysC)直接进行计算,而胱抑素 C 也比肌酐更稳定,不会受年龄、身高、饮食、恶性肿瘤等影响。该公式共分为以下 3 种形式:

①CKD-EPI 胱抑素 C:计算公式为 eGFR＝133×[胱抑素 C(mg/L)/0.8]^{a}×0.996$^{[年龄(岁)]}$×[0.932(女)]。

其中,a:CysC≤0.8mg/L,a＝-0.499;CysC>0.8mg/L,a＝-1.328。

②CKD-EPI 血清肌酐:计算公式为 eGFR＝a×[血清肌酐(mg/dl)/b]^{c}×0.993$^{[年龄(岁)]}$。

其中,a:黑人女性,a＝166;黑人男性,a＝163。白人或其他人种女性,a＝144;白人或其他人种男性,a＝141。

b:女性,b＝0.7;男性,b＝0.9。

c:女性,血清肌酐≤0.7,c＝-0.329;血清肌酐>0.7,c＝-1.209。男性,血清肌酐≤0.9,c＝-0.411;血清肌酐>0.9,c＝-1.209。

③CKD-EPI 血清肌酐-胱抑素 C:计算公式为 eGFR＝135×[血清肌酐(mg/dl)/b]^{a}×[胱抑素 C(mg/L)/0.8]^{c}×0.993$^{[年龄(岁)]}$×[0.932(女)]。

其中,b:女性,b＝0.7;男性,b＝0.9。

a:女性,CRE≤0.7,a＝-0.248;CRE>0.7,a＝-0.601。男性,CRE≤0.9,a＝-0.207;CRE>0.9,a＝-0.601。

c:CysC≤0.8mg/L,c＝-0.375;CysC>0.8mg/L,c＝-0.711。

(2)通过肌酐清除率分级:常用 Cockcroft-Gault(C-G)公式进行肌酐清除率的估算(表 2-25)。该公式发布于 1976 年,计算公式为肌酐清除率(ml/min)＝[140-年龄(岁)]×体重(kg)×0.85(女)/[72×血肌酐(mg/dl)],是临床上应用十分广泛的肌酐清除率计算公式。C-G 公式更适用于健康人的肌酐清除率估算,用于肾病患者计算值可能会高估。

表 2-25　肾功能分期

肾功能分期	肌酐清除率(Ccr)/(ml/min)
肾功能正常	>80
轻度肾功能不全	50~80
中度肾功能不全	30~50
重度肾功能不全	<30
肾病末期	需要进行透析

3. 肾功能不全及对药动学的影响　药物在体内会以原型或其代谢产物的形式完全或部分经肾脏排出体外。肾脏排泄药物与下列 3 种方式有关:①肾小球滤过。肾小球毛细血

管的基底膜通透性较强,除血细胞、大分子物质以及与血浆蛋白结合的药物外,绝大多数非结合型的药物及其代谢产物均可经肾小球滤过,进入肾小管管腔内。②肾小管被动重吸收。进入肾小管管腔内的药物中,脂溶性高、非解离型的药物及其代谢产物又可经肾小管上皮细胞以脂溶扩散的方式被动重吸收进入血液。③肾小管主动分泌。只有极少数的药物可经肾小管主动分泌排泄。在肾小管上皮细胞内有 2 类主动分泌的转运系统,即有机酸转运系统和有机碱转运系统,分别转运弱酸性药物和弱碱性药物。当分泌机制相同的 2 类药物经同一载体转运时,还可发生竞争性抑制。

由于肾脏具有一定的代偿能力,因此仅在肾功能受损严重时才发生药物药动学的明显改变。肾功能受损会影响药物在体内的吸收、分布、代谢和排泄过程,主要由以下因素引起:①胃肠道功能紊乱导致的呕吐、腹泻等缩短药物在胃肠道内的停留时间;②肾病时由于发生白蛋白含量降低或异变、药物代谢产物蓄积竞争原型药的结合位点等因素,许多药物的血浆蛋白结合率改变,一般酸性药物的血浆蛋白结合率降低(如磺胺类)、碱性药物的血浆蛋白结合率增加(如利多卡因)或不变(如地昔帕明),影响游离药物比值和浓度;③肾小球滤过率降低造成水钠潴留,导致的水肿、积液增加等可增加药物的表观分布容积;④肾小球滤过率下降,引起药物机体代谢产物排泄减少导致蓄积,尿毒症毒素以及继发的内环境紊乱可干扰肝脏代谢酶功能;⑤肾脏是仅次于肝脏的药物代谢场所,肾功能受损时,肾小管上皮细胞中含有的药物代谢酶的作用降低。

当药物的药动学具有以下特点时需考察肾功能不全带来的影响:①药物或其活性代谢物的治疗系数窄且当药物仅通过肾脏排泄或代谢;②药物或其活性代谢物的代谢同时需要较高的肝清除率;③药物或其活性代谢物具有中度或高血浆蛋白结合率。

当药物的药动学具有以下特征时可能不需要进行肾功能不全患者的药动学研究:①药物及其活性代谢产物存在较宽的治疗指数,并且主要通过肝脏代谢和胆汁排泄的途径消除;②气态或挥发性药物及其活性代谢产物,主要通过肺部消除;③仅用于单剂量给药的药物,除非临床显示需要采取其他方式。

(二)肾功能不全患者药动学研究设计和方法学

研究设计可分为:①基本的全程药动学研究设计;②简化的药动学研究设计;③群体药动学研究设计;④透析对药动学的影响。

1. 基本的全程药动学研究设计

(1)研究对象:研究中的肾脏功能对照组必须优先选择就研究药物而言有代表性的患者群体。当患者入组困难时,可选择征集在肾功能、年龄和体重方面与患者相当的志愿者。在研究条件允许的情况下,建议在不同的肾功能群体中补充相同数目的患者。对照组为健康受试者,采用平行对照试验,健康受试者的年龄、性别、体重、遗传多态性等重要因素需与肾功能不全受试者进行匹配,以消除上述因素对 PK 结果的影响。此外,需要依据药物的性质考虑其他可能影响药物 PK 的因素,如饮食、吸烟、酗酒、合并用药、种族等。入选研究的患者数据必须足够多,以便可检测到足够的 PK 差异。

(2)给药方案:单剂量给药研究适用于①药物及其活性代谢产物的多剂量给药的 PK 可被单剂量给药的数据精确预测;②预期患者体内的药物及其活性代谢产物具有线性和非时间依赖性 PK 特性。由于肾功能通常不能明显影响峰浓度,因此在单剂量给药研究时,一般可以无须考虑受试者的肾脏功能,并给予相同剂量的药物。当已知药物或者其中 1 种活性代谢物存在非线性和时间依赖性 PK 时,采用多剂量给药,并在药物达到稳态时进行 PK 评价。在肾功能降低时,多剂量给药时尽量采取低频率给药以避免药物及其代谢产物蓄积产生毒性。此外,对于在药物清除半衰期明显延长的肾功能不全患者中,可能需要一个负荷给药策略,通过治疗药物监测,使得研究药物在体内达到特定的浓度。如果1种药物存在1种以上的给药途径,应采用肾功能受损时对药物清除影响最大的途径进行研究。

(3)样本采集和分析:由于肾功能受损时经肾脏排泄的代谢产物累积,在研究允许的情况下,应尽量对血浆或全血样本中的原型药及其已知或推测的任意代谢产物(活性或不良反应)进行分析。血样及尿样采集时间间隔需足够长,以便确定药物及活性代谢产物的相关药动学参数。肾功能不全患者中药物的血浆蛋白结合率一般会改变,需要依据药物及其活性代谢物的游离浓度描述和分析PK。如果结合程度不依赖浓度且不受代谢产物或不受随时间变化因素的影响,可以在每位患者中采用限制数目的样本,甚至采用单个样本的方法检测游离部分,每个样本中的游离药物浓度可通过总体浓度乘以患者个人的未结合部分进行评估。而对于血浆蛋白结合程度较低的药物及其代谢产物(<80%),在相应的期限内,因肾功能不全引起的血浆蛋白结合率改变较小。

2. 简化的药动学研究设计　如果有理由证实肾功能不全并不会影响PK达到需要调整剂量的地步,那全面研究就显得工作量太大且复杂。可以采用两步策略:第一步仅对于肾脏功能2级的患者(即肾功能正常和肾功能重度不全组的患者)进行研究,若研究结果证实肾功能不全并不会影响PK至需要调整剂量,则不需要进行下一步研究;否则需要进行第二步研究,即对肾功能轻度及中度不全患者组进行研究,将2个步骤结果联合进行数据分析。

3. 群体药动学研究设计　在Ⅱ期和Ⅲ期临床试验研究中进行群体药动学(PPK)研究,用于评估不同联合变量对药物PK的影响,且每个患者只需采集非常少的样本就可获得血浆药物浓度数据。在常规研究的基础上,PPK研究的设计与分析进行以下变动:①必须有足够数量的患者和足够代表性的肾功能分级的受试者,以便在研究中能够检测到足够大的PK差异,以指导剂量调整;②在适当的情况下检测游离药物浓度;③检测原型药及可能存在的活性代谢产物。需要注意的是,重度肾功能不全患者通常不能进行或极少参与PPK研究,当一种药物可能会应用到这些患者时,需进行一个独立的研究以评估重度肾功能不全患者的PK(即简化的药动学研究设计)。

4. 透析对药动学的影响　当体内药物或其活性代谢产物的绝大部分通过透析过程排出时,需要进行给药剂量调整或改变给药方案,如在透析后补充给药。对可能用于肾病末期且需要透析的患者用药时,需要在透析和非透析的情况下进行PK研究,以确定透析对药物及其可能存在的活性代谢产物消除过程的影响。但是如果透析过程不会导致药物及其活性代谢物消除时,透析对PK影响的研究一般可以忽略。当药物及其活性代谢物有较大的未结合分布容积时,在体内仅有少部分药物通过透析排出;当药物及其活性代谢物有较大的未结合非肾清除率时,透析对总体未结合清除率的贡献相对较小。

5. 数据分析　数据分析的主要目的是评估肾功能不全对药物及其活性代谢产物PK的影响,肾功能的特定指标或肾功能的不同组与相应的PK结果及其参数如血药浓度-时间曲线下面积(AUC)进行相关性分析,据此制定肾功能不全患者的推荐给药剂量。典型的数据分析包括下列步骤:①估算PK参数。②肾功能测定与PK参数间相关性的数学模型。③评估在肾功能不全患者中是否需要进行给药剂量调整进而确定推荐给药剂量,如果肾功能不全对药物PK的影响显著,需在产品说明书中建议进行给药剂量调整;如果肾功能不全不会改变药物PK,则无须进行剂量调整。

【案例1】非甾体抗炎药艾瑞昔布在轻度和中度肾功能不全患者中的药动学

艾瑞昔布为适度的环氧合酶-2(COX-2)抑制剂,由中国医学科学研究院开发,江苏恒瑞医药股份有限公司研制,临床上用于缓解骨关节炎的疼痛症状。艾瑞昔布相比传统非甾体抗炎药(如布洛芬),可显著降低胃肠道不良反应的发生率;相比完全性 COX-2 选择性抑制剂(如塞来昔布),可降低心血管不良事件尤其是心肌梗死的风险。临床前研究表明,艾瑞昔布的代谢产物主要由 7 种代谢产物组成,艾瑞昔布主要以 4'-羧基代谢物(M2)和 4'-羟甲基代谢物(M1)的形式经肾脏排出。此外,M1 和 M2 都具有中等的 COX-1/COX-2 选择性,M1 的抗炎活性与艾瑞昔布相似,而 M2 仅为艾瑞昔布活性的 4.39% 左右。因此,选择 M1 和 M2 作为艾瑞昔布的代表代谢物进行进一步研究。单次给药 30mg、60mg、90mg 和 200mg 后,艾瑞昔布呈线性动力学特征,M2 的血药浓度约为艾瑞昔布和 M1 的 8 倍,它们的峰值时间和消除半衰期相似。艾瑞昔布、M1 及 M2 的结构式如图 2-26 所示。

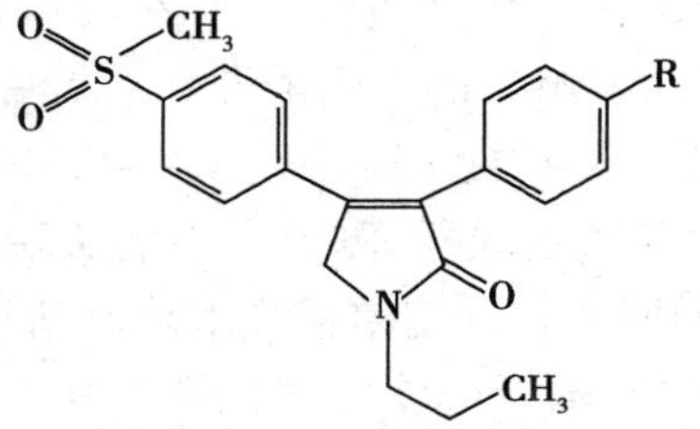

M0 R=-CH₃;M1 R=-CH₂OH;M2 R=-COOH

图 2-26 艾瑞昔布(M0)及其代谢产物(M1、M2)的结构式

根据美国第三次国家健康与营养调查,在 1.159 亿 35 岁以上的受访者中,24.3%患有骨关节炎,其中 37%的人患有不同程度的肾损害。许多动物模型和临床研究证实,慢性肾功能不全的环境对体内的 Ⅰ 相代谢(通过 CYP450 酶)、Ⅱ 相代谢(包括乙酰化和葡糖醛酸化)和药物转运活性有显著影响,导致体内的药动学特征发生显著变化,从而影响药物的疗效和安全性。此外,COX-2 可诱导肾血管、肾髓质、间充质细胞和致密斑内的前列腺素 E_2(PGE₂)形成,PGE₂ 可在肝硬化和肾功能不全等有效循环血容量减少的病理状态下发挥舒张肾血管、维持肾血流量的生理作用。而艾瑞昔布及其代谢产物主要经肾排出,因此有必要研究 COX-2 抑制剂艾瑞昔布在肾功能不全患者体内的药动学,合理调整其用量。

由阳国平教授团队主导的一项临床试验在肾功能不全及健康受试者中比较艾瑞昔布及其 2 种代谢物的药动学参数。该研究根据美国 FDA 和 EMEA 关于药品在肾功能不全患者的药动学研究指导原则,采用单中心、开放、非随机试验设计(ChiCTR-RPC-17013177)。该研究根据 Cockcroft-Gault(C-G)公式估计肌酐清除率(Ccr),研究对象为暂不需进行透析的 Ccr<30ml/min 的重度肾功能不全患者,疾病类型包括慢性肾小球肾炎、良性肾小动脉硬化症和梗阻性肾病。对照组包括与肾功能不全组的年龄、性别、体重(体重匹配±15%)特征匹配的肌酐清除率>80ml/min 的健康受试者。受试者的年龄范围为 18~65 岁,BMI 为 18~26kg/m²。每组纳入 12 例受试者,男女不限。

当受试者存在以下情形时不纳入研究范围:①已知或怀疑对磺胺、非甾体抗炎药过敏或过敏体质者;②研究期间或给药前 14 天内有合并用药或服用食品添加剂等影响艾瑞昔布的药动学者;③手术、医疗因素、疾病史、药物或酒精成瘾等可能影响艾瑞昔布的药动学者;④除致肾功能不全诊断的疾病本身外,患有其他任何脏器的急性疾病者以及患有任何影响研究药物的体内过程的慢性疾病者；⑤孕妇、哺乳期妇女以及 6 个月内有生育计划不愿或不能在试验期间采取有效避孕措施的男性/女性志愿者。研究期间受试者可以随时退出。

该研究包括以下步骤：①筛选期（d-14~-1）；②基线评价（d-3~-1）；③单剂量给药（空腹至少 10 小时，次日早餐后半小时口服给药）（d1）；④观察期（提供标准餐）（d1~5）；⑤出组（d5）；⑥受试者随访（根据给药结束后 120 小时的结果，由研究者确定是否需要进行随访，随访间隔时间为 5 天±1 天）和安全性评价（d5）。艾瑞昔布的给药剂量为 100mg，预期该剂量下肾功能不全患者对艾瑞昔布耐受，但可能需进行一定的剂量调整。本项研究拟先招募肾功能不全患者进行药动学研究，在此基础上，根据肾功能不全患者组的年龄、性别、体重特征匹配相应的肾功能正常受试者作为平行对照。当肾功能不全患者完成 PK 研究后，再招募相匹配的健康受试者开展 PK 研究。

给予艾瑞昔布前及给药后 0.5 小时、1 小时、2 小时、3 小时、4 小时、6 小时、8 小时、12 小时、24 小时、36 小时、48 小时、72 小时、96 小时和 120 小时取血样离心后采用 HPLC-MS/MS 法测定艾瑞昔布及其代谢产物（M1、M2）的血药浓度。采集给药前-2~0 小时及给药后 0~2 小时、2~4 小时、4~8 小时、8~12 小时、12~24 小时、24~48 小时、48~72 小时、72~96 小时和 96~120 小时共 10 个时间段的受试者尿样，测定其中的艾瑞昔布代谢产物（M1、M2）浓度。使用 WinNonlin 软件的 NCA 模块，采用非房室模型求算药动学参数，并根据尿液浓度和所收集的尿液体积数据，计算代谢产物 M1 和 M2 的累积排泄量。采用方差分析比较重度肾功能不全患者组与健康受试者组的药动学参数及代谢产物排泄率的差异性。同时，还分析艾瑞昔布及其代谢产物的 C_{max} 和 AUC_{last} 与肾功能之间是否存在线性关系。

共 24 名受试者参加该临床试验研究，其中肾功能不全患者 12 名、健康受试患者 12 名。除肾功能不全组中有 1 名受试者在给药后 48 小时自愿退出试验外，其余受试者均按试验方案要求完成全部临床随访和样本采集。所有受试者均为黄种人，女性所占的比例达到 33%，肾功能不全组受试者中的 Ccr 为 11.29ml/min±5.51ml/min，而健康受试者组中的 Ccr 为 90.67ml/min±9.02ml/min。其他人口统计学变量在各组受试者中相似（表 2-26）。艾瑞昔布及其代谢产物的平均血药浓度-时间曲线如图 2-27 所示。

表 2-26 受试者的人口统计学基线（$n=24$）

	肾功能不全患者（$n=12$）	健康受试者（$n=12$）	P
	（平均值±SD）	（平均值±SD）	
性别,n（男/女）	8/4	8/4	NA
年龄/岁	54.42±10.72	51.75±10.67	0.008 7*
身高/cm	162.67±5.58	164.25±5.86	0.171 8
体重/kg	59.93±8.40	61.67±5.94	0.382 1
BMI/（kg/m²）	22.64±2.84	22.85±1.79	0.758 0
Ccr/（ml/min）	11.29±5.51	90.67±9.02	<0.001*

注：1. BMI 为体重指数，计算公式为体重（kg）/身高²（m²），根据基线值计算 BMI。

2. Ccr 为肌酐清除率，根据 Cockcroft-Gault（C-G）公式计算。

3. P 值通过配对样本 t 检验方法计算，* 表示具有统计学意义。

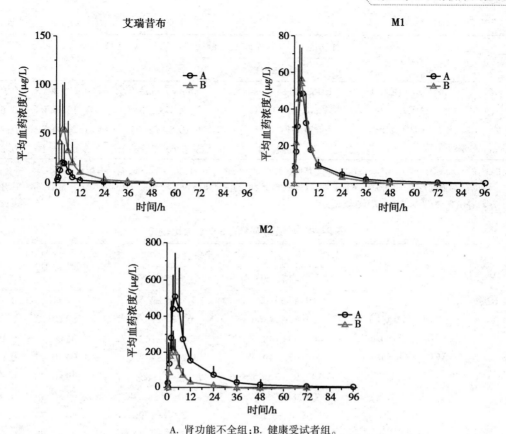

A. 肾功能不全组；B. 健康受试者组。

图 2-27　2 组间艾瑞昔布及其代谢产物(M1、M2)的平均血药浓度-时间曲线

　　2 组间艾瑞昔布、M1 和 M2 的主要平均药动学参数分别见表 2-27 ~ 表 2-29。肾功能不全组与健康受试者组比较,艾瑞昔布的 C_{max}、$AUC_{0\sim t}$ 和 $AUC_{0\sim inf}$ 参数均具有统计学意义($P<0.05$),肾功能正常组的 C_{max} 和 $AUC_{0\sim t}$ 分别为肾功能不全组的 59% 和 70%。2 组间 M1 的平均药动学参数无显著性差异($P>0.05$)。除 $t_{1/2}$ 外,M2 在 2 组间的平均药动学参数差异均有统计学意义($P<0.05$),肾功能不全组 M2 的 C_{max} 和 $AUC_{0\sim t}$ 分别为正常肾功能组的 233% 和 367%,V_d/F 和 Cl/F 分别为正常肾功能组的 50% 和 37%。且研究发现 Ccr 与艾瑞昔布的 C_{max}、AUC_{last} 呈显著的正相关;与 M1 的 C_{max}、AUC_{last} 均没有显著的相关性;与 M2 的 C_{max}、AUC_{last} 呈显著的负相关。如图 2-28 所示。

表 2-27　2 组间艾瑞昔布的 PK 参数比较

药动学参数		肾功能不全组($n=12$)	健康受试者组($n=12$)	ratio±SD	P
		平均值±SD	平均值±SD		
t 检验	$t_{1/2}$/h	8.48±3.54	8.20±2.70	1.20±0.82	0.829
	C_{max}/(μg/L)	23.83±20.57	62.14±48.62	0.59±0.66	0.010*
	$AUC_{0\sim t}$/(h·μg/L)	192.39±144.52	535.16±483.95	0.70±1.03	0.016*
	AUC_{inft}/(h·μg/L)	196.59±145.09	537.73±439.14	0.70±1.04	0.017*
	V_d/L	13 378.56±17 158.07	4 223.10±3 562.92	4.76±5.96	0.084

续表

药动学参数		肾功能不全组($n=12$)	健康受试者组($n=12$)	ratio±SD	P
		平均值±SD	平均值±SD		
	$Cl/F/(L/h)$	1 062.83±1 127.75	388.87±355.77	4.13±3.73	0.061
	$MRT_{0\sim t}/h$	10.41±3.24	9.87±2.66	1.18±0.68	0.660
	MRT_{inf}/h	11.91±3.35	10.34±2.65	1.29±0.70	0.216
Wilcoxon 检验	t_{max}/h	3.25±1.14	2.63±0.98	2.03±3.16	0.272

注:1. 除 t_{max} 参数是使用 Wilcoxon 检验外,其他参数通过 t 检验计算 P 值,*$P<0.05$,差异有统计学意义。

2. $AUC_{0\sim t}$ 为血药浓度-时间曲线下面积(0~t);AUC_{inf} 为血药浓度-时间曲线下面积(0 至无穷大);$MRT_{0\sim t}$ 为平均滞留时间(0~t);MRT_{inf} 为平均滞留时间(0 至无穷大)。

表 2-28 2 组间 M1 的 PK 参数比较

药动学参数		肾功能不全组($n=12$)	健康受试者组($n=12$)	ratio±SD	P
		平均值±SD	平均值±SD		
t 检验	$t_{1/2}/h$	9.67±5.82	7.99±2.72	1.41±1.13	0.375
	$C_{max}/(\mu g/L)$	54.62±14.66	62.87±15.63	0.89±0.23	0.201
	$AUC_{0\sim t}/(h\cdot\mu g/L)$	462.93±148.31	467.25±142.57	1.06±0.47	0.911
	$AUC_{inf}/(h\cdot\mu g/L)$	470.07±149.38	472.38±144.01	1.06±0.47	0.940
	V_d/L	3 147.91±2 055.49	2 558.50±857.67	1.39±0.98	0.369
	$Cl/F/(L/h)$	233.83±76.57	230.18±69.42	1.07±0.34	0.904
	$MRT_{0\sim t}/h$	10.77±3.53	8.79±1.96	1.34±0.75	0.103
	MRT_{inf}/h	11.75±4.18	9.37±2.22	1.40±0.86	0.095
Wilcoxon 检验	t_{max}/h	3.25±1.14	2.63±0.98	2.03±3.16	0.272

注:1. 除 t_{max} 参数是使用 Wilcoxon 检验外,其他参数通过 t 检验计算 P 值,*$P<0.05$,差异有统计学意义。

2. $AUC_{0\sim t}$ 为血药浓度-时间曲线下面积(0~t);AUC_{inf} 为血药浓度-时间曲线下面积(0 至无穷大);$MRT_{0\sim t}$ 为平均滞留时间(0~t);MRT_{inf} 为平均滞留时间(0 至无穷大)。

表 2-29 2 组间 M2 的 PK 参数比较

药动学参数		肾功能不全组($n=12$)	健康受试者组($n=12$)	ratio±SD	P
		平均值±SD	平均值±SD		
t 检验	$t_{1/2}/h$	11.07±6.79	8.06±2.89	1.60±1.28	0.171
	$C_{max}/(\mu g/L)$	549.53±218.62	262.42±86.57	2.33±1.34	<0.001*
	$AUC_{0\sim t}/(h\cdot\mu g/L)$	5 956.62±2 716.96	1 769.40±568.11	3.67±2.09	<0.001*
	$AUC_{inf}/(h\cdot\mu g/L)$	6 052.38±2 720.92	1 806.93±572.99	3.65±2.05	<0.001*
	V_d/L	318.50±249.68	677.80±252.32	0.50±0.38	0.002*
	$Cl/F/(L/h)$	20.25±9.93	60.23±17.29	0.37±0.25	<0.001*
	$MRT_{0\sim t}/h$	12.17±3.88	8.77±2.38	1.54±0.90	0.017*
	MRT_{inf}/h	13.57±5.06	9.74±2.72	1.56±1.01	0.031*
Wilcoxon 检验	t_{max}/h	3.75±1.22	2.75±0.87	1.47±0.63	0.031*

注:1. 除 t_{max} 参数是使用 Wilcoxon 检验外,其他参数通过 t 检验计算 P 值,*$P<0.05$,差异有统计学意义。

2. $AUC_{0\sim t}$ 为血药浓度-时间曲线下面积(0~t);AUC_{inf} 为血药浓度-时间曲线下面积(0 至无穷大);$MRT_{0\sim t}$ 为平均滞留时间(0~t);MRT_{inf} 为平均滞留时间(0 至无穷大)。

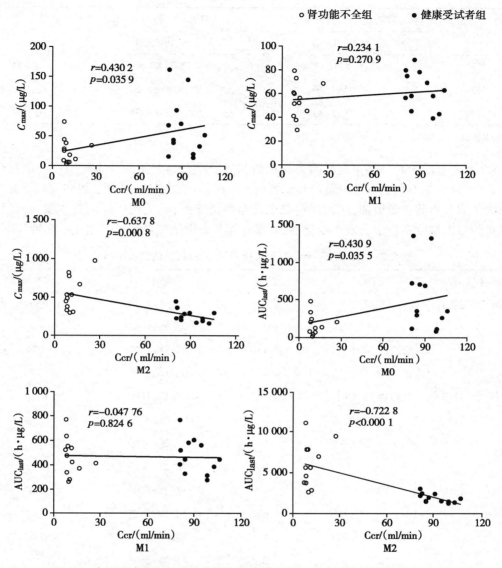

图 2-28　肌酐清除率与艾瑞昔布及其代谢物的 C_{max} 和 AUC_{last} 参数的相关性

2 组间 M1 的药动学参数无显著性差异,而肾功能不全组 M2 的 C_{max} 和 $AUC_{0\sim t}$ 分别为肾功能正常组的 233% 和 367%。此外,作为艾瑞昔布的主要代谢产物,肾功能不全组尿中 M2 的总累积排泄率明显低于肾功能正常组(2.07%±1.76% vs 24.45%±6.26%,$P<0.05$;表 2-30)。这可能是由于肾功能受损导致药物转运体、肾小球滤过功能和肾小球分泌功能下降,使 M2 通过肾脏的排泄量显著减少,从而进一步增加 M2 的暴露量,使得 M2 的 C_{max} 和 $AUC_{0\sim t}$ 参数显著增加。此外,肾功能不全患者中的肠和肝可能存在代谢酶代偿性激活,对 M2 的清除率降低、半衰期不变而暴露量增加的现象也是很好的一个解释。

表 2-30 2 组中 M1、M2 的尿液累积排泄率

	肾功能不全组（$n=12$）	肾功能正常组（$n=12$）	P
	平均值±SD	平均值±SD	
M1	0.18±0.11	2.11±0.58	0.002*
M2	2.07±1.76	24.45±6.26	0.002*
M1+M2	2.25±1.85	26.56±6.54	0.002*

注：Wilcoxon 秩和检验，*$P<0.05$，差异有统计学意义。

M2 暴露量增加时，M2 可能会因为其相似的分子结构而与艾瑞昔布竞争蛋白质结合位点。此外，肾功能不全患者的白蛋白和总蛋白浓度降低（表 2-31）。因此，蛋白质结合减少导致游离艾瑞昔布的含量增加，从而提高艾瑞昔布的清除率，并呈现较低的总浓度。同时，艾瑞昔布的自由浓度不一定会发生变化，或者很可能其自由浓度保持动态变化平衡过程不变。

表 2-31 肾功能不全组与正常组间的白蛋白、总蛋白检测结果

结合蛋白	时间	组别	平均值±SD	P
总蛋白/（g/L）	基线	A	64.34±4.14	0.000*
		B	72.05±1.98	
	给药后 24 小时	A	64.53±4.20	0.084
		B	67.32±3.25	
	给药后 72 小时	A	65.80±3.66	0.015*
		B	69.78±3.93	
	给药后 120 小时	A	67.26±6.00	0.035*
		B	72.22±4.12	
白蛋白/（g/dl）	基线	A	37.98±3.05	0.000*
		B	46.30±2.67	
	给药后 24 小时	A	38.67±3.47	0.006*
		B	42.34±2.73	
	给药后 72 小时	A	39.42±2.27	0.001*
		B	43.95±3.25	
	给药后 120 小时	A	40.79±2.76	0.000*
		B	45.16±3.01	

注：1. 组 A 为肾功能不全组；组 B 为健康受试者组。

2. *$P<0.05$，差异有统计学意义。

综上所述，本研究建议肾功能不全患者应减少艾瑞昔布的用量。其主要原因如下：首先，艾瑞昔布及其代谢产物（M1、M2）都具有生物活性。虽然肾功能不全患者中的艾瑞昔布浓度较低，但 2 组间的游离药物浓度可能接近。同时，M1 在 2 组中的浓度相等。因此，2 组疗效的差异主要取决于代谢产物 M2。与肾功能正常组相比，肾功能不全组 M2 的

C_{max} 和 AUC_{0-t} 分别为肾功能正常组的 233% 和 367%。因此,对于肾功能不全患者,艾瑞昔布的用量应降低。其次,肾功能不全患者在临床治疗中,尤其是肾排泄药物的治疗中往往有较高的药物不良反应发生风险。同时,M2 具有潜在的肾毒性。因此,在综合考虑疗效和安全性的基础上,建议肾功能不全患者适当减少艾瑞昔布的用量。

此外,针对研究结果,N Srinivas 基于其肾功能受损状态下代谢物生成增加的猜想对艾瑞昔布 M1 和 M2 的 AUC_{inf} 的比值进行计算。发现在健康受试者中,M2/艾瑞昔布的 AUC_{inf} 比值在数值上接近 M2/M1 比值,证明艾瑞昔布向 M2 转化时为线性代谢;而在肾功能不全患者中,M2/艾瑞昔布的 AUC_{inf} 比值与相同患者的 M2/M1 比值不匹配,这提示肾功能不全患者的 2 种代谢物的形成呈非线性增加,但 M2 的形成明显高于健康受试者。这种独特的数据处理方式可以简单地得到代谢方式的结果,但是由于艾瑞昔布代谢为 M2 是以 M1 作为中间代谢物的阶段性过程,该研究计算 M1/艾瑞昔布和 M2/M1 的 AUC_{inf} 比值的比,结果如表 2-32 所示。发现在肾功能正常受试者中 M2/M1 与 M1/艾瑞昔布的比值(4.35)与其在肾功能不全患者中的比值(5.39)接近,因此我们认为肾功能受损对艾瑞昔布生成 M1 和对 M1 生成 M2 2 个代谢步骤的影响程度相当,而 M2 的生成速率大于 M1。

表 2-32 2 组间受试者中艾瑞昔布及其代谢物的 AUC_{inf} 比值比较

组别	艾瑞昔布(M0)/ (h·μg/L)	M1/ (h·μg/L)	M2/ (h·μg/L)	M1/M0	M2/M1	M2/M0	(M2/M1)/ (M1/M0)
健康受试者组	537.73	472.38	1 806.93	0.88	3.83	3.36	4.35
肾功能不全组	196.59	470.07	6 025.38	2.39	12.88	30.79	5.39

这项研究仍有一些局限性。首先,肾功能不全对药动学的影响没有按肾功能不全的严重程度分组。根据轻、中、重度肾脏病入选受试者,全面研究艾瑞昔布在肾功能不全患者中的药动学特征。其次,该研究没有在试验过程中测定艾瑞昔布及其代谢产物的游离浓度,而是通过数据进行合理推测。最后,由于肾功能不全患者的病情原因,未严格控制肾功能不全患者的联合用药作为纳入条件。肾功能不全患者联合用药可能对艾瑞昔布的药动学特征产生一定影响。建议之后进行肾功能不全患者中的药动学研究时可参考这些局限进行设计,尤其是当药物原型及代谢产物都具有药物效应时,活性成分的游离浓度测定是必需的。

【案例 2】降血糖药 PEX168 在轻度和中度肾功能不全患者中的药动学

聚乙二醇洛塞那肽注射液(PEX168)是在人胰高血糖素样肽-1(GLP-1)受体激动剂 exenatide 的化学结构基础上进行氨基酸的改造和经聚乙二醇(PEG)化修饰而成的人工合成多肽类药物,主肽链由 39 个氨基酸组成,临床上用于治疗 2 型糖尿病。糖尿病患者中有 20%~40% 发生糖尿病肾病,是糖尿病患者肾衰竭的主要原因。肾脏在体内的药物代谢、排泄过程中发挥非常重要的作用,且临床前研究证明肾脏是 PEX168 的主要排泄器官,肾脏功能状态可能改变 PEX168 的药动学特征,并进而影响药物的疗效和安全性。同时考虑 PEX168 可能将在糖尿病肾病及糖尿病合并肾病患者中长期使用,因此有必要进行肾功能不全患者使用 PEX168 的药动学以及安全性研究,以评估是否需要在肾功能不全患者中调整 PEX168 的剂量。

根据美国 FDA 和 EMEA 关于药品在肾功能不全患者的药动学研究指导原则,阳国平教授团队在肾功能不全及健康受试者中比较 PEX168 的药动学参数,以确定 2 型糖尿病合并肾损害患者的剂量调整要求。该研究为开放、非随机、平行设计、单次给药的 Ⅰ期临床试验研究,研究对象为具有轻度或中度肾功能减退,其他指标处于正常范围(不含与肾功能有关的指标)的患者及与肾功能不全组的年龄、性别、体重特征匹配的健康受试者。受试者的年龄范围为 31~65 岁,BMI 范围为 18~28kg/m²。根据 Cockcroft-Gault(C-G)公式估计肌酐清除率(Ccr),K/DOQI 定义的慢性肾脏病 2 期患者为 60ml/min ≤ Ccr≤89ml/min,纳入轻度肾功能不全组;慢性肾脏病 3 期患者为 30ml/min ≤ Ccr≤59ml/min,纳入中度肾功能不全组;而 Ccr≥90ml/min 的患者纳入正常肾功能组。每组纳入 8 例受试者,男女不限。

当受试者存在以下情形时不纳入研究范围:①已知或怀疑对 GLP-1 类药物过敏或过敏体质者;②筛选前接受过 GLP-1 受体激动剂、GLP-1 类似物、DPP-4 抑制剂或任何其他类似结构的药物治疗者;③手术、医疗因素、疾病史、药物或酒精成瘾等可能影响 PEX168 的药动学;④孕妇、哺乳期妇女以及 6 个月内有生育计划不愿或不能在试验期间采取有效避孕措施的男性/女性志愿者。研究期间受试者可以随时退出。

该研究包括以下步骤:①筛选期(d-14~-2);②基线评价(d-1);③200μg 单剂皮下注射给药(空腹至少 10 小时)(d1);④观察期(提供标准餐)(d1~7);⑤出组(d7);⑥受试者随访(d10、d14、d21、d28 和 d31)和安全性评价(d31)。预期该剂量下肾功能不全患者对 PEX168 耐受,但可能需进行一定的剂量调整。该项研究拟先招募肾功能不全患者进行药动学研究,在此基础上,根据肾功能不全患者组的年龄、性别、体重特征匹配相应的肾功能正常受试者作为平行对照。

给予 PEX168 前及给药后 24 小时、48 小时、72 小时、96 小时、120 小时、144 小时、216 小时、312 小时、480 小时、648 小时和 720 小时取血样 3ml,离心后采用酶联免疫吸附分析(ELISA)方法进行血清中 PEX168 肽的定量验证。采用 Phoenix WinNonlin 软件(6.4 版)和非房室模型分析法(NCA)对 PEX168 的血药浓度数据进行药动学参数计算,并按肾功能分级进行描述性统计。计算 PEX168 在轻度及中度肾功能不全患者中的 $AUC_{0\sim inf}$ 和 C_{max} 相对于正常肾功能受试者的 $AUC_{0\sim inf}$ 和 C_{max} 的 90% CI,评估不同程度的肾功能不全对 PEX168 药动学的影响。

共 26 名受试者参加该临床试验研究,其中肾功能轻度不全和中度不全组各 8 名、健康受试者 10 名。所有受试者均为黄种人,女性所占的比例达到 15%。其他人口统计学变量如表 2-33 所示。其中肾功能正常组中的 C04、C05 受试者不符合入组/排除标准被剔除,轻度肾功能不全组中的 B02 受试者因严重不良事件提前退出研究被剔除,共 23 位受试者纳入 PK 集研究。各组肾功能不全患者经 Cockcroft-Gault 公式计算的肌酐清除率结果详见表 2-34。

表 2-33　受试者的人口统计学基线

指标	轻度肾功能不全患者	中度肾功能不全患者	健康受试者	汇总
	($n=8$)	($n=8$)	($n=10$)	($n=26$)
年龄(平均值±SD)/岁	47.8±10.7	47.8±11.4	38.5±9.2	44.2±11.0
男性,n(%)	5(63)	7(88)	10(100)	22(85)

续表

指标	轻度肾功能不全患者 ($n=8$)	中度肾功能不全患者 ($n=8$)	健康受试者 ($n=10$)	汇总 ($n=26$)
女性,n(%)	3(37)	1(12)	0(0)	4(15)
BMI(平均值±SD)/(kg/m²)	24.6±2.3	23.3±3.0	23.2±1.9	23.7±2.4

注:1. BMI 为体重指数,计算公式为体重(kg)/身高²(m²),根据基线值计算 BMI。

2. 健康受试者为对照组,肾功能轻度不全和中度不全分别对应于 K/DOQI 定义的慢性肾脏病 2 期和 3 期。

表 2-34 进入 PK 集的受试者的肾功能(Ccr)情况

轻度肾功能不全		中度肾功能不全		正常肾功能	
编号	Ccr/(ml/min)	编号	Ccr/(ml/min)	编号	Ccr/(ml/min)
A01	84.53	B01	40.28	C01	96.18
A02	79.67	/	/	C02	118.21
A03	73.35	B03	49.5	C03	94.23
A04	60.21	B04	51.14	C06	96.98
A05	68.6	B05	32.6	C07	94.05
A06	82.77	B06	46.58	C08	91.93
A07	70.29	B07	36.5	C09	99.16
A08	83.67	B08	54.57	C10	104.29
n	8		7		8
平均值	75.39		44.45		99.38
SD	8.71		8.15		9.77

注:轻度肾功能不全组中的 B02 受试者因严重不良事件提前退出研究被剔除,未纳入 PK 集研究。

　　如表 2-35 所示,正常肾功能与轻度肾功能不全患者在单次给药 200μg 后平均经过 120 小时左右 PEX168 的血药浓度达到峰值,中度肾功能不全患者的 PEX168 达峰时间略有延迟 (t_{max} 为 144 小时)。正常肾功能组、轻度肾功能不全组和中度肾功能不全组受试者的 $AUC_{0\sim inf}$ (14 600h·ng/ml、16 500h·ng/ml 和 29 200h·ng/ml)和 C_{max}(58.4ng/ml、54.1ng/ml 和 78.1ng/ml)随肾功能不全程度加重而增大。中度肾功能不全组的平均半衰期和平均达峰时间较正常肾功能组和轻度肾功能不全组均延长,平均表观分布容积和平均药物总清除率均低于正常肾功能组和轻度肾功能不全组。提示中度肾功能不全组 PEX168 在体内的消除速率低于正常肾功能组和轻度肾功能不全组。PEX168 的平均血药浓度-时间曲线及对数平均血药浓度-时间曲线如图 2-29 所示。

表 2-35 各组受试者给予 PEX168 后的平均药动学参数

分组	n	$t_{1/2}$/h	t_{max}/h	C_{max}/(ng/ml)	AUC_{inf}/(h·ng/ml)	V_d/L	Cl/F/(L/h)
轻度肾功能不全	8	117	123	54.1	16 500	2.28	0.013 6
中度肾功能不全	7	163	144	78.1	29 200	1.69	0.007 11
正常肾功能	8	121	114	58.4	14 600	2.44	0.014 0

注:1. $t_{1/2}$ 为终末消除半衰期;t_{max} 为达峰时间;C_{max} 为药峰浓度;AUC_{inf} 为血药浓度-时间曲线下面积(0 至无穷大);V_d 为表观分布容积;Cl/F 为总清除率。

2. 数值为各个参数的几何平均值。

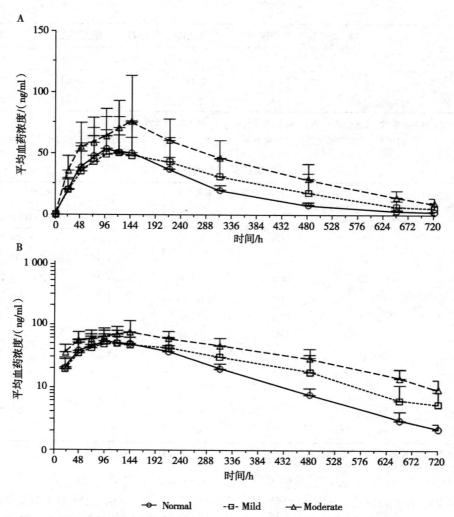

Normal 为健康受试者;Mild 为轻度肾功能不全患者;Moderate 为中度肾功能不全患者。

图 2-29 PEX168 的血药浓度几何平均值-时间曲线

A. 单次给药后的平均血药浓度-时间曲线

B. 单次给药后的平均血药浓度-时间曲线(对数曲线)

通过对药动学参数 $AUC_{0\sim inf}$ 和 C_{max} 进行对数转换,采用方差分析评估轻度及中度肾功能不全患者的 $AUC_{0\sim inf}$ 和 C_{max} 相对于正常肾功能受试者的 $AUC_{0\sim inf}$ 和 C_{max} 的变化。轻度及中度肾功能不全患者的 $AUC_{0\sim inf}$ 和 C_{max} 相对于正常肾功能受试者的 $AUC_{0\sim inf}$ 和 C_{max} 的增加比例分别见表 2-36 和表 2-37。结果显示,PEX168 在轻度肾功能不全患者及正常肾功能受试者中的 $AUC_{0\sim inf}$ 比值为 113%(82.1%~156%),PEX168 在中度肾功能不全患者及正常肾功能受试者中的 $AUC_{0\sim inf}$ 比值为 201%(144%~280%)。PEX168 在轻度肾功能不全患者及正常肾功能受试者中的 C_{max} 比值为 85.6%(61.5%~119%),PEX168 在中度肾功能不全患者及正常肾功能受试者中的 C_{max} 比值为 129%(91.7%~182%)。与肾功能正常受试者相比,在轻度肾功能不全患者体内,PEX168 的 t_{max} 中位值由 96 小时延长至 120 小时,$AUC_{0\sim inf}$ 仅增加 13.1%,C_{max} 降低 14.3%;与肾功能正常受试者相比,在中度肾功能不全患者体内,PEX168 的 t_{max} 中位值由 96 小时延长至 144 小时,$AUC_{0\sim inf}$ 增加 100.7%,C_{max} 增加 29.1%。

表 2-36 正常肾功能与轻度肾功能不全的平均药动学参数分析

参数	几何平均值		几何平均值比/%		
	正常肾功能($n=8$)	轻度肾功能不全($n=8$)	比值	90% CI 下限	90% CI 上限
$AUC_{0\sim inf}/(h \cdot ng/ml)$	14 600	16 500	113	82.1	156
$C_{max}/(ng/ml)$	56.6	48.5	85.6	61.5	119

注:CI 为置信区间。

表 2-37 正常肾功能与中度肾功能不全的平均药动学参数分析

参数	几何平均值		几何平均值比/%		
	正常肾功能($n=8$)	中度肾功能不全($n=8$)	比值	90% CI 下限	90% CI 上限
$AUC_{0\sim inf}/(h \cdot ng/ml)$	14 600	29 200	201	144	280
$C_{max}/(ng/ml)$	56.6	73.1	129	91.7	182

注:CI 为置信区间。

综上所述,PEX168 在轻度及中度肾功能不全患者中的 $AUC_{0\sim inf}$ 和 C_{max} 相对于正常肾功能受试者的 $AUC_{0\sim inf}$ 和 C_{max} 的 90% CI 不在 80%~125% 的范围内,不能证明 PEX168 在轻度及中度肾功能不全患者体内的药动学与正常肾功能受试者的 PK 结果一致。轻度肾功能不全患者相对于正常肾功能受试者对 PEX168 的系统暴露量影响较小,而中度肾功能不全患者导致 PEX168 的系统暴露量有比较明显的增加。因此,对于轻度肾功能不全患者使用 PEX168 后的 $AUC_{0\sim inf}$ 仅增加 13.1%,可以无须剂量调整;中度肾功能不全患者使用 PEX168 后的 $AUC_{0\sim inf}$ 增加 100.7%,使用时应慎重,建议降低剂量。

(贾晶莹 陈渊成 张 菁 王晓玲 赵立波 阳国平 谢金莲)

参 考 文 献

[1] FDA. FDA guidance for industry:guideline for the study of drugs likely to be used in the elderly. [2020-10-10]. https://www.fda.gov/ucm/groups/fdagov-public/@fdagov-drugs-gen/documents/document/ucm072048.pdf.

[2] International Conference on Harmonization/ICH-E7. Studies in support of special populations:geriatrics,current step 4 version. [2020-10-10]. http://www.ich.org/fileadmin/Public_Web_Site/ICH_Products/Guidelines/Efficacy/E7/Step4/E7_Guideline.pdf.

[3] EMA. EMA geriatric medicines strategy. [2020-10-10]. http://www.ema.europa.eu/docs/en_GB/document_library/Other/2011/02/WC500102291.pdf.

[4] SFDA. 化学药物临床药代动力学研究技术指导原则. [2020-10-10]. http://www.cde.org.cn/zdyz.do?method=largePage&id=2070.

[5] 施耀国,张婴元,张菁,等. 抗菌药物在老年人的药代动力学. 中国抗感染化疗杂志,2001,1(1):3-6.

[6] 李敏,胡欣,李可欣. 老年人体药动学研究设计及其特殊考虑因素探讨. 中国新药杂志,2014,23(4):445-448.

[7] 黄洁,万茜,华烨,等. 老年人药代动力学研究进展. 中国临床药理学杂志,2014,30(4):377-380.

[8] FDA. General considerations for pediatric pharmacokinetic studies for drugs and biological products. [2020-

10-10]. http://www. fda. gov.

[9] 周海钧. 药物注册的国际技术要求:临床部分(ICH-E11;http://www. ich. org). 北京:人民卫生出版社, 2007:359-376.

[10] EMEA. Guideline on the role of pharmacokinetics in the development of medicinal products in the pediatric population. [2020-10-10]. http://www. ema. europa. eu/ema.

[11] SFDA. 化学药物临床药代动力学研究技术指导原则. [2020-10-10]. http://www. sfda. gov. cn.

[12] SFDA. 化学药物和生物制品临床试验的生物统计学技术指导原则. [2020-10-10]. http://www. sfda. gov. cn.

[13] CFDA/CDE. (国外指导原则):群体药代动力学研究技术指导原则. [2020-10-10]. http://www. cde. org. cn.

[14] SFDA. 药物临床试验伦理审查工作指导原则. [2020-10-10]. http://www. sfda. gov. cn.

[15] SFDA. 药物临床试验生物样本分析实验室管理指南(试行). [2020-10-10]. http://www. sfda. gov. cn.

[16] SFDA. 药物临床试验质量管理规范(GCP). [2020-10-10]. http://www. sfda. gov. cn.

[17] CFDA. 儿科人群药物临床试验技术指导原则. [2020-10-10]. http://www. sfda. gov. cn.

[18] CFDA. 儿科人群药动学研究技术指导原则. [2020-10-10]. http://www. sfda. gov. cn.

[19] CFDA. 成人用药数据外推在儿科人群药物临床试验及相关信息使用的技术指导原则. [2020-10-10]. http://www. sfda. gov. cn.

[20] 李家泰. 临床药理学. 3版. 北京:人民卫生出版社,2008:668-675.

[21] 王晓玲,张天宏. 儿童药代动力学研究中的挑战和应对策略. 国际药学研究杂志,2016,43(4): 621-631.

[22] 王晓玲. 儿童药物临床试验的国内外现状研究. 中国药物评价,2016,30(3):167-170.

[23] 张弨,王晓玲,母双,等. 儿科人群药物临床试验技术指导原则(征求意见稿)解读(一). 中国临床药理学杂志,2015,31(24):2496-2498.

[24] CSONKA D,HAZELL K,WALDRON E,et al. A phase-1,open-label,single-dose study of the pharmacokinetics of buparlisib in subjects with mild to severe hepatic impairment. J Clin Pharmacol,2016,56(3):316-323.

[25] 陈钊,武晓捷,张菁,等. 吗啉硝唑在中度肝功能减退者中的药动学. 中国感染与化疗杂志,2013,13 (5):161-166.

[26] 赵明,魏敏吉. 创新药物药代动力学研究与评价. 北京:北京大学医学出版社,2008.

[27] 亚瑟·J. 阿特金森,达雷尔·R. 阿伯内西,查尔斯·E. 丹尼尔斯,等. 临床药理学原理. 2版. 魏伟,等译. 北京:科学出版社,2008.

[28] 特殊人群的药物临床试验//周宏灏,袁洪. 药物临床试验. 北京:人民卫生出版社,2011.

[29] 曹运莉,杜小莉,朱珠. 肝功能不全时药物剂量调整方法探讨. 中国药师,2012,15(4):549-552.

[30] 朱珠,曹运莉,孙钢,等. 肝功能不全分级方法概述. 中国药师,2012,15(3):418-421.

[31] FDA. Guidance for industry pharmacokinetics in patients with impaired hepatic function;study design,data analysis,and impact on dosing and labeling. [2020-10-10]. https://www. fda. gov/ucm/groups/fdagov-public/@ fdagov-drugs-gen/documents/document/ucm072123. pdf,2003-5.

[32] EMA. Guideline on the evaluation of the pharmacokinetics of medicine products in impairment hepatic function. [2020-10-10] http://www. ema. europa. eu/docs/en_GB/document_library/Scientific_guideline/ 2009/09/WC500003122. pdf.

[33] JOHNSON P J,BERHANE S,KAGEBAYASHI C,et al. Assessment of liver function in patients with hepatocellular carcinoma:a new evidence-based approach-the ALBI grade. J Clin Oncol,2015,33:550-558.

[34] FDA 药物评估和研究中心(CDER). 肾功能不全患者的药代动力学研究指导原则. [2020-10-10]. https://www. docin. com/p-1063380444. html&dpage = 1&key = % E8% 82% BE% E8% A1% B0% E6% 80% 8E%E4%B9%88%E6%B2%BB&isPay = -1&toflash = 0&toImg = 0.

[35] 吕梁市人民医院. 肾内科临床诊疗指南. [2020-10-10]. https://wenku. baidu. com/view/fb214d3e1b2e-453610661ed9ad51f01dc2815773. html.

[36] 孔繁迪. 肾功能不全对 OATs 转运体底物药动学的影响机制研究. 上海:中国科学院大学(中国科学院上海药物研究所),2018.

[37] 朱庆堂,孙晗,程旭,等. 肾小球滤过率估算公式在获得性孤立肾人群中的准确性评价. 南京医科大学学报(自然科学版),2020,40(07):1021-1025.

[38] PEI Q,XIE J L,HUANG J,et al. Pharmacokinetic study of imrecoxib in patients with renal insufficiency. European Journal of Clinical Pharmacology,2019,75(10):1355-1360.

[39] HOU X,ZHOU J,YU S,et al. Differences in the in vivo and in vitro metabolism of imrecoxib in humans:formation of the rate-limiting aldehyde intermediate. Drug Metabolism and Disposition,2018,46(9):1320-1328.

[40] FENG Z, CHU F, GUO Z, et al. Synthesis and anti-inflammatory activity of the major metabolites of imrecoxib. Bioorganic & Medicinal Chemistry Letters,2009,19(8):2270-2272.

[41] GUO Z R. Discovery of imrecoxib. Chinese Journal of New Drugs,2012,21(3):223-230.

[42] FENG Z, CHU F, GUO Z, et al. Synthesis and anti-inflammatory activity of the major metabolites of imrecoxib. Bioorganic & Medicinal Chemistry Letters,2009,19(8):2270-2272.

[43] DE MARTIN S,ORLANDO R,BERTOLI M,et al. Differential effect of chronic renal failure on the pharmacokinetics of lidocaine in patients receiving and not receiving hemodialysis. Clinical Pharmacology and Therapeutics,2006,80(6):597-606.

[44] PEI Q,XIE J L,ZHANG H,et al. Response by Pei et al. to letters regarding article,"Pharmacokinetic study of imrecoxib in patients with renal insufficiency". European Journal of Clinical Pharmacology,2020,76(3):473-474.

[45] WANG J,HUANG J,LI W,et al. Polyethylene glycol loxenatide(PEX168)in subjects with renal impairment:a pharmacokinetic study. British Journal of Clinical Pharmacology,2019,85(12):2714-2720.

第十一节 群体药动学研究设计

一、群体药动学概述

(一) 群体药动学的概念

群体药动学(PPK)是关于个体之间药物浓度变异来源和相关性研究的科学。PPK 广泛应用于新药研发和临床实践中,患者的人口统计学、病理生理学和药物治疗学相关特征如种族、年龄、体重、代谢等可以改变剂量-浓度关系,群体药动学的目的就是找出那些使其发生变化的可定量分析的病理生理因素,确定剂量-药物浓度变化的关系和程度,进而根据治疗指数的改变恰当地调整给药剂量。PPK 将经典药动学的基本原理和统计学模型相结合,分析药动学特征中存在的变异程度(固定性变异和随机性变异),研究药物体内过程的群体规律、药动学参数的统计分布及其影响因素。

与经典药动学相比,群体药动学的优势主要体现在 2 个方面:①分析变异(variability)的能力。同其他生理参数一样,药动学参数存在明显的个体差异,只有对引起个体变异的原因有深刻的了解,才能灵活地调整用药方案。群体药动学用群体药动学参数来定量描述这种群体内的变异,并分析性别、基因型、肝功能、肾功能及合并用药等因素对药动学参数的影响,从而更好地预测用药剂量或治疗效果,这也是群体药动学的主要任务。②分析稀疏数据(sparse data)的能力。在临床研究中,可得到许多零散的数据,这些数据来自很多个体,由于实际操作的困难(如在体弱患者身上取血)或由于伦理原因,从每个患者身上所获取的数据并不多,这些数据称为稀疏数据,用传统研究方法难以分析,群体分析可用稀疏数据来估算群体药动学/药效学参数。

20世纪70年代,Lewis Sheiner 提出非线性混合效应(non-linear mixed effect,NLME),将经典药动学模型与固定效应、随机效应等统计模型结合起来,估计个体参数及群体参数(如药物吸收参数、消除参数、表观分布容积等)。Lewis Sheiner 和 Stuart Beal 领衔的 NONMEM 课题组开发了该分析方法的软件并命名为非线性混合效应模型(non-linear mixed effect model,NONMEM),近年来 NONMEM 获得迅速发展,已被认为是群体药动学分析的金标准。自1998年美国 FDA 允许群体分析法在新药临床试验中用于特殊病理生理受试对象的 PK/PD 评价以来,PPK/PPD 的研究方法、统计分析、常用软件及其在临床药理学和临床药学中的应用有了较大发展。

(二)群体药动学研究的主要内容及步骤

群体药动学研究的内容及步骤可用图 2-30 表示,可简单地理解为试验设计与收集数据、数据分析及群体药动学参数的分析及应用等。

1. 试验设计与数据收集 严谨的试验设计和良好的数据质量是群体药动学分析的基础。实验的类型可分为前瞻性研究和回顾性研究。因为需要分析各种变异,故与传统法相比,群体药动学所需的数据要复杂一些,包括动力学数据和影响因素数据。动力学数据是指血药浓度-时间曲线、用药间隔等,是估算药动学参数的基本数据;影响因素数据是指性别、身高、体重、各项病理生理指标、合并用药、种族等数据,用来分析这些影响因素中的哪些对药动学参数有统计学意义的影响。

2. 数据分析 一般采用 NONMEM 及其他计算机软件如 Monolix、Pmetrics 等进行数据分析。应用最为广泛的 NONMEM 需根据研究药物及具体目的建立数学模型,包括固定效应模型和随机效应模型,然后利用扩展最小二乘法原理求算各种群体药动学参数。

3. 群体药动学参数的分析及应用 估算出的群体药动学参数包括固定效应参数和随机效应参数。固定效应参数指药动学参数及影响因素的协变量参数,随机效应参数包括个体间变异、个体内变异及残差变异等参数。这些参数全面反映特定患者的群体药动学参数的统计分布及影响因素,为临床合理用药及其他药动学研究打下良好的基础。在治疗药物监测(therapeutic drug monitoring,TDM)应用中,这些参数既可直接应用,也可结合贝叶斯(Bayesian)反馈法求算更准确的个体参数,应用于个体化用药。

(三)群体药动学的应用和优缺点

1. 群体药动学的应用 近年来群体药动学得到迅速发展,其主要应用如下:①PPK 模型可用于利用临床前数据进行种属间外推,帮助确定Ⅰ期临床试验研究的合适剂量;②PPK 参数指导个体化给药方案的制定和修改,可定量考察患者的生理、病理等因素对药动学参数的影响;③可与药效学研究相结合,即 PPK/PD 研究;④为新药临床试验提供更丰富的信息;⑤对新药在临床的应用作出评价;⑥为当前药物治疗学、药效学等研究的广泛开展提供良好的研究方法和途径。

2. 群体药动学的优缺点 传统药动学研究通常涉及从健康志愿者以固定间隔采集的多个样本,群体药动学方法是在临床条件下研究药物体内处置的强力药理统计学分析方法。它具有优于传统药动学建模方法的特点,其优点在于:①除健康志愿者外,也采用患者的数据,结果更能反映患者的真实情况,更具临床意义;②可使用稀疏的临床常规测定数据,取血

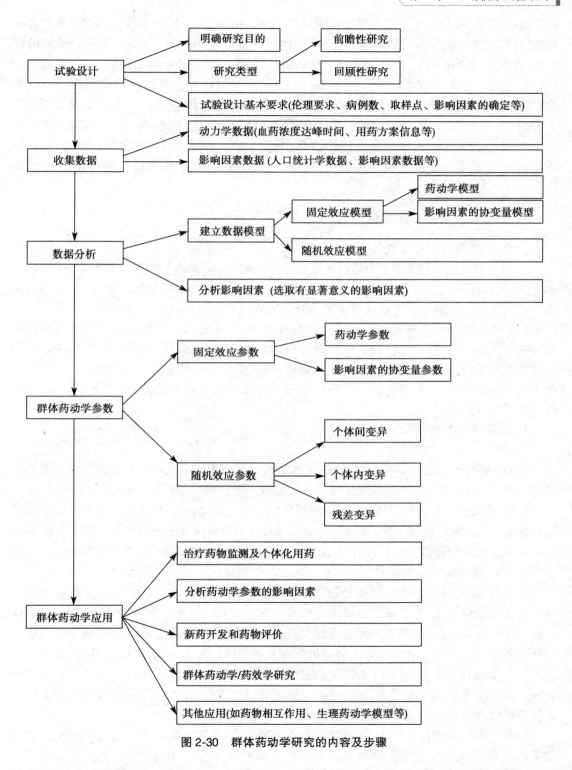

图 2-30　群体药动学研究的内容及步骤

样点少,易为患者接受,适合临床开展;③将误差分为个体间变异和个体内变异两部分,对变异的估计比传统方法更精确可信;④定量考察患者的生理、病理等因素对药动学参数的影响,为实施个体化给药提供重要参考;⑤可以在治疗期间进行灵活的适应研究设计;⑥建模软件应用广泛,基本原理和方法评价较成熟(如 NONMEM)。其缺点在于:①PPK 兼容各种数据,可靠性差甚至错误的数据也可能引入,模型的建立也可能有误,从而导致结论的确定性差,存在估计性偏差,因此要求确保数据质量。②为了确保 PPK 研究的代表性,要求有一个较大的患者群体,病例数一般不少于 50 例,每例患者取样点至少 2~4 点。若药动学参数的影响因素众多,所需的病例数及每例患者的取样点数也需相应增加。③计算比较复杂,由 Sheiner 和 Beal 等用 FORTRAN 语言编制成非线性混合效应模型(NONMEM)是目前最为常用的模型。但软件也存在理论性强、操作复杂的缺点,需要经过专门的培训才能够掌握。④群体方法常被误认为只是对一些设计不良的研究及其糟糕的数据进行牵强的合并。

二、群体药动学试验设计与数据收集

(一)群体药动学试验设计

1. 研究设计的 2 种类型 包括回顾性研究(retrospective study)和前瞻性研究(prospective study)。回顾性研究是指利用现存的回顾性数据(retrospective data)估算群体药动学参数;前瞻性研究是指为了估算群体药动学参数而收集前瞻性数据(prospective data)。

这 2 种研究类型所收集的数据的质量有所差别,故分析的准确性可能不同。回顾性研究能够利用临床常规的稀疏数据,体现群体药动学的优势,优点为简便易行,但往往难以严格遵照试验设计方案,记录的数据信息会有所偏差,又由于每例患者的血样点一般较少,拟合困难,因而结果可能不够准确。前瞻性研究一般试验设计较完善,控制严格,能够减少误差,增加结果的可靠性。

2. 试验设计的基本要求

(1)符合医学伦理学要求。

(2)前瞻性研究的样本量越多越好,尤其是当考察因素较多或取样点少时病例数应适当增加;回顾性研究应注意既往论文中资料的可靠性及数据的完整性。

(3)采样设计:在进行群体药动学研究时,FDA 提出的《群体药代动力学研究技术指导原则》列举了 3 种主要方法获取药动学变异资料,即单个谷浓度采样设计(single-trough sampling design)、多个谷浓度采样设计(multiple-trough sampling design)、完整的群体 PK 采样设计(full population PK sampling design)。

单个谷浓度采样设计中,只在药物谷浓度时或接近药物谷浓度时以及在下次给药前对每个患者采集单个血样,计算患者标本中的血浆浓度或血清浓度分布。假设样本大、测定误差和抽样误差小,以及给药方案和采样时间对所有患者而言都是相同的,那么谷浓度筛查的柱状图就能给出相当精确的目标人群谷浓度变异图。这种方法能够定性地确定药动学上相关的协变量及其在亚组人群中的差异。由于数据会被干扰,这种采样设计需要有大量的受试者。采用单个谷浓度采样设计时,不建议测定峰浓度指标,除非药物是通过静脉给药或是某种持续释放剂型。

在多个谷浓度采样设计中,在接近稳态谷浓度时,对患者采集 2 个或更多个血样。除与患者特征有关的血药浓度外,这种设计可以将个体间变异和个体内变异区分开来。由于其需要更为详细地研究患者,所以需要的受试者较少,能够更为精确地估计谷浓度与患者特征之间的关系。估计个体之间清除率的变异时,应当采用非线性混合效应模型。要使用药动学模型进行参数估计时,应当进行灵敏度分析,通过固定某个参数如吸收速率常数来估计其他参数,确定对其余参数估计值产生最小影响时的固定参数值。此时许多单个谷浓度筛查设计的缺点也同样存在。虽然对受试者的个体间变异和个体内变异的估计可能有偏倚,但它们并不精确,除非研究的患者例数较多。

完整的群体 PK 采样设计有时称为实验性群体药动学设计(experimental population pharmacokinetic design)。采用这种设计时,应当于给药后在多个时间点采集血样。这样做的目的是在切实可行的情况下,获取每个患者在不同时间点的多个药物浓度,描述群体 PK 特征。采用这种方法,可以通过使用非线性混合效应模型法在研究人群中估计药物的药动学参数并解释变异。完整的群体 PK 采样设计的目的应当是探讨某个药物的药动学与目标人群(及其亚组)的人口统计学特征和病理生理特征之间的关系,目标人群指的是该药的使用人群。

(4)影响因素的选择:各种因素是否影响药动学参数,尚待通过群体药动学研究才能找出有统计学意义的主要影响因素。因此在试验设计时应根据药物性质初步加以估计,原则上应尽量多取一些,以防漏失重要因素。即使经分析后有些因素无统计学意义,作为资料存储,以后累计更多的病例时再重新分析也是有意义的。

影响因素的指标有 2 种类型:一是计数性指标,如性别、吸烟、饮酒及合并用药等;二是计量性指标,如年龄、体重、病程及肝肾功能等。在进行影响因素分析时,前者用 0 或 1 表示是或否,每种情况应不少于 20 例;后者有具体测量数据,可以分档归纳,每档人数不宜少于10 例。应注意选定的影响因素越多,病例数也应相应增加,否则难以从较少的病例中对选定的指标作出有统计学意义的判断,有时反而会将重要的影响因素因例数少而误判为无显著意义,作出不正确的选择。

(二)数据类型与数据质量

1. 数据类型 在 2 种极端类型数据之间的所有数据都可用于群体 PK 分析。极端数据是实验数据和观察性数据。实验数据来自以控制药物给药情况和以采集大量血样为特征的传统药动学研究。观察性数据最常见的情况是被作为因其他目的而设计并开展研究的补充进行收集,这些数据的特征是控制条件极少,几乎没有设计限制(如给药史有个体特异性、从每个受试者收集的药动学数据的量不同、与药物给药有关的血样采集时间安排不同,以及每个患者的采集样本数量不同)。

2. 数据质量 确保数据的准确性非常重要,如患者的用药剂量、给药间隔、采血时间、血药浓度、合并用药等,必须有明确的记录和准确的执行过程,否则不予采用。在前瞻性分析(prospective analysis)中,为减少人为误差,采用切实有效的试验设计和数据收集方法。收集每例患者的详细资料,除常规的生理、病理指标外,必须记录所有临床检验结果,特别是能表征影响药物体内处置的固定效应,如性别、年龄、体重、身高、体表面积;主要器官如肝、肾、心、胃肠道等的功能;遗传因素如种族、个体遗传变异特性(药物代谢酶基因型、药物效应受体基因型等);生活习惯如饮食、饮酒、吸烟等;合并用药,包括合用药物的种类、剂量、剂型,若已知存在 PK 或 PD 相互作用,最好测定该合用药物的浓度,进一步考察合用药物的影响程度;环境因素;特殊患者如烧伤、晚期肿瘤、多器官衰竭等。数据中最重要的部分是研究药物的实验记录,包括药物剂型、剂量、给药途径、给药间隔和用药次数、是否已达到稳态及采样时间、血药浓度等。

三、群体药动学参数及其意义

（一）群体药动学参数的类型

1. 固定效应参数

（1）药动学参数（Cl、V_d、K_a 或 K_m 等）：反映特定患者群体（或亚群体）的药动学参数的典型值，参数类型视所采用的药动学模型而定。用群体药动学估算的药动学参数均值通常与传统方法估算者一致。

（2）协变量影响因子（θ_j）：反映各种影响因素对药动学参数的影响。影响因素可以是计数性的（如男或女、<60 岁或≥60 岁），也可以是计量性的（如体重、年龄、肾功能等）。考察的影响因素如有统计学上的显著意义，则列为最终参数。

2. 随机效应参数

（1）个体间变异（ω_j^2）：反映上述固定效应参数的个体间差异，通常用对应的均数及 95% CI 表达，也可附加标准差或变异系数（%CV）等数据。通常假设符合均数为 0、方差为 ω^2 的正态分布。

（2）个体内变异（σ_j^2）：反映药动学参数的个体内变异、测量误差及计算误差，也即药动学参数的实测值与拟合值之间的变异，用百分率及其 95% CI 表达。通常假设符合均数为 0、方差为 σ^2 的正态分布。

（3）残差变异（σ_e^2）：残差是指方差分析中的总的残余误差。该变异在 PPK 中不能被直接估算。

（二）群体药动学参数的意义

分析群体药动学参数的意义，具体而言就是：①如何分析参数所描述的变异；②如何应用药动学参数的群体值。以上 2 个问题的回答可应用于实际问题，如药物推荐使用剂量、剂量调整优化、药政管理决策依据及指导经典药动学研究等方面。

1. 药动学群体均数及其变异性 药动学参数与给药方案有关的有 F、K_a、K_e、V_d、Cl 或 V_m、K_m 等。在临床中群体药动学参数能否直接用于设计个体剂量，取决于药动学和药效学的变异性：①若药物的药动学群体参数的变异性小，血药浓度的个体差异小，可用群体药动学参数直接设计个体化给药方案；②对于治疗指数窄、血药浓度波动大的药物必须实施个体化给药，如地高辛、苯妥英钠、庆大霉素、茶碱等。另外，特殊危险人群如老年人、幼儿及伴有心力衰竭、肝肾功能不全的患者，药动学参数常偏离群体均值，需个体化给药。

药动学参数还存在个体内变异，这些变异是实测值与拟合值的差异，也与测量变异和计算变异有关，可用以比较不同研究方法的优劣。当个体长期用药并维持于稳态血药浓度水平的药动学参数与群体药动学参数均值差别较大时，其间确实存在的差异可归因于难以解释的日间变异或测量误差。这类变异大小的估算对于用 Bayes 法进行用药方案的调整很重要。

药动学参数的变异与影响因素有关者可通过影响因素协变量加以调整。有的不能用影响因素来解释，例如，在考虑过年龄、体重、肾功能等已知因素后，肾清除率（Cl）在不同的患者间仍存在变异。难以解释且难以抵消的变异越多，药物浓度超出治疗范围的可能性增大，药物的安全性越低。事实上，个体间差异普遍存在、影响很大而又难以解释，正是临床上需要进行 TDM 的主要原因。

应当对变异较大的参数进行分析，如生物利用度（F）的变异很大，可能是生产过程有缺陷所致,提示应改进生产工艺以期纠正。有的变异虽不能得到纠正,却能发现原先未被认识的与变异相关的病理生理特征。更多的变异既不能纠正也难以解释,但是能提醒临床医师应提高警惕、加强观察,并进行血药浓度监测。

2. 协变量分析的意义 在群体药动学中,协变量是指对药动学和药效学产生影响的因素,包括生理因素(如年龄、性别、种族、基因型、体重、体表面积、胖瘦等)、病理因素(如疾病状态、肝肾功能状况等)、药物-药物相互作用和药物-食物相互作用,以及其他因素(昼夜节律等)。协变量是个体间变异的重要来源,可以解释部分个体间变异。群体典型值通常是协变量的函数,这就是说协变量的改变会影响药动学/药效学参数的群体典型值。例如,如果表观分布容积(V_d)随着体重增加而增加,那么药动学参数 V_d 就是体重的函数,具体函数表达方式即是模型化的过程。

四、群体药动学数据分析

(一) 群体药动学研究的基本方法

目前,群体药动学的研究方法主要有单纯集聚(naive pooled data approach,NPD)法、传统两步(traditional standard two stage,STS)法、迭代两步(iterative two stage,ITS)法、吉布斯取样(Gibbs sampling,GS)法、非参数法(nonparametric method,NPM)以及非线性混合效应模型(non-linear mixed effect model,NONMEM)法。

1. 单纯集聚法 单纯集聚法又称为简单合并数据法,忽略个体间的药动学差异将所有个体的数据合并之后进行处理,仿佛这些数据均来自同一个体。因此,该方法不能区分个体间差异与随机效应。此外,虽然在拟合过程中可以给出观测值与拟合值之间的残差误差及其分布特征,但是这种误差是固定效应和随机效应之和,不能将两者进一步区分。同时在将数据合并之后也无法再求测每个个体的药动学特征。这意味着所得到的数据未得到充分的利用,浪费一部分信息,仅适用于个体数据较少(如每个个体只有 1 个血药数据)的情况。

2. 传统两步法 该方法在某种意义上与 NPD 法相反。首先,它认为个体的数据不能等同于整体的部分数据,并仅从各个体数据分别拟合,得出每个个体的药动学参数。其次,由个体参数求算群体参数,如参数平均值或几何平均值、方差和协方差等。STS 法是计算群体药动学参数的传统方法,所需的受试者人数较少,但每个受试者都需要密集采样。与其他常规动力学分析方法一样,STS 法也无法区分个体间误差和个体内误差,其求算出的是两者之和。这种局限只有在使用正式的群体药动学拟合方法时方能得以克服。有人指出当残差误差可忽略时 STS 法的效果较好,否则结果就可能出现偏离。而假定残差误差可以忽略实际上是一种不真实的状态。随着残差误差值的增大,STS 法给出的个体间差异也会出现偏大的倾向。这时就应当使用群体药动学的混合效应(固定效应和随机效应)模型(mixed effects modeling)方法进行分析。

3. 迭代两步法 ITS 法首先根据 NPD 法、STS 法计算获得或来源于文献报道的群体药动学参数,初步建立一个近似的群体预模型(a prior population model)。将这些近似的参数作为所有患者个体化参数的 Bayes 估定值,以新的个体参数重新计算得到的群体参数作为新的近似群体值,再重复 Bayes 估定步骤以得到更为准确的个体参数,如此重复直至新、老近似值的差值为 0。这种方法可以利用全量数据、稀疏数据或混合数据估算个体参数及群体参数。常用的软件包括 USC 软件包、PPAARM 软件等。

4. 吉布斯取样法 Best 等提出一种更为通用的分析群体数据的方法,它可应用于较广范围的复杂模型而同时却没有诸如 NONMEM 法中的某些限制。此法并不需要计算出确切的或近似的参数估算值,而是通过一种称为吉布斯取样法的计算法对所感兴趣的参数给出一系列模拟值,这些值可用来重新组成每一参数的概率,或进行适当简化以提供确切值或某个范围的数值。

5. 非参数法　参数法求解药动学参数的前提是假设未知参数的概率分布符合正态或对数正态分布,非参数法则可以适用于多种概率分布。目前基于这种原理的算法包括非参数最大似然(nonparametric maximum likelihood,NPML)法、非参数最大期望值(nonparametric expectation maximization,NPEM)法和拟参数(semi nonparametric,SNP)法。目前非参数法尚处于理论研究阶段,缺乏实际应用的实例。

6. 非线性混合效应模型法　又称一步法,介于 NPD 法与 STS 法之间,将患者的原始血药浓度-时间数据集合在一起,同时考虑到饮食、遗传、合并用药及病理生理等因素,将经典药动学模型与各固定效应模型、个体间、个体自身变异的统计模型结合起来,将固定效应和随机效应统一考察,利用扩展非线性最小二乘法原理一步估算出各种群体药动学参数。非线性混合效应建模(NLME)是 1977 年由 Sheiner 正式提出并主要用于临床常规监测稀疏数据群体分析的数学方法和模型,基础的药动学模型决定模型结构及药动学参数,固定效应模型估算确定性变异,统计学模型确定随机性变异。可用于全部受试者或部分受试者的大量指标都不能测定的情况下(数据匮乏的情况)(Ette EI,1997)。随后,Sheiner 所在的美国加州大学项目组开发了该分析方法的软件并命名非线性混合效应模型(NONMEM),现在常常使用 NONMEM 来描述软件程序,而不是 NLME 分析方法。此外,"群体药动学"和"NLME 方法"可互换使用(Chaturvedula A,2016)。目前在国内外 NONMEN 软件的应用最为广泛、基本原理和方法评价最为成熟,并被 FDA 认可用于特殊药物或患者的临床药动学评价。近年来获得迅速发展,已被认为是群体药动学分析的金标准。

(二)非线性混合效应模型(NONMEM)研究方法

1. NONMEM 方法建立群体药动学模型

(1)目标函数:NONMEM 的可信度可以采用最大似然(maximum likelihood,ML)法估算。模型中观测值的最大似然可以用式(2-1)表示:

$$-2\log(\mathrm{L}) = n\log(2\pi) + \sum_{i=1}^{n} \log(\sigma_i^2) + \frac{[Y_i - F(\theta, x_i)]^2}{\sigma_i^2} \qquad \text{式(2-1)}$$

最大似然法可以通过 $-2\log(\mathrm{L})$(即 $-2\mathrm{LL}$)的最小化实现。其中,θ 为所建立模型的药学参数,Y_i 为血药浓度观测值,$F(\theta, x_i)$ 为根据所建的药动学模型模拟得到的血药浓度,n 为观测点数,σ^2 为残差的方差。公式中的第一部分为常数,因此 $-2\mathrm{LL}$ 的最小值取决于第二部分;而第二部分又称为扩展的最小二乘(extended least squares,ELS)法的目标函数(objective function value,OFV)。如式(2-2)所示:

$$o(\theta, Y, \sigma^2) = n\log\sigma^2 + \sum_{i=1}^{n} [Y_i - F(\theta, x_i)]^2 / \sigma^2 \qquad \text{式(2-2)}$$

最大似然法检验等价于 OFV 改变的显著性检验,采用常规统计中对应的方法。2 个存在嵌套关系的模型参数差异可以用两者的似然性比值表示(L1/L2)。已证明 $-2\log(\mathrm{L1/L2})$ 服从 χ^2 分布,而上式可以转化为 $2(\log\mathrm{L1} - \log\mathrm{L2})$,即 $(-2\mathrm{LL1}) - (-2\mathrm{LL2})$。2 个模型的 OFV 之差 $\Delta\mathrm{OFV} > 3.84$ 即说明 2 个模型存在显著性差异(对应一个自由度的 χ^2 分布,$P < 0.05$)。$\Delta\mathrm{OFV}$ 只可用于存在嵌套关系的模型比较。

（2）药动学结构模型：描述药动学群体的平均效应、给药途径和体内过程的差异决定药动学模型的多样性，所有模型均可通过公式及参数描述。结构模型可用式（2-3）表示：

$$C_{obs,i} = f(\theta, \Omega, \Sigma, weight, dose, time) \qquad \text{式（2-3）}$$

其中，$C_{obs,i}$ 是某一个体（i）的浓度观测值，$f(...)$ 中包含某一个体的自变量（如观测时间、剂量等）和某一个体的所有药动学参数（如 θ、Ω、Σ）。如图 2-31 所示，具有一级口服吸收的单室模型的结构模型可以定义如下。

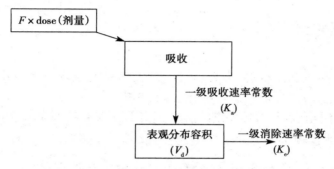

图 2-31　一级吸收和一级消除的单室模型

$$C_{pred,i} = \frac{K_a F \times dose}{V_d(K_a - K_e)}(e^{-k_e t_i} - e^{k_a t_i}) \qquad \text{式（2-4）}$$

在式（2-4）中，K_a 是一级吸收速率常数，V_d 是表观分布体积，K_e 是一级消除速率常数，F 是生物利用度，$C_{pred,i}$ 是单剂量给药后的第 i 个时间点的模型预测浓度。

为了将模型拟合为一组观测数据，需要该模型的统计部分来解决预测浓度和观测浓度之间的差异。例如，根据式（2-5），上述模型可能适合来自单剂量后的个体观测到的一系列浓度数据。

$$C_{obs,i} = C_{pred,i} + \sum_i \qquad \text{式（2-5）}$$

其中，$C_{obs,i}$ 是第 i 个个体观测到的浓度，$C_{pred,i}$ 是第 i 个个体的预测浓度，ε_i 是时间 t_i 的预测浓度和观测浓度之间的差异。通过模型拟合过程，得到结构模型部分参数的估计值，如 V_d/F、K_a 和 K_e。将这些值带入群体 PK 模型中，可以估计其他参数（个体模型的 Ω 或群体模型的 Σ），描述个体观测值和预测值差别 ε_i 值的大小。

（3）固定效应模型：固定效应模型（协变量效应）用于定量考察固定效应对药动学参数的影响，模型结构包括线性、乘法、饱和、指示变量模型。如研究不同的固定效应对清除率的影响：

1）线性模型：用式（2-6）所示。

$$\hat{Cl} = \theta_1 \times WTKG \qquad \text{式（2-6）}$$

其中，$\hat{Cl}$ 为群体典型值；θ_1 为群体标准值，当不考虑固定效应时，等于群体典型值；WTKG 为患者的体重，即固定效应，公式表示清除率与体重相关。

2）乘法模型：如果患者的体重范围很大，而且药物的清除与体重相关，有时可以式（2-7）表示。

$$\hat{Cl} = \theta_1 \times WTKG^{\theta_z} \qquad \text{式（2-7）}$$

将公式两边取对数,仍然可以得到一个线性模型,但这是一个对数尺度的线性模型。

3)饱和模型:对于描述具有最大效应的模型很有用,如合并使用一种能够抑制研究药物代谢的药物时,清除率可用式(2-8)表示。

$$\hat{Cl} = WTKG\left[\theta_1 - \frac{\theta_2 C pss_2}{\theta_3 + C pss_2}\right]$$ 式(2-8)

其中,θ_2、θ_3 为二级结构参数,$C pss_2$ 是指合用药物的稳态血药浓度。该模型在形式上与米-曼氏模型一致。

4)指示变量模型(分类变量模型):用式(2-9)表示。

$$\hat{Cl} = (\theta_1 - \theta_2 \times HF) \times WTKG$$ 式(2-9)

其中,HF(heart failure)是定义的心力衰竭指示变量,在心力衰竭患者中其值为 1、非心力衰竭患者中其值为 0,从而考察心力衰竭对清除率的影响。

另外,可根据不同药物和群体特点的需要,应用以上几种结构模型建立更复杂的组合式固定效应模型,如式(2-10)所示。

$$\hat{Cl} = (\theta_1 + \theta_2 \times WTKG + \theta_3 \times Ccr) \times (1 - HF \times \theta_4)$$ 式(2-10)

其中,Ccr 为患者的肌酐清除率,用以衡量肾功能。

(4)随机效应模型:随机效应模型包括个体间变异模型及个体内变异模型(残差变异)。前者描述群体中个体间药动学参数的差异,而后者则描述观测值中无法解释的变异。

1)个体间变异模型(L1):由于 L1 效应描述的是个体间的参数差异,这些值在个体中的观测结果通常是常数,因此受到个体水平的影响。个体间变异模型通常由加法模型、比例模型(CCV)、指数模型建模,具体如下。

①加法模型:个体间的参数差异可以用加法模型来表示。个体参数(P_i)是群体典型值(P)和个体间随机效应(η_i)的函数,该加法模型表示为式(2-11)。

$$P_i = P + \eta_i$$ 式(2-11)

描述药物最大药效 PD 参数(E_{max})的模型可以用加法模型编码,如式(2-12)所示。

$$TVEMAX = THETA(1) \quad 群体典型值$$
$$EMAX = TVEMAX + ETA(1) \quad 个体典型值$$ 式(2-12)

其中,TVEMAX 表示 E_{max} 中的群体典型值;ETA(1)以随机变量 η 表示,其均值为 0,方差为 ω^2,表示为 $\eta = N(0, \omega^2)$;每个个体具有唯一的 η 值,因此个体具有唯一的 E_{max} 值。在上述例子中,与较大的 E_{max} 值相比,E_{max} 较小值具有较大的百分变异系数(%CV),如式(2-13)所示。

$$\%CV = \frac{标准偏差}{平均值} \times 100$$ 式(2-13)

由于加法模型在参数的所有值上定义一个恒定的标准差,所以当参数被认为是较低的值(即较低的平均值)时,将具有比在较高值时更大的%CV。换句话说,变异的幅度随着参数值的增加而减小。因此,使用该模型时%CV 不是恒定的。

②比例模型:又称常系数模型,该模型可表示为式(2-14)。

$$P_i = p(1 + \eta_i)$$ 式(2-14)

相比之下,CCV 模型保持相同的相对幅度的变异,但是绝对幅度随着建模参数值的增加而增加。CCV 模型可以被编码为式(2-15)和式(2-16)。

$$TVK_e = THETA(2)$$
$$K_e = TVK_e + TVK_e \times ETA(2)$$
　　　　　　式（2-15）

或

$$TVK_e = THETA(2)$$
$$K_e = TVK_e \times (1 + ETA(2))$$
　　　　　　式（2-16）

　　在该模型中，标准差与参数值的增加成正比。因此，在参数值的范围内参数的变异具有恒定的%CV。

　　③指数模型：指数模型可能是个体间模型最常用的，这些模型描述正态分布的参数的变异性。具有指数结构的 K_e 参数的模型如式（2-17）所示。

$$K_{ei} = K_e \times e^{\eta_i}$$
　　　　　　式（2-17）

其中，K_e 代表群体典型值（固定效应）；η_i 代表对称分布的随机变量，平均值为 0，方差为 $\omega_{K_e}^2$。如果假定 η_i 呈正态分布，则 K_{ei} 为对数正态分布。可以编码为式（2-18）和式（2-19）。

$$TVK_e = THETA(1)$$
　　　　　　式（2-18）
$$K_e = TVK_e \times EXP(ETA(1))$$
　　　　　　式（2-19）

　　2) 个体内变异模型（L2）：因变量观测值（Y）与模型预测值（F）之间的差异定义观测值的残差或不明原因的误差，以随机变量 ε 表示，其均值为 0，而方差为 σ^2，表示为 $\varepsilon = N(0, \sigma^2)$。误差元素（$\varepsilon_{i,j}$）呈现为数据集中每个非缺失的因变量。L2 误差分布可以与随机 L1 变量相似的函数形式来建模。

　　①加法模型：残差可以用不依赖其他因素的单一方差表示。误差被简单地添加到预测中以便解释与观测的偏差，且不考虑预测值或其他因素。如式（2-20）所示。

$$Y = F + \varepsilon_i$$
　　　　　　式（2-20）

其中，Y 为浓度观测值，F 为浓度的模型预测值，ε_i 为个体内变异。

　　加法 RV 模型可以在 NONMEM 中编码为式（2-21）、式（2-22）和式（2-23）。

$$Y = F + ERR(1)$$　　既适用于个体间模型，也适用于个体内模型
　　　　　　式（2-21）

或

$$Y = F + ETA(1)$$　　仅适用于个体间模型（如 L1 error）
　　　　　　式（2-22）

或

$$Y = F + EPS(1)$$　　仅适用于个体内模型（如 L2 error）
　　　　　　式（2-23）

　　随着时间变化的浓度误差如图 2-32 所示。当预测浓度低或高、误差差异变化不大或者当观测到的浓度在窄范围内波动时，例如，在稳态下的谷浓度收集或以恒定速率静脉注射期间的稳态血药浓度用加法模型更合适。

　　②比例模型（constant coefficient of variation，CCV）：当误差的大小随着预测的大小而变化时，RV 可以用比例模型（CCV）表示。误差的差异与当前的模型预测成正比，如式（2-24）所示。

$$Y = F(1 + \varepsilon_i)$$
　　　　　　式（2-24）

该模型以 NONMEM 编码为式（2-25）和式（2-26）。

$$Y = F + F \times ERR(1)$$
　　　　　　式（2-25）

或

$$Y = F \times (1 + ERR(1))$$
　　　　　　式（2-26）

　　使用 ERR(…)、ETA(…) 或 EPS(…) 的相同替代表达式如前所述的适用于的加法模型。

图 2-33 可以代表 CCV 模型中药物浓度随时间变化的曲线。实线是浓度预测值,虚线表示取决于在给定浓度下的实际观测值的上限和下限。因此,在较低的预测浓度下,误差差异相对较小;而在较高的预测浓度下,误差差异相对较大。

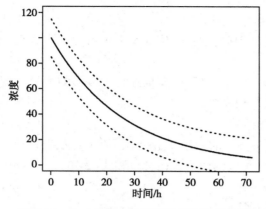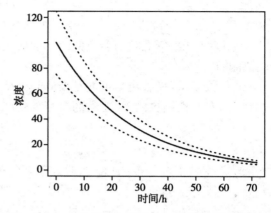

图 2-32 加法模型中浓度随时间变化的曲线　　　图 2-33 CCV 模型中药物浓度随时间变化的曲线

③混合模型:通常在群体 PK 建模中使用的 RV 模型结合前面描述的 2 个模型,包括加法模型部分和比例模型部分。当预测浓度低时,加法模型部分占主体地位;而随着预测浓度增加,比例模型逐渐占主体地位。这个模型可以用简单的 2 个随机变量表达,如式(2-27)所示。

$$Y=F+F\times EPS(1)+EPS(2) \qquad 式(2-27)$$

其中,EPS(1)是与随机效应模型中的比例模型相关的随机变量,而 EPS(2)是随机效应模型中的加法模型部分。

④对数误差模型(log-error model):该模型假设随着预测浓度增加,残差的方差以对数线性方式增加。该模型使用 ln 变换(即自然对数转换)数据作为因变量来实现,然后该模型被编码为具有 log 预测值的加法模型。如式(2-28)所示。

$$Y=\log F+EPS(1) \qquad 式(2-28)$$

⑤残差表达和预测浓度之间的关系:考虑预测值和 RV 之间的关系有助于选择最合适的 RV 模型,这些关系如图 2-34 所示,用于加法、CCV、加和 CCV 和 RV 的对数误差模型。

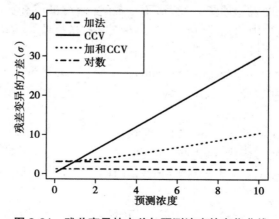

图 2-34 残差变异的方差与预测浓度的变化曲线

加和 CCV 和 CCV 模型随着预测浓度增加,标准差增加。加和 CCV 和 CCV 模型之间的主要区别是与在最低浓度下的标准差值有关。随着预测浓度接近 0,CCV 模型的标准差估计值接近 0;而加和 CCV 模型的标准差估计在最低浓度水平下和加法模型类似。模型的选择取决于给定的数据。模型构建过程前应采用经典药动学方法拟合模型,初步评判结构模型。

2. 群体模型的验证　NONMEM 法的模型验证方法很多,根据验证的数据来源可分为 2 类:内部验证法和外部验证法。内部验证法使用从总数据中抽取的验证组数据或用重取样技术验证建立的模型,又可分为数据分割法(data splitting)、重新取样法(re-sampling technique)及蒙特卡罗模拟(Monte Carlo simulation);外部验证法是采用模型组建立模型,用另一组新数据重新建模,并比较 2 个模型对新数据的预测结果。以下介绍几种常用的方法:

(1)数据分割法(data splitting):将可得的数据随机分成两部分,建模组一般为总数据的 2/3,另一组为验证组。因模型估算的准确性取决于样本的大小,故验证后应将 2 组数据综合在一起作为一个整体最后估算出群体药动学参数。

(2)交叉验证法(cross validation):交叉验证法是在相对复杂的情况下几乎无偏差地估计预测误差的方法。每次将样本的 90% 建立模型,然后对其余的 10% 进行模型验证,用这种方法对所有数据逐一进行验证,观测其预测效果。交叉验证法的优点是建模的数据库较大。

(3)刀切法(Jacknife):刀切法在 1958 年由 Tukey 介绍(Miller,1974)。每次从原样本中剔除 1 个样本,得到样本为 $n-1$ 的新样本,称为 Jacknife 样本,总共 n 个,计算每个样本的参数值,称为 Jacknife 估计。

(4)自举法(bootstrapping):自举法应用于统计程序分析精度不能评定的复杂问题。通过对原始数据进行重新采样,生成重抽样样本,计算每组的数据参数,并根据参数分布判断模型是否可靠,进行与原始样本相关的推理。

(5)可视化预测检验(visual predictive check,VPC):VPC 是现在较为广泛使用的模型评价方法,可以直观地评价模型的准确性和预测能力,因此被多数人所接受。然而 VPC 的使用存在一定的局限性。首先,VPC 只能通过图形作出判断,没有统一的定量评价标准,没有适宜的统计学检验方法;其次,VPC 会受试验设计的影响,在药物临床研究特别是Ⅲ期临床试验中通常采用随访的方式,因此难以保证统一的采血时间,这种试验设计条件下模型的质量往往难以通过 VPC 辨别。

五、群体药动学研究案例

【案例 1】新生儿万古霉素抗感染治疗
万古霉素是一种糖肽类抗生素,它用于新生儿抗感染治疗已经有超过 50 年的历史。在 20 世纪 50 年代,当葡萄球菌对青霉素出现耐药现象时,万古霉素就成为当时治疗葡萄球菌感染的首选药物。20 世纪 60 年代逐渐被甲氧西林所代替。但近年来,随着凝固酶阴性葡萄球菌和耐甲氧西林葡萄球菌所导致的新生儿迟发型败血症的增加,万古霉素的使用又重新被人们所重视。万古霉素现在是耐甲氧西林金黄色葡萄球菌感染的首选药物。
万古霉素在临床使用中的最大难点是治疗窗窄,而且药动学的个体差异大,单一剂量的给药方案在不同患儿体内的浓度相差可以达到 10 倍以上。研究表明,万古霉素的体内浓度与其肾毒性的发生风险呈正相关。体内浓度过低则会导致抗感染治疗的失败。应用现有的剂量方案,新生儿体内的万古霉素达到目标血药浓度者的比例只有 41%。因此,个体化治疗是新生儿抗感染治疗成败的关键所在。

万古霉素主要由肾小球滤过排出体外,影响万古霉素消除的主要影响因素包括患儿的年龄、体重、肾脏的发育和功能等,这些生长发育因素在新生儿阶段往往高度相关。要评价这些因素对万古霉素新生儿剂量的影响,可以使用群体药动学方法。其步骤包括:首先,建立基础模型。根据患儿的用药信息(如时间、剂量、给药方式)和药物浓度建立药动学基础模型。因为万古霉素在新生儿患者中为静脉给药,所以其基础模型只需包括分布和排泄即可。分布的多少和排泄的快慢可以通过药动学参数,如分布容积(volume of distribution)和消除速率(clearance)进行定量。其次,协变量分析。通过目标函数的变化评估协变量(生长发育因素如年龄、体重,生化指标如肌酐值等)对万古霉素药动学参数的影响。建立全量回归方程,从而确定多重协变量之间的相关性,以及协变量-药动学参数之间的定量关系。然后,模型验证。常用的验证方法包括拟合优度检验、自举法、正态化预测分布误差、可视化预测检验等方法。最后,临床试验模拟与个体化治疗方案的制定。应用临床试验模拟技术将计算机模拟仿真技术和药物的临床研究相结合,通过连接药动学模型、药效学模型以及虚拟试验人群数据来模拟药物在虚拟临床试验情况下所产生的疗效、不良反应和药物浓度等,比较各个治疗方案的疗效和不良反应发生概率。

在临床实践中,根据其研究结果,我们开发了万古霉素新生儿个体化给药软件。医师只需输入患儿的年龄、体重和肌酐值,该患儿的个体化剂量就会自动计算出来。应用该软件后,患儿达到目标血药浓度的比例由 41% 提高到 71%。经过血药浓度监测调整个体化剂量后,所有患儿均达到目标浓度。在 200 个新生儿的临床验证研究中,没有发生 1 例万古霉素所致的肾毒性病例。

【案例 2】儿童他克莫司免疫抑制治疗

他克莫司是钙调磷酸酶抑制剂,常用于儿童实体器官移植后的免疫抑制治疗以及儿童肾病综合征的治疗。他克莫司存在显著的个体内和个体间的药动学和药效学差异,并且治疗指数较窄,故需要监测患者体内的血药浓度,从而达到个体化治疗的目的。儿童移植患者的他克莫司初始推荐剂量为 0.15mg/kg,然而已经有大量研究表明在该剂量下青少年经常出现过量现象,而低龄儿童又剂量不足。这是因为体重与他克莫司的清除率在儿童患者中并非呈线性关系,所以单一剂量不能满足各个年龄段儿童的需要。他克莫司缓释制剂也存在相同的问题。

影响他克莫司儿童剂量的因素见表 2-38。他克莫司在肝脏几乎全部通过 CYP3A4 和 CYP3A5 代谢,基于 CYP3A5 基因型的他克莫司个体化治疗方案已经被越来越多的文献所支持。在肾移植患儿中进行群体药动学研究,过程大致同上。患儿的体重、CYP3A5 基因型和血细胞比容被最终确定为影响他克莫司儿童剂量的主要因素。在临床实践中,他克莫司的儿童个体化治疗方案分为以下 4 步:

(1)个体化起始剂量的确定:依据模型,制作一个可视化的他克莫司儿童个体化剂量图(图 2-35)。在使用图 2-35 之前,医师应需要首先知道儿童的体重、血细胞比容、CYP3A5 基因型。假设某患儿为 CYP3A5 非表达者(*3/*3),体重为 20kg,血细胞比容为 0.38。从图 2-35 中可以看到,要想达到 C_0 10μg/L,他克莫司的剂量应为 0.1mg/kg。

表 2-38 影响他克莫司儿童剂量的因素

因素	对剂量的影响
发育因素(年龄、体重)	随着年龄和体重增加,所需的剂量增加
肝脏功能(谷草转氨酶、γ-谷酰胺转酞酶)	肝脏功能受损时,所需的剂量减少
生物学因素(血细胞比容)	血细胞比容降低(<33%),所需的剂量增加
移植(移植类型、移植后的时间、移植肝脏尺寸与体重的比值)	相比于部分肝移植者,全肝移植患者所需的剂量更高;随着移植时间增加,所需的剂量减少
药物代谢与转运(CYP3A5 基因型、小肠 ABCB1 mRNA 水平、CYP3A 抑制剂的合用)	CYP3A5 表达者需要的剂量较高;小肠 ABCB1 mRNA 水平较高者需要的剂量较高;合用 CYP3A 抑制剂者所需的剂量减少
食物因素	影响吸收

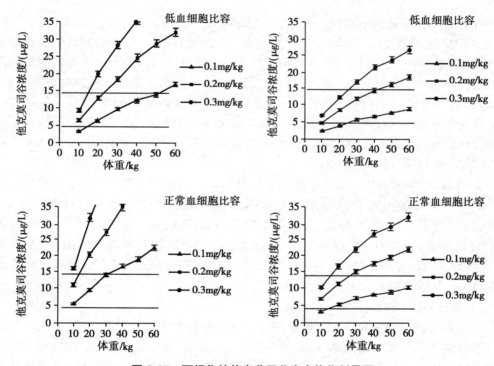

图 2-35 可视化的他克莫司儿童个体化剂量图

(2)血药浓度监测:临床药师应在开始治疗后的 2~3 天进行第一次血药浓度监测(TDM)。一般是根据 C_0 进行判断,如果 C_0 在目标浓度范围内,那么在下次 TDM 之前不需要调整剂量;如果 C_0 在目标浓度范围外,可以结合临床表现考虑调整剂量。在儿童肾移植患者中,他克莫司的 C_0 目标浓度随移植后的时间而变化,通常为 10~20μg/L(移植后 0~1个月)、10~15μg/L(移植后 1~3 个月)和 5~10μg/L(移植后>3 个月)。

(3)剂量调整:当需要进行剂量调整时,基于 AUC 的调整优于基于 C_0 的调整。应用模型,临床药师可以通过有限取样方案或者贝叶斯反馈计算出患儿个体的药动学参数。临床药师和肾内科医师综合临床表现和个体 AUC 值进行剂量调整。

（4）随访：根据临床需要，制定常规的 TDM 随访方案，如移植后 1 个月、6 个月和每年进行复诊。在以下这些情况下，均应该考虑进行 TDM 和剂量调整，包括出现排斥反应、出现不良反应（如肾毒性、神经毒性、胃肠道毒性等）、缺乏依从性、调整可能会发生药物相互作用的合用药物（如抗高血压药、质子泵抑制剂等）。

六、常用群体药动学软件简介

（一）NONMEM 软件

NONMEM 软件是由美国旧金山加州大学 Lewis Sheiner 和 Stuart Beal 领衔的 NONMEM 课题组依据非线性混合效应模型理论，用 FORTRAN 语言编制成的计算机应用软件，用于药物研究已经 30 多年，主要用于估算临床监测药物的各类群体参数。随着对 NONMEN 的不断研究和改善，其在学术界和制药行业得到广泛的认可，并被认为是群体药动学分析的黄金标准。目前由 Icon Development Solutions（Baltimore，MD）公司授权和管理。

NONMEM 系统主要由三大模块组成：NONMEM 模块、PREDPP 模块和 NM-TRAN 模块。NONMEM 模块是 NONMEM 的核心模块，用于拟合一般统计非线性回归型数据，能同时分析固定效应和随机效应。PREDPP 模块是群体药动学房室模块，为 NONMEM 提供控制文件中指定的适合估算具体数据的房室模型模块，包括 Advan 1~13，分别表示线性动力学模型、非线性动力学模型及不同给药途径的药动学模型。NM-TRAN 模块是 NONMEM 的控制文件和数据文件的翻译器、预处理器，它是独立于 NONMEM 的辅助程序，将用户编写的较自由式的控制文件和数据文件翻译为 NONMEM 必需的固定格式。由于 NONMEM 的固定格式要求高，很难掌握，建议用户使用 NM-TRAN。

图 2-36 描绘 NONMEM 系统的一些主要组件的运行过程。首先用户创建 NM-TRAN 控制文件以及独立的数据文件，当调用 NONMEM 可执行文件时，用户文件通过 NM-TRAN 进行翻译，然后将其预处理为 NONMEM 允许的语法和格式，最后将每个文件转换为适合 NONMEM 的版本。NM-TRAN 调用相应的 FORTRAN 子程序将其发送到 FORTRAN 编译程序进行编译和加载。PREDPP 为 NONMEM 提供控制文件中指定的适合估算具体数据的房室模型模块。生成各种 NONMEM 输出文件。

（二）MONOLIX 软件

MONOLIX 软件由 Monolix 集团开发，并且由 Lixoft 授权。MONOLIX 应用的主要算法是将随机逼近期望最大化（stochastic approximation expectation maximization，SAEM）与马尔可夫链蒙特卡尔（Markov chain Monte Carlo，MCMC）方法相结合，用于最大似然估计。SAEM 方法能够用连续迭代阶段中的"精确"随机逼近法快速模拟随机效应和模型参数。MONOLIX 具有友好的用户界面并且为学术界或监督管理机构提供免费的使用机会，这两者都增加了该软件的实用性和可行性。但 MONOLIX 缺少额外的算法，用户需要其他建模方法时可能要探索其他软件程序。

（三）Pmetrics 软件

Pmetrics 是由南加州大学应用药动学实验室开发和维护的。Pmetrics 使用非参数自适应算法（nonparametric adaptive grid，NPAG），取代较旧的、效率较差的非参数最大期望值法（nonparametric expectation maximization，NPEM）。该程序支持 IT2B 算法，其不属于非线性混合效应方法。使用 Pmetrics 软件需要熟悉 R 语言，它是数据输入、分析和输出的主要接口。

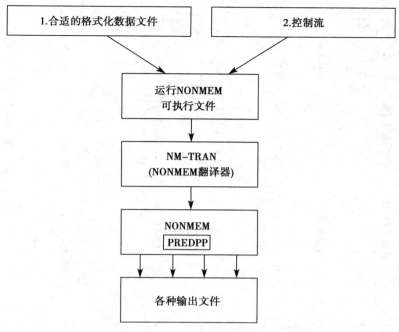

图 2-36　NONMEM 系统的组成部分

该软件可付费购买。

（四）Phoenix NLME 软件

Phoenix NLME 取代 Pharsight 公司的 WinNonMix 软件，包含广泛的非线性混合效应建模和群体药动学建模算法。可以说，NONMEM 中的 FO 和 FOCE 算法与 Phoenix NLME 包含不同的变异，可能产生不同的结果。与其他程序相比，用户界面采用可视化工作流程和图形引擎相结合使得 Phoenix NLME 相对易于学习和方便使用。

（五）Kinetica™ 软件

Kinetica™ 软件由 Adept Scientific 许可，最初是在 P-Pharm 中找到的迭代期望最大化算法（目前不再支持），像 MONOLIX 一样只有 1 个建模算法，可能需要使用替代程序来支持其分析。开发者建议 Kinetica™ 适用于生成初始群体估计值，可用于 NONMEM 中进行更全面的分析。类似于 Phoenix NLME，Kinetica™ 有一个视觉模型设计器界面，用户可以生成图形形式的结构模型，然后将其转换为基本代码。

（六）ADAPT Ⅱ 与 S-ADAPT 软件

ADAPT Ⅱ 第 5 版软件是由南加大学生物医学模拟资源中心 David Z. D'Argenio 同 Alan Schumitzkyt 和 Xiaoning Wang 共同开发的，支持个体及群体药动学药效学建模与模拟，其群体算法为最大似然期望最大化法（maximum likelihood expectation maximization，MLEM）。S-ADAPT 是由 Robert J. Bauer 博士基于 ADAPT Ⅱ 的基础上开发的，属于 ADAPT 的一个版本。该程序支持非线性混合效应建模算法以及迭代二步法和 MCMC 贝叶斯分析。S-ADAPT 具有友好的交互式命令窗口，便于初学者学习和使用。

常用的群体药动学软件对比见表 2-39。

表 2-39 常用的群体药动学软件对比

软件名称(版本)	发行人	网络链接	编程语言	数据库格式	数据库功能	用户界面
NONMEM (7.4)	ICON 开发组织	https://nonmem.iconplc.com/nonmem720/.	Fortran 95	ASCII/.csv	无	基于文本的控制流文件
MONOLIX (4.0)	Lixoft	http://software.monolix.org/sdoms/software	MLXTRAN	xml/txt/matlab	无	Windows
Pmetrics(0.18)	南加州大学应用药动学实验室	http://www.lapk.org/pmetrics.php	Fortran	.csv 文件	多种数据库功能	R 或 JAVA
Phoenix NLME (1.1)	Pharsight	https://www.certara.com/software/pkpd-modeling-and-simulation/phoenix-nlme/	Pharsight 建模语言(类似于 S+和R)	ASCII, Excel	多种数据库功能	Windows
Kinetica™ (5)	Adept Scientific	http://www.adeptscience.co.uk/products/lab/kinetica/	群体设计师专门设计的语言或 Kinetica 宏语言	ASCII, Excel,, KDB	有限的数据库功能(例如,排序)	Windows
ADAPT II (5) S-ADAPT(1.57)	南加州大学生物医学模拟资源团队	http://bmsr.usc.edu/Software/ADAPT	Fortran 77	ASCII, 内部 ADAPT 表格式	有限的数据库功能	基于 Windows 的用户界面或批处理脚本

(赵 维 谢海棠 徐毛迪)

参 考 文 献

［1］ FDA. Guidance for industry：population pharmacokinetics，2019.［2020-10-20］. https：//www. fda. gov/media/128793/download.

［2］ 马广立，许羚，陈锐，等. 新药研发中群体药动学/药效学研究的一般考虑. 中国临床药理学与治疗学，2019（11）：1201-1220.

［3］ GRAAF P H. Introduction to population pharmacokinetic/pharmacodynamic analysis with nonlinear mixed effects models. CPT：Pharmacometrics & Systems Pharmacology，2014，3（12）：e153.

［4］ CHARLES B. Population pharmacokinetics：an overview. Australian Prescriber，2014，37（6）：210-213.

［5］ SHEINER L B. The population approach to pharmacokinetic data analysis：rationale and standard data analysis methods. Drug Metabolism Reviews，1984，15（1-2）：153-171.

［6］ ETTE E I，WILLIAMS P J. Pharmacometrics：the science of quantitative pharmacology. London：John Wiley & Sons，Inc.，2007.

［7］ CASELLA G，GEORGE E I. Explaining the Gibbs sampler. Am Stat American Statistician，1992，46：167-174.

［8］ BROWN G W，HAYDEN G F. Nonparametric methods. LOS LUNAS，NM：North-Holland，1984.

［9］ 凌树森. 治疗药物监测新理论与新方法. 北京：中国医药科技出版社，2002.

［10］ FARAWAY J J. Does data splitting improve prediction？ Statistics & Computing，2013，26（1）：1-12.

［11］ EFRON B，GONG G. A leisurely look at the bootstrap，the Jackknife，and cross-validation. American Statistician，1983，37（1）：36-48.

［12］ ETTE E I. Stability and performance of a population pharmacokinetic model. J Clin Pharmacol，1997，37（6）：486-495.

［13］ DE HOOG M，MOUTON J W，VAN DEN ANKER J N. Vancomycin：pharmacokinetics and administration regimens in neonates. Clin Pharmacokinet，2004，43（7）：417-440.

［14］ JACQZ-AIGRAIN E，ZHAO W，SHARLAND M，et al. Use of antibacterial agents in the neonate：50 years of experience with vancomycin administration. Semin Fetal Neonatal Med，2013，18（1）：28-34.

［15］ LEROUX S，JACQZ-AIGRAIN E，BIRAN V，et al. Clinical utility and safety of a model-based patient-tailored dose of vancomycin in neonates. Antimicrob Agents Chemother，2016，60（4）：2039-2042.

［16］ CATTANEO D，VINKS A A. Optimizing immunosuppressive drug dosing in pediatric renal transplantation. Pharmacol Res，2012，65（2）：163-167.

［17］ ZHAO W，FAKHOURY M，JACQZ-AIGRAIN E. Developmental pharmacogenetics of immunosuppressants in pediatric organ transplantation. Ther Drug Monit，2010，32（6）：688-699.

［18］ NAESENS M，SALVATIERRA O，LI L，et al. Maturation of dose-corrected tacrolimus predose trough levels in pediatric kidney allograft recipients. Transplantation，2008，85（8）：1139-1145.

［19］ KAUSMAN J Y，PATEL B，MARKS S D. Standard dosing of tacrolimus leads to overexposure in pediatric renal transplantation recipients. Pediatr Transplant，2008，12（3）：329-335.

［20］ LANCIA P，JACQZ-AIGRAIN E，ZHAO W. Choosing the right dose of tacrolimus. Arch Dis Child，2015，100（4）：406-413.

［21］ ZHAO W，ELIE V，ROUSSEY G，et al. Population pharmacokinetics and pharmacogenetics of tacrolimus in de novo pediatric kidney transplant recipients. Clin Pharmacol Ther，2009，86（6）：609-618.

［22］ KIANG T K，SHERWIN C M，SPIGARELLI M G，et al. Fundamentals of population pharmacokinetic modelling：modelling and software. Clin Pharmacokinet，2012，51（8）：515-525.

［23］ BEAL S L，SHEINER L B，BOECKMANN A J，et al. NONMEM history. Icon Development Solutions，Hanover，MD.（2017-6-20）［2020-10-20］. http：//www. iconplc. com/innovation/nonmem/history/.

［24］ CHATURVEDULA A. Population pharmacokinetics//Applied clinical pharmacokinetics and pharmacodynamics of psychopharmacological agents. Springer International Publishing，2016：1513-1519.

第十二节 抗肿瘤药的Ⅰ期临床试验设计

一、传统细胞毒性抗肿瘤药的Ⅰ期临床试验设计

随着对肿瘤发生、发展、转移等分子机制的探讨,抗肿瘤药的研发逐渐由传统细胞毒性药物转向分子靶向和免疫治疗类等非细胞毒性药物。非细胞毒性药物的Ⅰ期临床试验设计包括主要终点、次要终点、剂量递增、Ⅱ期临床试验剂量推荐依据等,均与细胞毒性药物存在差异(表2-40),本文将分开进行讨论。

表2-40 细胞毒性药物和分子靶向药物、免疫治疗药物Ⅰ期临床试验的异同

试验列项	细胞毒性药物	分子靶向药物、免疫治疗药物
主要终点	推荐Ⅱ临床试验剂量	推荐Ⅱ期临床试验剂量
次要终点	毒性(MTD、DLT)、疗效	PK或PD参数、毒性、疗效
剂量递增	根据毒性的发生率和程度	依据毒性的发生率和程度或预期靶点效应
PK参数	与毒性相关的C_{max}、AUC;预测毒性恢复的$t_{1/2}$	与预期的靶点抑制或激活相关的PK参数(如C_{max}、C_{min}、AUC)
Ⅱ期临床试验剂量推荐依据(RP2D)	毒性 RP2D应为在可耐受剂量下具有一定的抗肿瘤效应	需达到靶点抑制或激活效应的剂量,具有抗肿瘤作用,且毒性可耐受

传统细胞毒性药物主要是通过抑制细胞DNA复制、干扰细胞有丝分裂等来抑制细胞增殖的药物,包括烷化剂、生物碱类、抗生素类、代谢类、铂剂类等。细胞毒性药物杀死肿瘤细胞的同时对正常细胞具有杀伤作用,引起骨髓抑制、胃肠道反应、肝毒性、肾毒性、心脏毒性等,其药效(毒性和疗效)随着剂量递增呈线性增加,即在最大耐受剂量其抗肿瘤作用最大。细胞毒性药物的Ⅰ期临床试验需进行不同给药方案的探索、不同受试人群的探索、不同瘤种的探索,方案的内容主要包括试验目的、试验设计、剂量递增、毒性观察等。

(一)试验目的

主要目的为开展人体耐受性试验,以确定剂量限制性毒性(DLT)、最大耐受剂量(MTD),并推荐下一步研究的给药方案。同时了解新药的人体药动学特征,获取初步的药动学参数,并观察初步疗效,进行可能的药动学/药效学(PK/PD)分析。

(二)临床研究设计

一般采用开放、非随机、平行设计,病例数为20~80例。

(三)受试人群的选择

原则上受试人群应至少符合以下基本标准:

1. 经病理组织学或细胞学确诊的恶性肿瘤患者,若需要对特定的目标人群进行观察,则可有选择性地入组具有相应目标肿瘤的人群进行研究。例如,PEG-CPT-11可通过血脑屏障,对脑转移患者有效,可特定入选脑转移的患者。

2. 年龄一般为 18~65 岁；无严重的造血功能异常，心、肺、肝、肾功能基本正常；体力状况（performance status，PS）评分 ECOG 0~1 级或卡氏平方>70 分；至少有 3 个月的预期寿命，可以对药物的安全有效性进行随访；应排除以往抗肿瘤治疗持续效应，入组治疗时间应与以往治疗有足够的时间间隔，通常至少在 4 周以上；生育年龄的受试者应采取有效的避孕措施；签署知情同意书。

3. 基于伦理学考虑，Ⅰ期临床试验不应该入选能够在常规药物治疗中获益和症状改善的肿瘤患者，而应选择标准治疗失败或复发的晚期肿瘤患者。由于该类肿瘤患者的身体状况通常较差，且进入试验前往往接受多种其他治疗，可能影响对药物引起的反应观察，因此制定患者入组标准应非常谨慎。

（四）给药方式

给药方案是决定药物疗效和安全性的关键因素之一，因此需探索不同给药方式下的人体耐受性和抗肿瘤活性。参考同类药物获得的经验有助于选择给药间隔。在没有可参考的临床资料时，细胞毒性药物可按照该类药物的临床常规用法探索多种不同的给药方案，一般包括单剂量、每周 1 次、每日给药等给药方法。通过观察单次给药的毒性恢复时间来确定重复给药的间隔时间，每 2~4 周为一重复周期是较为常用的给药间隔。

（五）疗程

试验中患者一般先接受 1 个疗程的治疗，评价疗效后，若患者没有不可耐受的毒性、肿瘤的评价为稳定或缩小，则继续治疗，总疗程数一般为 4~6 个。

（六）起始剂量

细胞毒性药物Ⅰ期临床试验单次给药起始剂量的计算原则上相当于非临床试验中啮齿动物 MTD 的 1/10 或非啮齿动物 MTD 的 1/6，采用 mg/m^2 进行校正。同时还需考虑 MTD 在不同种属动物中的毒性反应及可逆性，一般应选择最具相关性的动物的 MTD 估算所得的剂量，在未知动物相关性的情况下宜选择最敏感动物的 MTD 进行计算。

（七）剂量递增

对于细胞毒性药物单次给药Ⅰ期临床试验，剂量递增采用 Fibonacci 法，即起始剂量、100%、66.7%、50%、33.3%、33.3%...，直到≥2/6 例受试者出现剂量限制性毒性（DLT）。每个剂量级采用 3+3 设计，每个剂量级至少有 3 例或 3 例以上可评价的受试者（至少完成≥1 个疗程），只有当特定剂量水平获得足够的评价资料后方可进入下一个剂量水平。在某一剂量水平中，如果 3 例受试者中有 2 例出现 DLT，停止剂量递增；如 3 例中出现 1 例 DLT 时，则再纳入 3 例受试者观察；如再出现 1 例 DLT，停止剂量递增，并确定该剂量的次剂量级为 MTD。

改良的 Fibonacci 法、药动学指导下的剂量爬坡等也可在Ⅰ期临床试验的剂量递增中使用。改良的 Fibonacci 法在低剂量特别是无毒无效剂量时，受试者可以选择为 1 例，经 100% 递增直到 1 例受试者出现 1 级药物相关性毒性，后续采用传统的 3+3 设计和剂量递增的比例。

原则上 1 个受试者只能接受 1 个剂量级的治疗，不能在同一受试者进行剂量递增。但对于那些接受无毒无效剂量的受试者，如其结束临床试验后没有其他治疗，经过 3 个月的洗脱期，可再接受更高剂量的治疗，必须在方案中有详细描述，并在知情同意书中告知。

每个剂量组受试者的给药顺序与剂量相关,低剂量或未出现 2 例 2 级毒性的剂量可采用 3 例患者相继入组,间隔时间至少相差 1~2 天。对于接近或高于 MTD 的剂量,原则上不能≥2 个受试者在 DLT 的观察窗内,第 1 例受试者给药后,第 2 例受试者在第 1 例受试者接受治疗 2~7 天后给药。第 3 例受试者的给药取决于第 1 例受试者的观察,如第 1 例受试者出现 DLT,则最好等到第 2 例受试者观察完后再给药;如第 1 例受试者未出现 DLT,则可纳入第 3 例受试者给药。一个剂量级的 3 或 6 例受试者 DLT 观察结束,并确定剂量可以递增,才开始下一个剂量级受试者的给药。对于 Ⅰ 期临床试验扩展组,可在结束的 DLT 观察并可耐受的剂量级进行,可以同时入选多例受试者。在 MTD 附近的剂量级可适度增加受试者例数,确定 MTD 是否合适。

(八) 剂量限制性毒性和最大耐受剂量的定义

在试验方案中应详细定义剂量限制性毒性(DLT),并且规定 DLT 观察的时间窗,如 21 天和 28 天。

1. DLT(相关、很可能相关或可能相关的不良事件)主要包括:

(1)血液学毒性:4 级中性粒细胞减少症;≥3 级的中性粒细胞减少症伴发热(体温 >38.5℃);伴有致命性出血倾向或需要血小板输注的≥4 级的血小板减少症,或≥4 级的贫血。

(2)非血液学毒性:≥3 级的非血液学毒性(但不包括脱发、无临床意义的 3 级实验室检查异常);最佳支持治疗时恶心、呕吐或腹泻≥3 级。

毒性持续时间和严重程度可以根据药物不同进行调整,如药物的主要毒性是可逆性的一过性肝毒性,DLT 可以定义为肝毒性≥3 级超过 3 天。

2. 最大耐受剂量(MTD)定义为≤1/6 例受试者出现 DLT 的剂量。

(九) 试验程序

1. 试验流程图　绘制试验的各个节点图,包括筛选期、给药期、随访期的实验室检查、样本收集等。

2. 试验主要分为四部分　给药前的基线、给药时的观察、给药后的随访观察、退组或结束试验观察。

(1)基线期:病理、影像学检查(28 天内);人口学特征(年龄、身高、体重、血压、心率、体温等);实验室检查(血常规、血生化、尿常规、便常规,7 天内);肿瘤生物标志物(7 天内);体格检查(7 天内);肝炎病毒拷贝数(14 天内);其他特殊实验室检查(凝血功能等);心电图(14 天内);心脏彩超(14 天内,选项)等。

(2)给药观察期:给药前(身高、体重、血压、心率、体温);给药中(可根据药物的特性监测生命体征,包括血压、心率、体温等);给药后的 24 小时内(监测生命体征,包括血压、心率、体温等、心电图)。建议在给药期间进行心电监护。

(3)随访期:根据药物对骨髓、肝脏、肾脏、心脏等的毒性设计观察的项目和频率,如每周进行骨髓和肝功能检测。

(4)试验结束或退组:一般与筛选期的检查项目一致(病理检查除外),影像学检查最好与筛选期采用同样的方法。一般采用 RECIST 标准评价疗效,采用 NCI-CTCAE 常规毒性判断标准进行分级。

3. 不良事件的观察　患者出现毒性原则上不进行对症处理,直到出现 DLT 才停止给药并进行对症处理。出现毒性后,可根据实际情况增加相关检查,捕获到毒性的变化,即什么时候出现、什么时候达到最高、什么时候缓解。分级按照不良事件普通术语标准(CTCAE)进行,不包括在其中的特殊毒性级别可以自定义。

4. 不良事件的评价 如器官功能失调、联合用药毒性反应观察及评价不良反应性质和严重程度的评价标准参照国际上通用的药物毒性反应标准[美国国立癌症研究所(National Cancer Institute,NCI)的常见毒性反应标准(common toxicity criteria,CTC)]进行。尤其注意根据临床前研究结果以及在同类药物中观察到的不良反应来增加特别项目检查,也要特别注意临床前研究中未出现的毒性。给药部位的局部毒性要做好特别记录,根据 CTC 标准对不良事件反应进行分级,判断不良事件与试验药物的相关性,毒性的可逆程度,与剂量、疗程的关系。

不良事件的评价不仅包括试验用药,还应包括毒性的影响因素等。如果试验过程中发生死亡病例,应提供详细的个案报告。要特别明确死亡的原因及其与研究用药的关系,如有可能需进行尸检并提供报告。

5. 疗效的观察 单剂量递增的Ⅰ期临床试验可以在第 1 个疗程后进行疗效评价,根据结果决定是否进行继续治疗。

(十)终止治疗

如果出现疾病进展或发生无法接受的副作用或患者不愿再进行治疗,可终止治疗。终止治疗应尽可能地按照试验结束的检查项目进行,并收集资料。

(十一)后续治疗

受试者完成 DLT 观察后确定获益且毒性耐受,可进行后续治疗,需收集安全性和有效性数据。受试者采用同样的剂量继续治疗,如出现 DLT 可停药,毒性导致的给药延迟原则上不应超过 14 天,重新开始治疗可降低 1 个剂量,方案中需规定剂量降低的标准及次数。

(十二)伴随用药和治疗

1. 禁止使用的药物和治疗 不允许同时使用具有抗肿瘤作用的化疗、生物治疗、放疗、中药、促免疫制剂等;慎用可能影响药物吸收、分布、代谢的药物,特别是代谢酶的诱导剂、抑制剂;慎用具有相同毒性的药物,如影响心脏功能的药物。

2. 允许使用的药物和治疗 伴随疾病如高血压、高血脂、糖尿病等的治疗药物;出现恶心、呕吐、腹泻相关不良反应需对症治疗;骨转移可以接受双膦酸盐治疗。

(十三)药动学研究

药动学研究主要描述药物经人体单次和多次给药的药动学特征,确定主要药动学参数。试验设计包括吸收、分布、代谢和排泄的全过程研究。应重点评价药动学与其给药剂量、安全性和临床疗效之间的关系(暴露-效应关系),鼓励建立群体 PK/PD 分析模型,这将有助于解释毒性反应、设计最佳给药剂量和给药方案。

影像学技术有助于研究药物在肿瘤组织靶部位的分布,必要时也可考虑采用现代影像学技术进行人体药物分布研究。

(十四)案例分析

紫杉醇类药物 A 为抑制微管聚合的细胞毒性药物,Ⅰ期临床试验设计的起始剂量计算采用 LD_{10} 的 1/10,剂量递增采用传统的 3+3 设计和标准 Fibonacci 法;入组/排除标准与传统化疗药物的Ⅰ期临床试验一致,瘤种最好选择对紫杉醇类药物有效的。起始剂量为 $8mg/m^2$($n=1$ 例),剂量递增 $16mg/m^2$、$27mg/m^2$、$40mg/m^2$、$53mg/m^2$ 和 $70mg/m^2$($n=3\sim6$ 例)。对剂量限制性毒性的定义进行调整,由于紫杉醇类药物的 DLT 为骨髓抑制,为了达到更大的 MTD,DLT 的骨髓毒性定义为 4 级血液学毒性≥7 天。

1. 多次给药的Ⅰ期临床试验

(1)试验设计:根据药物的毒性、药动学参数、临床前药效等数据设计多次给药的次数及间隔。如每周给药 1 次,连续 3 次,28 天为 1 个疗程;或连续给药 14 天,21 天为 1 个疗程。

(2)起始剂量的确定:可以选取低于 MTD 的某一剂量,将其平均分成几次作为起始剂量。

(3)剂量递增:采用改良的 Fibonacci 法递增、以 33.3%进行递增。

(4)其他:参照单次给药的Ⅰ期临床试验方案设计。

2. 联合给药的Ⅰ期临床试验

(1)试验设计:根据药物的毒性、药动学参数、临床前药效等数据、药物的作用机制等进行联合用药的试验设计。联合药物的剂量可以不变,试验药物可以进行剂量递增。

(2)起始剂量的确定:可选择低于 MTD 的 2 或 3 个剂量。

(3)剂量递增:采用 3+3 或改良的 3+3,递增到大于 33%患者出现不可耐受的毒性。

二、非传统细胞毒性抗肿瘤药的Ⅰ期临床试验设计

随着对肿瘤细胞生长、增殖和调控的分子机制的揭示,出现特异性地针对肿瘤靶点、基因等的新型抗肿瘤药。这类药物具有靶向性杀伤肿瘤的作用,而对正常细胞的抑制少,疗效明确且毒性小,是抗肿瘤药的发展趋势,包括大分子单克隆抗体、小分子靶向化合物、免疫调节剂等。

非传统细胞毒性抗肿瘤药的药效与剂量一般呈 S 形曲线,即在达到某一剂量后,随着剂量增加,抗肿瘤活性并不增加。其毒性也与传统细胞毒性药物不同,细胞毒性药物的毒性产生快、易捕获,99%的Ⅰ期临床试验都能获得 MDT;而非细胞毒性药物的毒性一般具有延迟性、累积性,在 DLT 的观察窗内不易捕捉 DLT,一般都将最大服药剂量或最佳生物有效剂量当成 MTD。总结 450 项小分子靶向抗肿瘤药的Ⅰ期临床试验文献,发现仅 64%的靶向药物获得 MTD。

非传统细胞毒性药物的Ⅰ期临床试验与细胞毒性药物一样,包括单/多剂量递增的Ⅰ期临床试验、药物联合高脂饮食的Ⅰ期临床试验、联合用药的Ⅰ期临床试验。

非传统细胞毒性药物的首个Ⅰ期临床试验可根据药物的毒性、作用机制等进行设计,如果药物为激素类或毒性小的酪氨酸激酶抑制剂,可先在健康受试者中进行单次剂量递增的临床试验,获得安全剂量范围及药动学数据,再在肿瘤患者中开展多次给药的Ⅰ期临床试验研究。

毒性较大的小分子靶向药物、抗体类药物、免疫治疗药物等的首个Ⅰ期临床试验在肿瘤患者中实施,一般为单/多次设计,在确定 MTD 后,在 MTD 附近的剂量进行扩展试验。

(一)试验目的

1. 主要目的 推荐Ⅱ期临床试验的剂量;确定药物在肿瘤患者中的剂量限制性毒性;观察患者的安全性、耐受性。

2. 次要目的 研究药物在肿瘤患者中的药动学行为;药物的疗效;明确药物的作用

机制。

3. 探索性目的 寻找预测疗效的生物标志物;建立药物的 PK/PD 模型。

对于扩展试验,其主要目的仍是观察药物在 MTD 的安全性,并在药物靶向人群中观察药物的抗肿瘤活性。

(二)受试人群的选择

选择健康受试者进行单次给药的Ⅰ期临床试验可参照健康人的Ⅰ期临床试验。选择肿瘤患者进行单/多次给药的Ⅰ期临床试验,受试者入组/排除标准可参考细胞毒性药物。由于非细胞毒性药物的毒性低,其入组标准可以进行调整,如年龄,对于小分子靶向药物、抗体类药物、免疫调节剂应年龄≥18 岁。对于这类药物争议较大的是是否患者需要具有药物针对的靶点,即在入组标准中加入符合药物分子或基因的要求,筛选前通过检测患者肿瘤组织或血液标本中的蛋白表达或基因改变(突变、扩增、转化),确定符合后才入选,从而保证受试者为药物的靶向人群。优点是受试者可能获得治疗效果,加快临床试验进程。如抑制 EGFR T790 突变的第三代 EGFR 抑制剂 ZD9291,在Ⅰ期临床试验中采纳的入选人群需 T790 突变,95% 以上的受试者获益,由于疗效好且毒性低而 2.5 年的时间就获得 FDA 批准。Ⅰ期临床试验有疗效的药物,75% 都可获得加速批准(2002—2012 年)。但也有研究者认为采用针对靶点的受试人群具有挑战性,肿瘤是多基因疾病,针对 1 个靶点是否足够抑制肿瘤生长仍受到质疑;如药物是多靶点,选择单一靶点可能忽略其他靶点的抗肿瘤活性;作用靶点是否为肿瘤生长的驱动基因;肿瘤的异质性、易变性,肿瘤样本采集时间,测定的可靠性等都制约着Ⅰ期临床试验患者的靶向入选。另外选择靶向人群在伦理学方面也受到一定的挑战,Ⅰ期临床试验患者具有特殊性,疾病进展迅速,生存期短,而基因筛选需要患者等的时间长,可能导致患者错过治疗时间。因此,在患者中一般不对基因或蛋白进行限制。

Ⅰ期临床试验扩展阶段,在 MTD 或疗效较好的剂量进行病例扩增,最好可以筛选针对靶点的受试者,观察其疗效和安全性。可采用"篮子"设计的理念,入选药物针对的靶点的受试者,与瘤种无关,例数一般为 14 例。

抗体偶联抗肿瘤药Ⅰ期临床试验患者的选择要求受试者需表达抗体所对应的抗原,靶点表达阳性;可固定某一类型的肿瘤,或者是其他治疗失败的肿瘤,曾用过此靶向抑制剂治疗的患者需排除。

(三)给药方式

小分子靶向药物一般先观察单次给药的毒性、药动学后再进入多次给药,之间的间隔时间为 7~14 天,可根据药物的半衰期进行调整;大分子抗体药物由于其半衰期长,单次和多次给药的间隔时间至少为 14~21 天。

小分子靶向药物一般是口服给药,根据临床前资料和国外文献选择餐前或餐后给药;大分子抗体类药物、免疫调节剂是静脉滴注给药。

(四)疗程

试验中患者一般先接受多剂量给药的 1 个疗程治疗,评价后,若患者没有不可耐受的毒性、肿瘤的评价为稳定或缩小,则继续治疗,直到患者出现不可耐受的毒性或疾病进展。后续疗程的剂量由于毒性可以降低。

(五)起始剂量

如纳入健康受试者进行单次给药的Ⅰ期临床试验,其起始剂量的确定可采用非临床试验中非啮齿动物 NOAEL 的 1/10,剂量递增采用 Fibonacci 法或二倍递增法等。得到剂量范围和药动学参数后,在患者的多次给药的Ⅰ期临床试验中可根据临床前 IC_{50} 值、荷瘤小鼠 PK/PD 模型、IC_{90} 值等数据选择合适的起始剂量,避免受试者接受无效剂量的治疗。如纳入患者进行单次/多次给药的Ⅰ期临床试验,其起始剂量可参照细胞毒性药物起始剂量的计算方法。

小分子靶向药物一般为固定剂量口服给药;大分子抗体类药物可采用体重、体表面积给药,或固定剂量给药。抗体类药物由于免疫原性可能会出现过敏反应,从安全性考虑,增加 1 个预试验剂量,比起始剂量低 10 倍。

抗体偶联抗肿瘤药的Ⅰ期临床试验一般选用通过各种计算方法得到的最低剂量作为起始剂量。

(六)剂量递增

小分子靶向药物的剂量递增现主要有 3 种方式:传统的 3+3 设计、快速滴定设计、模型依赖性设计(CRM)。各种模式的具体方式及优缺点见表 2-41。

表 2-41 3 种方式的比较

字符	传统的 3+3 设计	快速滴定设计	模型依赖性设计
剂量水平	根据临床前资料计算安全的起始剂量,开始进行剂量递增试验	根据临床前资料计算安全的起始剂量,剂量递增直到出现 DLT	起始剂量由以前的剂量-毒性模型确定,下一个剂量都由更新的剂量-毒性模型和预定的 DLT 决定
例数	3 例/剂量级;6 例/扩展剂量级	加速期:每个剂量级 1 例受试者;剂量递增期:3+3 设计	2 例/剂量级;或研究方案有特殊规定
剂量递增方式	首先入选 3 例受试者,如果 1/3 例出现 DLT,此剂量级再入 3 例;如果 ≥2 例出现 DLT,则在其次低剂量扩增 3 例受试者	在快速滴定阶段:剂量递增 100% 直到出现 1 例 DLT 或 2 例 2 级毒性(总和);3+3 设计:剂量递增 40%	根据最新的剂量-毒性模型预测下一个最佳的试验剂量
MTD	≤1/6 例受试者出现 DLT	根据所有剂量-毒性模型确定后续试验的使用剂量;3+3 方式确定 MTD:≤1/6 例受试者出现 DLT	根据最后的剂量-毒性模型和预定的 DLT 发生率来计算合适的后续临床试验剂量
优点	容易实施;不需要拟合模型;为治疗指数窄的药物提供安全的剂量递增	与 3+3 设计相比,更多受试者接受有效剂量的治疗;同样多的受试者,此法具有更快的递增速率,能更快找到 MTD	与 3+3 设计相比,更多受试者接受有效剂量的治疗;MTD 更准确,适合具有延迟性毒性的小分子靶向药物
缺点	较多的受试者接受无效剂量的治疗;MTD 不太准确,不适合具有延迟性毒性的小分子靶向药物	不适合治疗窗窄的药物	不断进行模型的建立和分析

1. **抗体类药物的剂量递增** 根据临床前 PK 数据预测人体内的 PK 数据,联合有效的浓度制定剂量递增模式;参照小分子化合物的剂量递增模式;采用固定量的递增或固定倍数的递增。

2. **抗体偶联抗肿瘤药的剂量递增** 参照小分子化合物的剂量递增模式;固定剂量递增;固定剂量联合 Fibonacci 法。

有些非细胞毒性药物的毒性很小,可能在较高的剂量下也不能观察到 DLT 和 MTD。如果药效学研究发现药物作用的活性靶点已经饱和或在没有显著的毒性时就观察到明显的疗效,也仍然建议研究更高的剂量,以便更好地明确化合物的安全性特点。如果剂量递增到可观察到疗效的剂量后,继续增加剂量并没有看到疗效的增加,而毒性明显增加,则应选择较低的剂量进行下一步的研究。药物若出现非线性动力学特征或吸收饱和等需要停止剂量的递增,推荐选择次低剂量进行后续的临床试验。

(七) 剂量限制性毒性和最大耐受剂量的定义

非传统细胞毒性药物特别是小分子靶向药物给药是不间断的,DLT 观察的时间窗一般为 28 天,其定义可参考细胞毒性药物的 DLT。由于有些靶向药物的毒性是延迟性的、累积性的,为了保证推荐的 Ⅱ期临床试验剂量能持续给药,对 DLT 的定义可进行适当调整,如可定义 2 级毒性为 DLT 或将 DLT 观察的时间窗延长。MTD 定义为 ≤1/6 例受试者出现 DLT 的剂量;或最大生产剂量;或非线性动力学剂量;或 10 倍于最小预期生物效应水平。

(八) 临床评价

参考细胞毒性药物的临床评价进行,也包括给药前的基线、给药时的观察、给药后的随访观察、退组或结束试验观察。

1. **基线期** 病理、影像学检查(28 天内);人口学特征(年龄、身高、体重、血压、心率、体温等);实验室检查(血常规、血生化、尿常规、便常规,7 天内);肿瘤生物标志物(7 天内);体格检查(7 天内);肝炎病毒拷贝数(14 天内);其他特殊实验室检查(凝血功能等,选择);心电图(14 天内);心脏彩超(14 天内,选项)等。建议收集患者的肿瘤切片和空白全血。

2. **给药观察期** 对于口服的小分子靶向药物,可根据其作用机制和达峰时间设计给药24 小时内的生命体征,如血压、心率、心电图等的观察。对于大分子抗体类药物,建议在给药期间进行心电监护,监测生命体征,包括血压、心率、体温、心电图等。在药物峰浓度附近收集患者的血液或肿瘤组织等标本,进行靶点的抑制或激活分析。

3. **随访期** 根据药物对骨髓、肝脏、肾脏、心脏等的毒性设计观察的项目和频率,如每周进行血常规和肝功能检测。根据药物的作用机制采用动态 B 超等技术预测疗效;或采用分子生物学手段如二代测序等监测血液中的标志物改变,预测其疗效或耐药性。

4. **试验结束或退组** 检查项目与筛选期的检查项目一致(病理检查除外),影像学检查最好与筛选期采用同样的方法。疗效采用 RECIST 标准评价,采用 NCI-CTCAE 常规毒性判断标准进行分级,采用分子生物学手段评价用药前后的靶点改变。药物的疗效评价窗一般与安全性评价窗一致,但也可根据药物的特点进行设计,如药物起效时间至少为 2 个月,则建议至少 2 个月后进行疗效评价。

（九）后续治疗和观察

后续治疗对于非细胞毒性药物的安全性观察、Ⅱ期临床试验剂量选择很重要。小分子靶向药物的给药都是持续给药,患者对于持续给药的耐受性以及时间长短决定药物的疗效。后续治疗需收集不良反应和疗效的数据,若出现不可耐受的不良反应,可以降低剂量继续观察。出现耐药或不可耐受的毒性,尽量收集血液样本进行基因、蛋白等分析。

（十）新模式的临床试验

生物标志物等各种组学技术的发展,使在非细胞毒性药物的Ⅰ期临床试验中除观察耐受性和药动学特征外,纳入可选择的生物标志物也可能成为一种合适的研究内容,因其可以对患者进行分层筛选、在研究阶段便可使患者获得某种可能的受益。在非细胞毒性药物的Ⅰ期临床试验终点指标的选择上,除关注药效学和药动学参数外,更多地需要鉴定和明确研究中的异质性反应和耐药现象,可以更有利于在试验中提升患者的选择或者伴随治疗方案的设计。

随着对分子表型的深入认识,肿瘤可以按分子表型进行划分,即同一种表型的不同肿瘤可采用相同或相似的靶向治疗方案;在同一种肿瘤中可能有多种分子表型的变异,可以适用于联合靶向治疗。在对上述研究进展认识的基础上,出现基于基因组学的临床试验,其中具有代表性的就是雨伞试验和篮子试验。

雨伞试验是在临床开展的随机或非随机试验中选择具有组织学特异性的单一肿瘤,针对该肿瘤表现出的所有分子表型差异,采用不同的药物或者药物联合方案来进行干预治疗,这些试验药物均是针对该肿瘤所表现出的分子变异靶点。而篮子试验则是在试验中针对一种特异性的分子变异靶点,在组织学并不可知的情况下,采用一种药物或一种药物联合方案在不同的肿瘤类型中开展的干预试验,这些肿瘤类型的特点是均表达一种特异性的分子变异,而试验药物只针对此种靶点。

这种新兴的、针对非传统细胞毒性药物的临床试验的开展给传统的临床试验模式也带来一定的改变。新试验模式可能选择的人群更有特异性,如仅选择某类分子表型发生变异的患者,试验的样本量可以更小;联合性试验更多,如在雨伞试验中要求针对不同分子表型的变异靶点,就需要可能采用不同申办者提供的有针对性的靶向药物来联合治疗,则出现多制药企业联合开展的试验;加速试验进程,提供加快审评审批的依据,如部分药物从开始临床试验到获批仅仅花费 3~4 年的时间;对微小转移的实体瘤有更多的辅助性评价工具,如循环肿瘤细胞技术在临床试验评价中的应用;还有临床试验数据的分享,在新模式下,更多开展的是跨区域的、国际性的、多中心的临床试验,需要各个参与者分享试验结果,更加加速药物在全球的审批和上市。带来的挑战则是此类试验缩窄用药人群,增加受试者招募难度,以及此类药物的上市必然伴随着分子变异诊断试剂的研究开发,增加相应的成本。

（十一）案例分析

1 类新药 A 为 NRT 的特异性抑制剂,SD 大鼠连续 4 周重复给药毒性试验的 NOAEL 为雄性 2mg/kg 和最小毒性反应剂量(LOAEL)为雌性 1mg/kg,比格犬的 LOAEL 为 0.3mg/kg。口服 0.1mg/kg(2 次/d)明显抑制裸鼠 KM12 移植瘤的生长,TGI 为 66.7%,中等剂量抑制移植瘤缩小与同类药物的高剂量水平相当。犬的药动学显示绝对生物利用度为 60%~70%,半衰期为 6~7 小时,血浆蛋白结合率>99%。

1. 总体设计　选择临床标准治疗失败或者目前无有效治疗方法的实体瘤患者,进行单次给药和连续给药的耐受性和药动学研究。单次给药后停药休息 6 天(第 2~6 天),同时收集 PK 样本,然后同一患者从第 8 天开始接受连续给药,每 28 天为 1 个周期,收集第 0~1 周期(C0D1~C1D21)的安全性和耐受性数据,由研究者以及申办者共同决定下一步的剂量水平和给药方案(不允许同一患者进行剂量爬坡)。剂量递增将采用快速滴定法和改良的"3+3"方法。第 1 周期连续给药结束,完成 DLT 观察后,可以继续服用试验药物,直至疾病进展或死亡或出现不能耐受的毒性或患者撤回知情同意。

2. 研究目的

(1)主要目的:评价不同剂量的 ICP-723 治疗晚期实体瘤的安全性和耐受性;确定剂量限制性毒性(DLT)、最大耐受剂量(MTD)和Ⅱ期临床试验推荐剂量(RP2D)。

(2)次要目的:初步获得 ICP-723 治疗晚期实体瘤的药动学(PK)数据;初步探索治疗实体瘤的有效性。

3. 研究终点

(1)主要终点:DLT、MTD、RP2D。

(2)次要终点

1)安全性指标:不良事件(AE)、实验室检查、生命体征、体格检查、眼科检查、心电图(ECG)、超声心动图检查以及 ECOG 评分等,根据 CTCAE V5.0 判断。

2)药学指标:药峰浓度(C_{max})、达峰时间($t_{1/2}$)、半衰期($t_{1/2}$)、血药浓度-时间线下面积($AUC_{0~t}$)、表观清除率(Cl/F)、表观分布容积(V_d)等。

对于接受治疗超过 2 个周期的患者,采用 RECIST1.1 标准确定客观缓解率(ORR)和疾病控制率(DCR)。

4. 试验流程　筛选合格的患者在第 0 周期第 1 天(即第 1 天)接受单次给药后,第 2~6 天需停药 6 天,在第 1 周期第 1 天(即第 8 天)开始连续给药。

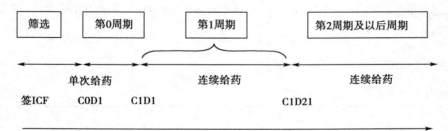

5. 起始剂量的计算　根据 SD 大鼠连续 4 周重复给药毒性试验的 NOAEL(雄性为 2mg/kg)/LOAEL(雌性为 1mg/kg)和比格犬的 LOAEL(0.3mg/kg)推算Ⅰ期临床试验的最大推荐起始剂量(MRSD)。

大鼠按照 10 倍安全系数推算的 MRSD 为 1mg/d,犬按 10 倍安全系数推算的 MRSD 为 1mg/d。综合考虑,本品的 MRSD 取 1mg/d。

6. 剂量递增　给药剂量为 1mg(1 次/d)、3mg(1 次/d)、3mg(2 次/d)、10mg(2 次/d)、15mg(2 次/d)……,1 次/d 口服 2 个剂量,第 3 个剂量改为 2 次/d 用药。根据临床试验需要,可以在 2 个剂量中间增加剂量组。

为进一步获取 A 药的安全性和耐受性、疗效和 PK 等数据,在达到 RP2D 时进行Ⅱa 期临床试验研究,RP2D 由研究者和申办方基于已获得的安全性和 PK 数据进行判断。计划在Ⅱa 期临床试验研究入组 10~20 例患者。

剂量递增方法见表 2-42。

表 2-42 剂量递增方法

剂量水平	1mg	3mg	3mg	5mg	10mg	15mg	……
递增比例	—	300%	100%	100%	100%	40%	40%
给药方案	1 次/d	1 次/d	2 次/d	2 次/d	2 次/d	2 次/d	—
例数	1~6	1~6	3~6	3~6	3~6	3~6	—

(1)快速滴定方法:本试验拟在 1mg 和 3mg 剂量组采用快速滴定。每个剂量组(从 1mg 剂量组开始)先入组 1 例患者,如果该患者在第 0~1 周期(C0D1~C1D21)出现 ≥2 级的试验药物相关性毒性反应,或者出现肿瘤缩小或研究者判断可能有潜在获益,该剂量组由快速滴定法调整为"3+3"方法(每组最多可入 6 名患者),同时剂量递增的比例调整为 40%;如果没有出现 ≥2 级的试验药物相关性毒性反应,则递增至下一剂量组。

(2)改良的"3+3"方法:本试验拟从第 3 个剂量组(6mg)开始使用"3+3"剂量递增方式,每个剂量组先入组 3 名患者,进行安全性和 PK 评估。改良的"3+3"方法如表 2-43 所示。

表 2-43 改良"3+3"方法

DLT 患者数	对策
3 名患者中有 0 名	剂量递增至下一剂量水平
3 名患者中有 1 名	在当前的剂量水平下增补 3 名可评价的患者(共计 6 名可评价的患者)
6 名患者中有 1 名	剂量递增至下一剂量水平
6 名患者中有 2 名及 2 名以上	停止递增
3 名患者中有 2 名及 2 名以上	停止递增

7. DLT 的定义 按照国内与国际通用的 NCI CTCAE V5.0 毒性评价标准,本试验将剂量限制性毒性(DLT)定义为第 0~1 治疗周期(C0D1~C1D21)出现的与 ICP-723 可能相关(包括肯定有关、很可能有关、可能有关、无法评价/判断)的如下情况:

(1)非血液学毒性:3 级或 3 级以上的非血液毒性,除外疲劳、乏力、恶心或其他可控制的全身症状;≥3 级的呕吐、腹泻持续超过 24 小时。

(2)血液学毒性:4 级中性粒细胞减少超过 7 天;3 级或 3 级以上的中性粒细胞减少伴发热;4 级血小板减少或 3 级血小板减少伴出血;4 级贫血超过 7 天,不能用基础疾病解释。

8. MTD 的定义 MTD 为在第 0~1 治疗周期(C0D1~C1D21)中,≥2/6 例患者发生 DLT 的前一个剂量。

9. 入组/排除标准

（1）入组标准：患者应符合以下所有入组标准，方可入组本试验。

1）经组织病理学证实的不可切除或者转移的晚期恶性实体瘤，已知的治疗方式无效或复发的；标准治疗下仍发生进展、不耐受标准治疗或不存在标准治疗的患者。

2）已有检测报告证明存在 NTRK 基因融合且经指定的中心实验室确认，或在指定的中心实验室检测到存在 NTRK 基因融合（仅限Ⅱa期）。

3）年龄≥18 岁。

4）根据 RECIST1.1 标准至少有 1 个可测量病灶。

5）ECOG 体力评分为 0~1 分：Ⅰ期的 ECOG 体力评分为 0~1 分；Ⅱa 期的 ECOG 体力评分为 0~3 分。

6）预计生存期在 3 个月以上。

7）器官功能水平必须符合下列要求（以临床试验中心的正常值为准），包括①骨髓：中性粒细胞绝对计数（ANC）≥$1.5×10^9$/L，血小板≥$75×10^9$/L，血红蛋白≥9g/dl；②凝血功能：凝血酶原时间国际标准化比值且部分凝血活酶时间<1.5 倍的正常值上限；③肝脏：血清胆红素≤1.5 倍的正常值上限（肿瘤累及肝脏时≤2.5 倍的正常值上限），谷草转氨酶（GOT）和谷丙转氨酶（GPT）≤3 倍的正常值上限（如果有肝转移时，允许 GOT、GPT≤5 倍的正常值上限）；④血清肌酐<1.5 倍的正常值上限或肌酐清除率>60ml/min（根据 Cockcroft-Gault 公式计算）。

8）自愿入组并签署知情同意书，遵循试验治疗方案和访视计划。

（2）排除标准

1）在首次服用试验药物前 2 周内接受过口服氟尿嘧啶类化疗；前 4 周内接受过系统抗肿瘤治疗，包括化疗（口服氟尿嘧啶类化疗除外）、放疗、激素、靶向药物或生物免疫治疗。

2）在首次服用试验药物前 4 周内进行过大外科手术（开胸、开腹手术等）或 2 周内进行过小外科手术（浅表皮肤、淋巴结切除、疝气修补术等）；以诊断为目的的检查不认为是外科手术；插入血管通路装置将豁免于此排除标准之外。

3）临床上明显的胃肠道功能异常，可能影响药物的摄入、转运或吸收的患者（如无法吞咽、慢性腹泻、肠梗阻等）。

4）已知的中枢神经系统转移（仅限Ⅰ期）。在首次给药前稳定至少 14 天，且首次给药前 15 天内不需要增加类固醇的剂量，控制中枢神经系统症状的原发性中枢神经系统肿瘤将豁免于此排除标准之外。

5）无法控制的或重要的心血管疾病，包括首次给药前 6 个月出现纽约心脏病协会（NYHA）Ⅱ级以上的充血性心力衰竭、不稳定型心绞痛、心肌梗死，或者在筛选时存在有临床意义或需要治疗的心律失常、左心射血分数（LVEF）<50%；原发性心肌病、有临床意义的 Q-Tc 间期延长病史，或筛选期 Q-Tc 间期女性>470 毫秒、男性>450 毫秒。

6）根据研究者判断，存在严重或不能控制的全身性疾病（如不稳定或不能代偿的呼吸、肝脏或肾脏疾病）的证据；或任何不稳定的系统性疾病（包括活动性临床严重感染、难以控制的高血压、肝肾或代谢性疾病）。

7）在首次服用试验药物前 6 个月内存在间质性肺病、肺栓塞、深静脉血栓形成病史（仅限Ⅰ期）。

8）活动性乙型肝炎（HBV DNA>ULN）、活动性丙型肝炎、HIV感染。

9）归因于任何先前治疗的毒性尚未恢复，仍有1级以上的毒性反应（不包括脱发及可以控制的恶心、呕吐）。

10）孕妇或哺乳期妇女、不愿或不能在本试验的整个治疗期间及研究药物末次给药后的12周内避孕的育龄妇女及有生育能力的男性。

11）同时服用具有强效CYP3A4抑制或诱导作用的药物（药物名单需列在方案后的附件中）。

12）患者存在周围神经病变分级≥2级。

13）研究者认为其他不适合参加本研究的情况。

10. 合并用药

（1）禁止使用的药物：研究期间应停用其他抗肿瘤药（包括化疗药物、单克隆抗体等生物制品、小分子靶向抗肿瘤药、放疗药物等）和肿瘤治疗相关的辅助性药物（包括抗肿瘤中药、促免疫制剂等）；研究期间不可使用CYP3A4的强效诱导剂（如利福平、苯妥英、卡马西平、苯巴比妥、地塞米松等）和CYP3A4的强效抑制剂（如酮康唑、伊曲康唑、红霉素、克拉霉素等）及底物（如辛伐他汀、环孢素、匹莫齐特等）。

（2）研究期间允许酌情使用以下药物。

1）伴随疾病（如高血压、高血脂、糖尿病）需要长期用药。

2）如果出现因治疗引起的不良反应需要对症治疗，或者为了控制疾病症状而使用的支持治疗。骨转移患者可以接受双膦酸盐治疗（由于双膦酸盐可能导致血磷降低，在DLT观察期不建议使用）。

所有合并用药需详细记录在病例报告表（CRF）的伴随用药页中，并注明用药原因、用药剂量、用药时间。

（李 苏 刘泽源）

参 考 文 献

［1］NORTH B，KOCHER H M，SASIENI L P. A new pragmatic design for dose escalation in phase 1 clinical trials using an adaptive continual reassessment method. BMC Cancer，2019，19：632-641.

［2］VERWEIJ J，HENDRIKS H R，ZWIERZINA H. Innovation in oncology clinical trial design. Cancer Treat Rev，2019，74：15-20.

［3］BERNARD N，HEMANT M K，PETER S. A new pragmatic design for doseescalation in phase 1 clinical trials using anadaptive continual reassessment method. BMC Cancer，2019，19（1）：632.

［4］WONG K M，CAPASSO A，ECKHARDT S G. The changing landscape of phase itrials in oncology. Nat Rev Clin Oncol，2016，13（2）：106-17.

［5］DENIS L J，ERIC S G，PHILIP P B，et al. Factors associated with failure of oncology drugs in late-stage clinical development：A systematic review. Cancer Treat Rev，2017，52：12-21.

［6］ERIC P H，VALERIE R，MAXIME A，et al. Phase 1 trial of vamorolone，a first-in-class steroid，shows improvements in side effects via biomarkers bridged to clinical outcomes. Steroids，2018，134：43-52.

［7］LI C，ZHANG C，LI Z，et al. Clinical pharmacology of vc-MMAE antibody-drug conjugates in cancer patients：learning from eight first-in-human Phase 1 studies. MAbs，2019，12（1）：e1699768.

［8］SHU J，O'QUIGLEY J. Dose-escalation designsin oncology：ADEPT and the CRM. Stat Med，2008，27（26）：

5345-5353.

[9] AMIT M,DANNY N. Risks and benefits of phase 1 clinical trial participation. Cancer Control,2014,21(3):
193-199.

[10] 张学辉,卓宏,王涛,等. 临床药理学研究:药物研发评价的决策依据——创新药物临床试验中临床药理学研究的一般考虑. 中国医药报,2014.

第三章

Ⅰ 期临床试验实施

第一节　Ⅰ 期临床试验的一般流程

在一个新化合物的研发中,当临床前药效学研究、动物药动学研究、毒理学及毒物代谢动力学研究完成后,需进行新药开发的一系列早期临床研究,这些研究包括从首次人体试验(FIH)到开始关键的确证性临床试验之间的系列试验。此时基于前期足够的临床前信息已经证明了新药的安全性并准备开始人体临床试验时,必须向药品监督管理部门提交研究新药申请,这就意味着新的化合物已转变成新的研究候选药物,所以必须符合药政法规的要求。

一、新药 Ⅰ 期临床试验的申请流程

（一）提交申请

新药注册申请人(药品企业、科研机构和科研人员)在临床前动物实验完成后和在计划进行首次临床试验前,注册申请人需要向临床试验所在国家的药品监督管理部门申请 Ⅰ 期临床试验。如首次临床试验拟在中国境内完成,注册申请人应向国家药品监督管理局(NMPA)药品审评中心(CDE)提出申请;如首次临床试验拟在美国境内完成,注册申请人应向美国 FDA 药物评估和研究中心提出研究新药申请;如首次临床试验在欧盟内一国或多国进行,药物研发单位应向欧盟医药管理机构提出临床试验认证申请。

（二）咨询与沟通交流

在我国,递交新药临床试验申请前,申请人可按照《药物研发与技术审评沟通交流管理办法》所规定的方法与工作程序,申请与 CDE 召开临床试验申请前会议;也可以按照相关规范通过 CDE 网站"申请人之窗"就相关问题进行咨询。

（三）申请的技术要求

Ⅰ 期临床试验申请的申报资料应以纸质资料和电子资料方式提交,电子资料可以 CD 的形式送交。格式和内容参照 ICH 通用技术文件(CTD)的要求整理提交。

1. 介绍性说明　介绍性说明应包括新药的名称、所有活性成分、药理作用类别、结构式(如果已知)、剂型、制剂处方、给药途径、临床试验目的等。如果有所研究的药物用于临床的经验,应提供简短的概述,包括在其他国家研究和上市的经验;若没有,标题下写"无"。

2. 总体研发计划　总体研究计划是所申报产品从首次人体试验到申报上市阶段的临床研发策略的概述总结,可用图表方式表现。内容包括计划开展的所有临床试验的研究内

容、研究目标、研究设计和预期的时间进度。

3. 临床试验方案 临床试验方案是临床审评的核心内容,针对首次人体试验方案,完整的临床试验方案通常应包括以下内容(格式不作固定要求):①方案摘要;②研究题目;③研究单位信息;④研究背景;⑤研究目的;⑥研究设计;⑦研究终点;⑧研究人群;⑨给药方法、方案和剂量,减量、终止及停药方案;⑩MTD 和 DLT 的定义;⑪合并用药和合并禁忌;⑫药动学采样时间点安排;⑬安全性评价及访视计划;⑭不良事件/反应;⑮统计方法和样本量计算;⑯完整的中英文缩写列表;⑰参考文献;⑱附件。

4. 临床试验方案支持性资料 除上述临床试验方案中的要素外,还应具备临床综述资料、独立的风险控制计划、研究者手册、知情同意书和伦理委员会相关资料以支持临床试验方案的审评。

(1)临床综述资料:系统阐述支持本次临床试验申请的临床综述资料,对于尚无临床试验数据的产品,应总结介绍国内外同靶点产品的临床研发情况,对其临床药理学、有效性、安全性分别进行总结。对于已有国外临床试验数据的产品,则需重点综述已获得的临床试验数据,同样按临床药理学、有效性、安全性分别进行总结。

(2)研究者手册:研究者手册是关于试验药物在进行人体研究时已有的药学、非临床与临床研究(如有)资料总结,旨在为临床研究者提供所研究药物的信息,以保证受试者安全。包括药物的名称、理化性质、药效学研究结果、毒理学研究结果、非临床药动学研究结果、临床药理及安全有效性数据(如有),已经确认和潜在风险分析,临床试验中需要关注的安全性问题以及风险控制措施等。研究者手册应及时更新,尤其是重要的安全性信息。

研究者手册应包括如下内容:①封面页;②目录;③保密声明;④概述;⑤新药的名称与理化性质;⑥非临床研究结果;⑦已有的临床研究或使用资料(如有);⑧其他;⑨参考文献。

(3)药学研究信息:新药的药学研究随着药物研究进展的不断深入,在不同的研究阶段有不同的研究目的。对于新药申请Ⅰ期临床试验研究的药学研究资料,应遵循药物研发的规律,重点关注对计划研究的受试者安全性相关的药学研究信息(如基于现有知识对杂质谱的解析,有关物质检查的专属性、灵敏度的方法学验证,潜在遗传毒性杂质的分析和控制,生物新药的免疫原性和免疫毒性等)。

根据药学部分所提供的信息,当对安全性问题产生担忧或数据不足以进行安全性评价时,应暂缓临床试验。

药学研究信息通常包括以下内容:①化学药品药学研究信息(原料药信息、制剂信息、安慰剂信息);②生物制品药学研究信息(生产用原材料、原液、制剂、质量研究和质量控制、稳定性及包装材料/容器和其他直接接触材料)。

(4)药理毒理信息:药理毒理信息应包括非临床研究综述、药理作用总结报告、毒理学研究总结报告、药动学研究总结报告以及各项研究报告。申请人应该提交所有已完成的非临床试验,包括对药物的探索性非临床药理学与毒理学研究,以使审评部门可以作出对此阶段的整体评价。

药理毒理信息通常包括以下内容:①非临床研究综述;②药理学研究的总结;③毒理学研究的总结;④药动学研究的总结;⑤各项研究报告;⑥其他。

如果Ⅰ期临床试验申请递交时未获得各研究的最终毒理学报告,那么可递交报告草案以及基于报告草案形成的总结报告,但应在首次递交临床试验申请后的120天内提交各毒理学研究的最终报告。

（5）风险控制计划：对于具有生物毒性、带有放射性核素等的新药，或涉及生物安全性风险的新药，应按照国际通用的相关技术指导原则提供相关研究资料、研究计划及风险控制措施。制定临床试验期间独立的风险控制计划，包括总结产品临床前毒性、同靶点产品已体现的毒性和观察到的潜在风险信号，以及拟定的风险监测和干预措施。

（6）既往临床使用经验说明：如果研发的药物曾经在中国或者其他国家开展临床研究或者已经上市，应提供与拟开展试验的安全性或者拟开展试验依据有关的详细信息。

应提供与拟开展试验的安全性有关的所有已发表的文献资料或者对研究药物拟开展适应证研究的有效性评价数据，包括与研究药物既往临床使用经验有关的参考文献列表或者重要的支持性文献。

二、新药Ⅰ期临床试验的实施流程

（一）0 期临床试验

为了更好地提高新药早期临床试验的安全性，控制新药研发过程中的临床风险，2006 年美国 FDA 颁布"Guidance for industry, investigator, and reviewers exploratory IND studies"指导原则，提出在进行传统的Ⅰ期临床试验之前可以开展 0 期临床试验，即小规模人体"微剂量"的研究，并取得一系列有意义的结果。

0 期临床试验是指活性化合物在完成临床前试验后未正式进入临床试验之前，研制者使用微剂量在少量健康受试者或者患者（通常为 6~15 人）中进行的药物试验，收集必要的有关药物安全性及药动学的试验数据，以评估研发的药物是否具有进一步开发为新药或生物制剂的可能性，是从临床前试验过渡到Ⅰ期临床试验的中间环节。

0 期临床试验研究类型主要分为两类，分别为药理学相关剂量研究和微剂量研究：①药理学相关剂量研究主要是探索新药在人体的作用机制，即非临床模型确定的作用机制是否同样在人体身上可以重现，同时探索对受体占位以及酶结合的特性，或者抑制作用类药物的探索性研究。可用于研究特异生物标志物在人体肿瘤组织或者其他靶器官组织中的分布和结合。②微剂量研究是采用可接受的候选微剂量（通常为<1/100 的基于动物实验获得的剂量值），通过对结构相似的一组不超过 5 个化合物或剂型进行研究，同时获得包含蛋白结合率、酶抑制率等的人体药动学数据，包含与靶点的结合情况相关的药效学研究。

0 期临床试验对抗肿瘤新药、单克隆抗体、蛋白类药物有明确的优势，尤其是毒性较大的抗肿瘤创新药，可考虑进行此种探索性新药研究。对一个新化合物我们可以根据其治疗指数特性来决定是否进行 0 期临床试验还是选用Ⅰ期临床试验，其决策流程图见图 3-1。

（二）Ⅰ期临床试验

1. 临床试验不同阶段划分的管理流程　Ⅰ期临床试验包括人体耐受性试验和人体药动学试验。其中，耐受性试验包括单次给药的耐受性试验和多次给药的耐受性试验。新药的临床药动学研究主要包括：①健康受试者的药动学研究，通常进行单次给药的药动学研究、多次给药的药动学研究、进食对口服药物制剂药动学影响的研究；②目标适应证患者的药动学研究；③特殊人群的药动学研究，通常进行肝功能不全患者的药动学研究、肾功能不全患者的药动学研究、老年人的药动学研究和儿科人群的药动学研究。但无论何种研究，其研究流程都可以分为临床试验前的准备阶段、临床试验实施阶段和临床试验结束阶段。

（1）临床试验前的准备阶段：临床试验前的准备工作通常包括申请人研究项目的确定→申请人研究小组成员和分工的确定→药物供应计划的启动→CRO 公司的确定（如

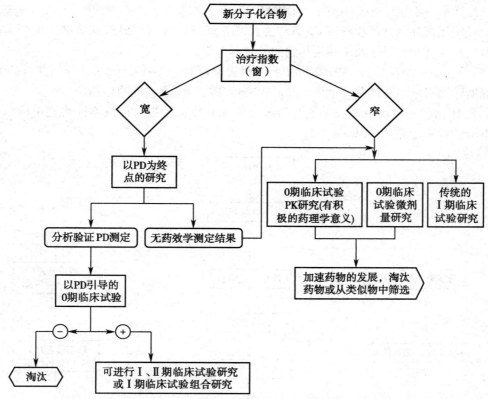

图 3-1 新分子化合物临床评价选用 0 期临床试验或 Ⅰ 期临床试验的决策流程

有)→临床试验方案的撰写及修订→项目相关技术文件的准备(CRF、ICF、研究者手册等)→研究中心的选择及 PI 的确定→研究中心项目所需文件的递交→项目立项审核完成→伦理委员会审核同意→双方委托合同的签订→独立的数据监查委员会成立→项目监查管理工作的确定→临床试验文件资料及研究用药物发放至研究中心→研究者启动会议的召开等。

1)制定临床试验方案:①药物临床试验一般由申办者发起,申办者可选用具备相关知识能力的人员进行临床试验方案的撰写,也可聘用有资质的研究者包括临床医师、临床药理学家、生物统计学家等参与方案的撰写或确认;②临床试验方案必须确定研究目的、受试对象的选择、受试者人数、起始剂量、剂量递增设计方法等一系列主要信息;③临床试验方案撰写完成后需与各参与单位的研究人员进行商讨并确认方案内容。

2)临床试验机构立项及伦理委员会审核同意:①按药物临床试验机构的立项管理要求递交送审资料,报告现场递交纸质版和/或系统登录提交电子版;②机构办管理人员制定本项目的工作流程,审核通过后方可递交伦理委员会审核同意;③机构办主任进行项目经费预算,项目通过伦理委员会审核后与申办者签订临床试验财务合同。

(2)临床试验实施阶段:临床试验实施通常在中心完成项目启动后可正式开展。实施阶段主要包括多个方面的标准管理,如受试者的管理、药品的管理、试验样本/生物标志物的管理(如有)、临床研究数据的收集、研究数据的传输、试验的监查/稽查、研究文件的归档等。

1)受试者的标准化管理:其流程为招募受试者→签署知情同意书→全面的体格检查和实验室检查→受试者完成入组/排除标准评价→受试者按临床试验方案要求完成服药和/或

采集试验样本→依从性评价→ADR、AE、SAE 和 Susar 的收集。

2）试验用药品的标准化管理：其流程为药品管理员授权→按要求完成试验用药品的接收、储存、分发、回收、退还及未使用药物的处置等工作。

（3）临床试验结束阶段：关闭研究中心并报告伦理委员会→退回试验用剩余物质→临床试验数据库锁定→临床试验分报告或总结报告的完成→所有文件的存档。

2. 临床试验不同研究单位的管理流程　Ⅰ期临床试验也可以按不同研究单位承担的工作不同进行流程划分，详见图 3-2。

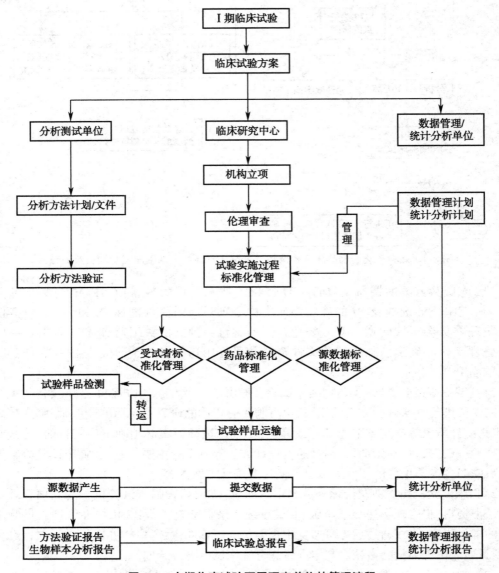

图 3-2　Ⅰ期临床试验不同研究单位的管理流程

3. Ⅰ临床试验流程的周期　Ⅰ期临床试验主要进行临床药理学研究以支持对药物安全性和有效性的评估，根据申请人和研究者制定的药物整体研发策略或单个临床试验的需求不同，试验周期可能相差较大，Ⅰ期临床试验研究的内容如剂量-暴露量-效应关系、药物相互作用、药物基因组学可能存在于Ⅲ期临床试验中。图 3-3 列出Ⅰ期临床试验从临床试验方案开始至临床总结报告完成所需的平均时间。

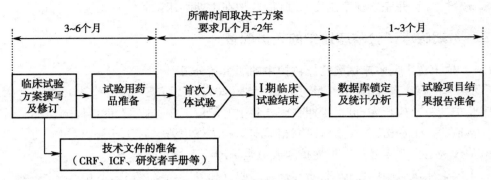

图 3-3　　Ⅰ期临床试验从临床试验方案开始至临床总结报告完成所需的平均时间

（张　红）

参 考 文 献

［1］刘川. 药物临床试验方法学. 北京：化学工业出版社，2011.

［2］王进，陈刚，王兴河. 创新药物的零期临床试验. 中国临床药理学与治疗学杂志，2014，19（14）：476-480.

［3］FDA. Guidance for industry, investigators, and reviewers exploratory IND studies. ［2020-10-20］. https://www. fda. gov/media/72325/download. pdf.

［4］STEVEN A J，SAY B T，DAVID M. An introduction to statistics in early phase trials. 阳国平，译. 长沙：湖南科学技术出版社，2016.

第二节　　Ⅰ期临床试验临床监护

一、临床监护在Ⅰ期临床试验中的作用

（一）临床监护的定义

临床监护又称为医学监护（clinical care/medical care），广义的临床监护是指在临床诊疗活动中，即从一般的常规诊疗到重症监护医疗实践活动中，通过应用先进的诊断、治疗、监护设备及监测技术，由医护人员对患者的生命体征、治疗反应、不良事件等情况进行连续、动态的收集、管理、处理等活动，以期降低诊疗活动或临床干预对患者的伤害，提高患者的获益。

（二）临床监护的作用

按照《中华人民共和国药品管理法》（2019 年版）、《药品注册管理办法》（2020 年版）、世界医学大会《赫尔辛基宣言》（2013 年版）、《药物临床试验伦理审查工作指导原则》（2010 年版）、《药物临床试验质量管理规范》（2020 年版）及《药物Ⅰ期临床试验管理指导原则（试行）》（2011 年版）的规定和要求，为有效保障受试者的权益和安全，从事Ⅰ期临床试验的研究室需在硬件、人员、规章制度上满足相关要求，方可开展Ⅰ期临床试验研究工作。在Ⅰ期临床试验研究中，由于试验用药品的不良事件类型、发生率及严重程度等信息尚未知；抑或尽管某些试验用药品不良事件的发生率已知，如仿制药，但仍可能发生较严重的不良事件，如处理不当或不及时，可能给受试者的身体和心灵带来无法挽回的伤害，甚至造成恶劣的社

会影响,不利于临床试验的长远健康发展。因此,临床监护在临床试验中扮演着重要角色,是减轻受试者遭受药物不良事件伤害的有效手段。各临床研究室应加强临床监护的人员配备和软、硬件建设,并完善规章制度,使临床监护在Ⅰ期临床试验中真正发挥作用。

二、Ⅰ期临床试验临床监护的人员配备

(一)护士在Ⅰ期临床试验临床监护中的职责和分工

《药物Ⅰ期临床试验管理指导原则(试行)》(2011年版)规定研究护士是Ⅰ期临床试验中临床监护的主要执行人,负责Ⅰ期临床试验中的护理工作,进行不良事件的监测。研究护士应具备执业护士资格,参加临床研究相关知识和法规培训,具有临床试验相关的能力和经验。试验病房至少有1名具有重症护理或急救护理经历的专职护士。

在Ⅰ期临床试验临床监护中,研究护士的职责和分工主要包括以下几点:

1. 按照Ⅰ期临床试验研究室的管理要求,保持病区的干净整洁,定期更换床单、被褥;试验期间床上用品和病号服一对一配套使用,防止交叉污染;每次试验结束后,及时消毒病房。

2. 负责Ⅰ期临床试验临床监护抢救车、急救药品和医疗用品的准备、管理,定期查缺并及时补充,保证急救药品的随时待用状态;掌握急救药品的使用方法、用法用量;试验期间对药品实行"四查十对一注意"管理。

3. 调试相关临床监护设备,保证紧急情况下急救设备的可用状态和急救工作顺利开展。

4. 按照临床试验方案的规定和试验用药品的特点,依据研究医师的指导和安排,协助研究医师制定临床监护方案。

5. 在试验期间加强对受试者的临床监护宣教和沟通,缓解受试者的紧张情绪,告知受试者主动识别试验用药品可能发生的不良事件,确保不良事件的及时发现。

6. 在试验期间,按照临床监护方案进行临床监护,按时对受试者进行体格、生命体征检查,精神状态、睡眠、饮食、二便情况问诊,对发现的受试者的异常情况如实记录,并及时上报研究医师。

7. 当发生不良事件和不良反应时,协助研究医师处理发生的不良事件和严重不良事件。

8. 接受严重不良事件处理预案的培训,在严重不良事件发生时能妥善协助研究医师对受试者的救治和院内转诊。

(二)医师在Ⅰ期临床试验临床监护中的职责和分工

《药物Ⅰ期临床试验管理指导原则(试行)》(2011年版)同样对研究医师的任职条件及职责和分工作出规定,内容如下:研究医师协助主要研究者进行医学观察和不良事件的监测与处置。研究医师应具备执业医师资格,具有医学本科或以上学历,有参与药物临床试验的经历,具备急诊和急救等方面的能力。研究医师在临床监护中主要有以下职责和分工:

1. 依据具体研究药物的特点,查阅药品说明书和文献报道,指导研究护士制定临床监护方案,并审核签字确认临床监护方案。

2. 对研究护士Ⅰ期临床试验临床监护中发现的不良事件,及时进行评判和指导研究护士进行处置。

3. 对临床试验开展过程发生的严重不良事件,在研究护士的配合下,及时进行现场处置,同时协调院内急救通道的开通和转诊。

三、Ⅰ期临床试验临床监护的急救设备和药品

（一）一般临床监护的急救设备和药品

1. 一般临床监护常见的急救设备和药品

（1）心电监护仪：心电监护仪是医院必备的医学仪器，能24小时连续动态监测患者的生理参数，能同时记录患者的动态心电图形、呼吸、体温、血压（分无创和有创）、血氧饱和度、脉率等生理参数等，便于医师和护士观察。为医师急救处理和治疗提供依据，降低并发症，达到快速缓解并消除病情的目的。

（2）供氧和负压设备：供氧设备主要用于呼吸困难或因肺部疾病氧气交换困难的患者，提高患者的血氧含量及动脉血氧饱和度，纠正缺氧症状。

（3）心电图：心电图机能记录患者的心脏活动、心肌电生理信号的即时状态，为抢救和诊断提供依据。

（4）一般临床监护急救药品的配备：一般临床监护中常用的急救药品包括盐酸肾上腺素注射液、去甲肾上腺素注射液、盐酸异丙肾上腺素注射液、硫酸阿托品注射液、盐酸多巴酚丁胺注射液、盐酸胺碘酮注射液、盐酸洛贝林注射液、尼可刹米注射液等。

2. 一般临床监护急救设备和药品的管理

（1）一般临床监护急救设备的管理：对于在临床监护过程中使用的设备，应按照Ⅰ期临床试验研究室所在医疗机构的规定，由院内的相关职能科室定期进行校准，以保证急救设备的正常使用。Ⅰ期临床试验研究室对各急救设备应设立专门的负责人负责设备的管理、日常维护；应加强设备使用的培训，尤其对较复杂的设备应强化培训，保证在临床试验开展期间有人员可熟练操作。

（2）一般临床急救药品的管理：对一般临床监护的急救药品的日常管理中，研究护士应定期查看常用急救药品是否完好齐全、是否有污损、是否在效期内，对过期和近效期药品应按照科室的规定处理并及时更换；定期核对数量，保证急救药品的使用数量和剩余数量之和与领用数量一致；在临床试验开展期间，应每天核对药品的数量，对使用过的药品的包材应回收，以便核对。

（二）重症监护的急救设备和药品

1. 重症监护的急救设备

（1）呼吸机：呼吸机是重症监护的重要设备，主要用于维持人工呼吸的功能，减少呼吸肌做功，以达到换气、给氧或药物治疗的效果。

（2）除颤器：用于转复各种快速型心律失常，消除心室颤动。主要用于心室颤动及心室扑动、室性心动过速、阵发性室上性心动过速等。

（3）其他急救设备：其他急救设备还包括全自动洗胃机、气管插管及气管切开包、简易呼吸器、微量注射泵、体外膜氧合（ECMO）装置、腹膜透析和血液净化系统等设备。各医疗机构的Ⅰ期临床试验研究室应根据自身的专业特色配备相应的急救设备。

2. 重症监护的急救药品 不同的Ⅰ期临床试验研究室应根据自身的研究方向和所研究药物的特点选配急救药品。

3. 重症监护急救设备和药品的管理 重症监护急救设备的管理同一般临床监护急救设备的维护管理要求；而重症监护急救药品如毒麻类等需有专柜存放，有固定地点，专人管理，双人管理，每日清点登记，专册登记，定期检查登记记录，定期擦拭，急救药品要有基数，

使用要登记,及时补充。

四、Ⅰ期临床试验临床监护的管理制度和运行

(一)建立和健全Ⅰ期临床试验临床监护的管理制度的重要意义

Ⅰ期临床试验临床监护是Ⅰ期临床试验的重要组成部分,是切实保障受试者人身安全和权益的具体措施。临床试验开展期间的各种突发事件随时可能对健康受试者造成不可挽回的人身伤害,给申办方造成重大损失,还会对临床试验的长远健康发展造成恶劣的影响。因此,健全Ⅰ期临床试验临床监护的管理制度和强化运行管理至关重要。

(二)Ⅰ期临床试验临床监护的管理制度和运行建议

目前,国内医疗机构Ⅰ期临床试验研究室的管理形式多样,有的医疗机构设立独立的机构办公室或药物临床研究中心进行管理,有的医疗机构由药学部或科研处管理,有的医疗机构的Ⅰ期临床试验研究室则为独立的科室,各种管理模式各有优缺点。由于医疗资源有限,Ⅰ期临床试验研究室的硬件配备较临床科室相对偏弱,不利于完善的Ⅰ期临床试验临床监护软、硬件条件的建设和发展。因此,各医疗机构应加强对Ⅰ期临床试验研究室在场地条件、硬件设备条件、医务人员配备、开放院内公共医疗资源绿色通道等方面的支持,积极促进Ⅰ期临床试验临床监护水平的发展和提高。

建立完备的管理和运行制度是促进Ⅰ期临床试验临床监护水平提高的重要措施。第一,在医疗机构层面,应建立相关规章制度,从制度上保障医疗资源对Ⅰ期临床试验临床监护的开放和倾斜;第二,Ⅰ期临床试验研究室的管理部门负责人,如机构办公室、药学部或临床药理学研究中心的负责人,应直接领导Ⅰ期临床试验临床监护的规章制度、管理和运行制度、标准操作规程的撰写;第三,加强Ⅰ期临床试验临床监护人员培训,保障参与Ⅰ期临床试验临床监护的人员知晓相关管理制度和具备监护能力;第四,持续改进Ⅰ期临床试验临床监护的管理制度、运行机制,加强演练,保障不良事件或严重不良事件发生时对受试者的及时救治。

五、健康受试人群的临床监护

(一)健康受试者的生命体征监测

健康受试者的常规生命体征监测包括血压、脉搏、呼吸频率及体温等项目。生命体征监测工作一般由研究护士完成。通常在筛选期、给药前、试验开展期间、出组当天给予受试者上述检查,检查结果应如实填报在研究病历中,供研究医师判读。如发现异常,如血压偏高,可待受试者静息5分钟后复测,复测值及复测原因也应如实记录,以达到准确反映受试者生命体征的目的。

(二)健康受试者的体格检查

健康受试者的体格检查主要包括身高、体重、皮肤、四肢的观察和记录等。通过身高、体重的测量,计算受试者的体重指数(body mass index,BMI),按照临床试验方案规定的BMI范围进行入选和排除标准判断。此外,观察受试者的四肢健全状况,皮肤有无明显的伤痕、文身或其他异常,并结合问诊判断受试者是否符合入选和排除标准的规定。

(三)健康受试者的生理生化指标检验

受试者的生理生化指标检验通常包括由血常规、尿常规、血生化等组成的常规实验室检查。依据不同的药物和试验方案要求,可能涉及其他具体试验的相关常规检验,如痰标本检验、各种特异性细胞因子的检测等。目前,越来越多的项目需进行遗传样本的采集和药物基因组学的检测工作。

（四）健康受试者的不良事件观察、记录及处理

1. 肝脏相关不良事件的观察、记录及处理

（1）肝功能的定义：广义的肝功能包括①氨基转移酶（GPT、GOT、ALP 及 GGT）反映肝细胞损伤或胆汁淤积；②肝合成功能（ALB、ALB 的前体及 PT）；③肝转运功能（TBIL、CHO 及胆汁酸）。在肝功能异常判读时，GPT 并不能完全反映肝脏损伤的程度，应联合 TBIL、ALB 和 PT 一起判断；GOT、ALP 等并非肝脏特异性，需结合 GPT、GGT 等。

（2）药物相关的肝脏不良事件：可引起肝损伤的药物种类繁多，根据临床表型可分为以下几种。

1）亚临床型：导致该种类型的不良事件的药物常见的有磺胺类、水杨酸类等。

2）急性肝损伤型：常见的导致该类损伤的药物包括对乙酰氨基酚，抗代谢类的别嘌醇、甲氨蝶呤，抗生素类的异烟肼、利福平等。

3）慢性肝损伤型：导致该类损伤的药物包括引起肝纤维化的硫唑嘌呤、口服避孕药（oral contraceptive，OCP），引起磷脂病的胺碘酮等。

4）血管疾病：引起该类损伤的药物包括引起肝静脉血栓的 OCP，引起肝窦阻塞综合征的化疗药、中药等。

（3）药物相关不良事件的记录及处理

1）当发生试验药物相关的不良事件时，应详细记录不良事件的发生时间、进展、转归、严重程度及与试验药物的相关性，为后期药物安全性评价提供完整的数据。

2）药物性肝损伤的处理及注意事项：①预防重于治疗，在临床试验开始前，应充分了解试验用药品相关的不良事件及预判可能发生的不良事件，并做好应对不良事件发生和处理的准备工作。②当不良事件发生时，及时判断肝损伤的发生与试验用药品的相关性，应按照研究方案的规定记录出现的不良事件，根据不良事件的严重程度决定是否立即停止给予试验用药品；与此同时，针对不良事件的症状进行对症治疗，如有必要应立即转入临床相关科室就诊。③当药物性肝损伤出现黄疸时，往往病情较严重。④不同药物的肝损伤潜伏期相差很大，停药后肝功能大多能恢复，但最初数天/数周可能继续加重。⑤再次服用相同的可疑药物时，可能出现严重的肝损伤，也可能因为产生耐受性而不发生肝损伤。

2. 肾脏相关不良事件的观察、记录及处理

（1）药物相关的肾脏不良事件：急性肾损伤（acute kidney injury，AKI）指肾脏的排泄功能在数小时至数天内迅速下降，导致氮质代谢产物（Cr 及 BUN）在体内蓄积，多合并其他代谢紊乱（尿量减少、代谢性酸中毒、高钾血症及高磷血症等）。

药物相关急性间质性肾炎是药物引起的肾损害中最常见的类型之一，涉及的药物种类繁多，可以是单一药物或多种药物合并应用导致，临床诊断尚无统一标准。发病的患者通常用药情况较复杂，且临床表现无特异性，因此难以及早准确判断致病药物与发病的关系。凡是临床表现为原因不明的急性肾衰竭，尤其是伴发热、皮疹或嗜酸细胞增高时应怀疑本病的发生。

抗中性粒细胞胞质抗体相关性小血管炎是可以累及全身多个器官和系统的自身免疫病，其血清学标志物主要是蛋白酶 3 或髓过氧化物酶抗体。目前，抗中性粒细胞胞质抗体相关性小血管炎的发病机制并不清楚。

常引起 AKI 的药物包括造影剂、氨基糖苷类、两性霉素 B、非甾体抗炎药、磺胺类、阿昔洛韦、甲氨蝶呤及顺铂等。

（2）药物性肾损伤的处理及注意事项：当患者出现药物性肾损伤的相关不良事件时，首先详细记录不良事件发生的时间，并跟踪相关不良事件的进展及严重程度；其次由研究医师结合试验用药品的不良事件特点，判断不良事件与试验用药品的相关性，并制定相应的临床干预方案。

药物性肾损伤的处理和干预应注意以下几点：①依据临床试验方案及受试者 AKI 的严重程度，由研究者判断是否立即停用试验用药品；如存在合并使用其他药品，应立即停止使用用潜在可能造成肾损伤的药物。②区分病因，判断所发生的 AKI 是肾前性、肾性还是肾后性，依据不同的病因制定相关对策；药物相关性肾损伤主要引起肾前性和肾性 AKI。③肾前性 AKI 应补充血容量、纠正病因、维持胶体渗透压、保证 Hb 及氧合。④控制血容量，以 EN 为主，注意补充维生素及微量元素。⑤控制高钾血症。⑥如病情有恶化趋势，由研究医师决定，立即转移至临床相关科室救治。

3. 心脏相关不良事件的观察、记录及处理

（1）药物相关的心脏不良事件：由药物引起的心脏不良事件常见的有心律失常（洋地黄类药物）、心肌损伤（蒽环类及靶向治疗的化疗药、他汀类降脂药）等。蒽环类按照不良事件发生的时效分类可划分为急性、慢性和迟发性心脏毒性。多数患者在蒽环类药物给药后较快发生心肌损伤，且随着时间推移，症状愈加明显；而迟发性毒性发作较慢，临床上甚至在给予蒽环类药物的数年后，有超过 50% 的患者可发生左心室组织和功能亚临床心脏超声变化。蒽环类药物的慢性和迟发性心脏毒性与其累积剂量呈正相关。在临床试验中，我们更关注急性发作的心脏毒性。

（2）药物引起的心脏毒性的处理及注意事项：由试验药物引起的心脏不良事件应引起研究人员的足够重视，研究人员在应对该类不良事件时应注意①根据研究药物的特点，对不良事件的发生做好充分的监护、治疗准备等，包括急救设备和药物预案；②在试验过程中应加强心脏的监护，如密切关注给药后的心率及心电图变化，由专门的心内科医师对心电图进行判读；③如病情有恶化的趋势，由研究医师决定，立即转移至临床相关科室救治；④肺脏相关不良事件的观察、记录和处理。

药物相关的肺脏不良事件比较少见，常因心脏毒性而受累；在监护受试者药物引起的心脏不良事件的过程中，肺脏功能的异常可能起到很好的提示作用。在临床试验过程也应加强肺脏不良事件的观察、记录和处理。

六、特殊受试人群的临床监护

（一）肝功能不全受试人群的临床监护

肝脏是药物代谢和排泄的重要器官，尤其对于肝脏首关效应较大的药物。肝功能障碍时，与药物药动学相关的各个环节均可能受到不同程度的影响，即药物的吸收、分布、代谢和排泄等环节将出现与健康受试者的显著性差异。在Ⅰ期临床试验的实践过程中对肝功能不全受试者的临床监护应注意以下几点：

1. 肝功能障碍时，肝脏的药物代谢和排泄能力降低，高首关效应的相关药物更为显著，因此血药浓度可能显著高于正常人，引起药效甚至药物毒性的出现；此外，胆汁淤积性肝病患者的胆汁流通不畅导致药物的排泄降低，同样会引起血药浓度增加，临床监护过程中应关注血药浓度升高相关的不良事件的发生。

2. 血浆蛋白和肝脏药物代谢酶、白蛋白的合成减少会导致与血浆白蛋白结合的药物减

少、游离药物增加,临床监护过程中应关注游离药物浓度增加可能引起的不良事件。

3. 应完善受试者试验期间的临床检查,重点关注肝功能生理指标的变化,如发生显著变化,应及时记录并由研究医师作出判断和进行后续的医学处理。

4. 对治疗窗窄的药物,如有必要和条件,应进行血药浓度定期测定,以预判严重不良事件发生的可能性。

(二)肾功能不全受试人群的临床监护

肾脏是机体药物排泄的另一重要器官,尤其对于主要经肾脏排泄的药物,当肾脏出现肾小球滤过、肾小管分泌及重吸收功能的异常改变时,将不利于药物的排泄,引起药物的血药浓度和药动学的显著改变,进而引起相关的不良事件。在Ⅰ期临床试验临床监护过程中,应关注以下几点:

1. 关注在Ⅰ期临床试验开展期间肾功能不全患者的肾功能特异性指标的变化(血尿素氮 BUN 和肌酐 Cr 的积聚情况),如发生显著变化,应密切关注肾功能的发展方向。

2. 关注由于肾功能异常导致的药物体内蓄积相关的不良事件,多为试验用药品特异性的。

3. 如有条件应及时监测试验用药品的血药浓度,为后续处理提供依据。

4. 如发生药物浓度蓄积相关的严重不良事件,由研究医师决定,开通临床相关科室急救通道,如进行血液透析加快药物的排泄。

(三)肿瘤患者的临床监护

由于抗肿瘤药多为化疗药,在Ⅰ期临床试验研究中出于安全和伦理的考虑,药物试验主要在肿瘤患者中进行。由于化疗药和肿瘤患者的特殊性,在Ⅰ期临床试验临床监护过程中应密切关注受试者的生命体征变化。

1. 在肿瘤患者中开展的临床试验,由于受试者本身的基础疾病很危重,应制定针对特定药物不良事件的监护和处理预案,当不良事件发生时,根据预案及时处理,以减少药物对受试者的伤害。

2. 化疗药多为细胞毒性或靶向的细胞毒性药物,常会产生严重不良事件,与此同时,受试者自身的基础疾病也会有相似的临床症状,如恶心、呕吐等,在监护过程中应注意区分药物引起的不良事件和疾病本身的症状,并采取相应的处理措施。

3. 肿瘤患者累及的器官可能为肝脏、肾脏等药物代谢和排泄的主要器官,当这些器官受累时,相应器官的功能受到影响,使药物的代谢或排泄降低、血药浓度增加,进而加重药物不良事件的症状;如有条件,可在试验期间进行血药浓度监测,以期在不影响疗效的前提下,降低药物不良事件对受试者健康的影响。

4. 关于肿瘤患者临床试验过程中更详细的监护过程请参考相关著作。

(四)儿科人群受试者的临床监护

儿童是临床试验中的一个特殊的受试群体。儿童受试者具有以下生理特点:①处于快速的生长发育阶段,药物代谢酶的活性不足(尤其是小儿),药酶活性不足引起某些药物蓄积而导致不良事件,如氯霉素引起的"灰婴综合征";②胃液的 pH 偏低,胃肠蠕动慢,消化道面积相对较大,通透性和吸收效率高,药物过量容易引起不良事件,如水杨酸可能引起胃肠穿孔;③神经系统发育不成熟,某些药物可能引起高热、惊厥等症状;④泌尿系统发育不成熟,对水、电解质、酸碱平衡的调节功能差,某些药物可能引起小儿体内的酸碱平衡紊乱;⑤某些药物可能对儿童的生长发育产生不利影响。鉴于上述儿童的生理解剖特点与成人有显著性差异的原因,儿童对药物的吸收、分布、代谢和排泄等药动学特征可能与成人存在较大差异。在Ⅰ期临床试验临床监护过程中应注意以下几点:

1. 应根据药物的特点及参考药物在成人体内的药动学特征制定监护方案,应熟悉试验用药品可能引起的所有不良事件,当不良事件发生时及时处理,以减少伤害。

2. 在试验开展期间应增加监护和生命体征检查次数,由于儿童可能无法表达相关的主观感受,监护人员应加强交流、巧妙沟通,以免遗漏重要的不良事件征兆。

3. 完善试验用药品引发的不良事件的特异性生理指标检查,以期及早发现不良事件即将发生的证据。

（五）老年受试者的临床监护

老年受试者由于生理功能衰退,药物的代谢特点与青年人相比发生显著变化。生理功能的改变主要体现在以下几个方面:①肝肾功能的减弱,会降低药物在肝脏的代谢和肾脏的排泄;②机体组织成分的改变、血流量的降低、体液 pH 的变化、血浆蛋白与药物结合能力的改变均使得老年人体内的药物分布发生变化;③老年患者常伴有基础疾病,可能因试验用药品的影响而产生较严重的不良事件。针对老年患者,在Ⅰ期临床试验临床监护过程中应注意以下几点:

1. 根据试验用药品的特点和已有的关于试验用药品的研究报道,加强临床监护,针对可能引发的不良事件提早判断。

2. 由于老年人对药物不良事件较青年人可能更不敏感,某些不良事件的发生可能并不会引起不适,而某些药物可能在老年人中更易引起不良事件,研究医师和护士须运用专业知识进行判断,以期及早发现试验用药品不良事件。

3. 在条件允许的情况下进行血药浓度监测。

（六）其他受试者的临床监护

针对不同的试验用药品,临床监护的特点不尽相同,应根据试验用药品的理化性质、已有的不良事件报道情况、受试者群体的特点制定个体化临床监护方案,尽可能地将Ⅰ期临床试验过程中的不良事件发生率降至最低,这不仅有利于保护受试者的人身安全,同时对临床试验的健康发展具有重要的积极意义。

七、严重不良事件的应急处理

尽管随着药物临床试验水平的提高和临床前研究技术的不断进步,药物不良事件可以更早被发现,在实际临床试验开展中不良事件和严重不良事件的发生率越来越低,但预防和积极应对严重不良事件的能力建设不应被忽视。2006 年发生在英国的 TGN1412 药物严重不良事件给临床试验研究者敲响警钟,保护受试者人身安全始终是临床研究中最重要的内容。本节并不深入探讨如何进行严重不良事件的应急处理,因为每个Ⅰ期临床试验研究室的硬件条件、人员配备、特色专业不尽相同。在此仅强调根据Ⅰ期临床试验研究室的具体情况,积极开展应对严重不良事件的能力建设,搭建研究室所在机构内针对Ⅰ期临床试验研究严重不良事件急救的绿色通道,切实做好受试者人身安全保护。

八、临床监护的发展趋势

科技的进步极大地促进医疗事业的发展,同样给Ⅰ期临床试验临床监护带来全新的发展面貌。目前,临床监护的发展随着计算机技术的发展、互联网+概念的提出、人工智能、电子技术而越来越人性化、智能化、网络化，并可实时监测。如穿戴式医疗监护设备的发展可实现低负荷、实时、长期连续、远距离获取患者的生理数据(心电信号、呼吸频率、体温等数据)，通过信号处理、人工智能分析，并将分析结果反馈给临床医师参考，极大地减少医师的工作量，也为慢性疾病的长期临床监护提供便利。目前新技术在临床上被广泛推广和应用，在不久的将来，人工智能必将在Ⅰ期临床试验临床监护中扮演重要角色。如在应对重大突发公共卫生事件下临床研究开展的难题，Ⅰ期临床试验临床监护工作将踏入一个崭新的阶段，为受试者提供更好的监护和安全保障。

(赵秀丽　倪四阳)

参 考 文 献

[1] 周立,席淑华. 重症监护掌中宝. 北京:人民军医出版社,2009.

[2] 杜斌. 麻省总医院危重病医学手册. 北京:人民卫生出版社,2009.

[3] 王丽华,李庆印. ICU 专科护士资格认证培训教程. 2 版. 北京:人民军医出版社,2011.

[4] 赵久良,冯云路. 协和内科住院医师手册. 2 版. 北京:中国协和医科大学出版社,2014.

[5] 陈灏珠,林果为,王吉耀. 实用内科学. 14 版. 北京:人民卫生出版社,2013.

[6] 耿燕. Ⅰ期药物临床试验中研究护士在受试者护理管理中的作用. 护理研究,2012,26(10):2847-2849.

[7] 蒋萌. 药物Ⅰ期临床试验医疗监护的探讨. 中药新药与临床药理,2010,21(5):558-560.

[8] 赵丹芳,张雅丽,蒋健,等. 药物Ⅰ期临床试验病房管理与受试者护理. 护理研究,2013,27(12B):4079-4080.

[9] 张正付,沈玉红,李正奇. 我国药物Ⅰ期临床试验受试者招募及管理存在的问题. 中国临床药理学与治疗学,2012,17(5):481-484.

[10] 史改,孙岷,张雅丽,等. 受试者管理中研究护士的职责探讨. 护理进修杂志,2014,29(21):1950-1952.

[11] 中国临床肿瘤学会,中华医学会血液学分会专家组. 蒽环类药物心脏毒性防治指南(2013 年版). 临床肿瘤学杂志,2013,18(10):925-934.

[12] NAVARRO V J,SENIOR J R. Drug-related hepatotoxicity. N Engl J Med,2006,354(7):731-739.

[13] 严汉民,黄冈,乔磊. 医疗监护技术的现状和发展趋势. 医疗设备信息,2005,20(5):1-4.

第三节　生物样本分析

一、小分子药物生物样本分析

(一) 简介

在新药发现和开发的不同阶段以及上市后的临床应用期间，有各种各样的含有待测物成分的生物样本需要分析，这些样本如血液、尿液、组织等。生物样本的特点是待测物的浓度极低(浓度可以为 mg/ml、ng/ml、pg/ml,甚至更低)、数量有限、存在各种各样的干扰(如代谢物、内源性物质、生物基质)，也存在稳定性和相互转化的问题。因此,准确进行生物样本分析是分析界的一个极大挑战。

新药发现阶段的生物样本分析所涉及的研究大多是探索性研究,对于此类生物样本分析,一般并不要求按照法规的规定进行方法学确证及测试过程的质量控制和保证,主要是根据实验目的选择合适的生物样本分析方法进行分析,以减少人力、物力成本,加快研究速度。而进入新药开发阶段,其中的非临床研究阶段会涉及对来自非临床药动学、动物组织分布、

217

物料平衡、动物毒物代谢动力学等方面研究的生物样本进行分析;在临床研究阶段会涉及对来自人体生物等效性和生物利用度、药动学(包括经典药动学和群体药动学、不同人群)、组织穿透、物料平衡、药物相互作用等方面研究的生物样本进行分析。在药物上市后也会涉及临床样本的分析,如群体药动学/药效学、血药浓度监测等研究。由于这些研究用于了解候选化合物的体内特性、支持研究药物的推进、支持临床给药方案的选择等,需要遵循法规的要求,以保证分析数据的准确性和可靠性。因此,这些生物样本分析又称为法规环境下的生物样本分析(regulated bioanalysis)。

目前大分子药物开发已经成为许多治疗领域的研究热点,大分子药物的开发过程中也涉及生物样本分析,但除少量的多肽类药物、蛋白质类药物可以采用和小分子同样的测定方法测定外,大分子的测定方法常常采用和小分子测定不一样的原理和方法,如大分子的配体结合分析(LBA)测定法。本文中的生物样本分析主要涉及小分子的测定,或使用小分子测定的原理进行大分子的测定。有关使用其他分析原理进行的大分子测定的内容有作者另行介绍。另外,虽然生物样本分析的原理基本一致,但本文所涉及的生物样本分析主要为早期临床研究阶段的生物样本分析,其研究结果用于支持药动学、生物等效性和生物利用度及药物相互作用研究等。这一阶段的生物样本与临床前研究的区别是生物样本的基质种类不一致,此阶段主要是来自人体的生物基质;待测物的含量会比非临床阶段研究低,要求使用更灵敏的测试方法。与临床应用中的生物样本的区别是,这一阶段的生物基质主要来自健康人或目标适应证患者,除药物相互作用研究存在另外一个药物成分的干扰外,多数无其他药物成分的干扰;而临床阶段的生物样本主要来自患者,生物基质的成分更加复杂,且存在多种联合用药的影响。

以往国内承担生物样本分析的单位对按照法规要求进行的分析认识不足,在生物样本分析中存在诸多问题。如在分析测试中随意操作的步骤比较多;生物样本的采集、保存、处理不规范;人员没有经过专门的培训;仪器设备没有经过严格的校准;没有计划和方案;没有质量控制和保证体系;分析测试的数据质量不高,影响新药研究的质量。另外,许多从事生物样本分析的人员早期使用色谱仪如使用 HPLC、GC 进行分析,HPLC、GC 对干扰的影响比较敏感,一旦去除干扰后,往往会获得比较准确的测试结果。当这些人员从使用色谱仪转换成使用色谱-质谱联用仪后,对基质效应的影响和其复杂性认识不足,生物样本测试方法中较多地使用去基质效应比较低的蛋白沉淀法,使用的内标也很少是校准基质效应最佳的同位素内标,在提供的报告中数据的准确性较差。作者曾经比较过使用同样一家单位的参比制剂,报道的药动学参数差异可达 6 倍。

近年来,随着国外技术和规范的引进、国内生物样本分析规范的制定、与国际水平接轨的药品审评水平的提高,以及现场核查的开展,促使生物样本分析者从各个方面进行改进,相信这些举措会对提高分析测试的水平、支持新药研究的推进有很大的促进作用。

(二)小分子生物样本分析的基本技术和方法学开发

从化学方面看,小分子药物的分子量一般在 500 以下,主要由 C、H、N、O 元素组成。小分子药物在体内发挥全身作用,首先需要进入血液循环系统,并随着血液循环到达身体的不同部位,其药物浓度在这一阶段呈现动态变化。进入体内的方式可以是口服吸收后通过胃肠道的跨膜转运吸收入血;也可以通过注射直接进入血液循环,包括通过皮下或肌肉的毛细血管吸收进入血液;也有通过局部组织吸收进入血液(如肺吸入、皮肤或黏膜吸收等)。药物成分在血液中以游离和结合的状态存在,更复杂的还包括制剂包裹部分如脂质体。药物在体内的循环会同时伴随有代谢产物,代谢产物分为Ⅰ相和Ⅱ相代谢产物,有时药物和代谢产物之间还会存在互相转化。药物的作用是通过药物成分随着血液循环到达作用部位处来完成的,测定药物在血液中的浓度往往可以反映药物的疗效或不良反应。因此,在生物样本分析中,血样的测定最为普遍,其次为尿样、便样、组织、体液等。

血样中存在的一些成分如白蛋白、酸性蛋白等可以和部分药物结合,形成蛋白结合型药物。这些结合一般属于可逆性结合,在分析过程中通过萃取和沉淀的方法可以破坏这种可逆性结合。因此,除非采用特殊的样本处理方法如超离心等,在分析测定中测定的成分为总的药物成分。

生物样本分析的目标是准确反映采样时间时的药物浓度。但实际上,从样本采集到分析数据的获得经历很多步骤,各种因素会影响药物浓度的可靠性。如待测成分全血预处理期间的稳定性,样本离心、转移、冻存期间的稳定性,样本处理期间的稳定性,样本测试期间的稳定性等均可能影响最终的结果。只有各个步骤的稳定性得到保证,分析方法精密、准确,才能最终获得可靠的测试结果。

生物样本中的干扰成分占多数,而待测物成分只占很低的比例,有时还存在多组分测定和组分之间互相转化的问题,如何从这些复杂的组分和极低的浓度中准确测定出其浓度值是分析技术的挑战。另外,为了准确了解药物在体内的行为,需要在药物的吸收、分布、消除相设置很多个采样点,再加上需要入选一定数量的受试者人群,导致一个研究中需要测定的生物样本数量可达数百甚至上千。因此,生物样本分析的通量是分析测试过程中非常需要关注的一个问题。近十几年来,高效液相色谱-质谱联用技术,尤其是液相色谱-串联质谱(LC-MS/MS)的发展和成熟,使得该类仪器成为生物样本分析的利器。该类仪器分析具有测试速度快、灵敏度高、样本处理简单、可以多组分同时测定的优点,是目前生物样本中小分子测定的首选方法。但是,此类方法也有其自身的局限性,包括基质效应的影响、需要同位素内标等。为了充分发挥该仪器的作用,需要对采用LC-MS/MS法进行生物样本分析有充分的认识。考虑到大部分生物样本是由LC-MS/MS法测定完成的,本文主要介绍使用该方法进行生物样本分析的原理并结合法规的要求说明如何进行法规环境下的生物样本分析。

1. 基本技术　用于分析定量的液相色谱-质谱联用仪主要包括LC-MS、LC-MS/MS,而MS/MS又称为串联质谱,因其具有强大的分辨和定量能力,是目前用于小分子分析中与液相色谱部分联用的主要仪器。有关该类仪器的结构和原理、性能、操作方法等,国内外有许多图书给予详细的介绍,此处仅进行简单的介绍。

(1)离子化技术:液相色谱仪和质谱仪均为上市年代很久的仪器,但液相色谱和质谱联用的仪器在20世纪末才完成商品化,主要原因是液相色谱包括高效液相色谱需要以液体为流动相,经过色谱分离的待测成分是溶解在流动相中的;而质谱需要在高真空的环境下完成带电离子的测定。从色谱柱流出的液体在高真空的情况下会迅速气化,导致真空度降低,使质谱的分析功能丧失。因此,为实现液相色谱和质谱的联用,首先需要解决接口的问题,该接口需要使从色谱柱流出的流动相迅速蒸发并被排出,避免进入质谱系统;其次使流出液中的待测成分带上电荷,可以进入质谱仪进行分析。经过努力,人们发明了能够满足液相色谱和质谱联用的离子化接口,目前生物样本定量使用的主要离子化源有ESI源和APCI源,还有一些其他离子源如APPI源。这些源在生物样本定量中使用较少,主要用于其他方面的研究。

对于 ESI 源,流动相通过一段带电的毛细管喷出后形成带电的液滴,气化后形成带电的离子进入质谱系统进行分析。ESI 源的工作原理见图 3-4。

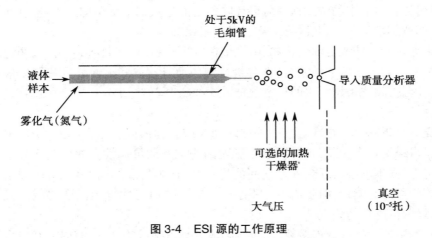

图 3-4　ESI 源的工作原理

对于 APCI 源,其原理是流动相通过一段毛细管喷出后,在放电针旁形成带电的液滴,气化后形成带电的离子进入质谱系统进行分析。APCI 源的工作原理见图 3-5。

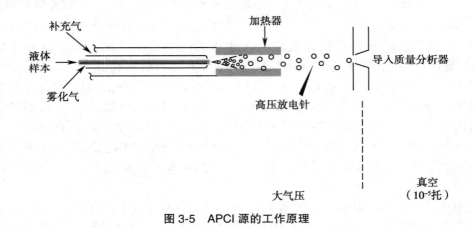

图 3-5　APCI 源的工作原理

APCI 源和 ESI 源对化合物的离子化是有区别的,详细的资料可以参考有关文献。

(2)质量分析器:在生物样本分析中,用于定量测试使用的质量分析器主要为三重四极杆。该设备具有的优点是第一个四极杆 Q1 用于 1 个或几个待测成分的带电离子的质量过滤器,只允许符合设定质荷比的带电离子通过;第二个四极杆 Q2 可以使带电离子与背景气体碰撞,产生碎片;第三个四极杆 Q3 是允许目标碎片通过,且进入检测器。如图 3-6 所示。由于待测化合物通常具有不同的结构或碎片,通过这种方式可以产生很高的选择性,使液相部分分离的压力减轻。同时由于该种仪器具有很快的切换能力,可以进行多个离子对的检测,因此可以同时测定多个成分。

(3)同位素内标:在生物样本分析过程中,为了减少样本处理、进样之间、测试过程的变异,通常是在样本处理过程中加入同样浓度和体积的内标溶液,通过待测物的峰面积(或峰高)与内标的峰面积(内标)比来减少分析的波动。

内标的选择方面通常可以选择结构类似物或稳定同位素内标。结构类似物内标在色谱

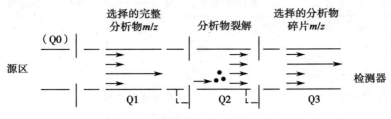

图 3-6　串联质谱质量分析器的原理

行为上与待测物一致,可以发挥提高测试数据精密度的作用。但在校准基质效应方面,因常常不在同一时间流出,结构类似物内标的作用较差。结构类似物内标通常是在无同位素内标可用的情况下的一种选择。同位素内标的结构与待测物的结构完全一致,区别是在内标的结构中,分子中的 ^{12}C、^{1}H 原子被一定数目的 ^{13}C 或 ^{2}H 原子取代。对于分子量在 500 左右的待测物,取代的数量应在 4~6 个最佳,以减少同位素分布的影响。因在色谱分析中同步流出,同位素内标可以在很大程度上校正可能存在的基质效应,是生物样本分析的首选内标。

2. 样本制备　虽然串联质谱具有强大的分离和分析能力,但样本的净化、浓缩等处理方法仍然是成功的生物样本分析的关键。样本的净化应最大限度地去除影响分析测定的干扰物质,保留待测成分,减少对色谱和质谱系统的污染;而样本的浓缩可以提高对低浓度样本的检测能力。目前文献报道的常用的样本制备方法为蛋白沉淀法(PP)、固相萃取法(SPE)、液液萃取法(LLE)。

(1)蛋白沉淀法(PP):在 LC-MS/MS 法测定的过程中,蛋白沉淀法是比较常用的方法。该方法操作非常简单,一般将待测生物标本加入内标和沉淀剂后,混匀、离心,取出上清液,可以直接进行测定。如果上清液的浓度很高,还可以进行稀释操作;如果浓度很低,可以进行吹干或冷冻干燥,剩余的残渣重新溶解后再分析。沉淀剂主要为有机溶剂如甲醇、乙腈等,根据沉淀的效率不同,溶剂的使用量也不一样,一般需要 3 倍以上的有机溶剂沉淀,才能获得相对较好的去除蛋白的效果。由于基质效应对 LC-MS/MS 法测定的影响很大,而磷脂又是血浆中产生基质干扰的主要成分,在去除磷脂方面,蛋白沉淀法的效率最低。如果方法学开发发现基质效应的影响比较大,在样本处理时应考虑使用更高效的去除基质影响的处理方法,如固相萃取法或液液萃取法。

(2)固相萃取法:在生物样本分析过程中,固相萃取法是一种经常使用的方法,其优点很多,如可以自动化操作、去除基质的效率高、型号齐全、各种极性的物质均可以处理、易于浓缩等。其原理和操作方法在许多文献或教科书中均有详细介绍,此处不再赘述。

(3)液液萃取法:在生物样本中加入萃取剂,将待测成分和内标萃取到有机溶剂中,再经过离心分离、吹干等操作,可以达到样本净化、浓缩等目的。萃取剂一般对极性比较小的成分或经过酸化、碱化成为分子状态的成分萃取效果比较好,不能对离子化状态的化合物进行萃取。由于磷脂成分不易被有机溶剂萃取,因此萃取方法是一种比较好的去除基质效应的方法。

3. 色谱-质谱分析

(1)色谱条件:色谱仪与质谱仪联用后,考虑到 2 种仪器的特点,色谱-质谱分析中的色谱条件与常用的 HLPC 中的色谱条件是有区别的。主要区别见表 3-1。

表 3-1 常用的 HPLC 中的色谱条件和色谱-质谱分析中的色谱条件的区别

区别	常用的 HPLC 中的色谱条件	色谱-质谱分析中的色谱条件
流动相种类	多	少
流动相流速	较高（1.0ml/min）	较低（≤0.4ml/min）
流动相成分	没有限制	只允许使用挥发性的流动相
柱长	10~20cm 柱较多	5cm 柱较多
梯度的影响	较大	较小
分离能力	完全依靠色谱柱的分离	除色谱柱的分离能力外,质谱检测器还有一定的分离能力
柱效	中等	高
测试速度	较慢	较快

由于质谱检测器具有一定的分离能力,在色谱-质谱分析中,色谱的作用主要是:①去除一些在色谱柱上不保留的成分,如盐类成分,该部分成分可以通过柱切换的方式直接导入废液中,避免对质谱系统的污染;②对待测成分、内标和其他干扰成分之间有适当的分离即可,特别是避免流出峰和基质干扰成分同步流出;③避免在色谱柱上保留高吸附性的干扰物质。

（2）质谱条件:目前用于定量的质谱主要是串联质谱,其色谱-质谱联用仪的基本结构见图 3-7。离子化源主要为 ESI 源或 APCI 源;质量分析器如前所述为三重四极杆,分为一级室、碰撞室、二级室。当待测物经离子化后,进入检测的质谱系统中,在一级室中主要用于选择分子离子峰,该离子峰进入碰撞室中与惰性气体（如 N_2、He）碰撞,产生各种碎片;在二级室中分离出待检测的碎片,进入检测单元,完成对信号的记录。

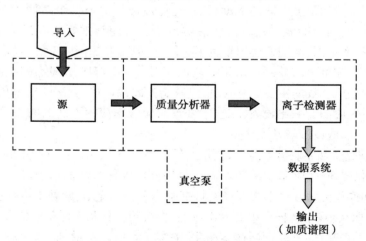

图 3-7 色谱-质谱联用仪的基本结构

在方法学建立阶段,可以通过使用待测物溶液通过流动注射的方式进行质谱的各个参数的优化,以保证最终选择的碎片信号稳定、灵敏。

在检测过程中,由于切换较快,质谱仪可以分成多个通道,从而对多个离子对进行检测。因此,质谱仪可以实现多组分同步测定。

4. 检测和定量 离子碎片进入检测单元后,可以转换放大成电信号,用于定量。该类设备的检测器可在一个很大的范围内呈现线性规律,因此,一般情况下液相色谱-质谱联用仪检测的线性范围很宽,可以达到 3 个数量级。定量时,主要采用待测物的峰面积与内标的峰面积比与浓度进行加权线性回归,权重系数可选 $1/x$、$1/y$、$1/x^2$ 和 $1/y^2$。

5. 方法开发　在确定承担生物样本中的 1 个或多个成分的测定后,就需要着手进行测定方法的开发。在开发前需要充分考虑待测物的化学特性、以往研究的结果和文献报道的结果、同位素内标或结构类似物内标的可及性、可用的仪器设备和样本处理方法、可能的样本定量范围等。有时,可以先开发一个方法进行预试验样本的测试,测试结束后,根据获得的结果进行方法学调整,重新进行验证,确保正式试验样本的测试过程中使用最佳的分析方法进行测定。每个单位进行方法开发的策略不一样,也没有一个统一的方法开发流程。下面根据文献介绍小分子药物生物样本分析方法学开发的策略,共分为 11 步:

(1)获得待测物化学方面的信息、稳定性情况、确定需要达到的最低定量限(LLOQ)。

(2)选择化合物的质谱参数,包括选择合适的离子源、离子对等。

(3)选择流动相,常常选择 0.1%甲酸-乙腈的混合物。

(4)选择色谱条件,包括色谱柱、流动相、流速、梯度等。

(5)通过流动注射方法优化化合物的质谱参数,确定最佳的离子对。

(6)确定化合物在不同离子源和离子化方式情况下的灵敏度,优化色谱和质谱参数。

(7)选择合适的样本处理方法。

(8)确定 LLOQ、线性范围、回收率、系统适用性试验。

(9)测试样本的稳定性、携带效应、选择性、基质干扰等。

(10)进行方法学确证分析批的测试。

(11)出具方法学验证报告。

6. 大分子的测定　本文的内容主要针对小分子的测定,随着测试技术的发展,一些大分子的测定也可以转化成为小分子的测定方法进行测定。文献报道的例子也很多,这些例子主要针对一些蛋白质、多肽的测试。

LC-MS/MS 法测定大分子的原理是将待测物水解成各种片段,取其特征性片段,采用 LC-MS/MS 法进行定量分析。在样本处理过程中,可以加入一种同位素标记的多肽,经过同样的水解,产生一段和待测物类似的片段,作为内标。大分子样本处理和小分子样本处理方法的差异很大,而且在大分子测定时面临的挑战更多,尤其是容器表面吸附的问题。另外,由于大分子有三级结构,通过水解测定其特征性片段的方法与免疫测定法相比,是无法区分出活性和无活性成分的,也不能区分出含有同样片段的活性产物或其代谢物。

(三)方法学验证

1. 验证内容　按照法规进行的生物样本分析需要对所使用的分析方法进行验证,以确保所测定的数据符合法规的要求。在新药研发过程中,随着相关知识和经验的积累,待测成分的分析方法也是一个不断完善的过程。在临床阶段进行的生物样本分析,如果之前的研究没有方法可以参考,则一般需要进行一个完全验证;如果之前已经有现成的方法可以参考,如有动物基质的分析方法,在开展新的分析测试之前,往往不需要进行一个完全验证,进行部分验证也能保证生物样本分析测试的准确性。部分验证的内容目前没有明确的规定,主要是基于科学方面的考虑进行分析。部分验证的项目可以小到一个分析批的测试,大到基本接近一个完全验证。交叉验证主要适用于下列情况:①2 种不同测定方法之间的比较,说明 2 种测试方法的一致性。在新药开发阶段,如果生物样本测试采用不同的测试方法,为了解这2种方法的测试结果是否一致,可以采用同一批样本用2种方法分别进行测试,比较获得的测试数据。②使用同一方法的不同实验室、不同仪器或不同人员之间也可以进行交叉验证,以比较互相之间的区别。

2. 验证项目和要求

(1)验证项目的基本要求:小分子药物生物样本分析方法学验证标准的要求一般如下。

1)准确度:≤±15%(标示量),最低定量限浓度≤±20%(标示量)。

2)精密度:RSD≤15%。

3)选择性:>5倍的空白基质相应值。

4)灵敏度:最低定量限浓度满足法规要求。

5)重现性:2/3的留样再测样本偏差值≤±20%。

6)稳定性:>85%~90%(标示量)。

7)考察的质控样浓度:不同地区的法规要求有区别,如EMA和《中国药典》(2020年版)中有关生物样本分析的法规对在基质效应和稳定性的考察中,只要求考察高、低浓度质控样的测试结果即可。

(2)系统适用性试验:在开展正式的分析批测试前,进行系统适用性试验是提高分析测试成功率的重要举措。系统适用性试验可以在分析批提交前进行测试,也可以在分析批运行中断、重新进行分析批测试前再次进行系统适用性测试。系统适用性试验的测试样本不建议使用来自待测分析批的样本,建议另行制备;其测试的样本种类也是各个试验单位根据其测试要求考虑决定。

(3)标准曲线和质控样:法规要求的标准曲线一般需要6个非零以上的点,为此,在常见的分析方法中,标准曲线设计的点数为7~9个,以确保在1/3以下的点数超限后,还能够存在6个以上的点用于曲线回归。

标准曲线两端的点分别为最高定量限(ULOQ)和最低定量限(LLOQ)。质控样的点数一般为3或4个,其中一个点在ULOQ附近,为高浓度质控样(QCH),一般在其75%以上;另一个点在LLOQ附近,为低浓度质控样(QCL),一般为3×LLOQ的浓度以内。中间的浓度可以设置1或2个点,如果设置1个点,一般在标准曲线的线性范围的算术平均值附近;如果设置2个点时,一个点在标准曲线的算术平均值附近,另一个点在其几何平均值附近。标准曲线和质控样的配制一般要求使用其不同的母液分别配制,以避免可能出现的系统误差。为了减少分析批的失败,标准曲线点的设置,在QCH浓度以上会设置2个点;QCL浓度以下会设置2个点,一个为LLOQ,另一个点的浓度介于LLOQ和QCL之间。这样即使ULOQ或LLOQ点超限,其他点符合要求,分析批仍可以接受,只是标准曲线的定量范围要进行调整。

标准曲线一般采用加权线性回归的方法进行拟合,加权系数可以为$1/x$、$1/y$、$1/x^2$和$1/y^2$。可以通过选择不同的加权系数,判断其拟合的优劣,选择最佳拟合时的加权系数作为标准曲线的权重。标准曲线也不一定必须选择线性回归,也可以选择非线性拟合,如二项式拟合的方法。

目前并没有法规文件对回归系数的大小进行规定,多数是依据内部文件规定回归系数r应>0.99。

(4)分析的灵敏度:随着分析水平的提高,对灵敏度的要求也越来越高。分析的灵敏度一般用最低定量限(LLOQ)来表示,该点是标准曲线方程的最低浓度点。低于该浓度的点,仪器虽然也可以检测到,但不能给出准确的定量结果。最低定量限应该满足5倍的信噪比以上。这是因为各种基线噪声叠加的干扰一般规定应在最低定量限浓度时的 20% 以下,满足这一要求,最低定量限处的信噪比应 ≥5。

(5)分析的选择性:在分析方法的确证中,人们往往不加以区分选择性和专属性。选择性是一种程度的测量,而专属性是一种绝对值测量。目前主要使用选择性。选择性的定义是一个分析方法在干扰成分存在的情况下,能够区分和定量测定待测成分的能力。常用的选择性试验方法是使用至少 6 个不同来源的空白基质,测定其空白基质的干扰情况,以及在最低定量限处的数据准确度和精密度来反映其选择性。而以往的做法仅是测定空白基质的干扰情况。

(6)精密度和准确度:分析方法的精密度通常用质控样的测试结果来反映,由于测试是按照分析批进行的,因此可以用批内和批间精密度、准确度来反映。有时每天完成 1 个分析批的测试,也可以用日内或日间精密度、准确度来反映。在此阶段的质控样中,还会加入一个 LLOQ 浓度的质控样,其配制所使用的母液和配制过程应与质控样的配制一致,而不是以标准曲线的 LLOQ 样作为质控样。一般用 3~6 批的分析数据来评价测试方法的精密度和准确度。每个分析批至少包括 1 套标准曲线,每个浓度最少有 5 次重复的测定。需要注意的是,质控样的统计需要包括所有测试的质控样(包括超限的质控样),只有因质控样的图谱劣化、瓶子破碎等原因才可以从计算中剔除。

待测物的回收率有时也是一个评价分析方法的指标,含有高、中、低基质的质控样经过处理后的测试结果和不含基质的溶液样测试结果的比值即为回收率。回收率不需要 100%,但回收率结果应具有重现性并保持一致。

(7)稳定性:从生物采集到最终获得测试结果,这个过程中会受到许多因素的影响,保持其稳定是一个基本要求。为了确保生物样本的稳定性,在开展生物样本测定前,需要通过一些方法模拟相应的试验过程,最大限度地排除影响稳定性的因素,确保样本在预处理、保存、运输等过程中保持稳定。

目前法规要求测试的影响稳定性的因素有:

1)全血的稳定性考察:生物样本从体内取出后,并不是立刻可以获得血浆,在此期间可能会继续发生降解或转化,因此有时需要考察该因素的影响。考察的方法一般采用新鲜的全血和药物溶液进行混合放置一段合适的时间(如 2 小时)后,与新鲜配制的全血与待测物的混合液经过离心处理后,比较血浆中待测物成分浓度的差异,确定全血对待测物稳定性的影响。

2)血浆的室温稳定性考察:在血浆的分离和处理过程中,会有一段时间在室温中放置,需要考察其影响。通常使用含药的血浆质控样进行模拟,考察的时间可以为数小时至 24 小时。如果数据显示生物样本在室温中放置不稳定,则需要考察在冰浴条件下的稳定性;必要时,血浆的放置需要在冰浴上进行操作。另外还可以考察光线对血浆的影响,如采用黄光来避免其不稳定;也可以采用加入稳定剂的方法来避免待测成分的降解。

3)储备液的室温稳定性考察:在生物样本分析中,待测物和内标储备液需要分别考察其在室温下的稳定性。一般是放置一段时间后,与新配制的储备液进行比较。考察的时间应要估计储备液在使用期间可能在室温环境下放置的总时间,通常是数小时和几十小时。在使用同位素内标时,因其结构一致,通常可以免除同位素内标的稳定性考察,但储备液的浓度和使用的溶剂应保持一致。

考察时,可将储备液在室温环境下放置一段时间后,与新鲜配制的储备液一同稀释和测定,比较两者之间的偏差。一般应<±10%。

4)工作液的室温稳定性考察:在生物样本分析中,可以分为标准曲线工作液和质控样工作液,均需要进行考察。为了简化,一般只测定 ULOQ、LLOQ 溶液的稳定性。这些工作液通常是由标准曲线或质控样储备液稀释而来的,且多数是一次性配制和使用,因此其考察的时间一般是能保证能完成分析样的制备即可,适当留出富余,以便能够应对出现一些意外的情况。在室温下考察时,要求环境条件前后一致,差异不能太大;另外还应注意光线的影响。必要时,将工作液放置在避光的容器中进行操作。

5)储备液和工作液在 0~4℃、−20℃ 和−70℃ 的长期稳定性考察:储备液配制后,一般不是一次性用完,而是供后续测试多次使用。保持储备液的稳定对数据的可靠性非常重要。储备液可以放置在一个容器中,每次使用时取出升至室温,配制工作液后再储存;也可以将储备液分装在不同的小管中,每次使用取出 1 管,配制完工作液后储备液不再使用,这种做法的好处是储备液不会反复升温降温。

根据拟采用的不同放置条件进行储备液的长期稳定性考察,可以考察 1 种温度条件,也可以考察多种温度条件。考察时,通常也是与新鲜配制的储备液稀释后进行比较。

6)处理后样本的稳定性考察:在分析批的操作过程中,生物样本经过处理后在等待进样分析期间的稳定性也非常关键,也需要进行考察。考察的项目可以根据实际的样本处理情况确定,如果处理后的样本在分析前需要在室温放置,则需要考察室温下的稳定性。目前的进样器一般带有低温冷冻装置,可以使进样室的温度保持在 4℃,处理后的样本需要考察在这个环境中等待进样期间的稳定性。考虑到进样过程中有可能出现仪器故障,导致仪器未能完成进样,当发现故障、排除故障后,可能有较长的一段时间已经过去,因此在可能的情况下应考察更长时间的在进样器中的稳定性试验数据,如 24 或 48 小时的稳定性,以支持处理后样本的分析。

7)质控样的冻融稳定性考察:在生物样本分析过程中,很难做到采集的生物样本立刻进行测定,往往是将生物样本采集后冻存一段时间才进行测定,这其中会涉及样本冻融的问题。由于样本的体积较小,如果存在需要复测的情况,还涉及反复冻融的问题。因此,在方法学建立期间需要考察冻融稳定性的问题。冻融考察的次数一般为 3 次,要求每次融化后冻存的时间在 12 小时以上。

8)质控样的长期冻存稳定性考察:方法学建立后,需要用质控样来模拟考察生物样本的长期稳定性。稳定性考察的时间从数天、数周、数月,以至数年。常用的考察方法是将制备好的质控样和待测样在同样的条件下保存,一段时间后取出进行测定。通过与新鲜配制的质控样的浓度进行比较,来反映长期保存样的稳定性。方法学确证期间至少需要考察到一个适当时间的稳定期,以便指导开展生物样本的采集及测试。不建议先进行生物样本的采集,后考察其稳定性。对于更长时间的稳定性,可以在随后的分析过程中随时进行考察,以获得新的稳定性数据。从生物样本采集到测试完毕之间的时间必须在生物样本保存的稳定期内,否则测得的数据可靠性存疑。另外,文献和历史数据所提供的稳定性数据只能作为参考,不能作为稳定性的依据,因为不同时间、不同环境条件或基质的差异可能会导致这些生物样本的稳定性并不一致。

(8)稀释准确度:当生物样本的浓度范围变化比较大,而建立的标准曲线浓度范围不能覆盖该范围时,可以采用的方法有①对超出标准曲线浓度范围的生物样本通过样本稀释的方法进行测定。此种情况下要求稀释的样本比例不能太高,否则会增加测试的工作量。

②建立 2 条标准曲线,扩大定量的浓度范围。但这种方法会导致方法学确证的工作增加很多,另外也不好判断测试的样本需要用哪条标准曲线来分析。

稀释准确度需要用稀释准确度样(DQC)来进行考察,应考虑超限样可能的浓度范围,确定合适的稀释倍数;如果稀释的倍数很大,应考虑进行多个稀释倍数的考察。测试时,最好使用同样的稀释倍数进行操作,如果认为在考察的范围内样本稀释呈现比例关系,高的稀释倍数可以覆盖低的稀释倍数。

在生物样本分析中,如果进行样本稀释,需要在质控样中加入 DQC 样,并且按照同样的稀释倍数进行处理和测试。

稀释准确度的考察一般要求每个稀释倍数至少重复 5 份考察,测试结果与标示量的偏差在±15%的范围内。

(9)携带效应:在微量浓度的测定过程中,携带效应成为一种限制最小定量浓度降低的关键因素。如果相邻的 2 个样本的浓度比较接近,正常分析中存在的携带效应的影响可以忽略;但在测试一个高浓度样后接着分析一个极低浓度的样本,则携带效应的影响就不可以忽略。当存在明显的携带效应时,可导致低浓度样测试的不准确。在血药浓度-时间曲线图中经常会发现消除相末端的曲线下降不规律,有"翘尾巴"一说。这有可能是药物多相分布造成的,更大的可能是携带效应造成低浓度值测得偏高。消除相可用于消除速率常数的计算,如果该值不准确,可造成通过该值衍生出来的半衰期、$AUC_{t\sim inf}$ 的估算值不准确,从而出现很大的偏差。

携带效应的考察一般采用 ULOQ 样后接着进一个空白样,并重复多次。通过比较上述空白样中残留待测物和内标的峰面积(或峰高),与不存在干扰情况下 LLOQ 样的相应数值差异来说明。要求待测成分残留的峰面积应不高于 20%,内标应不高于 5%。如果达不到该项要求,需要优化色谱-质谱条件,加强系统清洗,如改变洗针液的极性、种类和比例;也可以采用残留比较低的进样器进行分析,或以上操作的组合。当然也可以仔细分析研究目的,确定一个能够满足要求的 LLOQ,使得 LLOQ 不需要定得太低。也可以通过加大给药剂量的方法,提高待测生物标本的待测物浓度值,减少携带效应的干扰。

在一个分析方法中,携带效应不是固定不变的,在分析过程中随着高浓度样的反复进针而逐渐累加,并且分析批越大,这种效应越明显;另外,在一个进样周期中,如果清洗得不彻底,也会使干扰成分在系统中累加。这些累加的结果会导致携带效应超限。因此,在方法学确证阶段确定的携带效应有可能不能完全反映实际测定时的携带效应。这样在分析批的实际测定中,良好的操作是同时进行携带效应的考察,尤其是在分析批的后半段,要注意携带效应的影响。放置样本的顺序也应注意减少携带效应的影响,如在相邻测试样的浓度变化不是特别大的情况下,少量的携带并不会对下一个样的浓度带来很大的影响。

虽然携带效应并不是分析批是否接受的判断标准,但当分析批的携带效应影响无法降到法规要求的范围时,就需要对所产生的携带效应影响进行评估。如果评估的结果认为携带效应的影响可以忽略,在该分析批的数据还是可以接受的。

在一个分析批中,不支持在一个高浓度质控或标准曲线样进样后追加一个空白样或额外的洗针操作以提高分析批的通过率,除非方法学确证、实际未知样的测试中均同样采取这种操作方式。

(10)基质效应:使用液相色谱-质谱联用仪检测的前提是待测物和内标的离子化,离子化过程非常复杂,受很多因素影响,而且离子化效率也很低。这样一些因素的微小变化就可以引起离子化水平的很大变化,从而带来基质效应。目前已经知道一些因素可以带来基质效应,血样中含有的磷脂成分被认为是产生基质效应的主要因素。在血浆中的磷脂成分复杂、含量高、极性大小不一,在常用的反相色谱柱分离过程中极性大的成分会首先流出,与待测成分极性接近的磷脂会和待测成分同步流出,如同步流出的磷脂对待测物和内标的离子化产生影响,则会带来基质效应。如果在一个进样周期中残留的磷脂成分没有洗脱干净,则极性更小的磷脂成分会在随后的进样过程中陆续地从色谱柱上洗脱下来,如果这些磷脂和待测成分或内标同步流出的话也会产生基质效应。出现这种情况的影响时,往往难以分析原因。良好的操作是:①在样本处理过程中尽量使用除磷脂比较完全的方法;②通过色谱分离手段,使待测物和内标峰尽量避开基质效应区(磷脂从色谱柱流出的时间段);③使用同位素内标来校正基质的影响;④在一个进样循环中尽可能地采用梯度洗脱将进入色谱柱的磷脂清洗干净;⑤适度控制分析批的大小,在分析结束后进行严格的系统清洗。

考察基质效应的方法主要是采用至少6个批次的不同来源的生物基质与含有待测物的溶液混合后测得其峰面积或峰面积比(待测物的峰面积/内标的峰面积)及待测物溶液的峰面积或峰面积比的直接比较。有时溶血基质、高脂餐基质会产生额外的基质效应影响,也需要考察。考察基质效应时,要求不同来源的基质所获得的待测物比值具有一致性,其变异应不超过15%。

(11)其他

1)吸附的问题:一些生物样本如尿液在一些容器表面有较强的吸附性,可以导致药物浓度损失,使测定结果不可靠。对该影响因素,有时需要进行考察。考察的方法一般为转管实验,即将同一浓度的生物样本在不同的保存管中转移几次,比较前后浓度的差异。如果发现吸附问题比较严重,需要提前设置一些预防措施,如使用吐温-80预附着保存管,以减少吸附等。

2)样本均匀的问题:收集的样本应混合均匀,才可以测定出可靠的结果。当使用留置针采样时,需要预先扔掉留置针管线残留的部分血样,因这部分血样与实际血样的浓度可能有较大差异,需避免互相干扰。收集尿样时,一个时间段的尿样应混合均匀后再留样。对一些时间跨度比较长的尿样,如12~24小时的尿样,前后尿液中的药物浓度也会有很大差异,而且有时还存在一个降解的问题,如何留存需要加以考虑。粪便样的采集时,因留样有限,而便量很大,混合均匀就显得更加重要。

3)多组分测定:在多组分测定的方法学确证时,要注意多组分之间互相干扰的问题。另外,因各个成分在体内的浓度大小不一致,极性差异可能也比较大,如果使用一种分析方法同时进行测定,在确定定量范围时需要考虑到各个成分在体内的浓度范围。有时难以估算各个成分的浓度范围,需要通过一些预试验来考察所建立的方法的合理性,必要时重新进行方法学确证。为避免可能存在的基质效应的干扰,多组分测定最好使用多个同位素标记的内标。

4)耐用性试验:方法学确证结束后,可以进行耐用性试验。该项试验并没有法规方面的明确要求,但开展此项试验的好处是可以了解一些影响因素的影响,并在分析中加以克服。耐用性试验可以考察一些关键指标的影响,如色谱柱型号、关键试剂等。

(四)样本分析

1. 样本交接和保存 生物样本分析和采集往往不在一个单位完成,存在待测生物样本暂存、运输、交接,以及测试前的暂存等要求。为了保证测试结果的可靠性,生物样本暂存和转移的整个过程均需要按照规定的要求进行操作(如严格的低温保存和运输)、准确记录(交接的数量、状态等),以保证整个过程无误和可溯源。

2. 分析批　由于有测试通量的要求,生物样本分析一般采用将处理后的生物样本放在自动进样器中的样品架上由仪器自动进样测定。样品架可以是多个孔的,也可以是包含1块或多块96孔板。一个分析批的大小并没有明确的法规规定,但是法规一般要求来自同一受试者不同周期的血样应安排在一个分析批中测试,而且要求有标准曲线样,质控样本的数量至少为双份,这样一个分析批又不能太小,但也不建议设置得太大。在液相色谱-质谱分析过程中,待测样本溶液中会含有一部分干扰基质,这些基质的极性大小不一,在色谱柱上的保留时间也不一致,在色谱柱上结合不牢固的基质会在一个进样循环中洗脱完毕,结合牢固的成分会在随后的进样中洗脱出来,当洗脱的干扰基质成分与待测成分一同流出时,可带来基质效应。比较规范的分析批,分析批大小一般比较固定,且大小适中。在方法学验证过程中,对该分析批的大小也需要进行验证。在一个分析批的样本完成测试后,可以用与测试时不一样的流动相(如对反相色谱柱采用高比例的有机相进行清洗)对整个色谱系统进行清洗,将可能残留在色谱柱上或进样阀内的难洗脱基质或药物洗脱干净,保证色谱系统中残留的成分对下一个分析批的影响降到最低。

3. 接受标准　法规对分析批的接受有明确的标准。

(1)对标准曲线的规定:要求标准曲线计算的结果以测得值对标示值的偏差值一般在±15%以内,最低定量限为±20%,超出限度的点需要去掉后重新回归,最终需要保证有6个非零的线性点进行回归。

(2)对质控的规定:要求质控样的浓度测得值在其标示值±15%以内,超限值应不超过质控样总数的1/3,在每个浓度质控点不高于50%的质控样超限。

(3)对质控数量的规定:总数不低于总量的5%,且每个浓度至少有双份质控样。依据这一标准,每个质控浓度的数量最好是偶数,这样即使在该浓度下一半的质控样超限,该分析批仍然可以接受。

如果标准曲线的两端点超限被去掉,需要缩窄标准曲线的定量范围,超出定量范围的生物样本浓度点需要重测。

4. 样本复测和重复进样　在生物样本分析中,样本复测是受到严格控制的,只有符合复测标准的生物样本才能进行复测。注意复测和重复进样的区别,复测是从生物样本处理开始,而重复进样是处理完的待测样重复进样测定的过程。样本复测的原因主要有以下几点:①浓度超过线性范围上限;②内标异常;③分析批不符合接受标准;④色谱图劣化。

以药动学数据异常为理由的复测是不推荐的。符合以上情况的,复测后的数据可作为最终的测定数据。还有一种情况是进行复测,但复测后的数据不用来作为最终报告的内容。这种复测可以是内部发起,也可以是由申办方发起。如果怀疑某个测试数据有问题,可以要求测试单位通过复测的方法进行数据复核。

重复进样一般是在分析批测试过程中出现仪器故障,当故障排除时,处理完已有的样本后,如果在进样器中放置的时间还在稳定期内时,可以重复进样。为了排除故障对测试结果的影响,重复进样前需要进行系统适用性试验,并建议整个分析批从头开始测试。另外,当样本处理完毕,在分析批提交前,不建议提前进样,尤其是先进标准曲线和质控样本,合格后再重复提交整个分析批。也不建议将分析批中的不合格样本重复进样;符合复测标准的样本也不建议重复进样。

5. **样本重积分** 在生物样本分析中,样本重积分也是受到严格限制的。不允许通过手动积分的方式使不通过的分析批获得通过,也不允许通过仪器设置某些参数调整个别样本的测试结果。但在分析批的测试过程中,确实有积分异常的图谱需要进行重积分,重积分可以通过手动调整积分的起始点、基线噪声或其他方式实现。无论何种方式的重积分,均需要部门或项目负责人的批准,保留积分前和积分后的图谱和数据,说明重积分的原因,以备核查。

对于不同分析批之间是否采用不同的积分参数的问题,目前还存在争论。最佳方法是在所有分析批中均采用一种积分参数。但液相色谱-质谱测定受许多因素的影响,有时很难保证在不同分析批中保持 1 种积分参数,因此至少在 1 个分析批中的积分参数应保持一致。

6. **留样再测** 留样再测(ISR)是一种验证分析结果是否可靠的重要方法,其具体做法是在分析批测试进行一段时间或在分析结束,挑选部分生物样本再次进行测试,比较前后 2 次测试的偏差,如果超过 2/3 的样本点的复测偏差<±20%则认为 ISR 符合规定。如果不满足该要求,需要寻找原因。如不能解决,需要修改已经验证好的分析方法,重新验证,重新进行测试。

对于 ISR 的数量,法规文件有明确的规定,一般要求 5%～10%的生物样本数量。应选择在达峰时间附近和在消除相中的生物样本,并尽可能地覆盖所有受试者。

目前法规文件中已经规定,对于首次人体药动学试验、生物等效性试验中需要进行留样再测。

7. **留样稳定性** 留样稳定性(ISS)是对留存的样本的稳定性进行不同时间的考察,分析其对生物样本分析结果的影响。在待测物的稳定性考察过程中,通常是向空白生物基质中添加待测物成分来反映待测物成分的稳定性。实际采集的生物样本中除待测物外,还存在许多其他干扰成分,这些成分可能会互相转化,使测定结果失真。留样稳定性的考察虽然没有在法规中作出具体规定,但当遇到待测成分在体内的代谢比较广泛时,需要注意这种因素的影响。

8. **其他**

(1)实验室信息管理系统(laboratory information management system,LIMS)的使用:开展法规环境下的生物样本分析需要对整个方法学确证、样本测试的规范化操作、质保检查进行监控、核实。目前测试部门广泛使用的 LIMIS 系统可以提供这方面的帮助,有助于提高生物样本管理、测试过程、数据、结果的合规性。

(2)轨迹:作为法规环境下的生物样本分析,各项操作的轨迹的保留也非常关键。分析过程中所使用的关键设备、仪器和软件应满足电子签名的要求,保留原始稽查的轨迹,从这些数据中可以重现研究过程,确保研究合规和数据可溯源。

(3)技术和法规文件的更新:虽然目前的法规在生物样本分析方面已经有详细的规定,但实际进行的生物样本分析还是会遇到各种各样的法规文件中没有规定的情况,在出现这种情况时,需要基于科学的原理进行分析和判断,在最大程度上确保所完成的生物样本测试结果具有准确性和可靠性,能够代表所测试样本的实际情况。

以指导原则为主的法规文件也会随着技术的进步而逐渐更新完善。作为生物样本分析的人员,除要严格按照法规的要求进行分析外,还应密切关注生物样本分析领域的最新发展、法规文件的更新,并将这些技术和法规要求贯穿于生物样本分析过程中。

此外,应根据试验的目的,选用适当的分析方法。对于一些探索性研究或研究资料不用于上报,这些项目的测试就不一定要按照法规的要求来进行。

(五) 质量体系

目前国内与生物样本分析有关的法规文献中,均对法规环境下生物样本分析的质量体系作出规定,下面做简要的说明。

1. 内部质量体系 进行法规环境下的生物样本分析,方法学确证和分析测试期间的质量控制和质量保证是非常重要的,这也是与一般生物样本分析相区别的主要方面。国内从事生物样本分析的部门在深入理解和贯彻质量控制和质量保证方面也仅仅是近几年的事情,并随着国家现场核查的要求而逐渐完善起来的。随着认识的深入,将会越来越多地体会到在生物样本分析中加强质量控制和质量保证对提高生物样本分析质量的重要性。这部分内容在本书的其他章节也会有专门的介绍,为避免重复,本节仅做简单介绍。

在一个测试机构内,质量控制和质量保证人员是有很大区别的。进行质量控制的人员是全程参加试验的人员,其作用是对试验过程 100% 地进行核实,确保数据的完整无误;而质量保证人员是独立于试验之外的人员,其主要关注的是现行的体系能否确保试验的进行并符合法规的要求,这个体系包括人员、仪器设备、环境、研究方法和规范、使用的材料等符合所开展测试的要求。在分析测试过程中,质量保证人员常常通过抽查来进行质量管理工作。

2. 外部质量体系 质量控制和质量保证人员区别在于参加试验和不参加试验,但这些人员均来自同一部门,有时也难免会出现利益方面的冲突,使质量体系不能发挥应有的作用。一些外部质量体系在保证分析质量方面也发挥很大的作用,这些体系包括申办方的监察、稽查、国家和省级药政管理部门的现场核查等。

(六) 报告格式和资料归档

在生物样本分析过程中,需要根据实验的进程制定相应的计划或方案,如方法学确证计划、分析计划等。测试结束后,需要出具方法学确证报告、分析报告。经过多年的完善,已经形成一种相对固定的计划和报告的模板,这些模板所包含的内容在一些指导原则中已经有详细的规定。读者可以参考这些模板要求,撰写出自己的计划、报告。按照固定的格式和内容进行撰写有很多优点,首先是便于资料审核和审评人员的审查阅读,进行一致性核对;其次是可以提高研究的规范性和质量,避免丢项。

在分析项目测试结束后,需要按照法规的要求,将研究过程中的相关纸质和电子文件、图谱等归档保存,保存期限一般为所研究的药物上市后 2 年。

除研究资料外,分析过程中的生物样本如何保存,也需要按照法规的要求进行。新颁布的《药物临床试验质量管理规范》已明确要求生物等效性研究所涉及的生物样本至少要保存到药物上市后 2 年。当保存空间有限时,临床试验机构可将留存的样本委托具备条件的独立的第三方保存,但不得返还申办者或者与其利益相关的第三方。

二、纳米给药系统分析

纳米给药系统(nano-drug delivery system,NDDS)是指通过药剂学技术制备的粒径为纳米尺寸(1~1 000nm)的新型制剂。根据肿瘤细胞的特点,抗肿瘤纳米制剂给药系统将抗肿瘤药包埋或囊封、吸附、键合在纳米载体中,形成脂质体、胶束、聚合物纳米粒、树枝状聚合物等,实现靶向给药。NDDS 的成功应用大大减轻了患者在化疗过程中的痛苦,改善了患者生存期内的生活质量,具有良好的临床疗效,同时也带来可观的经济效益。

近年来的研究发现,NDDS 在体内始终存在负载药物、释放药物和高分子材料等多形态成分,通过传统的生物样本分析方法,以总药物浓度来研究 NDDS 的体内过程不能阐明其在系统水平与细胞水平的释放与分布特征,无法为药理学、毒理学研究提供可靠的药动学数据支持,使得 NDDS 的有效性和安全性评价带有很大的盲目性。因此,发展 NDDS 体内不同形态药物的分析方法,准确描述其复杂的药动学过程,对于提高 NDDS 的临床转化成功率是十分必要的。本部分以脂质体、胶束和白蛋白纳米给药系统为例,结合国内外的最新研究进展,对其生物样本分析技术进行简要介绍,为 NDDS 的 Ⅰ期临床试验设计与实施提供分析技术支持。

(一) 脂质体

脂质体(liposome)是由磷脂和胆固醇组成的,具有类似于生物膜的双分子层结构。1995年,美国 FDA 批准首个纳米抗肿瘤药多柔比星脂质体 Doxil®,用于乳腺癌、卵巢癌和骨髓瘤的治疗。

脂质体进入体内后至少存在 3 种形态,即载药脂质体、游离药物和脂质体材料。通常,脂质体包裹的药物不能发挥药效和毒性,而体内释放出来的游离药物则是药效和毒性的物质基础,因此在脂质体生物样本分析过程中需要对脂质体负载药物和游离药物进行分别测定。游离药物和负载药物的有效分离是准确测定的前提条件,目前常用的分离方法包括以下几种。①超速离心法:利用游离药物与含药脂质体沉降速率的差异进行分离;缺点是批间稳定性较差,且需要较长的离心时间。②超滤法:将脂质体放入特定的超滤管中离心,通过离心液测定游离药物浓度,通过未过滤的样本测定脂质体的负载药物浓度;不足之处在于释放药物可能会吸附在滤膜上,导致测得的结果偏低。③固相萃取法:基于脂质体和游离药物在反相柱上的保留行为不同来实现两者的分离,即脂质体在反相柱上弱保留,游离药物在反相柱上强保留,可通过不同的洗脱体系将它们分离,是目前脂质体生物样本预处理过程中最常用的分离方法。

脂质体的生物样本分析方法主要包括荧光标记法、放射标记法、核磁共振成像法、计算机断层扫描法和液相色谱-串联质谱(LC-MS/MS)法。其中,荧光标记法具有非侵入性、直观、经济等优点,但荧光试剂在体内的稳定性差,可能具有潜在的毒性;同时,荧光标记很有可能改变脂质体的药动学行为。放射标记法的灵敏度高、特异性好,但对环境和生物体会产生危害。核磁共振成像法具有高空间分辨率、非侵入性等优点,但其特异性差。计算机断层扫描法具有高灵敏度、高特异性、高通量等优点。以上方法只能对生物样本中的脂质体总药物浓度进行定量或半定量,无法准确描述脂质体何时、何处、如何解离和释放药物。目前,LC-MS/MS 法是生物样本分析研究中最常用的分析方法,具有特异性强、灵敏度高的特点,现已广泛应用于脂质体不同形态药物的分析。

Ohnishi 等基于在线二维固相萃取(SPE)系统,建立分离和测定生物样本中的多柔比星脂质体负载药物与游离药物的 LC-MS/MS 法。其工作原理为将生物样本注入分离柱-提取柱串联的在线二维 SPE 系统,样本先随泵 B1 的流动相进入分离柱,游离药物被吸附在分离柱上,而脂质体因极性较大被洗脱,含脂质体的洗脱液在泵 B2 的高比例有机相下慢速进入提取柱,脂质体被破坏,负载药物被释放出来并吸附在提取柱上;由 HPLC 分别将分离柱上的游离药物和提取柱上的脂质体负载药物梯度洗脱下来直接进入质谱仪分析,经计算分别得到游离药物和负载药物的浓度(图 3-8)。

王浩等选用 PEG 化多柔比星脂质体为模型药物,采用固相萃取法实现生物样本中脂质体负载多柔比星与游离多柔比星之间的分离,并建立血浆和组织中游离药物与负载药物的

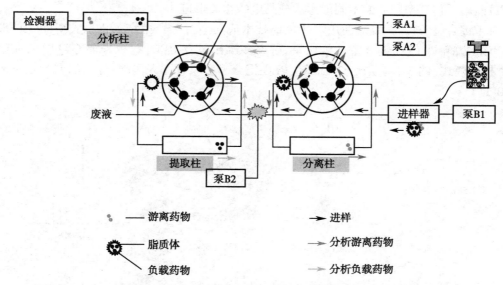

图 3-8 在线固相萃取 2D-UPLC-MS/MS 法测定脂质体负载药物与游离药物的流程

LC-MS/MS 定量分析方法。通过收集合并上样液和淋洗液,加有机试剂破坏脂质体的结构,定量测定负载药物的浓度。收集洗脱液后,经 LC-MS/MS 法分析测定,即可得到游离药物的浓度(图 3-9)。

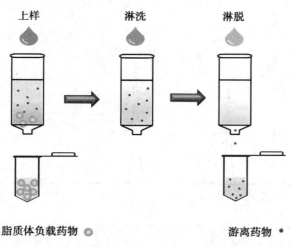

图 3-9 固相萃取法分离脂质体负载药物与游离药物

(二) 胶束

胶束(micelle)是由合成的两亲性嵌段共聚物在水中自组装形成的一种热力学稳定的胶体溶液,其药物的负载方式主要有键合型和包裹型。目前,Genexol-PM 是唯一被批准上市的 PEG-PLA 紫杉醇胶束,属于包裹型胶束。当 PEG-PLA 在溶液中的浓度低于其临界胶束浓度(critical micelle concentration,CMC)时,以解离形式溶解在溶液中;高于 CMC 时会发生聚集,自组装成为具有疏水性内核与亲水性外壳的纳米胶束给药系统。

胶束进入体内后至少存在载药胶束、游离药物和高分子材料 3 种形态。载药胶束无药效且毒副作用很低,它只是药物的储库,而胶束释放出的游离药物则是药效和毒性的物质基础。目前尚无包裹型胶束的不同形态成分测定的相关报道。

对于键合型胶束,尹磊等使用液相色谱技术成功地对键合型多柔比星胶束的 3 种形态进行有效分离,即 PEG 键合型多柔比星、游离多柔比星及 PEG;然后采取 Q-Q-TOF 质谱的 MS^{ALL} 扫描模式(图 3-10)实现多柔比星、PEG 键合型多柔比星及 PEG 分子的同步定量分析(图 3-11)。

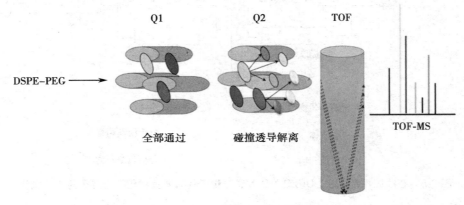

图 3-10 MS^{ALL} 扫描模式的原理

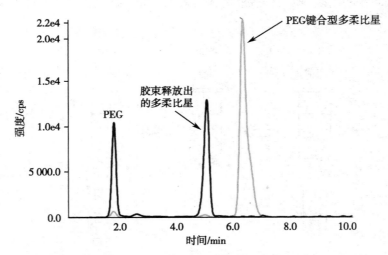

图 3-11 生物样本中多柔比星胶束不同形态的 LC-MS 分析色谱图

(三)白蛋白纳米给药系统

白蛋白 NDDS 是以白蛋白作为药物载体的一种新型给药系统,具有较好的生物相容性、生物降解性以及较低的毒性。白蛋白结合型紫杉醇(凯素,Abraxane®)是第一个(2005)应用白蛋白纳米技术获得美国 FDA 批准上市的靶向化疗药物,其直径为 130nm 左右,基于纳米分散技术,紫杉醇与白蛋白通过疏水作用相结合。Abraxane® 利用白蛋白天然的独特转运机制(gp60-窖蛋白-SPARC),可使紫杉醇靶向分布于肿瘤组织和肿瘤细胞中。相比于传统紫杉醇注射剂,Abraxane® 能够提高对乳腺癌、非小细胞肺癌、黑色素瘤等恶性肿瘤的治疗效果,延长患者的无进展生存时间。

白蛋白结合型紫杉醇在体内有 3 种存在形式,即游离型紫杉醇、外源性白蛋白结合型紫杉醇和内源性白蛋白结合型紫杉醇,其生物样本分析的关键是将游离型紫杉醇与结合型紫杉醇进行分离。常用的分离方法有三种。①平衡透析法:游离型药物可以通过膜,结合型药物则不能,当达到平衡时,游离型药物在膜两侧的浓度相等,而结合型药物留在膜内侧。从膜内侧取样求得总药物浓度,从膜外侧取样求得游离型药物的浓度,总药物浓度减去游离型药物的浓度即为结合型药物的浓度。但该方法可能会使游离型药物吸附在膜上,使测得的游离型药物浓度偏低。②超速离心法:利用高离心力将游离型药物和结合型药物分离。但该方法的精密度较差,且离心耗费时间长达 15 小时。③超滤法:在超滤膜样本侧加入含药物的血浆,于一定条件下离心,最终游离型药物进入超滤膜的另一侧,而蛋白结合型药物则留在样本侧。该方法是测定药物游离组分的最简单、最快速的方法,也是目前比较公认的分离方法。

目前白蛋白结合型紫杉醇的生物样本分析技术主要有 ELISA 法和 LC-MS/MS 法。ELISA 法具有高灵敏度、高选择性的优势,适合复杂生物样本中白蛋白结合型紫杉醇的分析。但是,ELISA 法的样本制备时间较长、重现性相对较差、对抗体的质量要求非常高,限制了该方法的应用与发展。LC-MS/MS 法兼具 HPLC 的强大分离能力和质谱检测的高灵敏度、高选择性优势,是目前常用的分析方法。

Gardner 等利用 LC-MS/MS 法对 Abraxane® 血浆中的总紫杉醇和游离型紫杉醇浓度进行测定。采用血浆中加入有机试剂的蛋白沉淀法可获得总紫杉醇,利用超滤法可获得游离型紫杉醇,分别测定总紫杉醇和游离型紫杉醇的浓度,两者相减即可得到结合型紫杉醇的浓度。

三、大分子药物生物样本分析

(一) 大分子药物生物样本分析技术进展

大分子药物的体内分析具有较大挑战性,主要体现在大分子类型多样,结构复杂;结构与体内内源性物质相似;给药剂量较低;生物基质中稳定性差,易降解等特点。针对该类药物的生物分析,不仅需要更加准确可靠、灵敏的定量检测技术平台,往往还需要多种技术的联合应用。根据大分子药物的评价需要,生物分析技术可以应用在药动学、药效学相关指标的分析以及免疫原性等多个研究领域。下面将分别介绍经常涉及到的分析方法及应用。最后,对该类药物生物分析相关的法规要求进行阐述,旨在为国内的生物技术药物研究评价工作提供参考。

1. 标记免疫分析技术

(1)放射免疫分析技术:放射免疫分析技术是最早应用于大分子生物分析的标记免疫分析技术。该法于 1960 年由美国化学家 R. S. 耶洛和 S. A. 贝尔森提出,R. S. 耶洛因此于 1977 年获得诺贝尔生理学或医学奖。该方法原理为利用同位素标记的抗原与未标记的抗原与不足量的特异性抗体发生竞争性反应,分离并测量放射性,从而计算未标记抗原的量。此法的优点是灵敏、特异、简便易行、用样量少等,但缺点也是显而易见的,由于使用了放射性同位素,其衰变的特质导致方法成品试剂盒货架寿命短,且同位素废弃物对坏境有一定污染。其后由于技术的发展,逐渐出现了酶免疫分析技术,以及荧光、化学发光和电化学发光等免疫分析技术,逐渐替代了放射免疫分析技术,使其在生物技术药物的体内分析领域的应用越来越少。

(2)酶联免疫吸附测定法:酶联免疫吸附测定(ELISA)法的基本原理是将可溶性的

抗原或抗体固定结合到聚苯乙烯等固相载体上,利用抗原抗体结合的特异反应将待测物与酶连接,然后通过酶与底物产生颜色反应进行定性和定量的检测方法。该方法在1971年由Engvall和Perlmann首次发表后,经过不断的改善和提高,得到了广泛的应用。根据使用的包被和检测试剂不同,ELISA法的分析模式可分为直接法、间接法、夹心法和竞争法等,见图3-12。该法具有灵敏、经济,操作相对简便,适于批处理和标准化等特性。ELISA法是蛋白多肽类生物大分子药物定量测定的经典分析方法。ELISA法当然也有一定的局限性,例如,对包被和检测试剂要求较高,需要用被分析物进行动物免疫制备;对被分析物的结构和状态(如是否聚合、是否结合了其他蛋白、糖链是否脱落、活性位点的空间结构是否变化等)不能确定;不能同时测定多种蛋白;由于前处理简单,容易受到基质中其他蛋白因子的干扰。

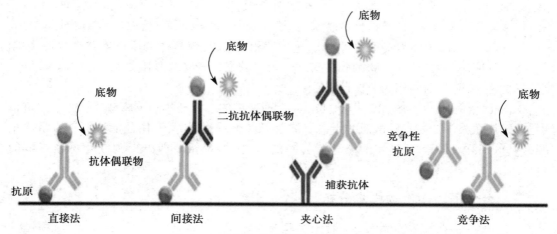

图3-12 酶联免疫吸附测定法的分析模式

(3)电化学发光技术:进入21世纪,电化学发光技术逐渐成熟。其原理为在电极上施加一定的电压或电流进行电解反应,使产物之间或产物与体系中共存组分之间反应产生化学发光的现象。主要的发光体系有:三联吡啶钌、鲁米诺体系等。1995年,哈佛大学和麻省理工团队共同开发了基于电化学发光原理的免疫分析平台——MSD(meso scale discovery)。MSD平台技术是基于ELISA法基本原理的升级,在板底通电从而激发标记物SULFO-TAG(三联吡啶钌)发光并由电荷耦合器件(charge-coupled device,CCD)进行信号采集。MSD采用石墨材料作为微孔板底部,石墨能结合的蛋白载量是普通ELISA法塑料微孔板的10~50倍;电化学发光(ECL)通过石墨电极(带正电)与金属标记物(带正电)之间的正正排斥作用,大幅降低了由于血清血浆样本基质导致的实验背景。MSD平台在生物药物的药动学、免疫原性、疾病生物标志物,超敏多因子测定等领域有广泛应用,并且已逐渐成为免疫原性测定方法的主流。其与传统ELISA法相比,优势为:更高的灵敏度与更宽的线性范围;样本用量少,可实现多重检测;均一性、重复性高;样本兼容度高,基质效应小;实验流程简便、快速、多元化;高载量石墨电极,可固定蛋白、小肽、多糖、核酸、病毒颗粒等多种类型捕获试剂。其缺陷为:仪器较昂贵,需用MSD的专用试剂和耗材,来源单一。

(4)荧光免疫分析技术:标记免疫分析技术中的荧光免疫分析技术近年来也得到了广泛的应用。瑞典Gyros Protein Technologies公司利用微流控技术生产出全自动纳升级基于荧光免疫分析的工作站,其工作原理为以特制的反应盘(CD)作为免疫反应的载体,CD微结构中装有 15nl 链霉亲和素包裹的微珠亲和柱,仪器配备机械臂和移液针,将样本和试剂精确地从微孔板转移到 CD 内的每一个微结构中,CD 以恰当的速度和时间精确旋转以保证样本和试剂平行流过亲和柱进行反应。微珠先与生物素捕获试剂相结合,捕获试剂再与待测样本特异性结合,最后接上带荧光基团的二抗检测试剂,形成"链霉亲和素微珠-生物素捕获试剂-样本-二抗荧光检测试剂"的复合物,最后用激光激发荧光读数。整个流程由在 Gyrolab Control 软件上设定的程序控制仪器全自动完成,能在 1 小时内自动完成单个 CD 包含的 112 个样本的免疫反应,得到高质量的数据。系统也可在无人看护条件下同时运行多达 5 个 CD,得到 560 个数据点。极大提高了通量和对人工的依赖。其不足也是仪器较昂贵,需用专用试剂和耗材,来源单一。

(5)放大化学发光亲和均相检测技术:放大化学发光亲和均相检测(amplified luminescent proximity homogeneous assay,Alpha)技术是近年来在生命科学领域中兴起的一项新技术,是一种基于增强的化学发光的均相免疫分析技术。其原理为通过分子之间的相互作用形成供体微珠、受体微珠和相互作用分子的复合物,在 680nm 激光的激发下,含有高浓度光敏剂的供体微珠被激活并使周围环境中的氧分子转化成高能活跃的单体氧,在 $4\mu s$ 的半衰期内,单体氧在溶液中扩散触发受体微珠上的化学分子,并瞬间激发一系列化学反应后最终使受体微珠产生 615nm 的光信号,产生的光信号与被检测物的浓度呈正相关。若生物分子不存在特异的相互作用,单体氧将无法扩散到受体微珠,则不会有信号的产生。AlphaLISA 技术非常灵活,可进行多种形式的实验,包括竞争性实验、结合实验、解聚实验等。与传统 ELISA 法相比,该技术具有高敏感性、均一性、样本需求量小、线性范围宽、受基质中杂质的干扰小、无须洗涤、分析时间短等特点,使其成为一项快速发展的新型检测技术。

(6)基于流式细胞仪的免疫分析技术:流式细胞术(flow cytometry)是 20 世纪 70 年代发展起来的一种利用流式细胞仪对细胞等生物粒子的理化及生物学特性(细胞大小、DNA/RNA 含量、细胞表面抗原表达等)进行分选,或定量、快速、客观、多参数相关检测分析的新技术。它借鉴了荧光显微镜技术与血细胞计数原理,同时利用和整合了荧光染料、激光技术、抗原抗体反应原理以及计算机技术,大大提高了检测速度与统计精确性,而且可以从同一个细胞中同时测得多种参数。其工作原理为:待测标本制备成单细胞悬液,通过荧光染色后进入充满鞘液的流动室,在压力下鞘液裹挟着细胞排成单列逐个经过激光聚焦区。将细胞中感兴趣的部分特异性地标上荧光染料,那么在细胞通过激光检测区时这些染料将受激光激发出特定波长的荧光,通过滤光片,可将不同波长的散射光、荧光信号区分开来,并送到不同的光电倍增管中,经过一系列的信号转换、放大、数字化处理,即可在计算机上直观地统计染上各种荧光染料的细胞各自的百分率。选择标记了不同荧光染料的单克隆抗体,可以同时测定一个细胞上的多种不同特征;可对细胞表面抗原、癌基因蛋白及膜受体进行定量检测。

利用流式细胞术的上述特质,可将其应用在检测以细胞表面抗原为靶点的生物技术药物(如单抗、融合蛋白等)的血药浓度以及此类药物的药效学研究——受体占位实验中。与传统 ELISA 法相比,以流式细胞术建立的定量方法具有以下优点:首先,在难以获得靶抗原、特异性抗体或抗独特型抗体作为捕获抗体的情况下,不依赖于精制抗原或特异性抗体的流式细胞术不失为细胞表面抗原靶向性抗体类药物 PK 研究的快捷、理想方法;其次,流式细胞法在血清基质中受到的干扰极少,且样品不需进行前处理,因此在样品制备时更为方便,但该方法的灵敏度往往不高。

2. 非标免疫分析技术

（1）表面等离子共振技术：表面等离子共振（surface plasmon resonance，SPR）是一种光学物理现象，利用光在玻璃界面处发生全内反射时的消逝波，可引发金属表面的自由电子产生表面等离子体，在入射角（SPR角）或波长为某一适当值的条件下，表面等离体子与消逝波的频率和波数相等，两者将发生共振。SPR角随金属表面折射率变化而变化，而折射率的变化又与金属表面结合的分子质量成正比。利用这一原理，先在传感芯片表面固定一层生物分子识别膜，然后将待测样品流过芯片表面，若样品中有能够与芯片表面的生物分子识别膜相互作用的分子，会引起金膜表面折射率变化，最终导致SPR角变化，通过检测SPR角变化，即可获得被分析物的浓度、亲和力、动力学常数和特异性等信息。

SPR技术在药物分析领域，主要用于药物之间的相互作用研究、抗药抗体（ADA）的测定。相对于标记免疫技术，SPR技术的优点有：无须样品标记；避免标记对反应的影响；可进行实时检测；可连续监测吸附和解离过程；样品用量少，无须对样品进行前处理；SPR技术在ADA测定领域最大的优势在于可测定低亲和力的分析物，因而可测定到一过性的、低亲和力的抗药抗体。在药物浓度测定和ADA测定领域，其不足为通量小、灵敏度低、仪器价格昂贵、应用度低、经验匮乏。

（2）生物膜层干涉技术：生物膜层干涉（bio-layer interferometry，BLI）技术是基于光干涉信号来实现对生物分子动力学分析或快速检测的非标记分析检测技术。该技术早在1988年即有报道，但直到2006年才由FortiBio公司将其商业化，生产出第一款将反射干涉光谱扫描技术与光纤技术相结合的产品——Octet QK。其原理为：用光纤制成的生物传感器底端覆盖了生物分子相容层，用来固定相互作用分子中的一个，形成生物膜层。相互作用发生时，生物层厚度增加，生物膜对透过传感器的光波的干涉光谱发生变化，检测此变化即可反映结合到传感器表面分子数量的变化。虽然比SPR技术的代表性商品化仪器Biacore入市晚20多年，但FortiBio的Octet系列产品由于无须微流控系统，易于维护；直观简单的操作；具有极佳的重复性和准确性；非破坏性检测，样品可回收；通量相对较高；耗材费用较低等优势，成功占领了应用领域相似的SPR技术的部分市场，受到各大学、研究所和制药厂的欢迎，一度被评为增长最快的非标免疫技术。BLI技术与SPR技术在药物分析领域的应用基本相同，非标免疫分析的优势BLI技术也同样具有，而在分析通量、仪器耗材成本、使用维护的便捷性上，Octet产品更有优势。

3. LC-MS/MS技术　液质联用技术是小分子化合物生物样品分析的经典方法。但随着技术的不断进步，近年来，LC-MS/MS技术也逐渐应用到生物大分子，如蛋白多肽、单克隆抗体等的定量。LC-MS/MS技术用于大分子定量的经典技术路线为：将大分子变性，还原，打开二硫键，用胰酶等大分子进行酶切后获得肽段，寻找合适的指纹肽对蛋白进行定量。与传统ELISA法相比，LC-MS/MS技术进行大分子定量的优势为：①不需要制备特异的抗体，节省时间和费用；②可同时测定多个蛋白分子；③可区分蛋白原型和代谢物；④方法受到的内源性干扰较低；⑤方法批内和批间差异较小。然而，LC-MS/MS技术也有其不如ELISA法的方面，如：灵敏度较差，无法反映蛋白的空间结构变化，而空间结构的变化关系着蛋白的活性。因此，目前大分子的定量金标准分析方法还是免疫分析方法，但LC-MS/MS技术作为免疫分析法的补充，对于大分子的定量研究仍然有实际意义。

4. 聚合酶链式反应技术　实时荧光定量聚合酶链式反应（quantitative real-time polymerase chain reaction，QPCR）是在扩增过程中加入荧光物质对每次聚合酶链式反应后的产物进行检测的方法,可根据荧光物质的不同分为探针法及染料法。目前,QPCR 技术已经广泛应用于基因的变化及核酸类药物的研发及代谢检测中。根据内参或外参的选择,常用的 QPCR 技术又可分为 $2^{(-\Delta\Delta Ct)}$ 相对定量法、双标准曲线相对定量法及绝对定量法。对核酸类药物或病毒拷贝数的定量检测通常需采用绝对定量法,即使用标准品制备满足检测范围及可接受标准的标准曲线,再根据样品检测结果回算其拷贝数,实现受试品绝对定量。随着生物技术的发展,QPCR 技术试剂及仪器相对其他分析仪器耗费低,特别适用于一些无理想检测抗体的蛋白类以及活性容易发生变化的酶类的替代检测方法。其原理为通过 QPCR 技术检测蛋白和酶的核酸水平的变化,间接反映蛋白和酶的浓度变化。由于 QPCR 技术实验反应体系小(大部分为 $20\mu l$),因此该实验对实验员加样要求高,并且核酸样品极易产生气溶胶造成实验污染,而且一旦产生不易清除,因此虽然实验简单但对实验环境要求高,需要分区进行。

早在 90 年代,科学家就提出数字 PCR 的概念,得益于生物技术行业的发展,数字 PCR 正从理论走向实验室应用于核酸的检测。数字 PCR 的基本原理是将含核酸模板、酶、dNTP 等元素的 PCR 反应体系分配到几万个不同的反应单元中再进行 PCR 扩增,每个反应单元将只有一个或几个模板 DNA,最后软件通过对反应信号的统计学分析计算,无须标准曲线和参照样品,得到每个样品的靶基因的绝对拷贝数。正是由于将反应体系分到几万个反应单元中,因此靶基因的扩增受 PCR 抑制因素、无关核酸的干扰降低,具有很高的灵敏度和准确度,主要应用在微生物、拷贝数变异、基因突变等方面。虽然数字 PCR 不需要标准曲线及内参样品即可进行绝对定量给出样品中靶基因的绝对拷贝数,但是对于药动学及药效学研究,仍需建立严谨的方案以保证每个样品的上样量一致或者建立统一的标准对模板进行归一。正因为数字 PCR 的灵敏度高,在操作过程中需要更加注意气溶胶的污染,建立严格、科学的质控以及样品和分析批的可接受标准。

此外,在 PCR 分析方法基础上,又进一步发展了基于 PCR 杂交的偶联分析方法,如基于核酸杂交的酶联免疫吸附测定(HELSA)、基于杂交的高效液相色谱荧光(HPLC-FD)方法。

(二)大分子药物生物样本分析技术应用案例

前文已经针对大分子药物生物样本分析技术进行了大概的介绍。在技术应用中,可以根据具体药物类型、研究目的及可操作性而应用于生物技术药物评价。其中药动学、药效学以及免疫原性是其中尤为重要的评价内容,各种分析技术均可以根据研究需要用于不同研究内容。下面将介绍一些分析技术应用的具体案例。

1. 药动学研究案例

【案例 1】采用 ELISA/MSD/Gyrolab 3 个不同分析平台检测人体血清内贝伐珠单抗药物浓度

该研究主要是为了比较不同平台的分析特点,为了更好比较不同平台技术的特性,该研究采用相同的分析方法模式,即包被 VEGF 抗原作为捕获试剂,采用贝伐珠单抗的 Fab 特异性抗体作为检测试剂,同时样品也采用相同的 MRD。各技术平台方法参数总结见表 3-2。

表 3-2 不同分析平台在人体贝伐珠单抗血药浓度分析技术方法比较

参数	ELISA	MSD	Gyrolab
定量低限/(ng/ml)	40	7.5	10
定量范围/(ng/ml)	40~2 500	7.5~2 000	10~2 000

续表

参数	ELISA	MSD	Gyrolab
样品最小稀释倍数	10	10	10
样品所需体积/μl	25	15	<4
精密度	<20.6%	<18.7	<17.9
是否需要包被	需要	不需要	不需要
分析方法时长/h	5	2.5	1.5

尽管上述 3 个分析方法均能满足方法学要求,而且检测原理也均是基于配体结合分析(LBA),但是不同平台间的方法学还是存在一定的差异。如果从方法学指标比较,MSD 及 Gyrolab 平台较 ELISA 平台的灵敏度更高,定量区间也更广;而 MSD 和 Gyrolab 两个平台的方法学参数比较接近。如果从费用预算角度考虑 ELISA 平台最低,如果对灵敏度要求不高,可以首先考虑采用经典 ELISA 分析方法,Gyrolab 平台所需试剂耗材费用最高,显著高于 MSD 平台和 ELISA 平台,但 Gyrolab 平台可以显著较少样品体积用量,自动化程度比较高,分析用时更短,可以显著提高样品分析的通量。

【案例 2】利用 LC-MS/MS 同时定量人血浆中 7 种单克隆抗体药物(阿达木单抗、西妥昔单抗、英夫利昔单抗、利妥昔单抗、苏金单抗、托珠单抗和曲妥珠单抗)的浓度

在该研究的前处理步骤中,首先以蛋白质 G 作为捕获试剂富集目标待测物,然后经胰蛋白酶酶切,获得定量所需的指纹肽,通过测定指纹肽的浓度间接反映单克隆抗体的浓度。方法的定量范围是 1～100μg/ml(除了利妥昔单抗的定量范围是 5～100μg/ml)。该方法同时定量 7 种单克隆抗体,而又不需要制备特殊的试剂,突破了 LBA 方法中特异性试剂的束缚,大大提高了分析的便利性,节约了分析时间和成本。但这种方法的缺点是灵敏度不高,往往仅适用于较高浓度样品的检测,但随着 LC-MS/MS 技术以及样品处理技术的的不断发展,该类方法的灵敏度也获得了显著的提高。

近几年,核酸类药物也取得了长足的进步,尽管核酸类药物仍未占据主流市场,但其将是生物技术药物重要的发展方向和不可或缺的领域。该类药物生物分析方法的手段也很多,包括放射性核素标记、毛细管电泳(CGE)、LC-MS/MS、QPCR、杂交技术酶联免疫等方法。前 3 种方法由于自身方法限制,如灵敏度不高、特异性不好等缺点,只能满足部分药物的分析需求。而 LC-MS/MS 技术具有较好的分离能力,特异性也很高,通用性也很好,但目前应用最广泛的是 QPCR 技术。

综合比较针对核酸类药物的几种分析方法,不同分析方法都有自己的特点。一般来说,生物分析测定的灵敏度在很大程度上取决于寡核苷酸分子的长度和化学修饰。寡核苷酸的长度/大小的增加导致 LC-MS/MS 测定的灵敏度降低,而基于杂交测定方法的灵敏度优势则进一步体现出来。因此,LC-MS/MS 更适合于分子量更低的核酸类药物,而分子量较大的核酸类药物则倾向于采用基于杂交的测定。基于杂交的 LC 荧光测定与常规杂交的 ELISA 法灵敏度相当,但是,LC 荧光测定具有更宽的动态范围、更好的精密度和再现性。CGE 和 LC-MS/MS 均具有分离亲本(全长)化合物与其链状(截短)代谢物的能力。虽然这些方法对于第一代体内产生的多种链缩短的代谢物(ASO)非常适用,但

是它们对于第二代 ASO 而言不太重要,因为 MOE 和 Me 修饰后 ASO 代谢稳定性提高,血浆中可检测的代谢物非常痕量。基于杂交的酶联免疫吸附分析(HELISA)方法能提供极高的灵敏度,可用于反映终末血浆消除半衰期,并且能合理地反映这些化合物从主要分布组织的清除。

【案例3】液相色谱串联质谱技术用于反义核酸类药物的检测

AVI-7100(radavirsen)是一种含有 3 个修饰键的 20mer 磷酸二氢吗啉代低聚物,该分子属于第三代 ASO 的修饰形式(PMO)的第二代。AVI-7100 适应证为流感。I 期临床试验中,利用 LC-MS/MS 技术进行 AVI-7100 的药动学分析(图 3-13)。该药物的分子量较低,采用 LC-MS/MS 技术的定量范围可以达到 5~1 000ng/ml,可以满足分析方法的需要。

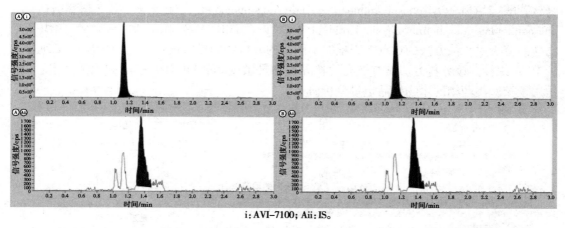

i: AVI-7100; Aii: IS。

图 3-13　低浓度质控样品(5ng/ml)和给药后人血浆样品中 AVI-7100 和内标 IS 的代表性色谱图

A. 低浓度质控样品 B. 给药后受试者血浆样品

受试者在第 1 天和第 5 天给药 8mg AVI-7100,并在以下时间点收集血浆样品:给药前 1 天(0 小时、1 小时、2 小时、4 小时和 8 小时)、第 2 天、第 3 天、第 4 天、第 5 天(0 小时、1 小时、2 小时、4 小时和 8 小时)、第 6 天和第 8 天。见图 3-14。

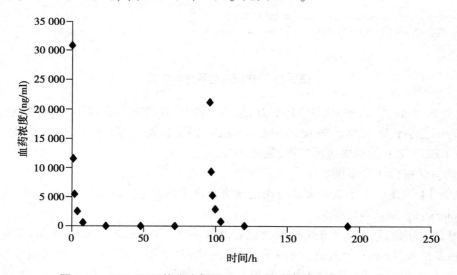

图 3-14　AVI-7100 静脉注射(8mg/人)单个受试者血药浓度曲线

【案例4】采用基于核酸杂交的酶联免疫吸附测定(HELSA)用于核酸类药物的检测

　　HELSA方法具有较高的灵敏度,样品前处理简单、通量高,是小核酸类药物分析的首选方法。方法原理(图3-15)为:设计与待分析反义序列互补的有特异标记的DNA探针,通过核酸杂交原理捕获分析物后结合于固相96孔板中,进而进行酶联免疫吸附测定。分析方法无须对生物基质样品进行目的分析物的提取,样品可直接进行分析,灵敏度可达到pM级别,且具有高通量性。方法依赖于核酸杂交的基本原理,因此在最初开发为分析单链反义寡核苷酸的生物分析方法后,根据不同目的分析物的需求对探针及修饰形式进行改进,陆续应用于各种修饰形式如硫代寡核苷酸(phosphorothioate oligonucleotide,PTO)、2′-氧-甲基硫代寡核苷酸[2′-O-methyl phosphorothioate(2′OMe)oligonucleotide]、硫代吗法啉寡核苷酸(phosphorodiamidate morpholino oligonucleotide,PMO))以及miRNA和siRNA血浆、体液、组织等生物样品分析中。该方法的难点在于根据不同目的分析物的需求设计与待分析反义序列互补的DNA探针。该分析方法具有极高的特异性和灵敏度,同时也具有较高的检测通量,非常适用于核酸类药物的生物样品定量分析研究。

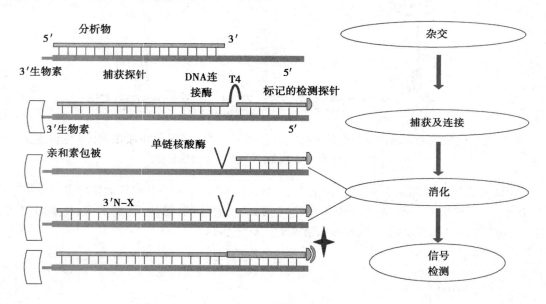

图 3-15　HELSA 的原理示意图

　　David S. Hong 等人采用 HELISA 方法对一种新型靶向 eIF-4E mRNA 的反义药物 LY2275796 进行了临床血药浓度的分析。受试者第 1 天、2 天、3 天、8 天和 15 天给予 1 000mg LY2275796 后观察血药浓度,见图3-16。

　　2. 药效学指标研究案例

【案例1】采用流式细胞术方法检测受试者静脉滴注抗 PD-1 抗体(nivolumab)的受体占位(receptoroccupancy,RO)研究

　　本研究采用流式细胞术方法检测受试者静脉滴注 nivolumab 后体内的 RO 研究。分析方法采用了结合(bound)模式进行 RO 分析,检测原理(见图3-17)如下:外周血单核细胞分成2份,一份孵育同型对照抗体 huIgG4,另一份孵育过量 nivolumab 抗体,结合到细胞表面的

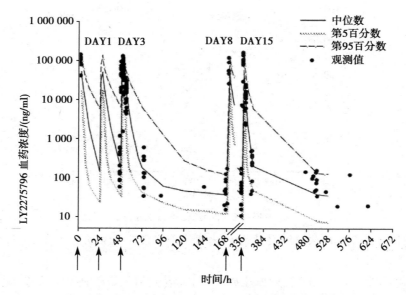

图 3-16　给予 LY2275796 后血药浓度及模拟 PK 曲线

nivolumab 抗体由抗人 IgG4-Biotin 捕获,再由 SA-PE 检测。通过流式检测 2 份样品 CD3$^+$T 细胞的 PE 荧光的平均荧光强度(MFI)值。滴注的 nivolumab 的 PD-1 占有率由同型对照管内 MFI 与总 PD-1 抗体表达管 MFI 比值获得。多次给药 10mg/kg nivolumab 的 PD-1 的 RO 分析图见图 3-18。该方法受基质干扰少,样品前处理步骤简单,建立的流式 RO 分析方法的稳定性、精密度、准确度良好。采用结合模式,可以避免抗体药物进入机体引起机体内 PD-1 的表达量变化对 RO 数据分析的影响。

应用流式细胞术测定药物的 RO 率具有以下优势:样本用量少,操作简便快速、重复性高,分析时间短,可实现多中心检测。其缺点为新鲜采集的全血样本需要及时处理,在进行临床研究时,前期方法必须选择适宜的 RO 分析方法并建立标准化,多中心样本处理必须保持一致,从而保证多中心数据的可比性。

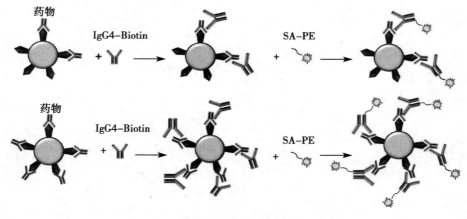

图 3-17　RO 原理图

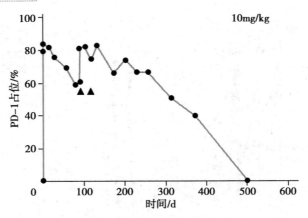

图 3-18　多次给药受体占位结果

【案例 2】利用 QPCR 法检测健康人静脉滴注干扰素及派罗欣后体内 2′,5′-OAS 的相对表达倍数变化情况

2′,5′-OAS 基因属于 2-5A 合成酶家族一员,在人类对病毒性感染产生的固有免疫中发挥重要作用,人类 OAS 有 3 种转录子形式,我们选择序列中间 795bp 相同的碱基片段进行合成,再将其进行体外逆转录得到 cDNA,作为标准品,可以采用 QPCR 法进行目标物的检测。通过建立标准曲线和质控样品的方法学确证,包括精密度、准确度等指标,以保证分析方法及实验人员样品检测的可靠性,从而用于检测人全血中 2′,5′-OAS mRNA 相对表达倍数变化,标准曲线如图 3-19 所示。

所有样品均来源于健康受试者给药前/后的外周全血,经 RNA 提取试剂盒提取后利用去 gDNA 逆转录试剂盒定量逆转 200ng RNA 为 cDNA。测样时,所有样品的内参基因及靶基因均在同一个分析批中进行,并且均以同分析批中的药前点为对照,同时以 10^4 拷贝数样品作为每个分析批的系统适应性对照,PD 结果显示给药后 9~24 小时个体的 2′,5′-OAS 相对表达倍数变化水平最高,如图 3-20 所示。

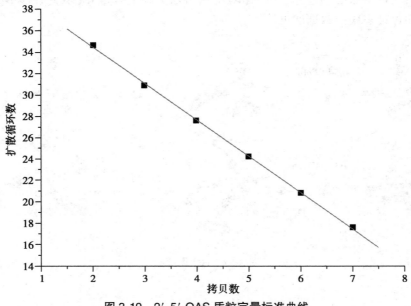

图 3-19　2′,5′-OAS 质粒定量标准曲线

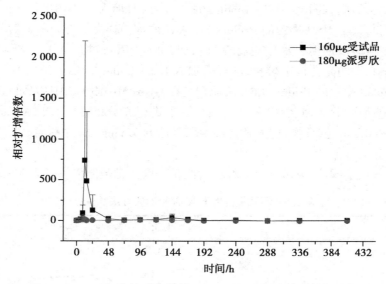

图 3-20　QPCR 法检测各剂量组 2′,5′-OAS 相对表达倍数变化

【案例 3】利用 ddPCR 方法检测患者肿瘤组织样本中 Her2 样本阳性率

临床生物标志物(biomarker)的检测,多以福尔马林固定石蜡包埋(FFPE)样本的免疫组织化学(IHC)和荧光原位杂交(FISH)分析作为标准,然而 IHC 的分析结果取决于评估者对样本的选取,具有一定的不确定性;FISH 操作步骤烦琐,且费用昂贵。鉴于上述原因,本研究开展比较液滴数字聚合酶链反应(ddPCR)与 IHC、FISH 3 种方法在 FFPE 样本中检测 Her2 样本阳性率的一致性。使用 ddPCR 确认 24 例乳腺癌和 29 例胃癌样本中的 Her2 扩增,以验证 ddPCR 中的 Her2 阈值线,阈值线设定为 1.8。在 24 例乳腺癌样本中,ddPCR 与 IHC 之间 Her2 阳性的一致率为 94.4%(17/18)。在 29 例胃癌标本中,ddPCR 与 IHC 之间 Her2 阳性的一致率为 100%(22/22)。FISH 与 ddPCR 相比,结果一致率 86.3%(44/51)。ddPCR 能够识别与 IHC 和 FISH 结果精确相关的乳腺癌和胃癌中的 Her2 表达鉴定。经过上述比较,ddPCR 可作为客观、敏感和绝对的定量评估 Her2 表达的一种新的方法,与临床 IHC 结果匹配度极高,或可成为检测 FFPE 样本的标准方法,同样该技术还需要严格的标准与规范,可能还需要一定的研究才能为临床所用。

3. 免疫原性研究案例　近年来,生物技术大分子药物研究已逐步成为全球医药市场的发展重心,对该类药物的免疫原性监测,是抗体、融合蛋白、ADC、多肽等药物研发过程中必不可少的部分。抗药抗体(anti-drug antibodies,ADA)的产生,可能会改变药物的药动学行为、影响药效,或者引发副作用甚至严重副作用如输注反应和超敏反应。因此,各法规机构以及各药企对免疫原性研究越来越重视。目前,检测免疫原性的方法主要有 ELISA 法、基于 MSD 等的电化学发光免疫分析(ECLA)法、全自动免疫荧光分析(Gyrolab)平台、表面等离子体共振法(SPR)、放射免疫法、酶联免疫斑点法、细胞增殖实验等技术手段。ELISA、ECLA 和 Gyrolab 三者通常为桥接(Bridging)形式。

【案例 1】采用基于 Bridging-LBA 技术的 ELISA/MSD/Gyrolab 3 个不同分析平台检测受试者给予 Enbrel(突变体)后抗药性抗体分析方法的比较

Briding ELISA 法原理是在碱性中和溶液存在的情况下,酸解离后样品与捕获试剂及检测试剂充分反应,形成"药物~ADA~Biotin-药物"复合物,加入 SA-HRP 和显色底物后,采用酶标仪进行检测;基于 MSD 平台的 Briding ECLA 法原理是样品经充分酸解后与碱性中和溶液配制的捕获/检测试剂混合液中进行充分反应,形成"Ru-药物~ADA~药物-Biotin"复合物,加入到链亲和素的微孔板中孵育;洗板后加入 Read Buffer T(2x)于 MSD 读板机上进行检测;基于 Gyrolab 平台的 Briding LBA 法原理是在 Gyros Mixing CD 中样品自动酸解后自动加入碱性中和溶液配制的捕获/检测试剂混合液中进行充分反应,形成"Alexa Flour 647-药物~ADA~药物-Biotin"复合物,加入到含链亲和素株的 Mixing CD 中孵育;洗涤后于 Gyrolab 仪器上读取荧光信号值。

经验证的方法学阈值、灵敏度、药物耐受性、精密度等参数结果参考表 3-3 和图 3-21。

表 3-3 不同平台用于 ADA 检测的方法学指标

参数		ELISA	Gyrolab	ECLA
MRD		1:10	1:10	1:10
筛选阈值		1.12	1.21	1.04
确认阈值		19.5%	44.7%	12.6%
试验范围/(μg/ml)		0.25~128	0.062 5~128	0.062 5~128
灵敏度/(ng/ml)		314	36	51
在 500ng/ml ADA 中的药物耐受性/(μg/ml)		0.062 5	12.5	2.5
精密度				
批内精密度	BLK Resp.	11.8%	15.8%	11.3%
	NC S/N	18.1%	NA	5.5%
	LPC S/N	14.5%	12.9%	12.5%
批间精密度	BLK Resp.	18.6%	20.3%	8.7%
	NC S/N	11.3%	NA	4.5%
	LPC S/N	10.6%	13.1%	10.5%

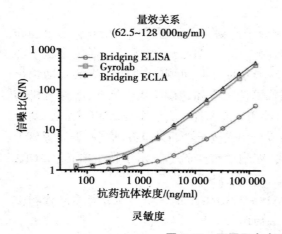

灵敏度

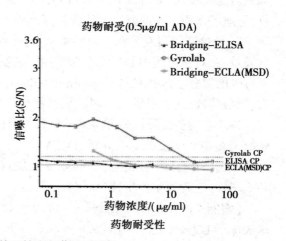

药物耐受性

图 3-21 不同平台方法的灵敏度和药物耐受性

运用上述验证的分析方法对待测样品进行分析后,其结果见表3-4。

表3-4　不同平台方法的免疫原性分析结果

待测样品	ELISA	Gyrolab	ECLA
阳性个体	10/56	13/56	32/56
个体阳性率	17%	23%	57%
与ELISA重叠交叉率	NA	60%	80%
与Gyrolab重叠交叉率	NA	NA	77%

本研究靶点为免疫调节相关的TNF α类产品,该类型产品(Remicade、ENBREL、Adali-mumab)的免疫原性均比较高;研究结果显示,3个方法均能良好地检测出样品中的ADA;但是,平台之间获取的检测结果具有差异,其中ECLA的阳性率均高于ELISA、Gyrolab,可能与该平台精密度、获取的阈值较低相关,其在审阅数据时均已证实阳性样品的响应值稍高于阈值;而Gyrolab的阳性率高于ELISA,其可能与分析方法的灵敏度与药物耐受性相关。

与上述3个平台通常采用桥接(Bridging)形式进行ADA检测不同,SPR技术可以通过直接法进行检测,该技术平台不需要进行生物标记,而且全部操作步骤可以做到免洗涤,其能检测到早期产生的低亲和力且快速解离的IgG、IgM型ADA,此外,针对IgG4型抗体,SPR技术也有其优势,因为IgG4型抗体具有双特异性,很难通过传统的均一或桥接ELISA、ECLA、Gyrolab方法检测。SPR技术由于缺少信号放大系统,其方法灵敏度不高;但对于部分不含Fc的蛋白类药物可通过技术后续增加二抗来进一步放大信号系统以提高其灵敏度。

【案例2】采用Biacore技术平台和ELISA平台对比研究单克隆抗体药物panitumumab临床样品的免疫原性

该Biacore技术原理是作为配体的受试药物panitumumab通过羧甲基偶联被共价固定在CM5传感器芯片上,ADA对照品或血清样品用样品稀释液稀释后分别注入芯片通道,抗药性抗体分别与传感器表面固定的配体药物发生抗原抗体结合反应后,引起芯片折射率变化,通过实时监测并记录响应值(response unit,RU)随时间(以秒为单位)的变化,该变化与芯片表面结合的抗药性抗体量的积累成正比。具体结果见表3-5。

表3-5　采用Biacore技术平台和ELISA平台对比研究panitumumab免疫原性

	Biacore技术	Bridging ELISA
灵敏度	~2μg/ml	~3ng/ml
药物耐受性	4μg/ml ADA+20μg/ml药物	60ng/ml ADA+9μg/ml药物
批间精密度	11.9%(NC)	5.9%(NC)
	12.7%(PC)	9.2%(PC)
样品检测结果(ADA阳性率)	3.29%	1.64%

结果显示,尽管 Biacore 技术平台的精密度、灵敏度及耐药性等方法学指标显著低于 ELISA 平台,但可以检测出更高的抗药性抗体阳性率,研究结果进一步证明该技术平台在检测针对药物低亲和力抗体方面具有显著的优势:①非标记体系,不会导致 Ligand 标记时的表位被掩盖;②单位点结合,避免一个活性结合位点 ADA 的假阴性;③非洗涤系统,其能避免弱结合力的 ADA 被洗涤而呈假阴性;④能在不同的液体通道(flow cell)中固定药物,同时进行 IM 比对试验;⑤半自动化体系;⑥实时图谱监测。但该系统的检测体系不含信号放大系统,灵敏度不好;体系未经酸解或者 MRD 比较小而药物耐受性不高;系统受厂家限制等。对于免疫原性高风险的药物运用多平台进行免疫原性分析势必是一种趋势。

(三)大分子药物生物样本分析的法规要求

1. 配体结合分析验证的规定　随着制药行业的发展,生物大分子药物呈蓬勃发展的趋势。为了支持法规监督下的新药申报,各药品监督管理机构先后出台了针对生物大分子在药动学中药物检测方法——配体结合分析(ligand-binding assay,LBA)的方法学验证指导原则。欧洲药品管理局(EMEA)2012 年颁布了 *Guideline on bioanalytical method validation*,美国 FDA 于 2018 年颁布了 *Bioanalytical method validation guidance for industry*。我国于 2015 年和 2020 年在《中国药典》中对 LBA 的方法学验证作出规定,这是国家药品监督管理局(NMPA)发布的国内药物注册申请中的生物样本分析方法学验证应遵循的主要指导原则。虽然这些法规在验证参数上大致相同,但就某些验证参数的细节(如接受标准)又存在部分差异。为了减少不同管理机构(regulatory agency)法规的不同引起的重复实验,ICH 在 2019 年 2 月发出征询意见稿 *Bioanalytical method validation M*10。

所有管理机构的方法学验证的相同点包括:①完整方法学验证,即方法对新分析物进行分析和方法第一次使用,内容包括标准曲线和定量范围、特异性、选择性、精密度与准确度、稀释线性、平行性、稳定性、试验样品再分析;②部分方法学验证的目的是在对已被验证的分析方法进行小幅改变情况下,考察方法的可靠性和表现性,这部分内容包括方法转移、仪器和试剂批次的改变、定量范围的改变、基质和抗凝剂等改变;③交叉验证,即不同方法从一项或者多项试验获得数据,或者应用同一方法从不同试验地点获得数据时,需要进行的验证。

为了进一步缩小不同法规管理机构对方法学验证规定的不同,加快药物审评进程,使药物申报资料之间可以相互提交,法规管理机构组织专家进行不同法规间兼容性的探讨,以期为方法学验证制定统一的规范。ICH M10 指南的生效将是生物样本分析方法学开发和验证发展的重要里程碑,将使多个地区(包括美国、欧洲和日本)的法规管理机构对在生物样本分析方法学验证领域的期望趋向一致,从而促进全球范围内的药品批准加速。

2. 生物标志物分析的相关法规　生物标志物(biomarker)指可客观测量和评价,作为机体生理/病理过程或治疗干预后药理反应指征的特征性标志物。经典的生物标志物包括小分子内源性分子(如同型半胱氨酸、肾上腺素、肌酐等)、肽类、激素、蛋白、细胞因子、细胞表面抗原、核酸,以及生理效应、细胞计数、渗透压等。生物标志物分析可以用于以下研究和评价:探索性研究、研究、安全性评价、药效评价、机制研究、首要和次要终点、分层、伴随诊断。

　　进入精准医疗时代,生物标志物检测已经成为新药临床试验成功率的重要影响因素之一。在 40 多年前,美国临床和实验室标准协会(Clinical and Laboratory Standards Institute, CLSI)就颁布了生物标志物在临床分析中方法学验证的指导原则,指导原则中的策略与生物样本分析中提及的方法学验证高度相似,但是 CLSI 颁布这个指导原则的目的不同。目前各管理机构颁布的生物样本分析方法学验证的指导原则中都没有详细描述生物标志物的方法学验证。

　　为了填补这个空缺,生物样本分析领域的专家们发表了一系列白皮书来阐明如何进行生物标志物的方法学验证。第一篇达成一致的白皮书在 2006 年发表,此外还有来自学术界和工业界的建议,如 2012 年欧洲生物分析论坛(European Bioanalysis Forum)以及 GCC(Global CRO Consortium)发表在 Bioanalysis 上的建议。由于 GCC 代表生物样本分析领域工业界 CRO 的声音,GCC 发表的建议是一个很好的开始。2019 年,Critical Path Institute 组织工业界的技术专家和 FDA 的代表发表了生物标志物在生物基质中分析方法学验证需要考虑的技术要求和法规要求,为指导生物标志物的方法学验证提供了比较全面的指导。

　　在药物研发领域,生物标志物服务于多个用途,有时并不是直接用于诊断的标志物。因此,生物标志物的分析采取基于目的(fit-for-purpose)的验证策略获得广泛的认同。生物标志物采用什么样的分析方法、制定什么样的可接受标准必须基于生物学基础和使用的目的。

　　生物标志物的分析方法可以分为以下 3 类:验证的分析方法、确证的分析方法,以及筛选的分析方法。对于 LBA 的方法学确证分析至少需要检测下列参数,可接受标准可以基于定量过程中的方法学表现:标准曲线、精密度、选择性、平行性、有限的储存稳定性、特异性(可选)。

　　随着技术的飞速发展,生物标志物的分析技术也是日新月异,体内外针对被分析物的定性或定量技术有 LC-MS/MS、ELISA、流式细胞术、示踪成像技术、IHC、qPCR/ddPCR、液态活检、测序等,近年来呈现由经典技术向新型、组合技术转变的趋势。

　　3. 免疫原性分析的相关法规　基于生物技术药物的靶向性、有效性与安全性,其已成为越来越多的国际大药企新药研发的选择方向,部分药企的研发管线中甚至超过 50% 的产品为生物药物。近几年,国内亦有很多大药企以及孵化性企业转移到生物药物的研究中。生物技术药物与小分子药物在研发过程中,生物技术药物最大的关注点是其可能作为免疫原产生免疫学反应而导致产生抗药性抗体(ADA),进一步可能会影响临床前与临床研究中受试者的药动学、药效学甚至安全性。为了帮助新药研发过程中免疫原性研究规范化,EMEA 和 FDA 推出一系列相应的技术指南。

　　EMEA 于 2017 年颁布了关于治疗性蛋白免疫原性评价指南,介绍影响药物免疫反应的因素、免疫原性对临床潜在的影响,同时也简要介绍分析策略,包括筛选分析、确证分析、特异性分析及中和分析等,强调筛选分析方法应具有较好的灵敏度、特异性、准确度、重现性及耐用性。

　　美国 FDA 于 2019 年颁布了治疗性蛋白免疫原性研究方法学开发指南,指出分析方法应合理、灵敏、特异、耐用,能检测出抗药抗体的所有亚型;同时基于风险评估的策略采用多层次检测评价抗药抗体,按照筛选分析、确证分析、中和抗体分析等进行逐层分析。推荐使用的方法有桥接 ECLA、直接或桥接 ELISA、RIPA、SPR、Bethesda 分析等,为免疫原性的方法学研究提供了更加明确的指导。

2020年8月国家药品监督管理局药品评审中心发布了《药物免疫原性研究技术指导原则(征求意见稿)》,广泛征求各界的意见,继续完善在免疫原性研究中的技术指导原则,同年10月,发布了《药物免疫原性研究技术指导原则》。

4. 生物样本分析实验室管理

(1)GLP:GLP(Good Laboratory Practice)即《药物非临床研究质量管理规范》。它的目的是提高药物非临床研究的质量,确保实验资料的真实性、完整性和可靠性。GLP主要是用于规范临床前动物实验安全性评价的质量管理规范,内容涉及实验室管理,也被国际生物样本分析实验室列为主要遵从的法规之一。遵从GLP的实验室称为GLP实验室。

美国FDA于1978年正式实施GLP——21 CFR Part 58。1979年经济合作与发展组织(OECD)成立GLP专家组,并于1982年颁布实施GLP法规。同时FDA对法规性分析中计算机化系统的使用、电子记录和电子签名都有相应的规定。

联合国GHS和欧盟REACH要求所提供的化学品的毒性检测数据必须来自GLP认可的实验室。NMPA要求用于新药申报的安全性评价试验必须依照GLP设施开展。

在中国,国家药品监督管理局于1999年10月14日发布《药物非临床研究质量管理规范(试行)》。国家食品药品监督管理局于2003年6月4日发布《药物非临床研究质量管理规范》,并于2003年9月1日起实行,试行文件同时废止。2017年8月2日发布国家食品药品监督管理总局令第34号《药物非临床研究质量管理规范》,该文件于2017年9月1日施行,该管理规范对机构人员、实验设施、仪器设备和实验材料、标准操作规程、研究工作的实施、资料档案,以及监督检查做了详细的规定。

(2)GCP:GCP(Good Clinical Practice)即《药物临床试验质量管理规范》,其是为了保证药物临床试验过程规范、结果科学可靠,保护受试者的权益并保障其安全。

目前,发达国家已纷纷出台针对临床生物样本分析实验室的相关规定或规范性文件,作为生物样本分析实验室运行管理的标准和指导。如世界卫生组织(WHO)颁布的GCLP,以及英国药品和健康产品管理局(MHRA)发布《关于对临床试验样本进行分析或评价的实验室遵循法规的指南》,提出对分析测试实验室建立、管理和操作的指导原则。

为加强药物临床试验生物样本分析实验室的管理,提高生物样本分析数据的质量和管理水平,国家食品药品监督管理局于2011年组织起草了《药物临床试验生物样本分析实验室管理指南(试行)》。为了提高药品注册中管理的质量,国家市场监督管理总局发布了2020年版《药品注册管理办法》、NMPA也在2020年发布了新版的《药物临床试验质量管理规范》。

(3)CNAS:中国合格评定国家认可委员会(China National Accreditation Service for Conformity Assessment,CNAS)根据《中华人民共和国认证认可条例》的规定,由国家认证认可监督管理委员会批准设立并授权的国家认可机构统一负责对认证机构、实验室和检查机构等相关机构的认可工作。CNAS是国际实验室认可合作组织(ILAC)和亚太实验室认可合作组织(APLAC)的互认协议成员。CNAS于2001年1月31日与ILAC签署多边相互承认协议"ILAC-MRA"(ILAC Mutual Recognition Arrangement),并于2005年1月获得ILAC批准使用ILAC-MRA国际互认标志的许可,这表明经过CNAS认可的检测实验室出具的检测报告使用 CNAS 标志的同时也可使用 ILAC-MRA 标志。有此标志的检测结果可以在世界上 46 个经济体的 56 个实验室认可机构得到互认。2008 年 CNAS 将 GLP 评价体系纳入 CNAS 的体系内。

（魏敏吉　顾景凯　宋海峰　董立厚　陈　方

王雪莉　谢新遥　孙云娟　王　芳　付　洁）

参 考 文 献

[1] HASEN S H, PEDERSEN-BJERGAARD S. Bioanalysis of pharmaceuticals: sample preparation, separation techniques and mass spectrometry. West Sussex, United Kingdom: Wiley, 2015: 283-303.

[2] CAYEN M N. Early drug development: strategies and routes to first-in-human trials. Hoboken, New Jersey: Wiley, 2010: 131-199.

[3] VOGEL H G, MAAS J, GEBAUER A. Drug discovery and evaluation: methods in clinical pharmacology. Berlin Heidelberg: Springer, 2011: 207-221.

[4] ZHOU M. Regulated bioanalytical laboratories: technical and regulatory aspects from global perspectives. Hoboken, New Jersey: Wiley, 2011: 334-435.

[5] YU L X, LI B V. FDA bioequivalence standards. New York: Springer, 2014: 419-458.

[6] LI W, ZHANG J, TSE F L S. Handbook of LC-MS bioanalysis: best practices, experimental protocols, and regulations. Hoboken, New Jersey: Wiley, 2013: 229-238.

[7] XU Q A, MADDEN T L. LC-MS in drug bioanalysis. New York: Springer, 2012: 33-66.

[8] 魏敏吉, 李可欣. 符合法规要求的生物样本分析. 中国药物分析杂志, 2014, 34(1): 12-16.

[9] 魏敏吉, 李丽, 张玉琥, 等. 液相色谱-串联质谱在生物样本定量测定中存在的不确定因素和对策. 中国药学杂志, 2015, 50(11): 925-930.

[10] 赵明, 魏敏吉. 创新药物药代动力学研究与评价. 北京: 北京大学医学出版社, 2008: 269-283.

[11] OHNISHI N. YAMAMOTO E, TOMIDA H, et al. Rapid determination of the encapsulation efficiency of a liposome formulation using column-switching HPLC. Int J Pharm, 2013, 441: 67.

[12] WANG H, ZHENG M, GAO J Y, et al. Uptake and release profiles of PEGylated liposomal doxorubicin nanoparticles: a comprehensive picture based on separate determination of encapsulated and total drug concentrations in tissues of tumor-bearing mice. Talanta, 2019, 208: 120358.

[13] YIN L. Cellular and systemic pharmacokinetics study of pegylated doxorubicin. Jilin University PhD thesis, 2018.

[14] GARDNER E R, DAHUT W, FIGG W D. Quantitative determination of total and unbound paclitaxel in human plasma following abraxane treatment. J Chromatogr B Analyt Technol Biomed Life Sci, 2008, 862: 213.

[15] WILLEMAN T, JOURDIL J F, GAUTIER-VEYRET E, et al. A multiplex liquid chromatography tandem mass spectrometry method for the quantification of seven therapeutic monoclonal antibodies: Application for adalimumab therapeutic drug monitoring in patients with Crohn's disease. Analytica Chimica Acta, 2019, 27, 1067: 63-70.

[16] MENG M, ZHANG J, LIU A, et al. Quantitative determination of AVI-7100(Radavirsen), a phosphorodiamidate morpholino oligomer(PMOplus©), in human plasma using LC-MS/MS. Bioanalysis, 2017, 9(10): 827-839.

[17] DAVID S H, RAZELLE K, YUN O A. Phase 1 dose-escalation, pharmacokinetic, and pharmacodynamic evaluation of eIF-4E antisense oligonucleotide LY2275796 in patients with advanced cancer. Clin Cancer Res., 2011, 17(20): 6582-6591.

[18] BRAHMER J R, DRAKE C G, WOLLNER I, et al.. Phase I study of single-agent anti-programmed death-1

（MDX-1106）in refractory solid tumors：safety，clinical activity，pharmacodynamics，and immunologic correlates. J Clin Oncol，2010，28（19）：3167-3175.

［19］ WANG X W，WU Y Y，SONG X L，，et al. Human epidermal growth factor receptor 2 amplification detection by droplet digital polymerase chain reaction in formalin-fixed paraffin-embedded breast and gastric cancer samples. J Cancer Res Ther，2017，13（4）：730-734.

［20］ PATTON A，MULLENIX M C，SWANSON S J，et al. An acid dissociation bridging ELISA for detection of antibodies directed against therapeutic proteins in the presence of antigen. Journal of Immunological Methods，2005，304（1-2）：189-195.

［21］ SPRIGGS F P，ZHONG Z D，SAFAVI A，et al. Ligand binding assays in the 21st century laboratory：platforms. Aaps Journal，2012，14（1）：113-118.

［22］ JUSTINE C B，PIERRE-JEAN C，MAUREEN R D，et al. Evaluation of multiple immunoassay technology platforms to select the anti-drug antibody assay exhibiting the most appropriate drug and target tolerance. Journal of Immunology Research，2016（2016）：1-15.

［23］ SHANKAR G，DEVANARAYAN V，AMARAVADI L，et al. Recommendations for the validation of immunoassays used for detection of host antibodies against biotechnology products. Journal of Pharmaceutical and Biomedical Analysis，2008，48（5）：1267-1281.

［24］ MIKULSKIS A，YEUNG D，SUBRAMANYAM M，et al. Solution ELISA as a platform of choice for development of robust，drug tolerant immunogenicity assays in support of drug development. Journal of Immunological Methods，2011，365（1-2）：38-49.

［25］ FDA. Guidance for industry bioanalytical method validation. ［2020-10-30］. https：//www. fda. gov/regulatory-information/search-fda-guidance-documents/bioanalytical-method-validation-guidance-industry.

［26］ EMEA. Guideline on bioanalytical method validation. ［2020-10-30］. https：//www. ema. europa. eu/en/bioanalytical-method-validation.

［27］ 国家药典委员会. 中华人民共和国药典：四部. 2020 年版. 北京：中国医药科技出版社，2020.

［28］ ICH. ICH M10：bioanalytical method validation 2019（draft version）. ［2020-10-30］. http：//www. cde. org. cn/news. do？ method＝largeInfo&id＝37ae4bbe783ed947.

［29］ SUSAN R，LAKSHMI A，RENUKAP，et al. 2016 White paper on recent issues in bioanalysis：focus on biomarker assay validation（BAV）：（Part 3-LBA，biomarkers and immunogenicity. Bioanalysis，2016，8（23）：2475.

［30］ HOUGTON R，GOUTY D，ALLINSON J，et al. Recommendations on biomarker bioanalytical method validation by GCC. Bioanalysis，2012，4（20）：2439.

［31］ PICCOLI S，SAUER J. Biomarker Assay Collaborative Evidentiary Considerations Writing Group，Critical Path Institute（C-Path）. Points to consider document：scientific and regulatory considerations for the analytical validation of assays used in the qualification of biomarkers in biological matrices. ［2019-10-30］. https：//c-path. org/wp-content/uploads/2019/06/EvidConsid-WhitePaper-AnalyticalSectionV20190621. pdf.

［32］ EMEA. Guideline on immunogenicity assessment of biotechnology-derived therapeutic proteins. ［2020-10-30］. https：//www. ema. europa. eu/en/immunogenicity-assessment-biotechnology-derived-therapeutic-proteins#current-effective-version-section.

［33］ FDA. Immunogenicity testing of therapeutic protein products-development and validating assays for anti-drug antibody detection. ［2020-10-30］. https：//www. fda. gov/media/119788/download.

［34］ NMPA. 药物免疫原性研究技术指导原则. ［2020-10-30］. http：//www. cde. org. cn/zdyz. do？ method＝largePage&id＝7cebf866ec997239.

［35］ FDA. 21 CFR part 58 Good Laboratory Practice for Nonclinical Laboratory Studies. ［2020-10-30］. https：//www.ecfr. gov/cgi-bin/text-idx？ SID＝e7ecfefdc4380c6cf81ee5b7b0af006a&mc＝true&node＝pt21.1.58&rgn＝div5.

［36］FDA. Guidance for Industry May 2007：Computerized systems used in clinical investigations.［2020-10-30］. https：//www. fda. gov/inspections-compliance-enforcement-and-criminal-investigations/fda-bioresearch-monitoring-information/guidance-industry-computerized-systems-used-clinical-trials.

［37］FDA. 21 CFR part 11 Electronic Records，Electronic Signatures.［2020-10-30］. https：//www. fda. gov/regulatory-information/search-fda-guidance-documents/part-11-electronic-records-electronic-signatures-scope-and-application.

［38］OECD. Principles of good laboratory practice.［2020-10-30］. http：//www. oecd. org/chemicalsafety/testing/oecdseriesonprinciplesofgoodlaboratorypracticeglpandcompliancemonitoring. htm.

［39］EMEA. Good Laboratory Practice Compliance.［2020-10-30］. https：//www. ema. europa. eu/en/human-regulatory/research-development/compliance/good-laboratory-practice-compliance.

［40］NMPA. 药物非临床研究质量管理规范(总局令第 34 号).［2020-10-30］. https：//www. nmpa. gov. cn/yaopin/ypfgwj/ypfgbmgzh/20170802160401550. html.

［41］MHRA. Good clinical practice，guidance on the maintenance of regulatory compliance in laboratories that perform the analysis or evaluation of clinical trial samples.［2020-10-30］. https：//www. gov. uk/research-for-development-outputs/good-clinical-laboratory-practice-gclp.

［42］EMEA. Good Clinical Practices.［2020-10-30］. https：//www. ema. europa. eu/en/human-regulatory/research-development/compliance/good-clinical-practice.

［43］WHO. Good Clinical Laboratory Practice(GCLP). UK：the Research Quality Association(RQA)，2012.

［44］NMPA. 药物临床试验质量管理规范(2020 年第 57 号公告).［2020-10-30］. https：//www. nmpa. gov. cn/xxgk/ggtg/qtggtg/20200426162401243. html.

［45］NMPA. 药物临床试验生物样本分析实验室管理指南(试行).［2020-10-30］. http：//www. cde. org. cn/zdyz. do？method＝largePage&id＝17a32739887d5233.

［46］国家市场监督管理总局. 药品注册管理办法(局令第 27 号).［2020-10-30］. http：//gkml. samr. gov. cn/nsjg/fgs/202003/t20200330_313670. html.

第四节　新药Ⅰ期临床试验的风险管理

风险管理(risk management)是一个组织对有关风险指挥和控制的一系列协调活动,是在促进各经济、社会组织在对其生产及业务活动中的风险进行识别、估测、评价的基础上,优化组合各种风险管理技术,对风险实施有效的控制,并妥善处理风险所致的结果,以期实现最小的成本达到最大的安全保障的过程。从 20 世纪 50 年代至今,风险管理在企业管理中得到广泛应用,并作为一个新兴的管理学科不断地完善和发展。

1974 年,法国科学家首次提出“药物警戒”(PV)的概念。2002 年,WHO 进一步完善了药物警戒的定义——发现、评价、认识和预防药品不良作用或其他任何与药品相关问题的科学研究和活动。近年来随着药物警戒体系的不断发展与完善,其已不再是上市后不良反应监测的代名词,而是贯穿药品全生命周期的活动。药物警戒与药物治疗学、临床或临床前药理学、免疫学、毒理学、流行病学甚至社会学等学科息息相关,药物警戒的范围也已从一般化学药品扩展到生物制品、疫苗、血液制品、传统中草药及医疗器械等。

药物警戒与药品风险管理具有密不可分的联系,将药物警戒活动中甄别到的风险通过评估、沟通、防范等使风险最小化的过程即为风险管理。EMEA 发布的《风险管理计划指南》、ICH 发布的《药物警戒计划》及美国 FDA 的《上市前风险评估指南》《制定和应用风险最小化行动计划》《药物警戒管理规范和流行病学评价指南》为新药临床试验及上市后各时期的风险管理建立基本指南与规范,从风险识别、风险评估到风险控制措施以及措施的检验,形成较为成熟的管理体系。我国国家药品监督管理局也已开始积极探索适合我国国情的药品风险管理体系和模式。

Ⅰ期临床试验是新药人体试验的起始阶段,研究药物首次用于人体或首次用于目标人群和种族,由于临床前药理学、毒理学研究结果与人体之间的关系存在不确定性或人群种族间的差异,Ⅰ期临床试验伴随诸多不可预知的安全性风险。为充分保障受试者的安全与权益,同时在研发初期最大限度地甄别、发掘、把握新药的安全性风险,为药企和监管部门提供研发决策的重要依据,新药Ⅰ期临床试验的风险管理势在必行。本节主要围绕新药Ⅰ期临床试验中的安全性风险,探讨有效可行的管理模式与流程。

风险管理流程主要由三步构成,首先应明确风险的状况,启动风险管理;而后对风险进行评估;最后进行风险应对,制定相应的风险管控措施。在整个流程中,应保持及时的沟通和协商以及监测和评审(图3-22)。

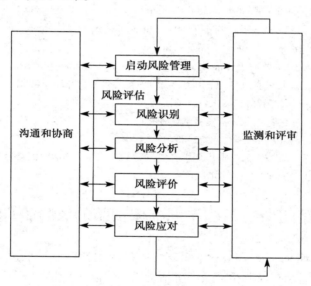

图 3-22 风险管理流程

(一)启动风险管理

在Ⅰ期临床试验研究中,风险是指参与临床研究后发生伤害和损失(身体、心理、社会和经济方面)的可能性。风险最小化的定义为"研究中预期伤害和不适的可能性及程度,不高于受试者日常生活或常规身体、心理检测中受到的伤害和不适"[美国联邦法规第45章46部分102(i)条]。

启动风险管理的关键是明确总体目标及构建执行体系框架。新药Ⅰ期临床试验的风险管理总体目标应以全面识别和评估试验药物的已知及潜在安全性风险、制定风险最小化措施、降低用药风险及保护受试者用药安全为基础。确保执行试验的研究者以及受试者知晓、理解试验药物的已知或潜在风险,针对试验药物制定安全性风险系列管控措施,并监督和检查整个风险管理体系的执行过程。

（二）风险识别与评估

风险的识别是风险管理的首要环节。只有在充分识别、预测研究药物的各种风险的基础上，才能够有的放矢地防范及应对风险。Ⅰ期临床研究阶段对风险的识别主要依据新药临床批件、研究者手册、临床前风险评估报告、研究文献等资料，通过深入研究下述重要的风险相关信息来识别、归纳并初步评估可能的药品风险。

1. 筛选与风险相关的重要信息

（1）首次用于人体的研究药物的潜在风险：众所周知，经过临床前研究即将进入临床研究阶段的创新药无任何人用经验，在人体的药动学、药效学、毒性等特征只能依据动物实验及体外研究来推测，因此潜在风险最高，需要深入的研究甄别。

EMEA 的指导原则指出，甄别首次人体试验药物的危险因素应考虑源于 3 个方面的风险：第一，药物作用方式。药物作用机制的新颖性及被了解程度与风险密切相关，包括药物作用的属性和强度、量效曲线的类型和斜率等。第二，药物靶点的性质。靶点的结构和组织分布、调节机制、细胞和疾病特异性、在人体的表达水平、健康人与患者特异性等。第三，动物模型的相关性。研究者应比较临床前试验的动物种属与人类的靶点结构、分布、信号通路及药理作用的差异，如果动物模型的相关性受到质疑，则 FIH 试验的风险升高。此外，需要全面了解非临床研究中试验药物的药动学、药效学、安全药理学、毒理学，以及在人体中的应用经验等。

在 TGN1412"悲剧"发生后，科学专家组（expert scientific group，ESG）进行深入调查分析，认为生物制品的诸多特性决定其更易出现安全性风险。它们靶点新颖、功能多样，存在种属特异性，结构稳定性易受到影响，这些因素的交互作用致使风险进一步扩大。因此，英国药品和健康产品管理局（MHRA）规定对这些高风险的生物制品在 FIH 试验中的风险应该引起足够的重视。具有高风险因素的生物制品主要包括（但不限于）：①可以严重干扰生命体征的任何制剂；②具有激动剂和拮抗剂作用的制剂；③新型制剂；④具有新作用机制的制剂；⑤具有种属特异性，很难或不能进行临床前风险评估的制剂；⑥与受体的自然配体相比，具有高效能的制剂；⑦多功能制剂，如双价抗体；⑧具有细胞结合位点的制剂；⑨绕过正常调控机制作用于靶点的制剂；⑩作用于免疫系统特定位点的制剂；⑪作用于体内可能产生生物放大效应的制剂；⑫重点关注的风险信息。

（2）重点关注的风险信息

1）通过前期研究总结与药品风险相关的关键参数和要素。包括通过动物急性毒性及长期毒性试验得出的 NOAEL、MABEL 及综合药物作用方式、靶点机制等特征而拟出的安全系数、药物的治疗窗范围及血浆蛋白结合率，通过体外代谢研究确定的主要代谢酶、动物药动学中的主要代谢产物及其与母体暴露量之间的比例关系等。上述要素对确定人体安全起始给药剂量、识别药物相互作用、代谢产物安全性等潜在风险具有重要作用。

2）药物的肝肾功能损害作用或与肝肾功能相关的风险。当临床前动物研究中或已有的临床研究中显示药物对肝肾功能有损害作用，或药物的代谢特征提示药物全部经肝或肾代谢或排泄，而肝或肾功能障碍时将可能产生由血药浓度变化导致的风险，研究者须对该风险进行谨慎评估。

3）药物对心脏的毒性作用一直备受关注。近年来 Q-Tc 间期延长被看作致心律失常危险性的一个生物标志物，且已成为药物撤市的最普遍的原因之一，可见药物对 Q-Tc 间期的显著作用可能改变研发药物的利弊平衡。然而实践证明临床前动物模型研究及体外单细胞测定结果与临床研究结果并不完全相符，FDA 曾强制要求申办者提交人体的全面 Q-T 研究数据来确定药物是否具有此方面的潜在风险。目前新药研发早期的心电监测与评价，包括基于浓度/反应模型进行的 Q-Tc 间期评价是该领域研究的新思路与新方向。

4)生殖毒性。生殖毒性是各国药品监督管理部门最重视的药品风险之一，如果研究药物经临床前Ⅰ/Ⅱ/Ⅲ段生殖毒性试验证实具有生殖毒性、同类药物具有生殖毒性或具有同类药物致畸作用的类似分子结构等，则必须警惕该药物的潜在生殖毒性，在开展临床研究前制定全面周密的风险管理计划。Ⅰ期临床试验研究方案中的受试者选择、入组/排除标准、药品管理等环节均须针对该风险而谨慎设计，最大限度地保障受试者的用药安全。

2. 归纳及评价风险点　对药物相关的重要风险信息进行汇总分析后，初步归纳出药物对人体可能产生的直接不良反应及靶器官、由于可能的药物相互作用而产生的不良反应等，并通过分析发生机制、易感人群、危害程度等对各风险点进行综合评估，将其划分为一般风险点或重要风险点。

（三）制定风险管控措施

风险沟通是风险管控的重要环节，包括与研究人员、风险管理监查人员以及受试者就药品风险信息进行沟通。因此，在风险管控措施中应包含详细的风险沟通计划，包括研究者的培训计划及受试者教育的内容、形式、工具等。

临床试验中的风险管控措施应涵盖试验中与风险发生有关联的所有环节，从方案设计、知情同意书撰写、受试者的选择与筛选到试验用药品的管理，均需要制定相应的管控措施，在试验流程的整个链条中环环相扣地牢牢控制风险。

风险管控措施中的核心部分亦是狭义的风险管控措施，即针对每个风险点所制定的相应措施，可基于先重要风险、后一般风险，以及对重要风险点加强管控的原则。主要风险的管控措施可由风险规避、风险监测、风险应对措施三部分组成，即涵盖对该风险的防范与处理。此外，除已识别的风险外，在临床研究中还可能有非预期的风险发生，因此研究者应预先拟定针对严重或一般的非预期风险的处理措施。

以下是在Ⅰ期临床试验研究中的安全性风险管控要素举例：

（1）受试者的选择：Ⅰ期临床试验研究的受试对象可能是健康受试者或者患者，其选择需根据具体情况具体分析。大多数新药的Ⅰ期临床试验研究都在健康受试者中进行，但对于诸如细胞毒性抗肿瘤药，其Ⅰ期临床试验研究一般在患者中进行。受试对象选择的考虑因素中，排在首位的是受试者的安全、权利和健康，而后是能从临床试验中获得信息的价值，最后综合作出判断。

（2）起始剂量的选择：起始剂量的选择是新药首次人体试验设计的关键要素。剂量的选择应综合考虑以下要素：试验药物的新颖性、作用机制、种属特异性、不同种属体外代谢的差异、动物实验结果、药动学和药效学关系、体内药物浓度和滞留时间等。采用不同的方法（如 MABEL 和 NOVEL）进行初始计量的估算，选择其中的最低值作为起始剂量。如果临床前试验资料不充分，应该进一步降低起始剂量，同时减慢剂量递增过程，以免剂量曲线过陡而引发风险。

（3）终止标准与决策制定：在试验方案中，应明确单个受试者、试验组及整个试验的终止标准。同时,在试验方案中应明确受试者的用药剂量及剂量递增决策制定的程序与职责。在多中心临床试验中,应制定各试验机构、研究者与实验室之间及时沟通的程序。当某个中心触发终止标准时,研究者能根据方案合理决策,同时保证各中心及时沟通,将风险局限在最小范围内。

(4)给药途径与给药频率:给药途径与给药频率的选择需考虑药物的吸收和药动学特征,同时应仔细监测不良事件/反应升高等情况。在新药的首次人体试验时,与静脉注射方式给药相比,缓慢滴注可能较推注更为适宜,前者有利于监测某类不良事件/反应,如果出现某些临床指征,可及时终止滴注,以防止出现严重后果。

(5)剂量递增计划:在制定剂量递增方案时,应将临床前药理毒理学试验中识别的危险因素(如剂量-效应曲线、暴露-效应与剂量-毒性曲线陡度等)考虑在内。应妥善考虑以下要素:每个队列的受试者数量;队列内两次给药间的注意事项;队列间的使用注意事项;停止原则和决策(受试者给药和剂量递增的决策责任分配)。若情况允许,在确定增加剂量之前,研究者、申办者、医师以及药动学专家应对包括临床前数据在内的所有结果和已完成的临床数据进行分析。在试验进行的过程中,重视并汇总该剂量组和已进行过剂量组所发生的不良事件。对不良事件的严重程度进行判断,作出是否继续递增的正确决策。具体如图 3-23 所示。

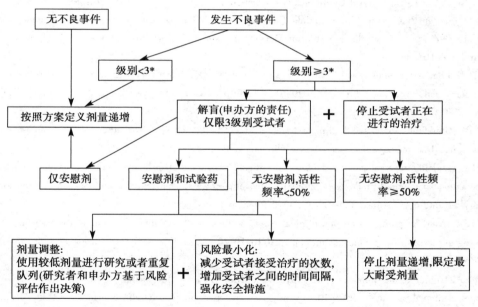

*:或 2 级,视每个方案而定。

图 3-23　基于不良事件的严重程度分级进行剂量递增的决策树

(6)不良事件/反应监测:FIH 中应采取严密的预防措施。对具有高风险因素的试验药物作用方式以及所有的预期不良事件/反应均应进行预测和识别,预测到人体可能会出现某种严重不良事件/反应等安全性风险时,应在试验方案中阐明应对的策略,如备有针对性的抢救药物和制定详细的抢救预案及治疗方案。并对所有参与临床试验的人员进行培训,使其对这些不良事件或反应具有鉴别和处理能力。

(7)长期监测:研究机构应根据药动学、药效学、安全性终点来决定监测期的长度和监测的状态,应特别关注对生理系统具有潜在的长期效应以及潜在的长期安全性问题,应将临床试验机构内外的监测期作为临床试验中的风险管理策略的内容之一。

除此之外,还应该考虑Ⅰ期临床试验研究机构和研究人员的选择等,全面评估Ⅰ期临床试验研究机构的质量管理及风险管控能力,研究者、申办方或者合同研究组织之间应该积极沟通,以最小化新药的安全性风险。

(四)总结

在新药Ⅰ期临床试验研究中实施有效的风险管理,既是早期评价新药的获益-风险的重要手段,也是药物整个生命周期的风险管理中的关键一环。新药Ⅰ期临床试验研究的风险管理需要临床研究同行携手为更准确和更灵敏地识别风险、更详细周密的风险管控措施及计划不断努力;也需要政府相关监管部门加快制定相关指导原则等,推进我国新药Ⅰ期临床试验研究的风险管理制度的成熟与完善。

（李可欣　薛　薇　李江帆　李　敏）

参 考 文 献

[1] ISO Technical Management Board. Risk management-principles and guidelines. [2020-10-20]. https://landingpage. bsigroup. com.

[2] Department of Health. Expert Group on Phase One Clinical Trials(Chairman:Professor Gordon W. Duff). Expert Group on Phase One Clinical Trials:final report. [2020-10-20]. https://webarchive. nationalarchives. gov. uk/+/http://www. dh. gov. uk/en/Publicationsandstatistics/Publications/PublicationsPolicyAndGuidance/DH_063117.

[3] ICH. Guidance for industry:E14 clinical evaluation of QT/QTc interval prolongation and proarrhythmic potential for nonantiarrhythmic drugs. [2020-10-20]. http://www. fda. gov/RegulatoryInformation/Guidances/ucm129335. htm.

[4] ABPI. Guidelines for phase 1 clinical trials. [2020-10-20]. http://www. abpi. org. uk/our-work/library/guidelines/Documents/guidelines_phase1_clinical_trials. pdf .

[5] EMA. Guideline on strategies to identify and mitigate risks for first-in-human and early clinical trials with investigational medicinal products . [2020-10-20]. http://www. ema. europa. eu/docs/en_GB/document_library/Scientific_guideline/2009/09/WC500002988. pdf.

[6] EMEA. Note for guidance on non-clinical safety studies for the conduct of human clinical trials and marketing authorization for pharmaceuticals.[2020-10-20]. http://www. emea. europa. eu/pdfs/human/ich/028695en.pdf.

[7] EMEA. Guideline on strategies to identify and mitigate risks for first-in-human clinical trials with investigational medicinal products. [2020-10-20]. http://www. ema. europa. eu/pdfs/human/swp/2836707enfin. pdf.

[8] SIBILLE M,PATAT A,CAPLAIN H,et al. A safety grading scale to support dose escalation and define stopping rules for healthy subject first-entry-into-man studies:some points to consider from the French club phase I* working group. British Journal of Clinical Pharmacology,2010,70(5):736.

第五节　Ⅰ期临床试验质量保障体系

一、临床研究机构质量体系

临床试验应遵从《药物临床试验质量管理规范》(GCP)的原则,确保临床试验过程规范、结果科学可靠,保护受试者的权益并保障其安全。建立良好的临床研究机构的质量保证体系是实现上述目标的前提和必要条件。本节将从Ⅰ期临床试验质量保障体系的建立及试验过程管理2个方面进行探讨。

根据《中华人民共和国药品管理法》(2019年国家主席令第31号)及《国家药监局国家卫生健康委关于发布药物临床试验机构管理规定的公告》(2019年第101号)的规定,药物临床试验机构实行备案管理,且应具备规定的基本条件。

(一)组织架构

Ⅰ期临床试验部门应有清晰合理的组织架构,明确岗位、责任人及职责。

(二)Ⅰ期临床试验场所、环境及设施

1. Ⅰ期临床试验场所 Ⅰ期临床试验场所应规模合适、布局合理、位置适当,可保证Ⅰ期临床试验开展及受试者安全。基本要求如下:①Ⅰ期临床试验场所所在的医疗机构应具有急救/重症监护部门及相应的设施,并可在紧急情况时迅速到达救治场所;②具有与临床试验相适应的独立、合适的工作场所,并配备必要的设施设备;③环境符合健康安全的要求;④具有原地抢救以及迅速转诊的能力;⑤紧急事件处理设施可用;⑥有足够的设备包括紧急照明和储备用电提供,并可收集有害的临床废物。

Ⅰ期临床试验场所应具有的一般布局包括首次人体试验病房(具备抢救能力)、护士工作站、受试者接待/筛选区、更衣/寄物区、医学检查区、采血室、受试者专用厕所/排泄物留样区、样本处理区、样本贮存区、活动室、配餐室、试验药房及药物分装/配制区、医护人员办公室/休息区、资料保存区、办公室、档案室计算机室等。各分区应合理布局,与试验流程相适应,配备安全良好的网络和通信设施,且可为监查或稽查工作提供所需的安静、私密空间。各区域有充分的分隔及安全保障,相邻区域内进行不相容活动时能有效隔离,并采取措施防止相互干扰或交叉污染。

试验病房应位于医院内,可支持原地抢救或迅速转诊,与医院ICU或急诊等急救科室有绿色通道。床位设计不可过于拥挤,以便紧急情况下实施床旁抢救或转移。

护士工作站应便于护士观察试验区的全部活动,设计时应考虑护士站相对于病床的位置,以及影像监控系统的配置等。

某些活动区域应加以特殊控制(如安装紧急呼叫、监控系统)。受试者可能出现的区域内(如病房、浴室、卫生间和活动区域)应配有紧急呼叫按钮/装置,且定期检查以保证其正常工作。受试者发生紧急情况时,工作人员可及时收到通知并进入相应的地点提供照护。

应确保工作人员能够在紧急情况下从外部解锁和打开浴室和卫生间门,如可能应考虑:①安装锁的类型;②易于将门从外部解锁,如由工作人员携带或在门附近留有钥匙或塑料卡;③门打开的方向。

2. Ⅰ期临床试验环境 应制定措施或专门的程序,确保Ⅰ期临床试验场所各区域管理有序;对影响受试者或试验质量的有关因素如温度、湿度、光线等应进行控制;试验区域的进出应进行控制,某些区域受试者不得进入,如配餐间、实验室和办公室;受试者试验区只有试验相关人员、监查或稽查人员可以进入;试验期间应将受试者的个人物品存入寄物柜内,由研究人员统一管理;试验场所应保持整洁、有序、安静、卫生,对试验中产生的医疗废弃物应严格控制并妥善处理。

3. 医疗设施 具有能保障Ⅰ期临床试验实施的供电、照明、环境温度调控等基础设施;

试验区域内配备有相应的应急设施(如紧急呼叫、监控系统、防火设备等),以保障受试者安全;试验病房需配备与试验项目相匹配数量的试验病床;试验病床有床头设备带(供氧、负压吸引、呼叫系统等)、足够的电源插头及输液设施,床体可移动并能调节高度和倾斜度,设有床头桌和餐盘以备活动受限的受试者饮食;与医院急救科室的绿色通道应保持畅通,并有移动平车、轮椅等转移受试者的运送工具;每周记录 1 次急救车上的物品并检查设备运行是否正常。

4. 相关辅助设施　试验场所的药物存贮、分装、配制及环境温湿度监测等设施,生物样本分离、储存、转运等设施均应满足试验方案的要求。

应有受试者配餐、就餐区,试验配餐及供餐应满足试验要求。

应为受试者提供专用厕所、饮水机、洗浴设施、娱乐设施(舒适的座位、电视、网络、报纸、杂志、书籍、棋牌等),营造轻松舒适的试验环境。

应有合适的空间和设施用于安全存储档案或提取数据、报告,包括电子档案;档案室应有合理的安全(防盗、防火、防水、防虫害)、环境温湿度监控措施,并定期检查记录;如不能提供适宜的设施用于试验记录的存储,应有备用安排,包括使用第三方合同档案设施;用于数据储存及管理的计算机室须有防火、防水、安全门等防护设施,以及环境温湿度监控设施、网络和电源备用设施、服务器及备份系统、硬件防火墙等。

需确保受试者不能进入禁止的区域,例如,试验药物存储和样本处理的区域。如果要收集尿液或粪便,应限制其随意使用厕所,以防止样本的损失或混合。

5. 安全管理与废物处理　试验场所应制定保障工作场所安全的管理制度,配备安全消防器材,定期检查更新,定期进行安全消防培训,并保留检查及培训记录;保持紧急疏散通道畅通,并有明确的疏散标识;临床试验中产生的医疗废弃物应按要求进行管理及处置,避免造成环境污染及人身侵害,需保留处理记录。

(三) 标准操作规程

Ⅰ期临床试验部门应建立、实施和维护与Ⅰ期临床试验工作相适应的标准操作规程(SOP),以保障受试者安全及保证临床试验质量。SOP 由机构负责人批准,相关人员知悉、理解、可得到并执行;应定期检查,以确保其现行有效;内容应合理、清晰、可操作性强。SOP 涉及的环节包括但不限于标准操作规程的制定、发布、使用、修订、保存、废除;质量控制、质量保证;临床试验合同的制定及审批;知情同意书、原始记录及病例报告表(CRF)管理;受试者招募、知情同意、筛选及受试者管理;试验药物管理、给药;仪器设备操作、检查、测试、校正和维护;生物样本采集、处理、保存、转运、交接;冰箱温度、环境温湿度监测及失控处理;试验中可能出现的重症急救、治疗、转诊;抢救及监护设备操作、检查、测试、校正和维护;抢救药品及一般治疗药品管理;抢救培训及能力确认;各级不良事件观察、记录、处理、报告、评价;数据管理和统计分析;临床试验原始记录;临床试验总结报告审核、签发;计算机及软件安装、验证、使用及维护;试验资料保密及归档保存;医疗废弃物处理;其他。

(四) 试验过程管理

1. 科学、合理的方案设计　试验方案应按照药品监督管理部门制定的相关指导原则要求撰写,申办者须选用有资质的研究医师、临床药理学家和生物统计学家等参与设计,必要时应由相关专家充分论证,试验方案的内容应科学、完整,符合生物伦理学要求及相关技术指导原则,具有可操作性,经伦理委员会审查批准后,方可实施。

与Ⅱ期和Ⅲ期临床试验相比较,Ⅰ期临床试验方案中应充分描述试验药物的临床前相关信息如药理毒理学、药动学研究等,还包括可能的上市后风险(如适用)。尤其是首次人体试验方案,需充分评估试验的风险,对风险规避措施、试验方法、医学观察指标等进行明确的规定,并由此制定相应的风险控制措施,使风险最小化。其方法包括设定合适的起始剂量、最大剂量、剂量递增方法、给药途径和方式、药物配制方法、个体给药顺序和间隔、每个阶段给药的人数、评价给药剂量的方法和终止标准等。

英国MHRA对于Ⅰ期临床试验单位的自愿认证体系中,要求研究机构应再次独立计算首次人体试验(FIH)的试验药物(investigational medical product,IMP)的起始剂量,这也是风险评估的重要内容。同时要求主要研究者(PI)有药理学相关专业背景,以确保其能审查并理解所有非临床信息并提出问题。主要研究者应计算并确认起始剂量是正确的,并对评估和再次计算予以记录。

研究者须严格执行批准的临床试验方案,临床试验方案的任何偏离均应记录在案,并按规定报告伦理委员会、申办者等;试验过程中如需修改临床试验方案,应书面说明原因,由研究者和申办者共同认可,并报伦理委员会再次审批或备案后生效,修改内容应及时通知所有受影响的人员。

2. 伦理、知情及受试者管理　试验前,研究者应按要求向伦理委员会递交相关资料,并在伦理审查会上充分描述新药的临床前研究及风险评估情况、临床试验方案、知情同意书的内容,特别是风险控制措施、首次人体试验的最大推荐起始剂量(MRSD)、最大剂量及剂量递增方式,以便权衡首次人体试验受试者的风险。所有临床试验均须在获得伦理委员会批准后开展。试验方案或知情同意书的任何修改都需再次上报伦理委员会。试验中,研究者应接受伦理委员会的过程审查,并向伦理委员会告知以下内容:①可能影响受试者健康的新信息;②非预期的严重不良反应;③试验进展报告;④试验结束信息;⑤由研究者、申办者或NMPA暂停或早期终止的试验。

招募受试者的程序及方式应符合伦理原则且具有可操作,不论采用何种募集方式,受试者必须是在自愿的前提下被募集的,不得有强迫、不当诱惑或欺骗行为;选择特殊人群时,应有合理的理由,并采取必要的保障措施。试验开始前,应充分知情,详细告知Ⅰ期临床试验的风险,给予受试者充足的考虑时间(或与家人商量)及询问机会,耐心解答受试者的问题,自愿签署知情同意书。

筛选时应对受试者的身份进行鉴别(方式可包括身份证识别、指纹或照相等,可借助可靠的软件系统来准确识别受试者,并保存其信息),以便在后续的每次访视前验证其身份,确保参加筛选与接受药物的为同一个人;试验期间受试者应给予某种形式的身份识别,如衣服有受试号码和试验代码,以在给药、采集生物样本、CRF上记录信息前对受试者的身份进行核对,受试者识别码应用于所有样本和结果。

试验前,应对受试者进行充分的培训与教育,使其充分了解病房管理制度、试验流程及方法、样本采集情况、不良事件报告及试验相关要求等;受试者分组遵循随机原则,试验期间的饮食、饮水、活动量及依从性控制均应符合方案要求。试验中,应与受试者保持良好的沟通,以提高受试者的依从性,及时发现不良事件,对脱落的受试者处理得当且记录完整;对受试者的临床观察记录与生物样本采集记录均应准确、完整;应设有受试者信息管理系统,并有个人信息录入、维护及保密程序。受试者的补偿费用应适当(避免不当诱惑或剥削),相关说明和数额须在知情同意书上写明,并通过伦理委员会批准。

3. 合同管理   Ⅰ期临床试验研究机构应建立书面的合同管理程序,并保证其有能力和资源满足临床试验合同及试验方案的要求。临床试验开始前,研究机构须与申办者签订具有中国法律约束力的Ⅰ期临床试验合同。试验合同中应明确临床试验的实施过程中遵守GCP及相关的临床试验法律法规;执行经过申办者和研究者协商确定的、伦理委员会同意的试验方案,明确试验各方的责任、权利和利益,以及各方应当避免的、可能的利益冲突等,以保证Ⅰ期临床试验的有效实施。此外,还应包括遵守数据记录和报告程序;同意监查、稽查和检查;临床试验相关必备文件的保存及其期限;发表文章、知识产权等的约定。合同中的试验经费应当合理,符合市场规律。申办者、研究者和临床试验机构应当在合同上签字确认。

合同(包括方案)的任何偏离或修改均应得到双方认可,并保存相关记录;Ⅰ期临床试验研究机构不应擅自增加试验内容或改变试验方案,申办者也不得随意要求附加试验。

与申办者的合同/协议(包括任何内部协议)还须确保在发现新的安全性/毒理学数据时会立即通知研究者。

4. 研究者与培训   Ⅰ期临床试验研究机构应配有与承担试验项目相适应的专职研究人员,包括主要研究者、协助研究者(或项目负责人)、研究医师、研究护士、临床药理学/药动学人员、研究协调员、药物管理员等。不同的人员应有其资质要求、岗位任职要求,各岗位人员职责明确并严格履行。应有措施保证研究人员免受可能对他们的研究有不良影响的、来自内外部的不正当的商业、财务和其他方面的压力和影响,对研究项目保密。

应有指导培训工作的程序文件及详细的培训计划、培训实施记录,以确保资源规划与培训安排合理,培训需求得以满足。人员履历及培训考核等记录需完整地保存在人员档案中。须确保研究人员接受适当的培训并合格,了解其在临床试验中所授权工作的职责,并具备岗位能力。培训包括Ⅰ期临床试验质量体系文件培训、维持人员资质与能力提升的培训、试验项目培训等。其中,医护人员必须接受最新复苏培训并考核合格(如基本的呼吸道管理和通气、静脉给药、插管和输液治疗、给予肾上腺素、心肺复苏和使用自动体外除颤器),确保其具有处理紧急医疗情况的能力,通常每年需进行1次更新培训。针对Ⅰ期临床试验中可能遇到的紧急医疗情况,可以通过授课或情境演习等方式对所有研究人员进行紧急情况的应对培训,如常见医疗急症(如晕厥、低血压、速发型过敏反应、心搏骤停)的就地处理、紧急转诊、紧急揭盲等。

5. 风险控制措施   研究机构需配备具有抢救能力的研究医师及研究护士,发生紧急情况时能立即维持生命支持(复苏和稳定)。有将受试者转移至医院急救部门的紧急转运通道。

就临床试验可能出现的支持性急救配备有急救小组及会诊或转诊程序,确保在研究开始前使上述人员了解研究的基本情况(如首次人体试验、试验药物、生物制品)。定期进行急救演练。有处理常见医疗急症(如晕厥、低血压、速发型过敏反应、心搏骤停)的文件。对于首次人体试验,须有正式的应急预案(包括特定的解毒药、急救治疗的可及性、试验药物的预期药理学反应等)。在给药过程中和给药后必须有接受过高级生命支持(ALS)培训且有处理医疗急救经验的医护人员在场。

6. 仪器、材料、药品与生物样本

(1)仪器设备：Ⅰ期临床试验研究机构应配备能满足Ⅰ期临床试验所需要的医学检查、监护、抢救、紧急转运、样本处理、生物样本贮存、数据管理及统计分析的仪器设备及软件，包括但不仅限于以下内容：

1)基础设备：①体重秤/身高测量仪；②体温表(足够的数量)；③酒精测试仪；④输液泵/微量注射泵；⑤床头设备带(供氧、负压吸引、呼叫系统等)；⑥时间同步显示装置(试验相关区域的时间均应一致)；⑦紧急呼叫系统；⑧特殊区域监控系统；⑨身份证识别器或指纹扫描系统等。

2)医学检查仪器：①血压计及听诊器；②心电图机(不少于2台，并有存贮功能)；③床旁心电监测仪或动态心电监护系统。

3)抢救及复苏设备：①抢救车(配有抢救药品和简易抢救设备)；②除颤器；③呼吸机；④吸引器。

4)转运设备：①移动平车；②轮椅。

5)生物样本处理设备：普通/低温离心机(至少2台)。

6)生物样本储存设备：①生物样本收集存贮用冰箱(至少2台)；②超低温冰箱(-70℃以下)(至少2台)。

7)试验药物存贮、分装设备：①冰箱；②药品贮存柜；③超净工作台；④天平(计数精确到千分之一克以上)；⑤特殊药物所需的设备。

8)根据试验需要，配备适当的其他医疗设备，如功能监护仪、诊断型Holter分析系统。

各仪器设备放置地点合理；建有仪器设备档案，各仪器设备应有唯一性编号和状态标识，监测及测量设备应满足准确度要求，抢救设备应保证其正常有效地运行；仪器设备操作人员应培训上岗；专人负责仪器设备管理，并定期进行检定，期间核查和/或校准、维护，保存相关记录，确保仪器设备能满足试验要求；需要校准或检定的仪器设备应以标签或其他标识方式来表明其校准或检定状态；仪器设备的使用、保养、维修记录应清晰完整；如采用计算机系统进行信息采集、数据管理时，信息系统、软件等应经过3Q验证，并严格管理登录权限和登录密码；定期备份并妥善保存计算机系统的源数据文件；对计算机和自动设备进行维护，以确保其功能正常，并提供保护试验数据完整性所必需的环境和运行条件。

(2)试验材料(包括医用辅料)：试验所需的材料应有领取、验收、储存、使用的程序文件，并有详细记录，医用辅料应注明规格、生产商、批号、有效期和储存条件等。有专人负责试验材料的管理，试验材料的储存条件应合理。

(3)试验药物：Ⅰ期临床试验研究机构应有试验药物接收、贮存、发放、使用、返还、销毁、留样的SOP；应有独立的房间及设施分类贮存试验药物，并控制人员出入；授权人员负责试验药物的管理，并监控、检查、记录存放区的温湿度等；接收试验药物时，应获得其合格的质量检验报告及相关信息，按照试验药物的不同特性和要求进行分类贮存及管理，保留相关记录；试验药物的准备、发放和使用应遵循临床试验方案的规定，包括称重、稀释、无菌条件下的配制等调配过程。试验结束，除留样部分外，剩余的试验药物均应按程序要求及时返还或销毁，不得挪为他用、销售或变相使用。

(4)生物样本的采集和管理：Ⅰ期临床试验研究机构应有生物样本采集、处置、存储、交接、运输或销毁的程序文件及SOP，避免溶血、污染、损坏、丢失或混淆；由研究护士负责生物样本的采集;专人负责样本接收、贮存、交接、运输或清理工作;Ⅰ期临床试验研究机构应配备适当的设备,以达到各方案中规定的生物样本处理及贮存要求,贮存设备应有温度监控、应急措施和相应的记录;应采用符合试验方案规定的、适宜的医用器具、材料等采集并收集人体生物样本;每个生物样本均须有易识别的唯一性标识,且有项目名称、受试者、采集时间点等信息,保证生物样本的可追溯性;生物样本采集时应充分考虑测试需求,一般应留取测试、复测(或留样)样本,密封保存,且分区管理,以免造成不稳定、混淆或污染;生物样本采集、处理、保存、转运(转运方式、条件、途中记录、到达日期及状态等)、发放、销毁等应有详细记录,处理或转运生物样本应符合方案要求,任何过程中的异常情况或与规定条件的偏离均应记录在案;生物样本在取得申办者书面同意后,应按相关规定进行销毁处理并详细记录。

7. 设盲与紧急破盲　设盲是指确保参与试验的单方或多方对试验用药品(试验药物、安慰剂、对照药物)的分配保持未知的程序。大多数Ⅰ期临床试验都是双盲的,应建立相关机制确保试验维持盲态。若收到非盲态的试验药物或文件,如随机表或PK数据,可由指定的破盲人员负责相关活动,以避免盲法被破坏。在试验结束时或紧急情况下可能会揭盲,以公开受试者用药的随机化分组情况。应制定书面的紧急破盲程序,并进行正式测试确保其可靠,同时留存测试的记录。对急救时揭盲场景的测试也是质量体系的一部分,需记录并评估其适宜性。

8. 数据采集、记录与报告

(1)原始资料管理:①需制定临床试验原始记录、病历及其他各种原始资料管理的SOP,确保试验中产生的原始数据真实、有效、可追溯。②原始试验记录需及时、清晰、真实、准确、完整,数据与试验报告一致,修改规范,试验者及复核者签字及时,化验单、心电图、影像学报告等保存有序、清晰可辨。③病例报告表数据来源于原始病历及其他各种原始资料,应保证数据的一致性及可追溯性,存在不一致时应当作出合理的解释;不宜长期保存的原始记录如心电图记录等应及时复印。④原始记录、原始病历及病例报告表的修改均应采用杠改,保持原记录清晰可辨,并签名(或缩写)、注明修改日期(必要时注明修改理由)。

(2)电子数据管理:①临床试验中涉及电子数据产生、记录、处理以及存储的计算机系统、信息系统或软件均需经过验证。②利用计算机等自动设备对试验数据进行采集、录入、转移、处理、报告、存储或检索时应制定相关程序文件及SOP,保证数据采集、录入、存储、转移和处理过程中的完整性和保密性,避免丢失或被改动。③临床试验中应对所有使用电子数据的研究人员根据其授权分工,设置相应的访问权限,保证数据安全而不被泄露;盲法试验中的数据核查需在盲态下进行,核查与锁定数据的过程有详细记录;统计分析必须采用公认的统计学软件及统计方法。④修改电子数据,计算机系统应有自动保留更改痕迹或系统自动逻辑检查等核查功能。⑤定期对数据进行异地备份并检查备份结果,以避免因灾害造成数据或原始记录丢失。⑥储存或备份数据的服务器应有合适的防御措施,避免非法访问导致数据丢失或损坏。⑦Ⅰ期临床试验研究机构应制定程序来保护和备份以电子方式储存的记录,防止未经授权者侵入或修改。⑧对保存源数据文件的计算机系统应放置在适当的场所,并进行常规预防性维护,且制定系统故障应急系统和灾难后恢复的措施。⑨如果数据以电子方式(包括光盘等)保存,应保证其可读性。

（3）资料的保存：试验完成后，应及时将相关资料（包括临床试验合同、方案、伦理批件、原始资料、CRF、知情同意书、试验记录、总结报告、质控记录等）按要求进行整理汇总，主要研究者核对无误后，交档案管理员归档保存；不易保存的纸制资料（如热敏纸记录等）应复印后保存；临床试验资料应至少保存到临床试验结束后 5 年。

（4）档案管理：①应制定临床试验资料及质量活动记录的存档程序，以及存档资料的索引、识别、存取、维护等方面的相关规定；②档案应有专人管理，严格执行入档登记及归档、查阅、借阅、归还及销毁制度，确保资料完整、规范及安全；③有专用的档案存放柜，并制定有防盗、防火、防水、防虫害及保密措施。

9. 质量管理　Ⅰ期临床试验研究机构需建立、实施并维持与临床试验活动范围相适应的质量管理体系。具有独立的质量保证（quality assurance，QA）人员，确保质量保证实施的有效性和独立性；QA 人员应具备相应的资格证明，且独立于其所稽查的临床试验项目；QA 人员应定期接受培训，并保留所有培训、考核记录。

QA 人员可针对 Ⅰ期临床试验研究机构质量体系各要素及项目质量稽查要素，制定稽查计划并予以实施。质量要素可包括 Ⅰ期临床试验研究机构的设施及仪器设备、有关试验人员、试验方案撰写、试验方案实施（包括筛选、入组、给药、观察、记录、AE/SAE 处理、随访等过程）、受试者权益和安全保障、试验记录、数据分析、结果报告、计算机系统，以及质量控制程序等。

QA 人员在实施稽查活动中，应详细记录发现的问题，撰写稽查报告，追踪后续的整改。对于严重违规事件的预防与处理，Ⅰ期临床试验研究机构应有预防发生严重违规事件的措施及其处理、纠正措施；同时记录发生违规事件的历史记录、处理结果。QA 人员还负责来自外部的质量稽查、监查等。

申办者亦应建立临床试验质量管理体系。Ⅰ期临床试验机构应按照要求接受申办者对于试验实施过程的定期监察。监察应有足够的频率，尤其在早期应充分监察，对于新的研究者或不合规的做法，应及早提供相关培训以避免造成不良影响；对于系统性问题，应早发现、早纠正。一般需要监察的关键点包括知情同意区是否合适、试验实施是否依从试验方案和法规要求、试验药物管理是否合规、方案偏离的原因及处理、原始文件和数据的复核、CRF 是否完整准确、培训是否充分等。FDA 推荐基于风险的监察方式，这种方式具有更高的效率和效力，可以综合中心监察和现场监察的方式，对于问题的关键点仔细确认。

总之，临床试验的质量管理是一个综合的体系，涉及临床试验设计、实施、设施和环境、管理要求等多个环节。质量源于设计，更与实施过程密切相关，质量保证和质量控制亦是质量保障的重要手段，在临床试验过程中均需引起重视，以保障数据的可靠性，符合法规和指南的要求。

二、临床样本分析质量体系

临床试验是药物研发过程的最后阶段，而在临床试验中的生物样本分析扮演重要角色。生物样本分析不仅要解决技术难题，还要面对法规政策层面上的挑战。药物及其代谢物在生物体内浓度的测定不仅直接决定药物的 PK 参数和药物在体内的行为，还决定药物的生物等效性以及监测药物的有效治疗浓度。生物样本分析不仅需要建立准确可靠、可以重现的分析方法，而且还要满足相关的法规和指导原则。研究项目在批准上市前都要接受药品监督管理部门的检查,以保证研究结果的真实性、可靠性和可溯源性。因此,建立规范化的生物样本分析实验室质量体系变得至关重要。建立规范化的生物样本分析实验室,是就实验研究从计划、实施、监督、记录到实验报告等一系列管理而制定的法规性文件,涉及实验室工作的所有方面。其主要目的是严格控制临床生物样本分析的各个环节,提高试验数据的质量和有效性,控制可能影响试验结果准确性的各种主、客观因素,降低试验误差,确保试验结果的真实性。原则是建立一套以质量(quality)、可信性(reliability)和完整性(integrity)为基础的标准,达到结论是可检验的、数据是可追踪的效果。

规范化的生物样本分析实验室主要由质量体系文件的制定和管理、设施和设备管理、项目管理、人员的培训和资质认定、监管部门的建立样本和数据管理构成,以下将分别阐述每一部分的具体内容。

(一)质量体系文件的制定和实施

标准操作流程(SOP)是用于实验室的一种详细的书面性的操作指导文件,其目的是保证特定工作完成流程及效果的一致性。通过制定标准化的操作规程,实验人员能够最大限度地排除操作者间因人为因素导致的差别,保证不同的操作者都可以得到可重现的结果。根据实验室功能的设计,SOP 可以分为以下几大类:

1. 人员管理类 人员相关培训、机构组织架构、员工岗位职责、健康体检,以及实验室安全等。

2. 仪器管理类 规范性生物样本分析实验室相关仪器设备的使用操作化标准流程,以及仪器(天平、离心机、移液器、纯水机、分析仪器等)的校准、验证、维护、保养。

3. 设施管理类 环境监控、设施维护等。

4. 机构安全类 实验室安全操作规范,人员防护、防火、防电,人体工程学,职业危害,生物/化学危害垃圾处理等。

5. 实验相关类 标准品或供试品管理(受试制剂/参比制剂),试剂标签管理,动物饲养(受试者入组管理)、处置及动物房管理,实验样本管理,标准实验操作流程,分析或检验方法学,样本分析、样本重分析、重现性样本分析的标准流程管理,实验方案及实验报告流程,项目管理等流程等。

6. 质量保证类 QA 工作职责、QA 工作流程、QA 报告流程、机构检查流程、项目检查流程、偏离报告管理、纠正与预防措施(corrective action and preventive action,CAPA)管理、法规检查管理、外部审计管理及要求、供应商管理等。

7. 计算机系统类 计算机系统验证、计算机及软件账户管理、计算机软件验证、计算机及软件退休管理等。

8. 通用文件类 SOP 的管理、档案室的管理、规范的实验记录、合同的制定及审查等。实验室对 SOP 的管理应有相应的规定,包括 SOP 的制定、批准、分发、归档、更新和退休等。SOP 的制定要满足相关的法规要求并尽可能与同行业的做法保持一致;SOP 的内容应尽可能清晰明确,避免混淆;SOP 还要考虑可执行性。如果在执行过程中发生有和 SOP 规定不同的行为,应通过产生偏离报告的形式进行修正,对造成偏离的原因进行调查,对造成的结果进行评估,并制定整改预防措施。SOP 是受控文件,其分发应在受控条件下进行。原始签字版应归档保存,真实复印件或者电子版用来分发。当 SOP 需要进行相应的内容修订时,应升级 SOP 的版本号。新 SOP 在生效前要对相关人员进行培训,同时过期的 SOP 复印件要及时收回并销毁。

（二）实验室设施的管理

生物样本分析实验室设施包括样本接收保存、标准品存放、天平称量、流动相配制、样本前处理、仪器检测、档案存放、机房及废弃物存放等功能区。为了保证实验室的正常运转和安全,实验室的不同功能区都要满足对环境和安全的相应要求。

样本接收应由专人进行管理,其储存设备应有温度监控和报警功能,以确保样本的完整性。样本接收实验室应配备相应的设施设备防止生物样本的交叉污染。样本接收、转运、领取、归还都应有相关记录。实验室还应具有标准品、试剂存放的设施。对于危险化学品、精麻类药品、放射性物质的储存和管理应符合《危险化学品安全管理条例》《麻醉药品和精神药品管理条例》《放射性药品管理办法》的相关规定。由于振动和温湿度对天平称量会产生影响,所以天平应摆放在尽可能重的称量台面,并使用天平罩来避免振动及空气流动对称量造成的影响,还应视情况配备除湿机和加湿器。档案室和机房是实验室的安全重地,这里存放着在研的和已完成的数据,设施应具备必要的安全防备,如门禁、防火、防盗、防水、防虫、防磁等,只有授权过的人员可以进出,其他人员进出应登记记录。样本前处理室和仪器室也应有温湿度记录,保证仪器的正常工作状态。实验室生物危害物、化学试剂及含化学试剂的废物垃圾应按《医疗废物管理条例》《实验室生物安全通用要求》的规定妥善处理。

（三）实验设备的管理

生物样本分析实验室应配备与工作相匹配的仪器设备,仪器的量程、精度、分辨率等应达到相应的技术要求。仪器应由专业技术人员根据标准操作规程对其进行定期维护和校验。所有生物样本分析实验室中使用到的仪器设备都应具有购置、安装、验收、使用、校正、维护等的详细记录并存档。实验设备根据用途,需要对仪器的硬件和软件进行 IQ/OQ/PQ 验证及账户管理。第一类仪器,如液相色谱仪(LC)、质谱仪(MS)、实验室信息管理系统(LIMS)、统计分析软件不仅需要验证,还要有账号管理;第二类仪器,如天平、pH 计、离心机、移液器等需要验证,但不需要设置账号;第三类仪器,如氮吹仪、涡旋振荡器既不需要验证也不需要账户管理。对于直接用于产生数据的设备要进行 3Q 验证,并符合检测的技术要求。对于产生数据的计算机系统应有验证记录和审计追踪。生物样本分析实验室中的仪器设备应有明显的状态标识,对不合格、待修、待检的仪器,应及时联系相关技术人员进行处理;根据相应的用途使用仪器设备,使用人应经过培训,考核合格后方可上岗,并严格执行相关标准操作规程。

实验室材料、试剂的管理应有专人负责,其采购、接收、储存、分发和使用都应有记录。制备的溶液应有符合科学依据的有效期,并有明显的溶液标签。标签应包括名称、浓度、储存条件、配制人和日期、有效期及参考记录等。实验过程中不应使用变质或过期的试剂和溶液。

（四）项目管理

生物样本分析实验室的项目管理周期从合同的签订开始一直到生物样本的销毁。在临床试验开始前,实验室或其所在的机构应与申办者签订具有法律约束力的委托合同。合同应符合相关法律法规及伦理要求,内容不应与临床试验方案相冲突。生物样本分析实验室的项目管理包括合同的洽谈和签订、项目建立、课题设计和计划的阅读和理解、生物样本分析的方法学开发和验证、生物样本收集条件、样本运输环境的确立、样本接收入库、完成样本分析和相应的实验记录、数据的计算及审核、分析报告的撰写和审核、报告签署及相关文件的归档管理,以及后期样本的保存及销毁。生物样本分析实验室应配备专职项目管理人员。决定项目管理质量的关键因素包括项目管理人员的经验、项目负责人的经验、质量控制人员的经验、完善的支持系统和质量管理体系。一个高质量的生物样本分析项目离不开好的生物样本分析技术、符合法规要求的规范性操作以及良好的项目管理。

(五) 人员的培训和资质认定

实验室应有合理的人员配置,建立完善的人员组织管理体系,任命机构负责人、质量保证部门负责人、分析负责人,并配备相应的实验人员。包括实验室负责人、项目负责人、QA、QC、实验员、样本管理员、档案员、IT 和系统管理员、安全员等。每个岗位都应有针对职能的岗位描述,实验室人员应由实验室负责人授权,并有相应的简历和承担每个岗位的资质证明。实验人员除具备与从事的岗位相符的资质外,还应接受相应的培训和制定培训计划,这包括相关 SOP、技术培训等。如项目负责人需具备足够的项目经验,能够制定项目方案,负责项目管理和实施,保证项目满足相关 SOP 和方案,跟踪项目进度,确保实验记录和结果完整准确,对实验过程中产生的偏离和异常情况采取相应措施,并配合 QA 回复审查报告。

(六) 质量监管部门的建立

为确保生物样本分析实验室产生的数据和结果的可靠性、完整性和科学性,应建立完善的质量管理体系,对分析工作的全过程进行质量控制。实验室应有独立的质量保证部门,且制定相应的计划对实验人员、实验室设施、仪器设备、计算机系统、实验材料和试剂、实验方案、分析方法、实验记录、分析报告以及质量控制程序等进行稽查。质量保证人员应具备相应的资格,且独立于其所稽查的工作;可以聘请实验室以外的专家进行稽查工作。如果实验室条件有限,也可以委托第三方具备资格的人员进行稽查。

针对在我国境内开展并递交的临床生物样本分析试验,临床生物样本分析的 QA 稽查应遵循《药物临床试验生物样本分析实验室管理指南(试行)》和《中国药典》(2020 年版)四部通则中的指导原则 9012。

QA 的职责包括对实验室质量的整体控制和所进行项目的稽查,其核查范围包括但不限于项目审核、实验室机构审核、计算机系统(软件系统)审核、供应商审核等。对于项目审核,QA 的审核范围涵盖分析方案、分析方法、样本接收、实验操作现场和仪器设置审核、数据审核、报告审核、项目归档审核等。对于实验室机构审核,包括 SOP 的管理、组织架构图、人员培训和资质、样本和标准品的管理、仪器设备管理、档案室管理、项目管理、实验室运营管理、实验室安全管理、IT 支持管理、工程部支持管理等。对于计算机系统审核,应涵盖系统验证方案审核、IQ/OQ/PQ 测试方案和报告审核、系统验证报告审核、验证文件归档情况审核等。对供应商或提供服务的外包商审核时,应根据已确认的供应商清单制定审计计划用途、设定审计周期,可以通过问卷审计或者现场审计的方式生成最终的审计报告。

QA 审核的基本流程通常需要先制定年度稽查计划,按照计划开展稽查,完成后撰写分发检查报告,和实验室负责人及相关人员沟通制定整改方案并跟踪完成情况,关闭审核报告。根据每项工作的内容和持续时间制定稽查计划并实施稽查,并向实验室负责人和项目负责人报告发现的问题,制定整改措施、偏离报告,并跟踪问题的整改。在整改完成以后,将

QA 检查报告归档。

样本管理和数据管理是临床试验生物样本分析项目中关键的 2 个质量控制点。建立规范的样本管理和数据管理体系对保证临床生物样本分析实验室的质量有重要意义。以下将对这两部分的建立和管理进行详细论述。

（七）样本管理

生物样本分析实验室的目的是测定药物及其代谢物在生物基质中的浓度,这个浓度应该是采集瞬间离开体内时的药物浓度。所以实验室一定要有一套严谨的样本管理系统,确保样本的安全和在保存期间的稳定性。

在样本采集、处理及储存过程中,详细规范的记录十分重要。记录应该包括样本如何采集、用什么样的容器进行采集以及由谁采集等,并且要求有相关的跟踪记录以确保整个样本采集过程的可追溯性。同时作为良好的实验室操作规范,这些记录也会为今后的实验问题分析提供一定的参考。通常样本在采集阶段应根据实验操作手册的相关要求进行操作,准确记录采血时间,核对标签信息,将采集后的生物样本分装为待测和备份样本保存在不同的冰箱中,待测样本寄往检测单位。样本寄送过程要保证温度在要求的范围内,并且有样本寄送温度跟踪记录。在接收样本时,需要准确记录样本在接收时的状态。建议采用相应的样本追踪记录模板对其进行记录,包括记录接收样本的人以及样本的储存信息。该模板必须要及时记录,样本发送人、接收人以及中间进行过交接的相关人员信息都应记录在该模板中,以便对样本在整个运送途中的状态进行跟踪。一旦样本到达后,接收实验室的实验人员应当及时对收到的样本进行接收、检查、入库,并将样本储存在正确的条件下。如果样本在非工作时间内寄送到接收方(如周末),接收方需要有一个指导性的文件以保证样本在被正式检查、入库前能储存在正确的环境下。所有样本的转移、交接都应有记录。样本在检测单位应有接收、入库、取还、归档,以及销毁记录。样本保存的冰箱或者冷库应配置温度监控和备用电源,以保证样本在冰箱或供电出现异常时依旧安全。如果可能,建议在生物样本到达分析实验室前配制质控样本和生物样本在相同的环境下进行储存,以此来监测未知样本的有效性。

（八）数据管理

数据在药物研发过程中意义重大,特别是在临床研究中,生物样本分析数据直接决定药物在体内的代谢行为,因此保证数据的安全性、可靠性和可溯源性是每个实验室的基本要求。在实验室中的数据传递流程为数据采集—数据管理—数据分析—报告—归档。

在每个阶段,都应有系统性的防范措施,保证数据的安全性、完整性和准确性。在采集阶段,通常数据采集的计算机配备有镜面双硬盘,数据同时被采集在工作站的 2 个硬盘上,然后根据实验室的 SOP 要求再定期备份到服务器或者其他方式的存储介质中。产生数据的计算机应有账号管理和密码管理,系统在设置上应避免数据覆盖和删除。

在数据传递链中,所有软件都应对所使用的功能做验证;和数据相关的计算机系统(质谱软件、实验室信息化系统、数据统计分析等)都应开启审计跟踪(audit trail)用来记录数据的产生、处理、保存、更改等操作。

数据在项目结束后应刻盘归档,并保存在防磁、防火柜中。这些光盘需要定期进行可读性复核,备份在服务器和其他介质上的数据也应进行定期复核。

存放数据的机房应防止未授权的人员进入,应该有防火、防水、防虫害、防磁的措施。

规范化的操作是保证生物样本分析实验室质量的最基本的要求。近些年,电子实验记录本(ELN)已被越来越多的实验室采用。ELN 不仅对生物样本分析实验室在规范性上有很多帮助,而且还可以充当复核 QC 的功能,因此 ELN 也逐渐成为保证生物样本分析实验室质量的一个可靠工具。

(李可欣　沈晓航　薛　薇　李　敏　丛端端　齐文渊)

参 考 文 献

[1] 国家药品监督管理局,国家卫生健康委. 关于发布药物临床试验质量管理规范的公告(2020 年第 57 号). [2020-10-20]. https://www. nmpa. gov. cn/yaopin/ypgggtg/20200426162401243. html

[2] 全国人民代表大会常务委员会. 中华人民共和国药品管理法(2019 年国家主席令第 31 号). [2020-10-20] http://www. npc. gov. cn/npc/c30834/201908/26a6b28dd83546d79d17f90c62e59461. shtml

[3] 国家药品监督管理局,国家卫生健康委. 关于发布药物临床试验机构管理规定的公告(2019 年第 101 号). [2020-10-20] https://www. nmpa. gov. cn/zhuanti/ztypglf/ypglfzyxx/20191129174401214. html? type = pc&m = .

[4] MHRA. Phase I accreditation scheme requirements. [2020-10-20] https://assets. publishing. service. gov. uk/government/uploads/system/uploads/attachment_data/file/473579/Phase_I_Accreditation_Scheme. pdf

[5] FRIEDMAN L M,FURBERG C D,DEMETS D L. Fundamentals of clinical trials. Biometrics,1985,82(397):1055-1056.

[6] MANGHANI,KISHU. Quality assurance:importance of systems and standard operating procedure. Perspect Clin Res,2011,2(1):34-37.

[7] REDRUP M J,IGARASHI H,SCHAEFGEN J,et al. Sample management:recommendation for best practices and harmonization from the global bioanalysis consortium harmonization team. AAPS PharmSci,2016,18(2):290-293.

[8] OHMANN C,KUCHINKE W,CANHAM S,et al. Standard requirements for GCP-compliant data management in multinational clinical trials. Trials,2011,12(1):85.

第六节　I 期临床试验的数据管理

(一) 一般要求与特殊考虑

1. 试验特点　I 期临床试验的数据管理与 II/III 期临床试验一样,但有一些自身的特点:①试验设计极为灵活,与 II/III 期临床试验相比,规律性不强,但个性化强、要求多样;②受试者例数较少,个体数据对结论的影响大,由于观察指标多,工作量并不小;③数据类型多样,往往涉及耐受性、安全性、血药浓度、生物标志物、基因、有效性等;④数据管理有专业性要求,在一个试验中涉及不同类型的数据;⑤数据涉及的部门多,往往临床单位、检测单位和数据管理单位分离,需要多方数据管理协议。

2. 安全性与耐受性数据　I 期临床试验可根据事先定义,划分耐受性试验的观察时间,延伸观察则为安全性试验。同 II/III 期临床试验一样,所有不良事件均需要进行医学编码。通过客观检查,如实验室指标获得的不良事件尤应值得重视。不良事件的程度具有重要意义,根据方案的规定划分。不良事件和药物关系的判断方法需使用公认的方法。不良事件的转归处理尽量详细记录,随访到正常。

　　3. PK 与 PD 数据　创新药的 PK 试验可以从 Ⅰ 期延展至Ⅳ期,是个体化精准用药的主要分析依据。PK 数据主要来自血样,少量来自其他标本如尿液。PK 数据的最大挑战是用药时间和采样时间的精确度问题,特别是患者自行服药的时间记录尤为重要,需要新技术予以支持,如用药提醒系统。采样时间窗需要事先确定。有的离群数据可以通过数据管理单位提出,检测单位根据其 SOP 确定是否重测。PK 数据通过作为外部数据,在检测单位和数据管理单位之间传输,因此传输协议尤为重要,双方应事先规定,包括传输形式和频次、字段名称、数值单位等。

　　PD 指标多为生物标志物,为次要指标,通常与 PK 进行 PK/PD 分析。其数据管理同Ⅱ/Ⅲ期临床试验一样,同时根据方案要求确定纳入的数据集。

　　(二) 数据管理模式与工具

　　1. 纸质模式　既往药物临床研究主要依赖纸质文件,由研究者根据研究方案将数据填入预先设计并打印成册的病例报告表(CRF)中,纸质 CRF 的数据采集和管理方式存在不少缺陷。随着互联网技术的发展,电子数据采集系统(EDC)得以实施和发展。近年来 EDC 系统开始普及,纸质模式现已很少采用。

　　2. EDC 模式　EDC 存在明显的优势,如减少数据传输过程、提高数据质量、缩短数据清理周期、申办方和研究中心间共享。特别是对于早期临床研究,实时的安全性、PK、PD 等分析能够及早发现问题并采取措施,从而有效地推动试验进展。

　　EDC 的数据采集主要基于电子病例报告表(eCRF)。eCRF 设计的录入界面应结构清晰、表述明确,可以保证研究者方便、快捷、准确地填写。电子病历采集的基本原则要遵从定稿方案流程安排,采集到各个访视期所要完成的观察项目。在正式使用前,需对录入者进行培训。

　　eCRF 数据采集比较灵活,如果在研究过程中发现需要增加某个检测指标或增加访视周期,或发现不合理的表格设计,都可以很方便地进行添加或对已有的表格结构进行修正,尤其在 Ⅰ 期探索性研究、周期较长的抗肿瘤药研究中得到很好的应用。

　　由于 eCRF 在满足数据采集的同时有逻辑检查功能,对于数值型数据,eCRF 通过控制字段属性和长度,避免非数值型数据的录入,从而控制数据类型的一致性。对于字符型数据,可以最大限度地保证录入的清晰性、减少错字的录入。

　　3. 特殊工具　合并药物和不良事件(AE)应采用相应的编码词典,以统一名称和归类。药物编码常用 WHODD,而 AE 多用 MedDRA。需要经过专门的培训者方能使用。

　　(三) 关键性数据管理文件

　　1. 外部数据传输协议　Ⅰ 期临床试验往往有 PK 数据,所以普遍存在外部数据在检测单位和数据管理单位之间传输,外部数据传输协议便于规定外部数据传输的文件。

　　外部数据传输协议一般包括外部数据的类别、数据库文件命名规则、数据提供者和接受者、数据的格式(如 xpt、xls 格式等)、数据库的关键变量、传输方式(通常需要加密传输)、传输频率、数据更新方式等。对于盲态的外部数据,传输的时间、形式、人员必须提前约定,以保证盲态的维持。

　　2. 数据管理计划(DMP)　Ⅰ 期临床试验的 DMP 的基本内容和Ⅱ/Ⅲ期临床试验相似,在试验启动前批准实施,但这是一个活文件,直到数据管理工作完成后 DMP 方才定稿。注意 Ⅰ 期临床试验通常有外部数据管理的内容。

　　3. 数据管理总结报告(DMR)　DMR 为我国特有的要求,与Ⅱ/Ⅲ期临床试验基本相同,临床试验的 DMP 分为两大基本内容:一是关键性时间节点(首个受试者入组时间、末例受试者出组时间、数据库锁定时间等),二是重点分析参数(如置疑数目、中位答疑时间、数据库解锁次数等)。

(许　羚　郑青山)

参 考 文 献

[1] 国家药品监督管理局药品审评中心. 临床试验数据管理工作技术指南. [2020-02-10]. http://www. cde. org. cn/zdyz. do? method＝largePage&id＝20c3cd5ea30a51f9.

[2] 国家药品监督管理局药品审评中心. 药物临床试验数据管理与统计分析的计划和报告指导原则. [2020-02-10]. http://www. cde. org. cn/zdyz. do? method＝largePage&id＝1aae4d1e752c57b1.

[3] 刘红霞,吕映华,周茂生,等. 基于 EDC 的临床试验数据质量控制. 药学学报,2015,50(11):1470-1473.

[4] 尹芳,陈君超,刘红霞,等. 临床试验纸质与电子化数据管理的比较研究. 药学学报,2015,50(11):1461-1463.

第四章

I 期临床试验结果统计分析与总结

第一节　I 期临床试验结果统计分析

一、概述

在美国、欧洲及 ICH 有关新药制剂的技术要求中，都有关于新药临床研究的统计学指导原则（guidance of statistical rule）。我国的《药物临床试验质量管理规范》（GCP）中对药物临床试验数据管理与统计分析进行原则要求，并颁布《化学药物和生物制品临床试验的生物统计学技术指导原则》对试验结果进行科学合理的分析，在保证试验结果科学、可信的同时，尽可能做到高效、快速、经济。

I 期临床试验是初步的临床药理学及人体安全性评价阶段。主要目的是考察人体对药物的耐受程度，同时观察药物在人体内的吸收和消除规律，为制定 II 期临床试验给药方案提供依据。具体研究包括耐受性和药动学研究，统计分析内容主要包括药动学参数分析、受试者的社会人口学特性分析、不良事件发生计数分析等。

临床试验中的数据分析所采用的统计分析方法和统计分析软件应是国内外公认的，统计分析应用建立在正确、完整的数据基础上，采用的统计模型应根据研究目的、实验方案和观察指标选择。常采用参数估算、置信区间和假设检验的方法，如 $AUC_{0\sim t}$、$AUC_{0\sim \infty}$、C_{max} 一般经过自然对数转换后可满足正态分布和总体方差齐性，t_{max} 等参数一般采用非参数检验。在实验方案中，应当说明要检验的假设和待估计的处理效应、统计分析方法以及所涉及的统计模型。处理效应的估计应同时给出置信区间，并说明估计方法。假设检验应明确说明所采用的是单侧还是双侧检验，如果采用单侧检验，应说明理由。

二、药动学统计分析

由于各种疾病的病理状态均可不同程度地对药物的药动学产生影响，为了客观反映药物在人体内的药动学特征，I 期临床试验多选择健康受试者。但如果试验用药品的安全性较小，试验过程中可能对受试者造成损害，在伦理上不允许在健康志愿者中进行试验时，可选用目标适应证患者作为受试者。健康志愿者的药动学研究包括单次与多次给药的药动学研究、进食对口服药物制剂药动学影响的研究、药物代谢产物的药动学研究、药物-药物药动学相互作用研究。

（一）Ⅰ期临床试验药动学分析的一般要求

1. 药动学参数的计算　药动学统计分析的主要内容包括绘制血药浓度-时间曲线；计算药动学参数，主要包括达峰时间（t_{max}）及药峰浓度（C_{max}）、血药浓度-时间曲线下面积（AUC）、平均滞留时间（MRT）、终末半衰期（$t_{1/2}$）、总清除率（Cl）、肾清除率（Cl_r）、表观分布容积（V_d）以及稳态血药浓度（C_{av}）的计算等。试验结果主要采用描述性统计方法，计量资料列出均数、标准差、中位值、最大值、最小值、变异系数（%CV）、几何平均值和几何变异系数等，计数资料列出频数、置信区间。下面列举一些常用药动学参数的定义和公式，对于相关参数的具体算法可以参照相关药动学书籍。

AUC 反映药物吸收的程度，$AUC_{0\sim t}$ 用线性梯形法求出，见式（4-1）。

$$AUC_{0\sim t} = \sum \frac{t_{i+1}-t_i}{2}(C_{i+1}+C_i) \qquad 式（4-1）$$

由于血药浓度-时间曲线的尾端一般符合指数消除，$AUC_{0\sim\infty}$ 计算公式见式（4-2）。

$$AUC_{0\sim\infty} = \sum \frac{t_{i+1}-t_i}{2}(C_{i+1}+C_i) + \frac{C_n}{k} \qquad 式（4-2）$$

平均滞留时间（MRT）代表药物分子在体内的平均滞留时间，见式（4-3）。

$$MRT = \int_0^\infty tC(t)\,dt / AUC = AUMC/AUC \qquad 式（4-3）$$

消除半衰期（$t_{1/2}$）是指血浆下降一半所需要的时间，按一级过程消除的药物的半衰期和速率常数（k）的关系可表示为式（4-4）。

$$t_{1/2} = 0.693/k \qquad 式（4-4）$$

表观分布容积（V_d）反映药物在体内的分布程度。V_d 的大小取决于药物的脂溶性、膜通透性、组织分配系数、器官的大小和血流量及药物与血浆蛋白等生物物质的结合率等因素，其单位为"L"或"L/kg"。对于单房室的药物，其分布容积与体内药量 x 和血药浓度 C 的关系见式（4-5）。

$$V_d = \frac{x}{C} \qquad 式（4-5）$$

清除率（Cl）是指单位时间内从体内消除的药物的表观分布容积，见式（4-6）。

$$Cl/F = Dose/AUC_{0\sim\infty} \qquad 式（4-6）$$

肾清除率（Cl_r）指单位时间从肾脏中有多少表观分布容积内的药物被清除，累积排泄量（A_e）为各时间段尿液排泄量的总和，可以采用尿药数据来估算，见式（4-7）。

$$Cl_r = A_e / AUC_{0\sim\infty} \qquad 式（4-7）$$

稳态血药浓度（C_{av}）是指药物以某一剂量、用相等的时间间隔多剂量给药后，在稳态时一个剂量间期内的 AUC 和给药间期 τ 的比值，可以用于计算临床多次给药的相对波动情况，见式（4-8）。

$$C_{av} = \frac{AUC}{\tau} \qquad 式（4-8）$$

对药动学参数进行描述性总结和统计分析，为后续临床试验提出建议。阐明以下内容：各剂量组单次给药的药动学规律和特点，各剂量组药动学参数的性别间差异，各剂量组药动学参数的个体间差异，以及在试验剂量区间内的是否呈线性动力学特征。

2. 线性动力学分析　线性动力学的本质是剂量增加几倍，是否相应的药动学参数

AUC、C_{max}也增加同样的倍数,给药剂量-体内暴露水平是否具有等比例增加的特征。如果给药剂量-体内暴露水平具有线性动力学特征,则后期研究中的剂量设计、结果解释、有效性及安全性分析等相对比较简单;如果给药剂量-体内暴露水平不具有线性动力学特征,则情况比较复杂。需要注意的是,有时剂量-暴露量关系在一定剂量区间内呈线性,在另一剂量区间内呈非线性。目前有三大类方法进行线性动力学特征的判断,基本原理是认为药动学参数(y:AUC、C_{max})和剂量之间存在指数曲线关系,见式(4-9)。

$$y = \alpha \times \text{dose}^{\beta} \qquad \text{式}(4\text{-}9)$$

式(4-9)经过对数转换,实际药动学参数由于存在误差,上述公式可以描述为式(4-10)。

$$\ln(y) = \alpha + \beta \times \ln(\text{dose}) + \text{error} \qquad \text{式}(4\text{-}10)$$

基于以上线性模型,可以对β值进行计算并估计其置信区间。如果$\beta=1$,则具有完美的线性动力学特征,但是还需要同时考虑个体间/个体内的变异。通过对β进一步进行置信区间分析,就可以用于线性动力学特征的判断。当斜率β的$(1-\alpha)\%$CI完全落在判断区间时,可认为药动学参数与给药剂量呈线性相关。计算流程如下:①对药动学参数和剂量进行简单作图,粗略观察在给定的剂量范围内该药物是否有线性动力学特征趋势;②由于药动学参数一般符合对数正态分布,需先进行自然对数转化。

置信区间的计算如下:

$$S_{y \cdot x} = \sqrt{\frac{\sum(y-\hat{y})^2}{n-2}} \qquad \text{式}(4\text{-}11)$$

$$S_b = \frac{S_{y \cdot x}}{\sqrt{\sum(x-\bar{x})^2}} \qquad \text{式}(4\text{-}12)$$

$$b - t_{a(\lambda)} S_b \leqslant \beta_1 \leqslant b + t_{a(\lambda)} S_b \qquad \text{式}(4\text{-}13)$$

式(4-13)计算得到$(1-a)\%$CI,n为样本量,b为由样本拟合的回归曲线的斜率,α为显著性水平,λ为自由度,$\lambda=n-2$。很明显,置信区间的宽度不但取决于试验的变异,还取决于样本例数。

判断区间的计算见式(4-14)。

$$1 + \frac{\ln(\theta_L)}{\ln(r)} < \beta_1 < 1 + \frac{\ln(\theta_H)}{\ln(r)} \qquad \text{式}(4\text{-}14)$$

关于判断区间的确定,目前通常对于AUC,$\theta_L=0.80$,$\theta_H=1.25$;对于C_{max},$\theta_L=0.70$,$\theta_H=1.43$。式(4-14)中r为给药剂量范围。从式(4-14)可以看出,判断区间与剂量范围有关。剂量范围越宽,r值越大,则判断区间就越窄。

若置信区间完全落在判断区间内,药动学参数与剂量呈线性动力学特征;若置信区间完全落在判断区间外,在给定的剂量范围内,药动学参数与剂量不呈线性动力学特征;若置信区间与判断区间有重叠,在给定的剂量范围内不能给出明确结论。

(二)Ⅰ期临床试验药动学的特殊考虑

1. 食物对药物药动学影响的分析　许多口服药物制剂的消化道吸收速率和吸收程度往往受食物的影响,它可能减慢或减少药物的吸收,但亦可能促进或增加某些药物的吸收。药物开发早期就应该开展食物对生物利用度影响的研究,以便在进一步药物开发中指导并选择处方。在设计药物的临床安全性和有效性研究时,应该有食物对生物利用度影响的有关信息,同时也为药品标签中的剂量和给药方式部分内容提供信息。具体的试验设计已经在前面的章节进行详细的阐述,这部分主要是讨论食物影响的统计分析。

食物对生物利用度影响的研究可以为探索性试验,根据餐后和餐前药物的血药浓度-时间曲线应得出如下药物暴露测量值以及药动学参数:药物总暴露量或者血药浓度-时间曲线下面积($AUC_{0\sim inf}$、$AUC_{0\sim t}$)、药峰浓度(C_{max})、达峰时间(t_{max});如果是缓控释制剂,还有其延迟时间(t_{lag})、终末消除半衰期、其他有关的药动学参数。

试验结果分析包括受试者个体测量值与总结性统计学变量(如组内平均值、标准差和变异系数)。对于食物对生物利用度的影响采用平均标准分析数据,对药物暴露测量值(血药浓度-时间曲线下面积和药峰浓度)进行对数转化,计算受试者在进食和空腹状态下的$AUC_{0\sim inf}$(在适用的情况下为$AUC_{0\sim t}$)和药峰浓度参数几何平均值比的90% CI。90% CI的计算公式见式(4-15)。

$$\exp(\overline{x_{fed}}-\overline{x_{fast}}-t_{0.9(\lambda)}\times S\times\sqrt{2/n}\sim\exp(\overline{x_{fed}}-\overline{x_{fast}}-t_{0.9(\lambda)}\times S\times\sqrt{2/n} \qquad 式(4-15)$$

其中,$\overline{x_{fed}}$为餐后$\ln(AUC)$或$\ln(C_{max})$的平均值,$\overline{x_{fast}}$为空腹$\ln(AUC)$或$\ln(C_{max})$的平均值,λ(自由度)为$n-2$,S为标准偏差。几何平均值比的90% CI在0.80~1.25的等效限范围,则表明药物生物利用度不受食物的影响。

2. 药物相互作用研究　新药的代谢应在药物研发过程中进行确定,新药与其他药物之间的相互作用是安全性和有效性评价的一部分。临床上药物可能与其他药物同时或先后应用,由于药物间在吸收、血浆蛋白结合、诱导/抑制药酶等方面存在相互作用,应进行药物-药物的药动学相互作用研究。研究药物相互作用,了解如何调整剂量或给药方案、如何避免发生相互作用,对即使存在药物相互作用且会产生不可接受毒性的药物也会给予上市许可。

药物相互作用的分析同样也包括药动学参数的分析,如AUC、C_{max}、t_{max}等。对于将已批准药物作为研究中的底物时,可以从其他数据中获知由于药物相互作用使底物暴露量(C_{max}、AUC)变化而造成其对药效学的影响,从而判断药物之间的相互作用。

Ⅰ期临床试验采用健康志愿者作为受试者,药物相互作用研究的目的是测定在相互作用药物存在的情况下,底物暴露量是否会出现增加或降低。如影响存在,则需要通过对药动学/药效学关系的理解,对C_{max}和AUC变化的意义进行评估。结果应以含有作用药物(S+I)、不含作用药物(只有S)的药动学测定观察值的几何平均值比的90% CI进行报告。但不适合进行显著性检查,因为较小的、一致的暴露量差异均具有显著的统计学意义($P<0.05$),但无临床相关性。

根据《药物相互作用研究指导原则》,有2种方法用来判断系统暴露量的变化不具有临床意义。方法一是系统暴露量指标的90% CI完全落在通过人群(组)的平均剂量和/或浓度-效应关系、药动学/药效学模型等确定的无临床意义的药物相互作用的无限区域内。目前常用的是方法二,即对底物药物单用和与含有相互作用的药物合用后的药动学参数如AUC、C_{max}和t_{max}进行评估,统计方法通常参照生物等效性评价中的置信区间法,即考察(AUC或C_{max})合用/单用比值的几何平均值比的90% CI,置信区间的算法见式(4-15),如果该区间在0.80~1.25范围,则可以认为2种药物间无明显的药物相互作用。然而,这是一个非常保守的标准,需要对足够的样本进行研究,以符合该标准。

（三）案例分析

【案例1】 福多司坦片的人体药动学研究

福多司坦片的人体药动学研究用平行试验设计,36 名受试者随机分配到 3 个单剂量组,给药剂量分别为 200mg、400mg 和 600mg,所得的参数 $AUC_{0\sim\tau}$ 结果见表 4-1。

表 4-1　福多司坦片的 $AUC_{0\sim\tau}$

给药剂量	200mg	400mg	600mg
$AUC_{0\sim\tau}$	14.88	34.15	45.35
	12.85	27.74	50.05
	13.46	35.47	53.11
	9.15	27.4	41.85
	10.45	31.53	47.34
	11.68	36.1	60
	13.13	24.94	56.46
	14.71	30.54	45.66
	10.11	35.37	54.46
	11.12	25.42	55.97
	14.21	26.14	33.02
	12.36	32.9	146.31
平均值	12.34	30.64	57.47
标准差	1.87	4.18	28.95

$AUC_{0\sim\tau}$ 分别为 12.34h·ng/ml±1.87h·ng/ml、30.64h·ng/ml±4.18h·ng/ml 和 57.47h·ng/ml±28.95h·ng/ml。AUC 对剂量作散点图如图 4-1 所示;对参数 AUC 进行对数转换后再进行标准化转换,作散点图如图 4-2 所示。

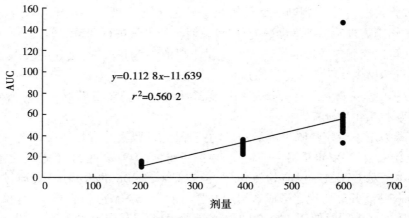

图 4-1　剂量和 AUC 之间的线性回归

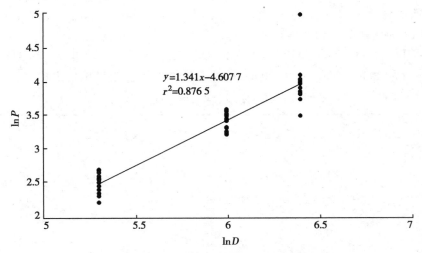

图 4-2　对数转换剂量和对数转换之间的线性回归

对剂量和 AUC 进行自然对数转换后再进行相关性分析，所得的线性回归方程为 $y = 1.341x - 4.61$ ($r^2 = 0.8765$)，斜率 β 为 1.34，根据式 (4-13) 得出 β 的 90% CI 为 1.19~1.49，根据式 (4-14) 得出判断区间为 0.80~1.25。如图 4-3 所示。

综上所述，$\beta = 1.34$，不在 0.80~1.25 内，表明在剂量 200~600mg 内福多司坦片的药动学参数 AUC 无线性动力学特征的趋势。

统计学结论：经置信区间法分析，在剂量 200~600mg 内线性方程斜率 β 的 90% CI 为 1.19~1.49，与计算出的判断区间 0.80~1.25 有交叉，福多司坦片的药动学参数 AUC 是否有线性动力学特征结论不明确。

置信区间法不仅将变异纳入考察范围，而且借鉴生物等效性试验中药动学参数的等效标准，对回归斜率给出明确的判断区间，改善传统方法中判断 r 值是否足够接近 1 的主观

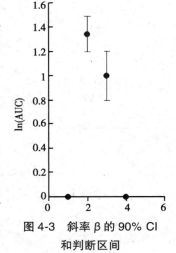

图 4-3　斜率 β 的 90% CI 和判断区间

性，而且根据临床需求和药动学参数变异，可以对等效界值进行调整。合理进行线性动力学特征的判断，可以为制定合理的给药方案提供重要的参考和依据，建议申请人/研究者用置信区间法进行药物线性动力学特征的判断。

【案例2】日本健康绝经后女性膀胱过度活动症(OAB)治疗药物米拉贝隆和托特罗定之间的药动学相互作用研究

米拉贝隆为用于治疗膀胱过度活动症的选择性 β_3 肾上腺素受体激动剂，抑制 CYP450 同工酶 CYP2D6。托特罗定是另一种治疗 OAB 的药物，为竞争性的 M 胆碱受体阻滞剂，虽然托特罗定本身对 CYP2D6 没有检测作用，但它是 CYP2D6 的敏感底物，通过 CYP2D6 和 CYP3A4 代谢消除，并经历代谢形成 5-羟甲基托特罗定(5-HMT)衍生物，具有相同的药理学活性。在临床上两者同时使用治疗 OAB，具有研究两者相互作用的必要性。

试验设计：单中心、单臂、开放、自身对照的序贯临床试验方案。药物相互作用研究旨在评估米拉贝隆对托特罗定的 PK 的影响。筛选合格的受试者 24 名，于第 1~7 天早餐后口服

给予托特罗定缓释制剂(4mg),于第 8~14 天早餐后同时给予托特罗定缓释制剂(4mg)和米拉贝隆控制吸收系统片(50mg)。这些时期被建立为足够的时间长度,以使每种药物的血药浓度达到稳定状态。受试者在第 15 天出院,研究访问在第 22 天进行。除治疗不良事件(AE)外,在研究期间不允许合并使用其他药物。

在第 1~6 天和第 8~13 天给药前采血,其中第 8 天在给药 4 小时后采血,第 7 天和第 14 天在给药前以及给药后的 1 小时、2 小时、3 小时、4 小时、5 小时、6 小时、7 小时、8 小时、12 小时、16 小时 和 24 小时采血。抽取受试者的静脉血在含肝素钠管中,检测血浆中的米拉贝隆和托特罗定以及其活性代谢产物 5-HMT。同时对安全性指标 Q-T/Q-Tc 进行评估,以给药前 24 小时、23 小时、22 小时、20 小时、17 小时、12 小时 和 0 小时的 Q-T/Q-Tc 作为基线,以给药第 7 天和第 14 天后的 0 小时、1 小时、2 小时、4 小时、7 小时、12 小时和 24 小时评估 Q-T/Q-Tc。同时测定受试者的基因型,按不同等位基因的突变将受试者分为慢代谢者(PM)、中速代谢者(IM)、快代谢者(EM)和超速代谢者(UM)。

药动学数据分析:估算米拉贝隆和托特罗定以及其活性代谢产物 5-HMT 的 C_{max}、t_{max}、$AUC_{0\sim24h}$ 和 Cl/F,以及给药前的药物浓度(C_{trough})。米拉贝隆和托特罗定以及其活性代谢产物 5-HMT 的血药浓度-时间曲线如图 4-4 所示,相关药动学参数如表 4-2 所示,AUC 血浆代谢率如表 4-3 所示。

表 4-2　托特罗定、5-HMT 和米拉贝隆对所有受试者($n=24$)、CYP2D6 的快代谢者($n=20$)和中速代谢者($n=4$)的血浆药动学参数

药物	CYP3D6 基因型	实验天数	受试者例数	C_{max}/(ng/ml)[a]	$AUC_{0\sim24h}$/(h·ng/ml)[a]	t_{max}/h[b]	Cl/F/(L/h)[a]
托特罗定	all	7	24	1.36±1.65	19.2±25.5	5.00(2.00,16.0)	421±268
		14	24	2.33±1.77	28.7±24.2	5.00(2.00,8.00)	211±145
	EM	7	20	0.822±0.446	10.5±6.10	5.00(2.00,16.0)	487±242
		14	20	1.83±0.765	21.7±10.4	5.00(2.00,8.00)	236±146
	IM	7	4	4.03±2.87	62.5±42.0	5.00(5.00,6.00)	86.9±51.3
		14	4	4.84±3.21	63.7±43.0	6.00(5.00,7.00)	86.6±54.2
5-HMT	all	7	24	4.03±2.87	21.2±7.75	5.00(3.00,16.0)	ND
		14	24	2.33±1.80	26.1±7.06	5.00(2.00,8.00)	ND
	EM	7	20	1.36±1.69	19.6±5.54	5.00(2.00,16.0)	ND
		14	20	2.33±1.81	25.8±6.07	5.00(2.00,8.00)	ND
	IM	7	4	1.36±1.70	29.0±13.0	6.50(5.00,8.00)	ND
		14	4	2.33±1.82	28.0±12.0	6.00(5.00,8.00)	ND
米拉贝隆	all	14	24	1.36±1.71	229±72.1	7.00(2.00,7.00)	241±84.9
	EM	14	20	2.33±1.83	224±74.5	7.00(2.00,7.00)	248±89.6
	IM	14	4	1.36±1.72	254±61.1	5.50(4.00,7.00)	206±49.9

注:ND,未确定;all,所有受试者;EM,快代谢者;IM,中速代谢者。
[a] 数据表示为平均值±SD。[b] 数据表示为中位数(范围)。

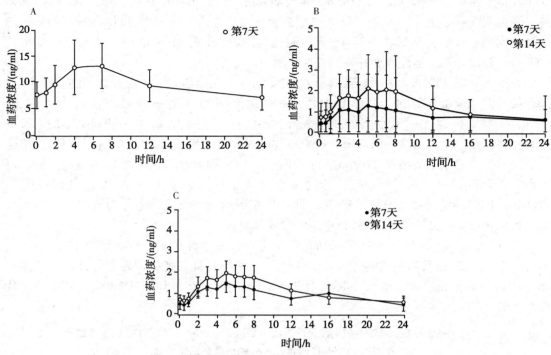

图 4-4　米拉贝隆、托特罗定用药后的平均值±SD 血药浓度-时间曲线

A. 在第 14 天重复服用 50mg 的米拉贝隆后,米拉贝隆的平均值±SD 血药浓度-时间曲线

B. 反复服用托特罗定 4mg(n=24)后第 7 天和第 14 天,托特罗定的平均值±SD 血药浓度-时间曲线

C. 反复服用托特罗定 4mg(n=24)后第 7 天和第 14 天,其代谢产物 5-HMT 的平均值±SD 血药浓度-时间曲线

表 4-3　所有受试者(n=24)、CYP2D6 的快代谢者(n=20)和中速代谢者(n=4)的血浆代谢率

CYP2D6 基因型	实验天数	受试者例数	血浆代谢比值
全部基因型	7	24	1.90±0.901
	14	24	1.23±0.567
快代谢者(EM)	7	20	2.18±0.713
	14	20	1.37±0.505
中速代谢者(IM)	7	4	0.545±0.230
	14	4	0.520±0.221

　　如表 4-3 所示,5-HMT 或托特罗定的 $AUC_{0\sim24h}$ 比值从快代谢者(EM)第 7 天的 2.18± 0.713 降低到第 14 天的 1.37±0.505,但是中速代谢者(IM)没有差异。米拉贝隆和托特罗定合用与托特罗定单独使用时,对托特罗定和其活性代谢产物 5-HMT 的药动学参数 $AUC_{0\sim24h}$ 和 C_{ss_min} 进行统计,其中托特罗定的 $AUC_{0\sim24h}$ 和 C_{ss_max} 几何平均值比分别为 1.86 和 2.06,90% CI 分别为 1.60~2.16 和 1.81~2.35;5-HMT 的 $AUC_{0\sim24h}$ 和 C_{ss_max} 几何平均值比分别为 1.25 和 1.36,90% CI 分别为 1.15~1.37 和 1.26~1.47。

Q-T/Q-Tc 分析,即浓度对 Q-T 间期的影响:心率(RR)校正的 Q-T 间期,QTcF = Q-T/RR$^{0.33}$。第 7 天和第 14 天的平均 ΔQTcF(即 QTcF 的偏离基线值)相对时间的变化曲线如图 4-5 所示,线性混合效应模型分析第 7 天和第 14 天的托特罗定或米拉贝隆的血药浓度与时间匹配 ΔQTcF 的关系如表 4-4 所示。ΔQTcF 与药物浓度的线性回归混合模型见式(4-16)。

$$ΔQTcF = a + b × (血浆浓度) + ε \qquad 式(4-16)$$

其中,a 为截距,b 为倾斜托特罗定的血药浓度(第 7 天或第 14 天)或米拉贝隆的血药浓度(第 14 天)。

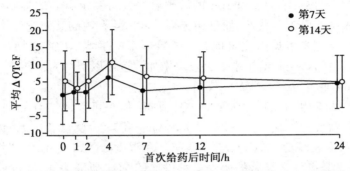

图 4-5 绝经后健康女性志愿者在第 7 天和第 14 天的平均 ΔQTcF 相对时间的
变化曲线(n=24)

表 4-4 托特罗定或米拉贝隆血药浓度与 ΔQTcF 时间匹配的统计学评估 (n=24)

治疗响应	实验天数	协变量	参数	参数估计值	参数估计值的 95% CI	统计显著性水平 P
ΔQTcF /ms	7	托特罗定	截距	2.753	−0.263~5.770	0.072
			斜率	0.424	−1.151~2.000	0.595
	14	托特罗定	截距	4.623	1.520~7.725	0.007
			斜率	1.076	−3.022~5.175	0.474
		米拉贝隆	截距	2.225	−1.650~6.099	0.24
			斜率	0.392	0.045~0.739	0.027

如图 4-5 所示,平均 ΔQTcF 随时间推移在第 14 天略高于第 7 天;第 7 天和第 14 天在给药后 4 小时的 ΔQTcF 达到最大值,分别为(6.13±7.16)毫秒和(10.6±9.48)毫秒。在分析中没有受试者的 QTcF>480 毫秒或 ΔQTcF>60 毫秒。在第 14 天,1 名受试者在给药 4 小时后的 QTcF 增加 33 毫秒,但是这种增加与治疗中突发的不良反应(TEAE)无关。ΔQTcF 与药物浓度的线性回归混合模型分析发现,第 7 天和第 14 天的 ΔQTcF 对托特罗定浓度的斜率估计值为正,但差异无统计学意义。此外,在第 14 天托特罗定浓度-ΔQTcF 模型的截距具有显著的统计学意义,且为正性估计。第 14 天纳米贝隆浓度-ΔQTcF 模型的斜率估计为正,差异有统计学意义。

安全性分析:对治疗中突发的不良反应(TEAE)进行统计分析,发现 25.0%(6/24)的受试者出现 TEAE,其中 8.3%(2/24)的受试者发生在托特罗定单独使用期间、16.7%(4/24)的受试者发生在米拉贝隆和托特罗定合用期间。最常见的 TEAE 是便秘(3/24),其次是血肌酸激酶(CK)升高(2/24)和膀胱炎(1/24)。3 名受试者接受氧化镁及番泻苷 A 和 B 治疗便秘的不良事件。所有 TEAE 均温和,没有发现心血管相关的 TEAE,没有报道临床上显著的 ECG 异常,没有导致死亡、严重的 AE 或 AE 而导致停止研究。

结果讨论:米拉贝隆和托特罗定合用使托特罗定的 C_{max} 和 $AUC_{0\sim24h}$ 分别增加 2.06 倍(90% CI 1.81~2.34)和 1.86 倍(90% CI 1.60~2.16),5-HMT 的 C_{max} 和 $AUC_{0\sim24h}$ 分别增加 1.36 倍(90% CI 1.26~1.47)和 1.25 倍(90% CI 1.15~1.37)。在 CYP2D6 快代谢者,米拉贝隆使托特罗定的平均血浆代谢率从 2.18±0.713 降低到 1.37±0.505。结果表明托特罗定的代谢被米拉贝隆抑制,但是很弱(AUC 的增加只有 1.25 倍<2 倍)。计算 $AUC_{0\sim24h}$ 几何平均值比的大小表明,米拉贝隆对 CYP2D6 的敏感底物托特罗定有弱的抑制作用。这可能是因为托特罗定不仅由 CYP2D6 代谢,而且还包括 CYP3A4 在内的其他途径代谢,因此认为托特罗定的代谢途径未被米卡贝隆完全抑制。托特罗定的平均 $AUC_{0\sim24h}$ 增加,其活性代谢物 5-HMT 的 $AUC_{0\sim24h}$ 也随着同时给予米卡贝隆而增加。这可以解释为 5-HMT 是由 CYP2D6 形成的代谢物,5-HMT 本身也被 CYP2D6 代谢。

本研究设计中无安慰剂和阳性对照的 TQT 研究,但是可以评估 QTcF 和 ΔQTcF 的时间趋势。随着时间推移,平均 ΔQTcF 在第 14 天略高于第 7 天,受试者中无 QTcF>480 毫秒或 ΔQTcF>60 毫秒,没有发现心血管相关的 TEAE。在浓度-ΔQTcF 关系的线性混合效应模型中,米拉贝隆的浓度是统计学显著的协变量。以前的 TQT 研究表明,米拉贝隆对 Q-Tc 间期没有任何有临床意义的影响,但是目前尚不清楚米拉贝隆是否直接影响本研究中的 Q-Tc 间期。此外,考虑到托特罗定和米拉贝隆具有相似的血药浓度-时间曲线,难以分别估计 2 种药物对 QTcF 的影响。对 QTcF 的影响不仅可归因于米拉贝隆,还可归因于托特罗定的共同给药。

在日本健康绝经后女性志愿者中评估米拉贝隆和托特罗定共同给药的安全性。所有治疗中 TEAE 都是温和的,托特罗定单剂量给药和组合给药期间的 TEAE 发生率相似。总体而言,当在健康绝经后女性志愿者中 50mg 米拉贝隆与 4mg 托特罗定共同给药时,50mg 似乎是安全的并且耐受性良好。在米拉贝隆存在下,托特罗定和 5-HMT 的平均 C_{max} 和 $AUC_{0\sim24h}$ 增加。托特罗定(组合给药/托特罗定单剂量)的 C_{max} 几何平均值比为 2.06,$AUC_{0\sim24h}$ 几何平均值比为 1.86;5-HMT(组合给药/托特罗定单剂量)的 C_{max} 几何平均值比为 1.36,$AUC_{0\sim24h}$ 几何平均值比为 1.25。这些比例的幅度表明托特罗定和米拉贝隆之间的药动学相互作用较弱。

【案例3】单一剂量的新型坏死因子(新型坏死因子 LC28-0126 在急性心肌梗死中具有缺血再灌注损伤的细胞保护作用)抑制剂 LC28-0126 在健康男性受试者中的药动学研究

试验设计:双盲、安慰剂对照、单剂量爬坡、首次人体试验。受试者被随机分配以接受 0.3mg、1.3mg、10mg、25mg、50mg、100mg 或 200mg LC28-0126,LC28-0126 分别以滴注 30 分钟和 5 分钟 2 种方式给药。在每个剂量组中进行评估耐受性和药动学的中期分析。采集血液样本测定血浆 LC28-0126 的浓度,尿液样本取自给药前至给药后 48 小时或 72 小时。

药动学分析:使用 WinNonlin 软件(6.3 版)通过非隔室方法进行 LC28-0146 的 PK 分析,对剂量标准化的 C_{max} 和 $AUC_{0\sim\infty}$ 进行方差分析。为了证明剂量依赖性线性 PK 性质,进行剂量与 C_{max} 或 $AUC_{0\sim\infty}$ 之间的线性回归分析,以及对数转化剂量与对数转化 C_{max} 或对数转化 AUC_{inf} 之间的线性回归分析。图 4-6 显示静脉注射 LC28-0126 30 分钟和 5 分钟后血浆中的 LC28-0126 浓度随时间的变化。LC28-0126 的药动学参数分别如表 4-5 和表 4-6 所示。PK 分析 3mg、10mg 和 25mg 剂量组时,确定 LC28-0126 具有意想不到的长半衰期和意外暴露,为了确证消除阶段,将给药后的随访时间从 48 小时增加到 144 小时。PK 分析显示药物暴露量高于预期,因此加入 0.3mg 和 1mg 剂量组。

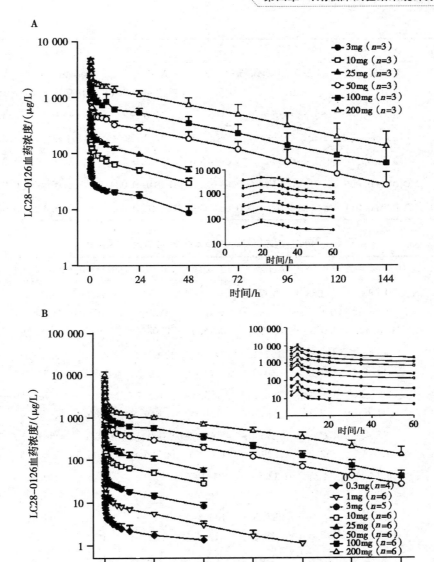

图显示了从开始输注(0 小时)到开始输注后 1 小时的数据。

图 4-6 静脉输注 LC28-0126 的 30 分钟(组 1)(A)或 5 分钟(组 2)(B)后的
LC28-0126 血药浓度-时间曲线

表 4-5 静脉输注 LC28-0126 30 分钟后的药动学参数

给药剂量 /mg	3 ($n=3$)	10 ($n=3$)	25 ($n=3$)	50 ($n=3$)	100 ($n=3$)	200 ($n=3$)
t_{max} /h	0.333	0.333	0.333	0.333	0.333	0.333
	(0.333~0.333)	(0.333~0.333)	(0.333~0.483)	(0.333~0.333)	(0.333~0.333)	(0.333~0.5)
C_{max} /(μg/L)	80.2±	258.9±	533.0±	1 284.3±	2 482.1±	4 727.1±
	21.3	8.2	46.8	231.8	237.4	300.1
AUC_{last} /	835.8±	2 674.0±	5 049.7±	22 627.6±	43 540.3±	91 469.3±
(h · μg/L)	123.5	211.4	286.6	6 516.6	10 299.5	29 135.9

给药剂量/mg	3($n=3$)	10($n=3$)	25($n=3$)	50($n=3$)	100($n=3$)	200($n=3$)
AUC_{inf}/ (h·μg/L)	1 235.8± 314.4	4 280.5± 760	7 064.2± 919.4	24 093.1± 7 467.6	48 191.4± 14 738.1	99 861.6± 36 288.6
$t_{1/2}$/h	30.1±7.4	35.5±14.5	27.3±6.1	34.6±9.0	38.4±16.9	33.8±17.2
V_d/L	105.6±5.7	116.6±29.8	138.7±15.1	107.2±29.8	111.1±21.9	92.7±20.3
Cl/(L/h)	2.6±0.7	2.4±0.5	3.6±0.5	2.2±0.7	2.2±0.7	2.3±1.0
f_e	0.013±0.006	0.013±0.010	0.008±0.001	0.010±0.004	0.012±0.002	0.028±0.004
Cl_r/(L/h)	0.032±0.011	0.028±0.021	0.030±0.008	0.021±0.003	0.026±0.005	0.061±0.021

表 4-6　静脉输注 LC28-0126 5 分钟后的药动学参数

给药剂量/mg	0.3($n=4$)[a]	1($n=6$)	3($n=5$)[b]	10($n=6$)	25($n=6$)	50($n=6$)	100($n=6$)	200($n=6$)
t_{max}/h	0.083 (0.083~ 0.083)	0.083 (0.067~ 0.083)	0.083 (0.083~ 0.133)	0.083 (0.083~ 0.133)	0.083 (0.083~ 0.083)	0.083 (0.033~ 0.083)	0.083 (0.083~ 0.117)	0.083 (0.083~ 0.1)
C_{max}/ (μg/L)	30.4± 14.4	84.9± 13.8	197.3± 64.0	747.9± 86.4	1 367.2± 326.7	2 857.1± 799.0	6 272± 1 531.5	10 777.2± 2 075.1
AUC_{last}/ (h·μg/L)	78.8± 41.6	381.7± 49.3	796.1± 106.2	2 755.6± 321.8	5 488.2± 1 059.5	24 429.1± 4 586.4	43 788.3± 7 002.4	87 524.6± 11 165.6
AUC_{inf}/ (h·μg/L)	176.4± 123.5	426.6± 52.2	1 213.0± 229.3	4 168.6± 1 150.5	8 060.3± 1 346.8	25 858± 5 206.3	4 5635.3± 7 604.5	95 409.7± 17 070.4
$t_{1/2}$/h	45.4± 42.9	27.5± 5.8	32.9± 7.6	31.1± 10.1	30.9± 7.3	34.6± 5.1	29.8± 1.3	36.1± 8.4
V_d/L	102.4± 35.3	93.1± 17.0	117.6± 18.6	106.5± 13.8	141.1± 35.3	98.7± 16.6	95.8± 12.5	109.0± 12.5
Cl/(L/h)	2.4± 1.4	2.4± 0.3	2.6± 0.6	2.6± 0.7	3.2± 0.6	2.0± 0.4	2.2± 0.4	2.1± 0.3
f_e	0.007± 0.004	0.012± 0.006	0.016± 0.004	0.016± 0.006	0.010± 0.002	0.012± 0.003	0.012± 0.002	0.022± 0.003
Cl_r/(L/h)	0.016± 0.014	0.029± 0.014	0.041± 0.018	0.039± 0.012	0.031± 0.008	0.024± 0.003	0.027± 0.005	0.047± 0.008

注：[a]$n=4$，由于输液误差的偏差；[b]$n=5$ 由于输注误差的偏差。

对滴注 5 分钟的 LC28-0126 给剂量组进行 C_{max} 和 AUC_{inf} 的剂量线性关系分析，没有观察到显著的 AUC_{inf}/dose($P=0.052$) 和 C_{max}/dose($P=0.016$) 的差异。C_{max} 和 AUC_{inf} 的幂指数(power model exponent)分别为 0.92 和 1.01，相应的置信区间分别为 0.88~0.96 和 0.96~1.05，如图 4-7 所示。对 1mg、3mg 和 10mg 剂量组进行额外的线性度评估，C_{max} 和 AUC_{inf} 的幂指数分别为 0.95 和 0.98，相应的置信区间分别为 0.80~1.10 和 0.87~1.09。这表明在 1mg、3mg 和 10mg 剂量组中，C_{max} 和 AUC_{inf} 与剂量之间具有线性关系；并且在剂量范围为

0.3~200mg 的情况下,LC28-0126 的全身暴露量与剂量成比例增加。

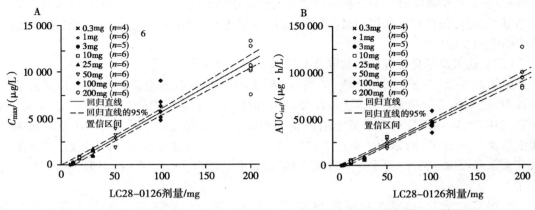

图 4-7　静脉注射 LC28-0126 5 分钟后 C_{max}(A) 或 AUC_{inf}(B) 与剂量之间的关系

三、药动学/药效学统计分析

(一) 药动学/药效学统计分析的一般要求

PK/PD 模型借助传统药动学和药效学模型,通过将两者有机结合起来,揭示血药浓度或药物暴露量与效应之间的内在联系,并可定量地反映药物暴露量与效应之间的关系,给出药物在体内的重要的药动学和药效学参数,通过这些参数来反映药物效应在体内动态变化的规律以及药物在体内的药动学和药效学过程的综合特征。

暴露量指给药(药物输入人体内)以及各种急性的或综合的血浆或其他体液中的药物浓度测量结果(如 C_{max}、C_{ss}、AUC)。近似地,效应是指对药物的药理学影响的直接测量结果。效应包括广泛的终点和生物标志物,范围可以从远离临床生物标志物(如受体占领)到假定的机制性影响(如 ACE 抑制)、潜在或已接受的替代物(如对血压、脂类或心输出量的影响),乃至与疗效或安全性有关的短期或长期的临床效应的整个范围。建立 PK/PD 模型时首先要了解药物在体内的作用方式,以及药物的作用是直接的或间接的、可逆性的或不可逆性的;其次是考虑采用何种方式将药动学和药效学联系起来,可采用直接或间接的方式。

关于暴露量-效应数据分析中模型的选择,有许多不同类型的模型[如描述性 PD 模型(暴露量-效应关系的 E_{max} 模型,或将 PK 模型(剂量-浓度关系)和 PD 模型(浓度-效应关系)联系起来的经验模型]。建立剂量-效应模型或 PK/PD 模型能够有助于理解暴露量-效应关系的性质,可用于分析妥当的并且有良好对照的试验,以从治疗效应中获取另外的认识。探讨几个固定剂量或测量全身暴露量水平的妥当的并且有良好对照的临床研究,在用科学上合理的因果关系模型分析时,能够预测关于安全性或疗效的暴露量-效应关系,对没有真正试验过的备选剂量和给药方案的效应能够提出似乎合理的假设。在数据有限的特殊患者子集中,这能够提出优化给药方案和将治疗个体化的方法。通过建立模型和模拟试验创建用于解释暴露量-效应关系的理论或原理,从而内推和外推出普通人群及某些内在因素和外在因素定义的亚群人群中的较佳剂量和效应。

暴露量-效应关系数据分析方法包括以下部分:①选择剂量-效应模型或 PK/PD 模型;②模型组成部分的假设和基本原理(如参数化、误差模型);③所选的模型拟合方法;④在某些情况下描述对极端值和缺失数据的处理方法;⑤尽可能地描述对每个有意义的模型建立步骤和/或简化步骤所进行的分析的图表和有代表性的对这些步骤的控制/指令文件。在介绍结果时,也可包括对所获得的最终剂量-效应模型或 PK/PD 模型的结果的完整输出,以及重要的中间步骤。

(二)药效及不良反应指标的定义与选择

药物的药效(疗效)和安全性(不良反应)影响都能用多种测量指标或效应终点表现其特点,这些效应包括临床结果(临床受益或毒性)、对十分明确的替代指标(血压或 Q-T 间期变化)的影响以及对关系更小的被认为与临床效应有关的生物标志物(ACE 抑制或缓激肽水平的变化)的影响。对所有这些测量,认为都能说明暴露量-效应关系,而暴露量-效应关系则可指导治疗,提示疗效或安全性、剂量和给药间隔,或者为提出假说进行进一步研究。

在很多情况下,对建立暴露量-效应关系而言,多个效应终点比单个效应终点提供的信息量更大,特别是临床上较少的有说服力的终点(生物标志物、替代指标),这有助于为更大样本和更难的临床终点试验选择剂量,并且能够提示需要特别关注的方面。大多数情况下,在研究之间和研究基地和/或实验室之间将效应终点的测量标准化至关重要。

1. 生物标志物 生物标志物指的是被认为与正常生理过程或病理生理过程的某些方面有关的生理学、病理学或解剖学测量指标。包括提示疾病病因、疾病易感性或疾病过程的测量指标,与治疗效应机制有关的测量指标,以及治疗干预的实际临床效应。生物标志物与预期的治疗效应或临床受益终点的关系密切程度不同,如临床受益的有效替代指标的生物标志物(如血压、胆固醇、病毒负荷)等。但是从药政审批角度看,除非根据经验证实可以被作为临床受益的有效标志,一般不考虑将生物标志物作为确定新药疗效的可接受的替代终点。

2. 替代终点 替代终点是生物标志物的子集。替代终点是治疗试验中所用的实验室测量指标或体征,作为希望能预测治疗效应的临床上有意义的终点的替代标志。经过充分验证的替代终点能够预测临床上有意义的干预终点,并在多种背景下达到一致性的结果。FDA 能够根据并非完全确立的替代终点,在新药的临床受益超过现有严重或危及生命的疾病(如获得性免疫缺陷综合征)治疗时,作出对药物的加速审批。在这些情况下,根据流行病学、治疗学、病理生理学或其他科学证据,替代终点就相当有可能预测出临床受益。但是一般情况下,在研究替代终点的试验中,即使终点与某个临床结果非常相关,替代终点也不能评价与这些替代终点无关的药物在临床上的相应效应,不管是有利效应还是不利效应。

3. 临床受益终点或临床结果终点 临床受益终点是反映患者感觉、功能或生存情况的变量。临床结果终点反映的是预期的治疗干预效应,在临床试验中是最可靠的效应指标。如降血糖药,它的降糖、降糖化血红蛋白作用等都是一些药效学的指标。PK/PD 研究中要求选择的效应指标具有可连续定量测定、效应指标变化对浓度变化相对比较敏感和重复性等特点,如给药前后的血压、心率、心脏电生理和尿量变化等。

(三)没有时间滞后的量效关系及其变形

PK/PD 模型中的直接连接模型中,假设中央室和效应室中的药物浓度可以迅速达到平衡,此时测得的血药浓度直接作为药效学的模型输入函数,在这种情况下浓度和效应最大值同时出现,效应-浓度曲线不会出现滞后现象。常具有的特点包括一旦药物达到作用部位即可产生相应的效应;一旦药物从作用部位消除,其所产生的效应也随之消失;药物的作用强度与作用部位的药量存在一定的量效关系。

1. 线性模型　药物效应 E 与浓度 C 之间呈线性关系,两者的关系见式(4-17)。

$$E = SC + E_0 \qquad\qquad 式(4-17)$$

其中,S 为直线斜率;E_0 为给药前的基础效应,它能预报给药前的基础效应是否为 0,但不能预报药物的最大效应,存在应用的局限性。

2. 对数线性模型　它是线性模型的另一种形式,其特点是药物效应 E 或 $\lg E$ 与对数浓度 $\lg C$ 之间呈线性关系,见式(4-18)和式(4-19)。

$$E = S\lg C + I \qquad\qquad 式(4-18)$$

$$\lg E = S\lg C + I \qquad\qquad 式(4-19)$$

其中,I 是一个经验常数,无生理意义,改模型也不能预报基础效应和药物的最大效应,适用于药物效应在其最大效应 20%~80% 时的效应动力学研究。

3. E_{max} 模型　该模型的药物效应随浓度呈抛物线递增,药物效应与浓度的关系见式(4-20)。

$$E = \frac{E_{max}C}{EC_{50} + C} \qquad\qquad 式(4-20)$$

其中,E_{max} 为药物的最大效应,EC_{50} 为产生 50% 的最大效应时所需的药物浓度。该模型的最大特点是可以预报最大效应,并提供 2 个药动学参数,即内在活性 E_{max} 和亲和力 EC_{50}。

4. S形 E_{max} 模型　S形 E_{max} 模型是常用的一种,其主要特点是药物效应随浓度呈S形变化,两者的关系见式(4-21)。

$$E = \frac{E_{max}C^s}{EC_{50}^s + C^s} \qquad\qquad 式(4-21)$$

其中,E_{max} 为药物的最大效应,EC_{50} 为产生 50% 的最大效应时所需的药物浓度,s 是影响曲线斜率的一个坡度参数。当 $s = 1$,则简化为 E_{max} 模型。其中线性模型和对数模型都可看作为 S 形 E_{max} 模型的特例。

(四)浓度-效应-时间三维关系

药物通过一个吸收、分布、代谢和清除的药动学过程,在体内组织间隙、细胞或不同的器官内都有一个药物浓度,在给药 2 小时、3 小时和 12 小时后等不同的时间,药物在不同的组织和体液中浓度不同。药物的作用取决于活性药物的浓度,要获得并维持一定的反应,需要确保体内的合适的血药浓度-时间曲线。药动学过程揭示随时间变化时药物的摄入和药物浓度之间的关系,药效学过程揭示随时间变化时药物浓度与所产生的治疗效果及不良反应之间的关系。

根据研究的目的和所做的测量,暴露量-效应资料可以在稳态、不考虑随着时间延长暴露量和效应波动的影响的情况下获得,也可用于探讨在给药间期或给药过程中单剂量给药后所达到的不同浓度时的效应。如果有效性是快速的,并且在给药间期很容易进行重复测定(如镇痛、血压、血糖),就可能随着时间延长将临床效应和血浓度关联起来,这可为选择剂量和给药间隔提供关键资料。例如,对抗高血压药这是标准操作规程,在这种情况下常规评价给药间期结束时和血药峰浓度时的效应,并常使用 24 小时自动血压

（BP）测量方法。对于控释的缓解充血药，也评价其在给药间期的效应，尤其是在给药间期的后几小时。

然而，常见的情况是，与血药浓度相比，临床测量的效应是滞后的或者是持续的，这使暴露量-效应关系出现相当大的滞后。但即使是这种情况，暴露量-效应关系也能提供丰富的信息。而且安全性终点还可以有时间依赖性的浓度-效应关系，与预期效应的浓度-效应关系不同。

虽然剂量是临床试验中最常使用的药物暴露量指标，但是血药浓度测量值却是与靶位的药物浓度更直接相关的指标，因此也是与效应更直接相关的指标。当然，浓度和效应之间的关系在个体之间也可能不同，但是同一个体的浓度-效应随时间变化的关系可以提供非常有益的信息，因为它们不可能受到剂量选择/剂量递增现象和个体之间的 PK 变异的影响。

药物或其代谢产物的血药浓度-时间曲线可用于确定暴露量指标，如 AUC、C_{max} 或 C_{min}。这些简单的暴露量测定忽略暴露的时程，相比之下，与随着时间延长对浓度的序列测量相反。对暴露量的最恰当的表示方法要取决于研究目的、研究设计和暴露量与效应之间的关系的性质。如果在一个给药间期内效应随时间的变化相当大，那么有关暴露量-效应一般情况下就要通过在组内和在单个受试者自身将效应和浓度关联起来重新获得。如果某个药效学效应在某个特定的采样日期只获得 1 次，那么用更简单化的指标如 AUC、C_{max} 或 C_{min} 表示暴露量也许更恰当。

（五）案例分析

PK/PD 模型的应用在近年来得到长足发展，在药物研发过程以及优化临床给药方案中得到广泛应用。下面将举例介绍 PK/PD 模型在 Ⅰ期临床试验中的应用。

【案例 1】PK/PD 建模手段应用于依托咪酯（ABP-700）的 Ⅰ期临床试验中；PK/PD 关系研究

依托咪酯（ABP-700）是一种新型静脉麻醉药，目前正在开发用于在进行诊断或治疗程序的患者中诱导和/或维持全身麻醉和镇静。ABP-700 为 γ-氨基丁酸（GABA）$_A$ 受体激动剂的第二代类似物，它含有能被非特异性组织酯酶快速水解的酯键，这种性质应该导致可预测的剂量-反应关系。ABP-700 中的甲氧基羰基部分体内酯水解产生主要的活性代谢物为环丙基甲氧基羰基酸（CPM 酸），其是 GABA$_A$ 受体的有效激活剂。

研究目的：Ⅰ期临床、单中心、双盲、安慰剂对照研究 ABP-700 单次递增剂量后的结果。主要目标是描述 ABP-700 的安全性和有效性，并确定其最大耐受剂量（MTD）；次要目标是研究 ABP-700 及其主要代谢物 CPM 酸的药动学，以评估 ABP-700 的临床效果，并研究 PK/PD 关系。

试验设计：共有 60 名志愿者被分为 10 组，每组 6 名受试者以 5：1 的比例接受单次静脉单剂量的 ABP-700 或安慰剂。ABP-700 的实际剂量分别为 0.03mg/kg、0.10mg/kg、0.25mg/kg、0.35mg/kg、0.50mg/kg、0.75mg/kg 和 1mg/kg。ABP-700 的催眠麻醉作用通过改良警觉/镇静（MOAA/S）评分进行评估，具有的临床效果为 MOAA/S<5 分。第一次给药后转换为深层镇静/麻醉时的 MOAA/S<3 分，镇静/麻醉的持续时间定义为发病和抵消之间的时间。在给药前 1 分钟及给药后约 15 秒、30 秒和 1 分钟进行 MOAA/S 评分，此后每分钟评分 1 次，至少评分 15 分钟。脑电双频指数（BIS）用于药物脑部麻醉效果作用的连续测量。MOAA/S 评分如表 4-7 所示。

表 4-7 改良警觉/镇静(MOAA∕S)评分

反应性	分级
用正常语调呼唤姓名反应灵敏	5
用正常语调呼唤姓名反应迟钝	4
大声呼唤或反复呼唤姓名才有反应	3
对轻微的推动和振动有反应	2
对疼痛刺激有反应(斜方肌部位挤压)	1
对疼痛刺激无反应	0

药动学研究:使用 NONMEM 开发 PK/PD 模型。ABP-700 的时间过程用体积分别为 $V1$、$V2$ 和 $V3$ 的三室药动学模型建模,清除率 Cl 以及部门间间隔 $Q2$ 和 $Q3$ 表示。动脉为中心室,不使用静脉和代谢物浓度。所有参数均与总体呈线性关系,药动学的混合延迟时间设定为 15 秒。假设药动学观察中的残差与预测浓度成正比。

药效学研究:模拟 BIS 由一个 S 形 E_{max} 模型通过一级速率常数($k_{e0,BIS}$)连接血浆室和效应室浓度(C_e)。药效学模型的方程见式(4-22)和式(4-22)。

$$\frac{dC_e}{dt}=ke_{0,BIS} \cdot (C-C_e) \qquad 式(4-22)$$

$$Effect=E_0+(E_{max}-E_0) \cdot \frac{C_e^{\gamma}}{C_{e50}^{\gamma}+C_e^{\gamma}}+\varepsilon \qquad 式(4-23)$$

其中,C 和 C_e 分别是中央室和效应室的浓度,E_0 是没有药物存在时的基线药效学,E_{max} 是最大可能的药物作用,C_{e50} 是与最大效应的 50% 相关的 C_e,γ 是浓度对响应关系的陡度,ε 是药效学观察的加性残差,BIS 中的信号延迟也被设置为 15 秒。

MOAA∕S 观察被视为有序分类反应,并用比例比值法进行建模。该模型估计 MOAA∕S 评分的累积概率。令 S 表示观测值,$S=0$、$S≤1$、$S≤2$、$S≤3$ 和 $S≤4$,对数 $\ln x$ 表示如下:

$$l_{s=0}=b_0+DEFF \cdot C_e \qquad (4-24)$$
$$l_{s≤1}=b_0+b_1+DEFF \cdot C_e \qquad (4-25)$$
$$l_{s≤2}=b_0+b_1+b_2+DEFF \cdot C_e \qquad (4-26)$$
$$l_{s≤3}=b_0+b_1+b_2+b_3+DEFF \cdot C_e \qquad (4-27)$$
$$l_{s≤4}=b_0+b_1+b_2+b_3+b_4+DEFF \cdot C_e \qquad (4-28)$$

其中,b_0 表示评分为 0 时概率的对数的固定效应参数,$b_1 \sim b_4$ 表示不同评分之间的对数的差,DEFF 也是模型的固定效应参数,C_e 表示以与 BIS 相类似的方式用一级速率常数($k_{e0,MOAA/S}$)计算的 ABP-700 的效应位点浓度。相应的概率由式(4-29)给出。

$$PC_x=\frac{e^{lx}}{1+e^{lx}} \qquad 式(4-29)$$

观察特定分数的实际概率 P_x 为 $P_{S=0}=PC_{S=0}$,$P_{S=1}=PC_{S≤1}-PC_{S=0}$,$P_{S=2}=PC_{S≤2}-PC_{S≤1}$,$P_{S=3}=PC_{S≤3}-PC_{S≤2}$,$P_{S=4}=PC_{S≤4}-PC_{S≤3}$,$P_{S=5}=1-PC_{S≤4}$。

对于 BIS 和 MOAA∕S PD 模型估计,个体预测的血药浓度用作效应室的驱动力称为顺序方法,也称为个体药动学参数(IPP)方法。由于研究个体的年龄、体重、性别和体重指数的变异性有限,未进行协变量检索。拟合出的药动学模型的 ACI 值为 $-2\,700.61$,最后药动学等式整理见式(4-30)~见式(4-36)。

$$SIZE = WGT/70kg \tag{4-30}$$
$$V1(l) = V1_{ref} \cdot SIZE \cdot \exp(\eta 1) \tag{4-31}$$
$$V2(l) = V1_{ref} \cdot SIZE \cdot \exp(\eta 2) \tag{4-32}$$
$$V3(l) = V1_{ref} \cdot SIZE \cdot \exp(\eta 3) \tag{4-33}$$
$$Cl(l \cdot min^{-1}) = Cl_{ref} \cdot SIZE \cdot \exp(\eta 4) \tag{4-34}$$
$$Q2(l \cdot min^{-1}) = Q2_{ref} \cdot SIZE \cdot \exp(\eta 5) \tag{4-35}$$
$$Q3(l \cdot min^{-1}) = Q3_{ref} \cdot SIZE \cdot \exp(\eta 6) \tag{4-36}$$

其中,符号 $V1_{ref}$、$V2_{ref}$、$V3_{ref}$、Cl_{ref}、$Q2_{ref}$ 和 $Q3_{ref}$ 表示 70kg 个体的估计房室体积和清除率,符号 $\eta 1 \sim \eta 6$ 表示随机方差。结果如表4-8所示。

表 4-8 最终药动学模型中的估计模型参数和总体差异

参数(量纲)	参数估算值	参数估算值的95%置信区间	
		置信下限	置信上限
$V1_{ref}$/L	0.527	0.427	0.649
$V2_{ref}$/L	3.02	2.47	3.71
$V3_{ref}$/L	5.18	4.59	5.85
Cl_{ref}/(L/min)	1.66	1.57	1.77
$Q2_{ref}$/(L/min)	1.14	0.951	1.41
$Q3_{ref}$/(L/min)	0.336	0.297	0.382
	个体间随机效应估计值(ω^2)	个体间随机效应估计精密度(CV%)	
$\eta 1$	0.323	61.8	
$\eta 2$	0.352	64.9	
$\eta 3$	0.106	33.5	
$\eta 4$	0.017 8	13.4	
$\eta 5$	0.249	53.2	
$\eta 6$	0.080 4	28.9	
		残差(SD)	
静脉药物浓度观测值		0.103	

注:CV,变异系数。

群体和个体预测的实践和观察到的 ABP-700 动脉浓度如图 4-8 所示。该模型的人群预测在 60 分钟后观察到偏差(左上图),但这些观测值低于 10ng/ml(左下图),低于临床相关范围。每个人的预测显示与观察结果很好地匹配(右图)。ABP-700 估计 PK 参数的似然图如图 4-9 所示。

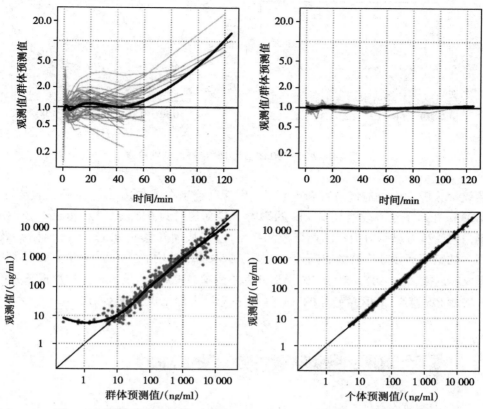

图 4-8　群体和个体预测与时间的关系以及观察到的 ABP-700 动脉浓度

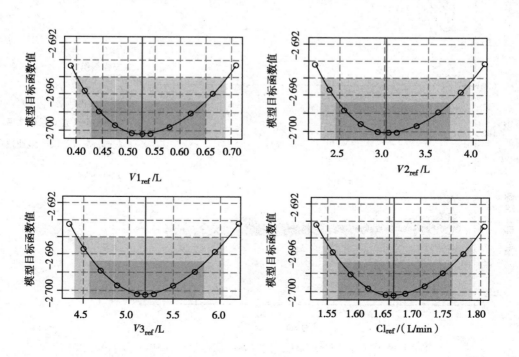

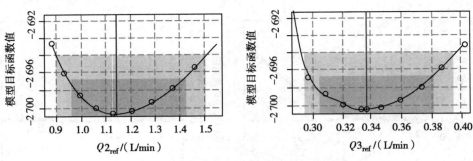

图 4-9 ABP-700 的估计 PK 参数的似然曲线

药效学分析:BIS 的时间过程和正面肌电图活动绘制在图 4-10 中。在最低剂量的 ABP-700(0.03mg/kg)下没有观察到对 BIS 的影响。接受剂量为 0.1mg/(kg·d) 的 ABP-700 或更高剂量时受试者显示对治疗的剂量依赖性反应,如快速降低的 BIS(1~2 分钟)。较高剂量队列中的脑部药物效应持续时间较长。由于肌电图活动增加,14 例 0.75mg/kg 队列中 BIS 的下降反应迟钝(图 4-10)。对于 BIS 模型开发中的 C_{e50} 和 k_{e0},假设 BIS 为对数正态分布在群体中。估计 BIS 基准,其值固定为 90,最终模型的总结方程见式(4-37)和式(4-38)。

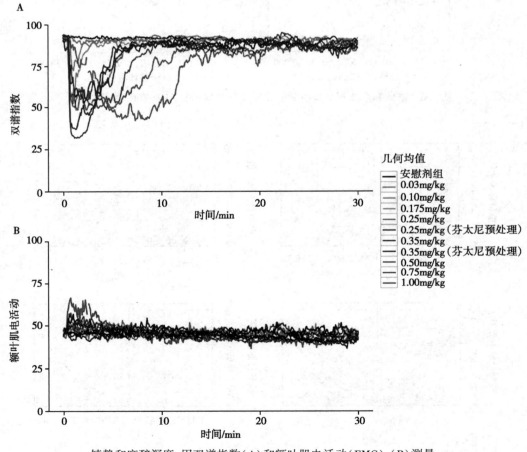

镇静和麻醉深度,用双谱指数(A)和额叶肌电活动(EMG)(B)测量。

图 4-10 环丙基-甲氧基碳酸甲酯的催眠作用

$$C_{e50} = C_{e50,\text{TYP}} \cdot \exp(\eta 1) \qquad \text{式}(4\text{-}37)$$

$$k_{e0,\text{BIS}} = k_{e0,\text{BIS,TYP}} \cdot \exp(\eta 2) \qquad \text{式}(4\text{-}38)$$

其中,符号 C_{e50} 和 $k_{e0,\text{BIS}}$ 表示个体中的估计模型参数,$C_{e50,\text{TYP}}$ 和 $k_{e0,\text{BIS,TYP}}$ 代表典型的群体模型参数,$\eta 1$ 和 $\eta 2$ 表示个体间随机效应。参数的估计值如表 4-9 所示;ABP-700 群体和个体预测值与实际观测到的 BIS 如图 4-11 所示,ABP-700 估计 BIS 药效学参数的似然图如图 4-12 所示。

表 4-9 在最终 BIS 药效学模型中估计的模型参数和群体方差

参数	参数估计值	参数估计值 95% 置信限	
		置信下限	置信上限
E_0	90	—	—
$E_{\max}$	0	—	—
γ	1 200	1 060	1 350
	7.24	6.83	7.66
	0.156	0.132	0.179
	个体间随机效应	CV/%	
$\eta 1$	0.139	38.6	
$\eta 2$	0.742	105	
		残差(SD)	
静脉观测浓度		0.103	

注:E_0 是无药物存在时的基线药效学测量值;$E_{\max}$ 为可能的最大药物效应;$C_{e50,\text{TYP}}$ 是典型的种群模型参数,影响位点浓度的 ABP-700 与 50% 的最大效应;η 为浓度与响应关系的陡度;$k_{e0,\text{BIS,TYP}}$ 是血浆与效应室一级速率常数的典型群体模型参数

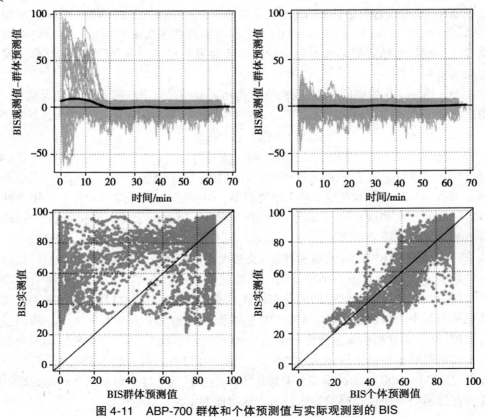

图 4-11 ABP-700 群体和个体预测值与实际观测到的 BIS

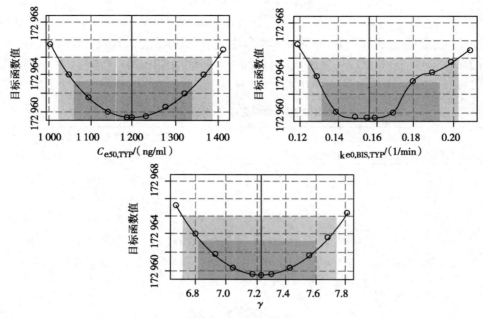

图 4-12　估计 BIS 药效学参数的 ABP-700 似然概况

受试者的 MOAA/S 评分如图 4-13 所示,可以看出安慰剂和 0.03mg/kg 剂量组没有在受试者中观察到临床效果。从 0.10mg/kg 剂量组开始观察到临床效果,在 0.175mg/kg 剂量组中 4 名受试者(80%)达到临床效果、2 名受试者(40%)达到深度镇静或麻醉。在剂量为 0.25mg/kg 及 0.25mg/kg 以上时,100% 的受试者均达到临床效果和深度镇静/麻醉,临床效果和镇静的持续时间随着剂量增加而增加。临床效果发作的时间和深度镇静/麻醉发作的时间均无剂量相关性。

对于 MOAA/S PD 模型的开发,我们假设药物效应满足对数分布的群体变异。

则:

$$\mathrm{DEFF} = \mathrm{DEFF}_{\mathrm{TYP}} \cdot \exp(\eta 1) \qquad \text{式(4-39)}$$

$$k_{e0,\mathrm{MOSS/S}} = k_{e0,\mathrm{MOAA/S,TYP}} \qquad \text{式(4-40)}$$

其中,符号 DEFF 和 $k_{e0,\mathrm{MOAA/S}}$ 表示个体中的估计模型参数,$\mathrm{DEFF}_{\mathrm{TYP}}$ 和 $k_{e0,\mathrm{MOAA/S,TYP}}$ 表示典型的群体模型参数,$\eta 1$ 表示群体方差。对于最终模型,估计的参数如表 4-9 所示。ABP-700 群体和个体对时间的预测和观察到的 MOAA/S 评分如图 4-14 所示,ABP-700(MOAA/S)评分药效学参数的似然图如图 4-15 所示。

结果讨论:研究 ABP-700(动脉和静脉)及其代谢物 CPM 酸(动脉)的非房室模型的药动学。结果显示,ABP-700 在所有剂量方案中均能快速消除。在本研究中观察到的平均清除率与肝血流量相比较高。静脉血样的分布体积均高于动脉血样的估计值,反映 ABP-700 在动静脉输送过程中酯酶快速代谢。ABP-700 的血浆暴露量从 0.03~1.00mg/kg 随剂量比例增加而增加,对于动脉和静脉血样也观察到 CPM 酸的动脉血浆暴露量随剂量比例增加而增加。开发三室药动学模型来描述动脉药物浓度的时间过程,最终模型准确地预测在中央室中单次推注后 ABP-700 的动脉浓度。静脉样本不用于模型估计。对于软性药物,众所周知,静脉样本在描述药物通过建模的临床行为方面可能非常具有误导性。

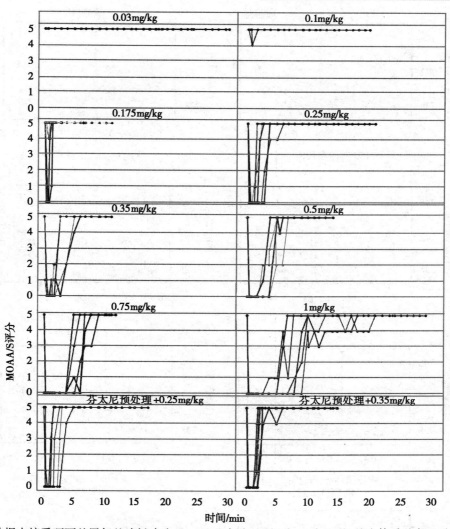

数据由接受环丙基甲氧基咪托咪酯(n=50)和每个队列(共10个队列)的个体受试者显示；
安慰剂的数据被省略了,因为没有受试者得分低于5分。

图 4-13　受试者的 MOAA/S 评分

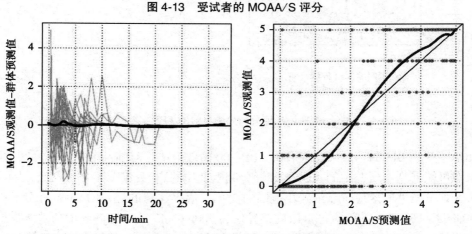

图 4-14　ABP-700 群体和个体对时间的预测和观察到的 MOAA/S 评分

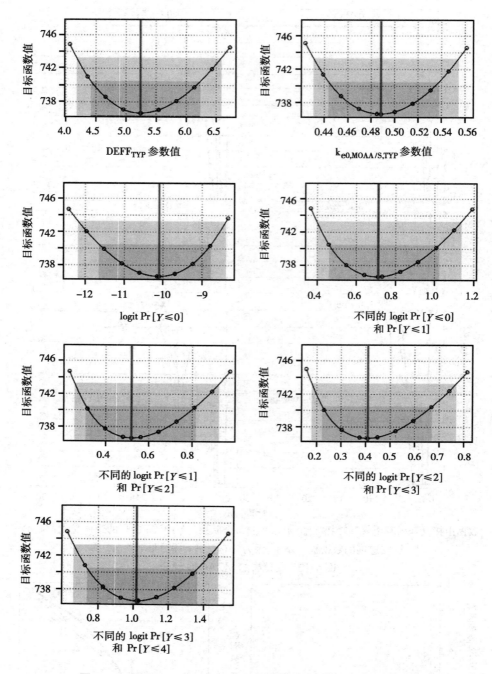

图 4-15 估计 MOAA/S 评分药效学参数的 ABP-700 的似然情况

  MOAA/S 和 BIS 的药效学建模表明 ABP-700 的效应浓度与脑部药物效应之间的陡峭关系。虽然可能受到本研究中的 MOAA/S 评分间歇性质的影响,但图 4-16 清楚地显示不同的 MOAA/S 评分概率时效应位点浓度小范围的变化。值得注意的是,MOAA/S 评分 0～5 的概率为 50%,其 ABP-700 的效应位点浓度差异仅为 500ng/ml。在 BIS 的 S 形药效学模型中,陡度也很明显。BIS 测定的效应位点浓度达到药物效应的 50% 时,发现约为 1 200ng/ml,并确证定量脑部药物效应的 MOAA/S 评分和效应位点浓度范围。观察到血浆和效应位点之间的小滞后效应,其特征在于快速的 $k_{e0,MOAA/S}$ 为 0.488/min,发现较小的 $k_{e0,BIS}$。然而,由于在非常快速的脑部药物效应变化中 BIS 监测器的延迟,这个值可能会存在偏差。

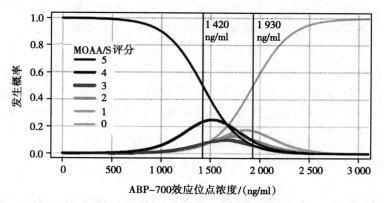

X 轴的垂直线表示 MOAA/S 评分分别为 5 和 0 时的 50% 概率效应位点浓度。

图 4-16　MOAA/S 评分与 ABP-700 效应位点浓度的预测

【案例 2】PK/PD 建模对健康志愿者的丁丙诺啡和芬太尼的呼吸抑制作用的研究

实验目的:丁丙诺啡和芬太尼对健康志愿者的呼吸抑制作用的 PK/PD 研究。静脉注射丁丙诺啡和芬太尼后的固定 $P_{ET}CO_2$ 为 50mmHg,$P_{ET}CO_2$ 为 102mmHg 的通气反应时间数据来自 2 项静脉注射丁丙诺啡和芬太尼 Ⅰ 期临床试验研究(50 名志愿者接受丁丙诺啡 0.05~0.6mg/70kg,24 名志愿者接受芬太尼 0.075~0.5mg/70kg)。使用非线性混合效应建模分析 PK/PD 相关性。芬太尼和丁丙诺啡分别为二房室模型和三房室模型。评估 3 种不同的 PK/PD 模型是否适合描述呼吸抑制的时间过程:①生物相分布模型结合部分 S 形 E_{max} 药效学模型;②具有线性转导功能的结合受体结合/解离模型;③具有线性转导功能的结合组合的生物相分布-受体结合/解离模型。

在最终模型中,使用组合的生物相平衡-受体结合/解离动力学模型分析丁丙诺啡的呼吸抑制的时间过程。该模型的一个重要特征是它允许分离表征生物相平衡动力学和受体结合/解离动力学以考虑体内药效学中的时间依赖性。这涉及生物相平衡的一级速率常数,以及受体结合和解离动力学的一级和二级速率常数的估计。以效应室模型为基础,对作用部位(生物相)的药物分布进行表示,生物相的药物浓度变化率见式 4-41。

$$\frac{d[C_e]}{dt} = k_{e0} \cdot ([C_P] - [C_e]) \qquad 式(4-41)$$

其中,k_{e0} 是描述效应室中的药物浓度变化率的一级分布速率常数,C_p 是血药浓度,C_e 是效应位点浓度。在作用部位,药物与 μ 阿片受体相结合,通常认为阿片样物质通过 μ 阿片受体基因(OPRM1)产物的作用产生呼吸抑制作用。其他阿片受体(κ、δ 或 ORL1 受体)被认为不太可能参与阿片样物质诱导的呼吸抑制。药物-受体结合速率与药物浓度($[C_e]$)和游离受体($[R]$)的浓度成比例,见式 4-42。

$$\frac{d[C_eR]}{dt} = k_{on} \cdot [C_e] \cdot [R] - k_{off} \cdot [C_eR] \qquad 式(4-42)$$

假定药物浓度与游离受体浓度相比是过量的,并且受体的总数($[R_{tot}]$)等于药物结合受体（$[C_eR]$）和游离（$[R]$）受体之和，上述等式可以重新排列为式 4-43。

$$\frac{\mathrm{d}\rho_{app}}{\mathrm{d}t} = k_{on} \cdot [C_e] \cdot (1-\rho_{app}) - k_{off} \cdot \rho_{app} \qquad 式（4-43）$$

其中，ρ_{app} 是表观分数受体占有率（$[C_eR]/[R_{tot}]$）。在目前的分析中，使用线性转导函数来表征分数受体占有率和呼吸抑制剂效应关系之间的关系，见式 4-44。

$$E = E_0 \cdot (1-\alpha \cdot \rho_{app}) \qquad 式（4-44）$$

其中，E 是通气反应；E_0 是基线通气；α 是丁丙诺啡的内在活性，其值在 0~1 之间变化。由于丁丙诺啡是受体的部分激动剂，受体占有率与呼吸抑制之间的线性关系的假设是合理的。在最终模型中，使用具有部分 E_{max} 药效学模型的效应室连接模型分析芬太尼的呼吸抑制作用。在这种分析中，S 形 E_{max} 模型是形式，见式 4-45。

$$E = E_0 \left(1 - \frac{\alpha \cdot C_e^n}{C_e^n + EC_{50}^n}\right) \qquad 式（4-45）$$

其中，α 是内在活动，在 0~1 之间变化；EC_{50} 是效应位点浓度产生最大呼吸抑制的一半；n 是斜率参数。

丁丙诺啡和芬太尼的最终群体药动学模型的参数估计和使用自举重采样程序的参数的稳定性如表 4-10 和表 4-11 所示。从群体估算获得的最终药动学参数值与随机模型 1 000 次自举重采样程序参数的平均值非常相似。1 000 次自举重采样运行的结果表明，群体 PK 模型精确地预测静脉注射后丁丙诺啡和芬太尼浓度的时间过程。

表 4-10　丁丙诺啡最终药动学模型的参数估计和使用 bootstrap 重采样程序参数的稳定性

	对原始数据建模获得的参数估算值		1 000 次 bootstrap 重采样获得的参数估算值	
	参数估算值	参数估算值的精密度（CV%）	参数估算值	参数估算值的精密度（CV%）
模型结构参数				
Cl/（L/min）	1.55	2.9	1.54	3.7
$V1$/L	12.6	11.8	12.2	17.8
$V2$/L	26.4	22.2	26.2	25.1
$V3$/L	147	5.5	145	6.7
$Q2$/（L/min）	1.56	16	1.58	16.2
$Q3$/（L/min）	1.28	11.1	1.26	11.1
模型个体间随机效应参数				
ωCl/%	17.0	19.7	16.5	21.9
$\omega V1$/%	70.7	14.7	68.8	25.1
$\omega V2$/%	57.6	33.7	55.6	41.7
$\omega V3$/%	20.5	37.7	20.2	40.4
$\omega Q3$/%	39.0	46.0	35.9	57.5
模型比例型误差参数				
PRE/%	15.9	10.5	16.0	12.2

表 4-11 芬太尼最终群体药动学模型的参数估计和使用 bootstrap 重采样程序参数稳定性

	原始数据建模获得的参数估计值		1 000 次 bootstrap 重采样获得的参数估算值	
	参数估算值	参数估算值的 精密度（CV%）	参数估算值	参数估算值的 精密度（CV%）
模型结构参数				
Cl/（L/min）	0.98	14.9	1	16.1
$V1$/L	19.5	15.2	19.8	14.6
$V2$/L	150	5.5	148	6.1
Q（L/min）	3.51	11	3.56	10.6
模型个体间随机效应参数				
ωCl/%	67.7	48.5	65.6	49.7
$\omega V1$/%	57.4	35.8	55.7	35.1
模型比例型误差参数				
PRE/%	21.7	16.6	21.2	17.2

评估 3 种不同的 PK/PD 模型是否适合描述呼吸抑制的时间过程：①生物相分布结合部分 S 形 E_{max} 药效学模型；②具有线性转导功能的结合受体结合/解离模型；③具有线性转导功能的结合组合的生物相分布-受体结合/解离模型。静脉给予丁丙诺啡和芬太尼后的不同模型对呼吸抑制的辨识结果如表 4-12 所示。对于丁丙诺啡，模型辨别测试清楚地表明组合的生物相分布-受体结合/解离模型更好地描述获得的目标函数值所示的呼吸抑制的时间过程。对于芬太尼，生物相分布结合部分 S 形 E_{max} 药效学模型更好地描述呼吸抑制的时间过程。在任何药效学模型参数之间没有报道显著的参数相关性（$r<0.95$），表明获得独特的参数估计值。注意，虽然 k_{off} 和 k_{e0} 是一级速率常数，但是当 2 个参数的值被切换时，获得不同的时间效应分布。

表 4-12 用于表征静脉注射丁丙诺啡和芬太尼后呼吸抑制时间进程的模型鉴别结果

参数（量纲）	丁丙诺啡			芬太尼		
	模型 A	模型 B	模型 C	模型 A	模型 B	模型 C
目标函数值（无量纲）	3 215	3 266	3 096	1 407	1 534	1 511
k_{e0}/min^{-1}	0.000 82	—	0.009 2	0.042 2	—	0.033 3
k_{on}/[ml/（ng·min）]	—	>100	0.246	—	>100	>100
k_{off}/min^{-1}	<0.001	0.010 2	—	—	>100	>100

注：模型 A，生物相平衡模型；模型 B，受体结合/解离模型；模型 C，生物相分布-受体结合/解离联合模型。

因此，生物相分布模型结合 S 形 E_{max} 药效学模型和具有线性转导功能的组合生物相分布-受体结合/解离模型相结合能够成功地描述所有个体浓度-效应关系，产生芬太尼的 k_{e0} 估计值和丁丙诺啡的 k_{e0}、k_{on} 和 k_{off} 估计值。药效学参数估计如表 4-13 和表 4-14 所示。根据群体药效学参数估计预测的典型个体呼吸抑制作用被描绘为实线。图 4-17 给出 6 个数据拟合的示例,包括基于确定系数的最佳、中等和最差拟合。

表 4-13 丁丙诺啡的群体药效学估计和个体间变异性

参数（量纲）	参数估计值	参数估计值的精密度（CV%）	参数个体间随机效应（CV%）	个体间随机效应估计值的精密度（CV%）
$k_{on}/[ml/(ng \cdot min)]$	0.246	17.9	72.1	26.4
k_{of}/min^{-1}	0.010 2	23.2	a	—
$K_D/(nmol/L)$ [b]	0.089	—	—	—
k_{e0}/min^{-1}	0.009 2	22.5	110	24.1
$E_0(L/min)$	23.9	3.7	25.1	20.9
α（无量纲）	0.56	5.6	35.1	26.4
加和型误差	1.3	13.1	—	—

注:[a] 未估计;[b] 次级参数（$K_D = k_{off}/k_{on}$）。

表 4-14 芬太尼的群体药效学估计和个体间变异

参数（量纲）	参数估计值	参数估计值的精密度（CV%）	参数个体间随机效应（CV%）	个体间随机效应估计值的精密度（CV%）
k_{off}/min^{-1}	0.042 2	11.5	37.8	32.9
$EC_{50}/(ng/ml)$	1 140	36.9	18.9	66
$E_0/(L/min)$	20.2	4.9	26.7	30.4
A（无量纲）	0.91	40.3	25.4	45.3
N（无量纲）	2.68	74.6	a	—
加和型误差	6.1	22.9	—	—

注:[a] 未估计。

在概念上,具有线性转导功能的生物相分布-受体结合/解离模型和具有部分 S 形 E_{max} 药效学模型的生物相平衡模型是可用于动态和稳态下阿片受体拮抗剂的呼吸抑制剂作用研究的互补模型。具体来说,对于部分激动剂丁丙诺啡,体内估计的 K_D 值（$K_D = k_{off}/k_{on}$）与 EC_{50} 值相同,因此能够直接与芬太尼的效力进行比较。同样地,这种估计值能够以严格的定量方式直接比较丁丙诺啡和芬太尼在体内的内在呼吸抑制剂活性。目前的分析显示,芬太尼的内在活性为 0.91(95%CI 0.19~1.6),与 1 无显著性差异（$P<0.05$）,说明芬太尼显示出完全的呼吸抑制作用,表明芬太尼应谨慎使用,因为在较高剂量下可能发生潜在致命的呼吸抑制;相比之下,丁丙诺啡的内在活性为 0.56,表明丁丙诺啡具有比芬太尼更高的安全性。

总之,具有线性转导功能的生物相分布-受体结合/解离模型和具有部分 S 形 E_{max} 药效学模型的生物相平衡模型是补充的 PK/PD 模型。发现芬太尼和丁丙诺啡的呼吸抑制作用发生时间和持续时间取决于生物相平衡动力学。此外,丁丙诺啡（而不是芬太尼）的呼吸抑制作用延长持续时间由相对较慢的受体解离动力学引起。浓度-效应关系的 PK/PD 分析显示丁丙诺啡的呼吸抑制作用的天花板效应,而芬太尼引起呼吸暂停。

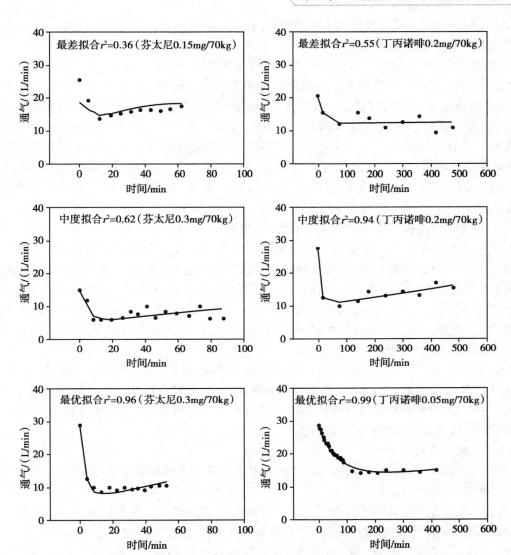

最差、中度、最优拟合之间的测量(符号)和个人预测呼吸抑制(实线)被提出。

拟合优度通过 r^2 进行评估。

图 4-17　使用芬太尼(左侧)和丁丙诺啡(右侧)后的呼吸抑制剂效果的时间过程显示

四、Ⅰ期临床试验安全性统计分析

(一)分析内容

安全性统计分析就是对试验中接受过治疗且有访视的受试者的安全性指标分析,这类受试人群称为安全数据集(safety set,SS)。这类分析有其固有的特点,重点是分析不良事件(AE)和不良反应(ADR)的发生率、严重程度与转归,并发现其影响因素,如剂量大小、药物代谢酶异常等。在Ⅰ期临床试验中,由于样本量较小,一般采用描述性统计分析,即使提供 P 值,也属描述性的;模型化分析(model-analysis)同样重要,如 C-QTc、PK 暴露与 AE/ADR 关系的评价;图法是另一种常见的描述性表达方式,可直观地来描述 AE 的发生模式(时间、空间、人群、性别分布)。另外,严重不良事件(SAE)应有详细的过程描述。

安全性分析的主要内容包括4个方面:受试者主诉、实验室数据、医疗仪器检查、暴露程度信息。具体如下:

1. 受试者主诉 通常来自患者主观描述的症状,并记录于 CRF 中。

2. 实验室数据 实验室数据是临床试验中实验室检查的一些指标值,如血常规、尿常规、便常规、血生化和血电解质等。对于不同研究目的的临床研究,可能要求的实验室观测指标不一样,但三大常规检查是临床研究安全性评价的必备检查。由于目前临床研究基本上都是在多个中心进行的,且各中心实验室指标的参考值范围不一样,所以实验室数据还应包括各中心各项指标的参考值范围,以及根据参考值范围、受试者情况和临床实际工作情况判定的各项指标测量值的临床意义(即测量值是否正常、异常无临床意义或异常有临床意义)。

3. 医疗仪器检查 生命体征包括收缩压、舒张压、呼吸次数、心率、体温。一般新药的临床研究中生命体征于基线、研究结束时进行测量,然后对其变化情况进行分析以评价安全性;对于有些新药的临床研究,生命体征每次访视时都要监测。生命体征是机体进行新陈代谢和正常生命活动的必要条件。体格检查的结果通常为正常、异常或未查,收集时需要分身体部位逐一评价。心电图检查需要记录受试者试验期间的各项心电参数,如 P-R 间期、Q-T 间期以及心电图的临床意义及特征评价。对于一些与适应证相关的安全性指标,也需要按临床工作中的检查步骤收集。

4. 暴露程度信息 Ⅰ期临床试验通常以耐受性和药动学为主要研究目的。剂量-PK 暴露-AE/ADR 关系主要由模型化分析方法定量呈现结果,发现潜在的安全性问题。对于剂量依赖性 AE/ADR,可以提供风险评估和合理的治疗选择。例如,血药浓度与 Q-Tc 间期关系的模型化分析可以发现潜在的心脏毒性。

(二)统计方法

1. 剂量-暴露-AE 关系 剂量-暴露-AE 分析需要用定量药理学的模型方法,请参考本书的相关章节,此处不再描述。

如果将剂量作为暴露进行简单分析,首先对暴露累积量、暴露持续时间、平均日剂量、相对剂量强度等变量进行定义,所有受试者的暴露情况需详细列表。对计量数据以例数、均数、标准差、四分位数、最小值、最大值进行统计描述。不同剂量及时间下暴露的患者数量应按年龄、性别、种族亚组以及任何其他适宜的亚组进行分类。对于疗程不确定的研究,进行暴露持续时间分类分析,如 1 天或更短、2 天~1 周、1 周~1 个月、1~6 个月等。

2. AE 的发生率与程度 临床试验的观察期分为 3 个阶段:筛选期、治疗期和治疗后。治疗期间发生的 AE(treatment emergent adverse event,TEAE)定义为发生或加重于接受首剂试验药物当天及之后直至某天的 AE。对于与药物有关的 SAE,不设截止日期。统计分析中重点关注 TEAE。与研究药物判断为有关的 AE 定义为 ADR。

首先对 TEAE 进行统计汇总分析,不同治疗组间的 AE 应该以频数表的形式呈现,包含例数、例次和发生率。TEAE 的分类包括但不限于:AE/ADR;SAE/ADR;3 级及 3 级以上 AE/ADR;死亡及导致死亡的 AE/ADR;导致暂停用药的 AE/ADR;导致永久停药的 AE/ADR;采取针对性治疗的 AE/ADR;特别关注的 AE。

根据系统器官分类(system organ class,SOC)、首选术语(preferred term,PT)、程度分级和组别汇总各类以上 AE/ADR 的例数和发生率。每个受试者多次发生同一分类的 AE 以最严重程度最多计例数 1 次。SOC/PT 按治疗组中的发生率由大到小排序。如果治疗为周期性（如癌症化疗），也可单独列出各周期的结果。常见 AE（治疗组中的发生率至少为 1%、5% 和 10%）需要根据 SOC 及 PT 进行分类汇总。

如果研究规模和设计允许，可进一步探索常见 ADR 与剂量（固定剂量、按体重或体表面积给药）用药方案、治疗持续时间、总剂量、人口学特征（如年龄、性别、种族）、基线特征、药物浓度等的关系，以及 AE 的发生时间和转归分析。

除汇总分析外，应列出每名受试者的全部 AE，包括多次发生的相同事件，列出首选术语和原始术语。列表应按治疗组列出，应包括如下指标：患者标识码、年龄、种族、性别、体重、BMI（身高，如相关）及 AE 发生时所处的研究治疗期和 CRF 的位置（如提供）、AE（首选术语、报告术语）、AE 的持续时间和严重程度（轻度、中度、重度）与严重性（严重/不严重）、采取的措施、结局、因果关系评估（相关/不相关）、起止日期等。

3. 实验室数据　对实验室指标的比较和评价，主要关注治疗前正常而治疗后异常的发生情况，以及治疗前异常但在治疗后加重的受试者，进行个例受试者的变化分析：按治疗组总结实验室数据的变化分析，列出实验室检查基线和基线后特定时间检查值的低于正常值下限、正常值或高于正常值上限及临床意义判断结果交叉表。

描述性总结各组实验室检查的各项定量数据实测值、变化值的历时性变化，列出例数、均数、标准差、四分位数、最小值、最大值，分析异常值受试者数或某些特定程度的异常值（如正常上限值的 2 倍、上限值的 5 倍）。

用表格列出所有安全性相关实验室检查结果，每行代表 1 次进行实验室检查的患者访视，按治疗组将患者分组，每列包括关键的人口统计学数据、药物剂量数据和实验室检查结果。由于一个表内不能列出所有检查，应进行逻辑合理的分组（血液学检查、肝化学、电解质、尿液分析等）。应通过画线、加括号等方式标出异常值。

如有需要，可作图比较每名受试者实验室检查的基线值和治疗期间的数值，将基线设为点的横坐标，后续数值设为点的纵坐标。如果未发生变化，代表每名受试者的点将位于 45° 线上，升高变化显示为 45° 线上方的点。图可显示基线值和最极端的治疗期间数值，易于发现离群值。由于这种展示方法通常仅显示单一治疗的单个时间点，对结果进行解释时需要治疗组和对照组的一系列时间序列图谱。

4. 医疗仪器检查数据　对生命体征、体格检查、心电图及特殊安全性检查采用与实验室检查相似的统计分析方法，进行交叉表及实测值、变化值的分析。

分析给药后 Q-Tc 间期绝对延长的受试者例数及比例，分类参考为 450 毫秒<Q-Tc 间期≤480 毫秒、480 毫秒<Q-Tc 间期≤500 毫秒和 Q-Tc 间期>500 毫秒；分析给药后 Q-Tc 间期相对基线延长的受试者例数及比例，分类参考为 30 毫秒<ΔQ-Tc≤60 毫秒和 ΔQ-Tc>60 毫秒。

安全性分析结果通常由统计表和图来表达。注意，多剂量给药的 Ⅰ 期临床试验除列出各剂量的结果外，最好能呈现不同剂量汇总数据的结果。以下仅列出典型的表格内容，其中 N 为 SS 例数。

以下呈现典型的表格，表示安全性分析的内容，如试验药物剂量暴露汇总（表 4-15）、AE 汇总表格（表 4-16~表 4-18）和实验室检查（表 4-19~表 4-21）。图法表达值得提倡，图 4-18 是一个耐受性试验出现 AE 等的示意图，可以清晰地呈现试验的全貌。

表 4-15　试验药物剂量暴露汇总

	组 1	组 2	合计
药物暴露总量/单位			
N	×××	×××	×××
平均值±SD	××.××±××.××	××.××±××.××	××.××±××.××
中位数	××.××	××.××	××.××
下四分位数~上四分位数	××.××~××.××	××.××~××.××	××.××~××.××
最小值~最大值	××.××~××.××	××.××~××.××	××.××~××.××
药物暴露持续时间/单位			
N	×××	×××	×××
平均值±SD	××.××±××.××	××.××±××.××	××.××±××.××
中位数	××.××	××.××	××.××
下四分位数~上四分位数	××.××~××.××	××.××~××.××	××.××~××.××
最小值~最大值	××.××~××.××	××.××~××.××	××.××~××.××
平均日剂量/(单位/d)			
N	×××	×××	×××
平均值±SD	××.××±××.××	××.××±××.××	××.××±××.××
中位数	××.××	××.××	××.××
下四分位数~上四分位数	××.××~××.××	××.××~××.××	××.××~××.××
最小值~最大值	××.××~××.××	××.××~××.××	××.××~××.××
相对剂量强度/%			
N	×××	×××	×××
平均值±SD	××.××±××.××	××.××±××.××	××.××±××.××
中位数	××.××	××.××	××.××
下四分位数~上四分位数	××.××~××.××	××.××~××.××	××.××~××.××
最小值~最大值	××.××~××.××	××.××~××.××	××.××~××.××

表 4-16　治疗期间的各类 AE 汇总

	组 1		组 2		合计	
	例数	例次	例数	例次	$n(\%)$	例次
N	×××		×××		×××	
AE, $n(\%)$	××(××.×)	××	××(××.×)	××	××(××.×)	××
ADR, $n(\%)$	××(××.×)	××	××(××.×)	××	××(××.×)	××
SAE, $n(\%)$	××(××.×)	××	××(××.×)	××	××(××.×)	××
严重 ADR, $n(\%)$	××(××.×)	××	××(××.×)	××	××(××.×)	××

续表

	组1		组2		合计	
	例数	例次	例数	例次	n(%)	例次
3级及3级以上 AE,n(%)	××(××.×)	××	××(××.×)	××	××(××.×)	××
3级及3级以上 ADR,n(%)	××(××.×)	××	××(××.×)	××	××(××.×)	××
导致死亡的 AE,n(%)	××(××.×)	××	××(××.×)	××	××(××.×)	××
导致死亡的 ADR,n(%)	××(××.×)	××	××(××.×)	××	××(××.×)	××
导致暂停用药的 AE,n(%)	××(××.×)	××	××(××.×)	××	××(××.×)	××
导致暂停用药的 ADR,n(%)	××(××.×)	××	××(××.×)	××	××(××.×)	××
导致退出试验的 AE,n(%)	××(××.×)	××	××(××.×)	××	××(××.×)	××
导致退出试验的 ADR,n(%)	××(××.×)	××	××(××.×)	××	××(××.×)	××
采取针对性治疗的 AE,n(%)	××(××.×)	××	××(××.×)	××	××(××.×)	××
采取针对性治疗的 ADR,n(%)	××(××.×)	××	××(××.×)	××	××(××.×)	××
特别关注的 AE,n(%)	××(××.×)	××	××(××.×)	××	××(××.×)	××
特别关注的 ADR,n(%)	××(××.×)	××	××(××.×)	××	××(××.×)	××

表4-17 AE 按系统器官分类及首选术语汇总

SOC PT	组1		组2		总计	
	例数	例次	例数	例次	例数	例次
N	×××		×××		×××	
汇总,n(%)	×××(××.×)	×××	×××(××.×)	×××	×××(××.×)	×××
SOC1,n(%)	×××(××.×)	×××	×××(××.×)	×××	×××(××.×)	×××
PT1,n(%)	×××(××.×)	×××	×××(××.×)	×××	×××(××.×)	×××
PT2,n(%)	×××(××.×)	×××	×××(××.×)	×××	×××(××.×)	×××
……						
SOC2,n(%)	×××(××.×)	×××	×××(××.×)	×××	×××(××.×)	×××
PT1,n(%)	×××(××.×)	×××	×××(××.×)	×××	×××(××.×)	×××
PT2,n(%)	×××(××.×)	×××	×××(××.×)	×××	×××(××.×)	×××
……						
SOC3,n(%)	×××(××.×)	×××	×××(××.×)	×××	×××(××.×)	×××
PT1,n(%)	×××(××.×)	×××	×××(××.×)	×××	×××(××.×)	×××
PT2,n(%)	×××(××.×)	×××	×××(××.×)	×××	×××(××.×)	×××
……						

表 4-18 AE 按严重程度、系统器官分类及首选术语汇总

系统器官分类 首选术语 严重程度	组 1		组 2		总计	
	例数	例次	例数	例次	例数	例次
N	×××		×××		×××	
汇总,$n(\%)$	××(××.×)	××	××(××.×)	××	××(××.×)	××
轻度,$n(\%)$	××(××.×)	××	××(××.×)	××	××(××.×)	××
中度,$n(\%)$	××(××.×)	××	××(××.×)	××	××(××.×)	××
重度,$n(\%)$	××(××.×)	××	××(××.×)	××	××(××.×)	××
SOC1,$n(\%)$	××(××.×)	××	××(××.×)	××	××(××.×)	××
轻度,$n(\%)$	××(××.×)	××	××(××.×)	××	××(××.×)	××
中度,$n(\%)$	××(××.×)	××	××(××.×)	××	××(××.×)	××
重度,$n(\%)$	××(××.×)	××	××(××.×)	××	××(××.×)	××
PT1,$n(\%)$	××(××.×)	××	××(××.×)	××	××(××.×)	××
轻度,$n(\%)$	××(××.×)	××	××(××.×)	××	××(××.×)	××
中度,$n(\%)$	××(××.×)	××	××(××.×)	××	××(××.×)	××
重度,$n(\%)$	××(××.×)	××	××(××.×)	××	××(××.×)	××
PT2,$n(\%)$	××(××.×)	××	××(××.×)	××	××(××.×)	××
轻度,$n(\%)$	××(××.×)	××	××(××.×)	××	××(××.×)	××
中度,$n(\%)$	××(××.×)	××	××(××.×)	××	××(××.×)	××
重度,$n(\%)$	××(××.×)	××	××(××.×)	××	××(××.×)	××
……						

表 4-19 试验前后实验室检查的临床意义判断交叉表

组别 用药后	基线				
	N	正常	NCS	CS	ND
	$n(\%)$	$n(\%)$	$n(\%)$	$n(\%)$	$n(\%)$
组 1					
$N,n(\%)$	××	××(×.×)	××(×.×)	××(×.×)	××(×.×)
正常,$n(\%)$	××(×.×)	××(×.×)	××(×.×)	××(×.×)	××(×.×)
NCS,$n(\%)$	××(×.×)	××(×.×)	××(×.×)	××(×.×)	××(×.×)
CS,$n(\%)$	××(×.×)	××(×.×)	××(×.×)	××(×.×)	××(×.×)
ND,$n(\%)$	××(×.×)	××(×.×)	××(×.×)	××(×.×)	××(×.×)

续表

组别	基线				
用药后	N	正常	NCS	CS	ND
	n(%)	n(%)	n(%)	n(%)	n(%)
组2					
N,n(%)	××	××(×.×)	××(×.×)	××(×.×)	××(×.×)
正常,n(%)	××(×.×)	××(×.×)	××(×.×)	××(×.×)	××(×.×)
NCS,n(%)	××(×.×)	××(×.×)	××(×.×)	××(×.×)	××(×.×)
CS,n(%)	××(×.×)	××(×.×)	××(×.×)	××(×.×)	××(×.×)
ND,n(%)	××(×.×)	××(×.×)	××(×.×)	××(×.×)	××(×.×)
总计					
N,n(%)	××	××(×.×)	××(×.×)	××(×.×)	××(×.×)
正常,n(%)	××(×.×)	××(×.×)	××(×.×)	××(×.×)	××(×.×)
NCS,n(%)	××(×.×)	××(×.×)	××(×.×)	××(×.×)	××(×.×)
CS,n(%)	××(×.×)	××(×.×)	××(×.×)	××(×.×)	××(×.×)
ND,n(%)	××(×.×)	××(×.×)	××(×.×)	××(×.×)	××(×.×)

注:NCS 为异常无临床意义;CS 为异常有临床意义;ND 为未测量。

表 4-20 试验前后实验室检查的正常值范围判断交叉表

组别	基线				
用药后	N	低于正常值下限	正常	高于正常值上限	ND
	n(%)	n(%)	n(%)	n(%)	n(%)
组1					
N,n(%)	××	××(×.×)	××(×.×)	××(×.×)	××(×.×)
低于正常值下限,n(%)	××(×.×)	××(×.×)	××(×.×)	××(×.×)	××(×.×)
正常,n(%)	××(×.×)	××(×.×)	××(×.×)	××(×.×)	××(×.×)
高于正常值上限,n(%)	××(×.×)	××(×.×)	××(×.×)	××(×.×)	××(×.×)
ND,n(%)	××(×.×)	××(×.×)	××(×.×)	××(×.×)	××(×.×)
组2					
N,n(%)	××	××(×.×)	××(×.×)	××(×.×)	××(×.×)
低于正常值下限,n(%)	××(×.×)	××(×.×)	××(×.×)	××(×.×)	××(×.×)
正常,n(%)	××(×.×)	××(×.×)	××(×.×)	××(×.×)	××(×.×)
高于正常值上限,n(%)	××(×.×)	××(×.×)	××(×.×)	××(×.×)	××(×.×)
ND,n(%)	××(×.×)	××(×.×)	××(×.×)	××(×.×)	××(×.×)

续表

组别	基线				
用药后	N	低于正常值下限	正常	高于正常值上限	ND
	$n(\%)$	$n(\%)$	$n(\%)$	$n(\%)$	$n(\%)$
总计					
$N,n(\%)$	××	××(×.×)	××(×.×)	××(×.×)	××(×.×)
低于正常值下限,$n(\%)$	××(×.×)	××(×.×)	××(×.×)	××(×.×)	××(×.×)
正常,$n(\%)$	××(×.×)	××(×.×)	××(×.×)	××(×.×)	××(×.×)
高于正常值上限,$n(\%)$	××(×.×)	××(×.×)	××(×.×)	××(×.×)	××(×.×)
ND,$n(\%)$	××(×.×)	××(×.×)	××(×.×)	××(×.×)	××(×.×)

表 4-21 实验室检查实测值(或变化值)历时性分析(SS)

时间点	剂量组 1	剂量组 2	汇总
基线			
N(缺失)	×××	×××	×××
平均值±标准差	××.××±××.××	××.××±××.××	××.××±××.××
中位数	××.××	××.××	××.××
下四分位数~上四分位数	××.××~××.××	××.××~××.××	××.××~××.××
最小值~最大值	××.××~××.××	××.××~××.××	××.××~××.××
治疗后 1 天			
N(缺失)	×××	×××	×××
平均值±标准差	××.××±××.××	××.××±××.××	××.××±××.××
中位数	××.××	××.××	××.××
下四分位数~上四分位数	××.××~××.××	××.××~××.××××.××	××.××~××.××
最小值~最大值	××.××~××.××.××	××.××~××.××.××	××.××~××.××
治疗后 2 天			
N(缺失)	×××	×××	×××
平均值±标准差	××.××±××.××	××.××±××.××	××.××±××.××
中位数	××.××	××.××	××.××
下四分位数~上四分位数	××.××~××.××	××.××~××.××	××.××~××.××
最小值~最大值	××.××~××.××	××.××~××.××	××.××~××.××

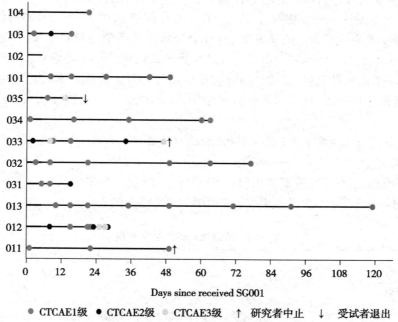

CTCAE1级 ● CTCAE2级 ● CTCAE3级 ↑ 研究者中止 ↓ 受试者退出

图 4-18 Ⅰ期耐受性试验结果的图法表达

五、平均生物等效性试验统计分析

平均生物等效性试验的统计分析方法主要有以下几种:置信区间法、区间假设检验法、贝叶斯法和非参数法。目前平均生物等效性试验的统计分析主要采用置信区间法(一般为90%置信区间法)和区间假设检验法(一般为双向单侧 t 检验法)。

对于高变异药物,FDA 和 EMA 均推荐采用参比制剂标度的平均生物等效性试验方法,根据参比制剂的个体内变异放宽生物等效性判断的置信区间。

对于窄治疗窗药物,FDA 也推荐采用参比制剂标度的平均生物等效性试验方法,根据参比制剂的个体内变异缩窄生物等效性判断的置信区间。

(一)双交叉设计平均生物等效性试验的统计分析

1. 统计分析方法 采用非房室模型方法计算药动学参数,主要药动学参数 $AUC_{0\sim t}$、$AUC_{0\sim\infty}$、C_{max} 经对数转换后进行方差分析,然后采用90%置信区间(90% CI)法或双向单侧 t 检验法评价制剂间是否具有生物等效性。

2. 等效标准 一般情况下,主要药动学参数 $AUC_{0\sim t}$、$AUC_{0\sim\infty}$、C_{max} 几何平均值比的 90% CI 均应在 80.00%~125.00%。t_{max} 不作为生物等效性判断的主要参数,如果受试者口服受试制剂与参比制剂后的 t_{max} 差异较大,应分析是否具有临床意义。

3. 注意事项

(1)药动学参数的分布:一般情况下,生物等效性试验的样本量是有限的,对药动学参数是否符合正态分布不进行检验。药动学参数(t_{max} 除外)经对数转换后,可以默认为符合正态分布。

(2)多因素方差分析:在双交叉设计平均生物等效性试验的方差分析中,以制剂效应、周期效应、序列效应为固定效应,以受试者(嵌套在序列中)为随机效应。

(3)在双交叉设计平均生物等效性试验的方差分析中,如果序列间差异有统计学意义,提示可能有携带效应或携带效应不相等,这样会导致生物等效性评价结果的偏倚。在下列情况下,可以认为不相等的携带效应不会导致生物等效性评价结果的偏倚:试验为单剂量用药、试验药物不是内源性物质、试验的清洗期足够长且所有受试者后续周期用药前生物样本中的药物浓度低于检测限、试验满足所有科学标准(如试验方案可接受、分析方法经过充分确证)。

【案例】国产头孢地尼胶囊(受试制剂)和进口头孢地尼胶囊(参比制剂)的平均生物等效性试验研究

(1)采用液相色谱-串联质谱联用(LC-MS/MS)法测定人血浆中的头孢地尼浓度。采用 WinNonlin 软件(6.3 版)和非房室模型方法计算药动学参数,结果见表 4-22。

表 4-22　头孢地尼的药动学参数

药动学参数	受试制剂		参比制剂	
	算数平均值(标准偏差)	变异系数/%	算数平均值(标准偏差)	变异系数/%
t_{max}/h*	3.4 (1.5~5.5)	27.5	3.4 (2.0~4.5)	26.8
C_{max}/(ng/ml)	1 240 (355)	28.7	1 260 (334)	26.4
$AUC_{0~t}$/(h·ng/ml)	5 940 (1 671)	28.1	6 079 (1 428)	23.5
$AUC_{0~\infty}$/(h·ng/ml)	6 059 (1 728)	28.5	6 205 (1 466)	23.6
$t_{1/2}$/h	1.64 (0.19)	11.5	1.62 (0.17)	10.3

注:* t_{max}用中位值(最小值~最大值)表示。

(2)采用 WinNonlin 软件(6.3 版),24 名受试者口服受试制剂和参比制剂后的头孢地尼的主要药动学参数 $AUC_{0~t}$、$AUC_{0~\infty}$、C_{max} 经对数转换后进行方差分析,然后采用 90%置信区间法评价制剂间是否具有生物等效性,结果见表 4-23。

表 4-23　头孢地尼的主要药动学参数的生物等效性评价结果

药动学参数	几何平均值及几何平均值比(n=24)			个体内变异系数/%	90% CI/%	把握度/%
	受试制剂(T)	参比制剂(R)	T/R/%			
$AUC_{0~t}$/(h·ng/ml)	5 687	5 903	96.33	15.03	89.45~103.73	99.89
$AUC_{0~\infty}$/(h·ng/ml)	5 798	6 023	96.25	14.79	89.48~103.52	99.91
C_{max}/(ng/ml)	1 180	1 220	96.87	16.90	89.14~105.28	99.57

结果表明,24 名受试者口服受试制剂和参比制剂后的头孢地尼的 $AUC_{0\sim t}$、$AUC_{0\sim\infty}$、C_{max} 几何平均值比的 90% CI 均在 80.00%~125.00%,因此判断受试制剂与参比制剂具有生物等效性。

(二)二组平行设计平均生物等效性试验的统计分析

1. 统计分析方法　采用非房室模型方法计算药动学参数,对主要药动学参数 $AUC_{0\sim t}$、$AUC_{0\sim\infty}$、C_{max} 经对数转换后进行方差分析,然后采用 90% 置信区间法或双向单侧 t 检验法评价制剂间是否具有生物等效性。

2. 等效标准　一般情况下,$AUC_{0\sim t}$、$AUC_{0\sim\infty}$、C_{max} 几何平均值比的 90% CI 均应在 80.00%~125.00%。t_{max} 不作为生物等效性判断的主要参数,如果受试者口服受试制剂与参比制剂后的 t_{max} 差异较大,应分析是否具有临床意义。

3. 注意事项

(1)药动学参数的分布:同"(一)双交叉设计平均生物等效性试验的统计分析"。

(2)方差分析:在两组平行设计平均生物等效性试验中,方差分析为单因素方差分析。

(3)$AUC_{0\sim 72h}$ 代替 $AUC_{0\sim t}$、$AUC_{0\sim\infty}$:对于长半衰期的药物,可采用 $AUC_{0\sim 72h}$ 代替 $AUC_{0\sim t}$、$AUC_{0\sim\infty}$ 进行生物等效性评价,前提是 72 小时能覆盖药物的吸收相(或完成药物胃肠转运和吸收),分布相和消除相的个体变异低,亦即外推血药浓度-时间曲线下面积($AUC_{72h\sim\infty}$)的可变性低。

【案例】国产雷奈酸锶颗粒(受试制剂)和进口雷奈酸锶干混悬剂(参比制剂)的平均生物等效性试验研究

(1)采用电感耦合等离子体质谱(ICP-MS)法测定人血清中的锶浓度。采用 WinNonlin 软件(6.3 版)和非房室模型方法计算药动学参数,24 名受试者口服受试制剂和参比制剂后的锶的药动学参数结果见表 4-24。

表 4-24　锶的药动学参数

药动学参数	受试制剂		参比制剂	
	算数平均值(标准偏差)	变异系数/%	算数平均值(标准偏差)	变异系数/%
t_{max}/h*	3.0 (2.0~4.0)	26.5	3.5 (2.0~6.0)	25.6
C_{max}/(μg/ml)	7.0 (1.8)	25.6	6.8 (1.8)	26.6
$AUC_{0\sim 72h}$/(h·μg/ml)	199 (50)	25.5	187 (38)	20.3
$AUC_{0\sim t}$/(h·μg/ml)	314 (95)	30.1	287 (56)	19.5
$AUC_{0\sim\infty}$/(h·μg/ml)	343 (112)	32.5	311 (62)	19.9
$t_{1/2}$/h	93.9 (15.6)	16.8	94.5 (18.9)	20.0

注:* t_{max} 用中位值(最小值~最大值)表示。

(2)采用 WinNonlin 软件(6.3 版),24 名受试者口服受试制剂和参比制剂后的锶的主要药动学参数 $AUC_{0\sim 72h}$、$AUC_{0\sim t}$、$AUC_{0\sim\infty}$、C_{max} 经对数转化后进行方差分析,然后采用 90% 置信区间法评价制剂间是否具有生物等效性,结果见表4-25。

表 4-25　锶的主要药动学参数的生物等效性评价结果

药动学参数	几何平均值及几何平均值比($n=24$)			个体间变异系数/%	90% CI/%	把握度/%
	受试制剂(T)	参比制剂(R)	T/R/%			
$AUC_{0\sim72h}$/ (h·μg/ml)	193	183	105.13	5.54	93.80~ 117.83	94.25
$AUC_{0\sim t}$/ (h·μg/ml)	302	282	107.17	6.38	94.83~ 121.12	91.32
$AUC_{0\sim\infty}$/ (h·μg/ml)	328	304	107.83	6.90	94.95~ 122.47	89.38
C_{max}/ (ng/ml)	6.8	6.5	103.44	7.17	90.85~ 117.77	88.32

结果表明,24名受试者口服受试制剂和参比制剂后的锶的 $AUC_{0\sim72h}$、$AUC_{0\sim t}$、$AUC_{0\sim\infty}$、C_{max} 几何平均值比的 90% CI 在 80.00%~125.00%,因此判断受试制剂与参比制剂具有生物等效性。

(三)参比制剂标度的平均生物等效性试验的统计分析

参比制剂标度的平均生物等效性试验方法适用于高变异药物和窄治疗窗药物,其基本原理是根据参比制剂个体内变异的大小分别放宽和缩窄等效标准的 90% CI。

1. 统计分析方法

(1)计算参比制剂的主要药动学参数 $AUC_{0\sim t}$、$AUC_{0\sim\infty}$、C_{max} 的个体内变异系数(CV_{WR}):$CV_{WR} = 100 \times (\exp(s_{WR}^2) - 1)^{0.5}$,$s_{WR}$ 代表参比制剂的主要药动学参数 $AUC_{0\sim t}$、$AUC_{0\sim\infty}$、C_{max} 的个体内变异,亦即参比制剂的主要药动学参数经对数转化后进行方差分析得到的均方差根。

(2)计算 $(\bar{Y}_T - \bar{Y}_R)^2 - \theta s_{WR}^2$ 的 95% CI 上限(critbound):$\bar{Y}_T$ 和 $\bar{Y}_R$ 分别为受试制剂与参比制剂的主要药动学参数 $AUC_{0\sim t}$、$AUC_{0\sim\infty}$、C_{max} 经对数转化后的群体均数;θ 为标度的生物等效性的界值,$\theta = \left(\dfrac{\ln(\Delta)}{\sigma_{W0}}\right)^2$,$\Delta$ 为受试制剂与参比制剂的药动学参数 $AUC_{0\sim t}$、$AUC_{0\sim\infty}$、C_{max} 几何平均值比的等效性界值的上限,高变异药物取 1.25,窄治疗窗药物取 1.11(1/0.9);σ_{W0} 为 FDA 规定的常数,高变异药物取 0.25,窄治疗窗药物取 0.10。

(3)几何平均值比的点估计值(pointest):计算受试制剂与参比制剂的主要药动学参数 $AUC_{0\sim t}$、$AUC_{0\sim\infty}$、C_{max} 几何平均值比的点估计值。用于高变异药物时需计算。

(4)计算受试制剂与参比制剂的主要药动学参数 $AUC_{0\sim t}$、$AUC_{0\sim\infty}$、C_{max} 的个体内标准差比值(σ_{WT}/σ_{WR})的 90% CI 上限:用于窄治疗窗药物时需计算,公式见式 4-46。

$$\left(\frac{s_{WT}/s_{WR}}{\sqrt{F_{\alpha/2}(\nu_1, \nu_2)}}, \frac{s_{WT}/s_{WR}}{\sqrt{F_{1-\alpha/2}(\nu_1, \nu_2)}}\right) \qquad 式(4\text{-}46)$$

其中,s_{WT} 为自由度为 ν_1(numberator,分子自由度)时 σ_{WT} 的估计值,s_{WR} 为自由度为 ν_2(denominator，分母自由度）时 σ_{WR} 的估计值；$F_{\alpha/2,v1,v2}$ 为自由度为 v_1、v_2 时在 $\alpha/2$ 水准下 F 分布的右侧界值，$F_{1-\alpha/2,v1,v2}$ 为自由度为 v_1、v_2 时在 $(1-\alpha)/2$ 水准下 F 分布的右侧界值；$\alpha = 0.1$。

2. 等效标准

（1）高变异药物：如果 $CV_{WR} \geq 30\%$（即 $s_{WR} \geq 0.294$），则采用参比制剂标度的平均生物等效性的判断标准，即主要药动学参数 $AUC_{0\sim t}$、$AUC_{0\sim\infty}$、C_{max} 的 $(\bar{Y}_T - \bar{Y}_R)^2 - \theta s_{WR}^2$ 的 95% CI 上限（critbound）≤ 0、几何平均值比的点估计值（pointest）在 $0.800\ 0 \sim 1.250\ 0$；如果 $CV_{WR} < 30\%$（即 $s_{WR} < 0.294$），则采用平均生物等效性的判断标准，即受试制剂与参比制剂的 $AUC_{0\sim t}$、$AUC_{0\sim\infty}$、C_{max} 几何平均值比的 90% CI 在 80.00% ~ 125.00%。

（2）窄治疗窗药物：受试制剂与参比制剂生物等效性的判断标准为主要药动学参数 $AUC_{0\sim t}$、$AUC_{0\sim\infty}$、C_{max} 的 $(\bar{Y}_T - \bar{Y}_R)^2 - \theta s_{WR}^2$ 的 95% CI 上限（critbound）≤ 0、几何平均值比的 90% CI 在 80.00% ~ 125.00%、σ_{WT}/σ_{WR} 的 90% CI 上限 ≤ 2.5。

3. 注意事项

（1）对于高变异药物，FDA 与 EMA 关于参比制剂标度的平均生物等效性试验的统计分析方法和等效标准是有所不同的，EMA 更加严格一些，本章节内容主要参考 FDA 指导原则。

（2）对于窄治疗窗药物，EMA 直接将 AUC 的生物等效标准缩窄为 90.00% ~ 111.11%；如果 C_{max} 对安全性、疗效特别重要，其生物等效标准也应缩窄为 90.00% ~ 111.11%。

【案例】美沙拉嗪缓释胶囊（受试制剂）和美沙拉嗪缓释片（Asacol，参比制剂）的 2 序列、4 周期全部重复设计的参比制剂标度的平均生物等效性试验研究

（1）采用 LC-MS/MS 法测定人血浆中的美沙拉嗪浓度，采用非房室模型方法计算药动学参数，238 名受试者口服受试制剂和参比制剂后的美沙拉嗪的药动学参数见表 4-26。

表 4-26　美沙拉嗪的药动学参数

药动学参数	受试制剂	参比制剂
	算数平均值（标准偏差）	算数平均值（标准偏差）
t_{max}/h^*	12（4~48）	12（4~48）
$C_{max}/(ng/ml)$	265（513）	285（622）
$AUC_{8\sim48h}/(h\cdot ng/ml)$	1 160（1 062）	1 111（1 023）
$AUC_{0\sim t}/(h\cdot ng/ml)$	1 419（1 458）	1 426（1 587）
$t_{1/2}/h$	10.1（6.2）	10.7（6.5）

注：* t_{max} 用中位值（最小值~最大值）表示。

（2）计算 s_{WR}：参比制剂的主要药动学参数 $AUC_{8\sim48h}$、$AUC_{0\sim t}$ 和 C_{max} 的 s_{WR} 分别为 1.490、1.536 和 1.275（表 4-27），s_{WR} 均 > 0.294（相当于 $CV_{WR} > 30\%$），所以采用参比制剂标度的平均生物等效性试验方法进行生物等效性评价。

（3）计算 $(\bar{Y}_T - \bar{Y}_R)^2 - \theta s_{WR}^2$ 的 95% CI 上限和几何平均值比的点估计值：计算主要药动学参数 $AUC_{8\sim48h}$、$AUC_{0\sim t}$、C_{max} 的 $(\bar{Y}_T - \bar{Y}_R)^2 - \theta s_{WR}^2$ 的 95% CI 上限（critbound）和几何平均值比的点

估计值(pointest),评价制剂间是否具有生物等效性,结果见表4-27。

表 4-27 美沙拉嗪的的主要药动学参数的生物等效性评价结果

药动学参数	几何平均值		s_{WR}		pointest	critbound
	受试制剂(T)	参比制剂(R)	受试制剂(T)	参比制剂(R)		
$AUC_{8\sim48h}/$ (h·ng/ml)	618	556	1.453	1.490	1.111	−1.514
$AUC_{0\sim t}/$ (h·ng/ml)	720	648	1.464	1.536	1.110	−1.608
$C_{max}/$ (ng/ml)	110	99	1.167	1.275	1.106	−1.105

(4)以参比制剂标度的平均生物等效性试验方法进行生物等效性评价,受试制剂与参比制剂具有生物等效性应满足如下 2 个条件:①主要药动学参数 $AUC_{8\sim48h}$、$AUC_{0\sim t}$、C_{max} 的 $(\bar{Y}_T-\bar{Y}_R)^2-\theta s_{WR}^2$ 的 95% CI 上限(critbound)均<0;②主要药动学参数 $AUC_{8\sim48h}$、$AUC_{0\sim t}$、C_{max} 几何平均值比的点估计值(pointest)均在 0.800 0~1.250 0。

结果表明,受试者口服受试制剂与参比制剂后的主要药动学参数 $AUC_{8\sim48h}$、$AUC_{0\sim t}$、C_{max} 的 $(\bar{Y}_T-\bar{Y}_R)^2-\theta s_{WR}^2$ 的 95% CI 上限(critbound)均<0,几何平均值比的点估计值(pointest)均在 0.800 0~1.250 0,因此判断受试制剂与参比制剂具有生物等效性。

(杨 劲 何迎春 郑青山 赵 侠 刘会臣 刘 曼)

参 考 文 献

[1] 赵明,杨劲,魏敏吉.置信区间法用于线性药代动力学特征评价.中国临床药理学杂志,2015(3):238-240.

[2] KIM S,CHUNG H,LEE S H,et al. Pharmacokinetics and safety of a single dose of the novel necrosis inhibitor LC28-0126 in healthy male subjects. British Journal of Clinical Pharmacology, 2016. https://doi.org/10.1111/bcp.13213.

[3] NOMURA Y,IITSUKA H,TOYOSHIMA J,et al. Pharmacokinetic drug interaction study between overactive bladder drugs mirabegron and tolterodine in Japanese healthy postmenopausal females. Drug Metabolism & Pharmacokinetics,2016,31(6):411.

[4] SHEINER L B, STEIMER J L. Pharmacokinetic/pharmacodynamic modeling in drug development. Annual Review of Pharmacology & Toxicology,2000,40(40):67-95.

[5] STRUYS M M R F,VALK B I,ELEVELD D J,et al. A phase 1,single-center,double-blind,placebo-controlled study in healthy subjects to assess the safety, tolerability, clinical effects, and pharmacokinetics-pharmacodynamics of intravenous cyclopropyl-methoxycarbonylmetomidate (ABP-700) after a single ascending bolus dose. Anesthesiology:The Journal of the American Society of Anesthesiologists,2017.

[6] YASSEN A, OLOFSEN E, ROMBERG R, et al. Mechanism-based PK/PD modeling of the respiratory depressant effect of buprenorphine and fentanyl in healthy volunteers. Clinical Pharmacology & Therapeutics,2007,81(1):50.

[7] CFDA. 药物临床试验的生物统计学指导原则 . [2020-10-30]. http://www. cde. org. cn/zdyz. do? method=largePage&id=c7f7696bd0fa8de4.

［8］ICH. E2A：ICH harmonized tripartite guideline clinical safety data management：definitions and standards for expedited reporting E2A．［2020-10-30］．http：//www.ich. org//fileadmin/Public_Web_Site/ICH_Products/ Guidelines/Efficacy/E2A/Step4/E2A_Guideline. pdf.

［9］ICH. E3：Note for guidance on structure and content of clinical study reports 1996．［2020-10-30］．http：// www. ich. org/fileadmin/Public_Web_Site/ICH_ products/guidelines/Efficacy/E3/E3_guideline. pdf.

［10］U. S. Department of Health and Human Services，Food and Drug Administration，Center for Drug Evaluation and Research. FDA guidance for industry. Statistical approaches to establishing bioequivalence. Rockville：office of training and communications.［2020-03-31］．https：//www. fda. gov/ucm/groups/fdagov-public/@ fdagov-drugs-gen/documents/document/ucm070244. pdf.

［11］Center for Drug Evaluation and Research. Clinical pharmacology and biopharmaceutics review（s）. Application number：204412Orig1s000．［2020-03-31］．https：//www. accessdata. fda. gov/drugsatfda _ docs/nda/2013/ 204412orig1s000clinpharmr. pdf.

第二节　I 期临床试验总结报告

根据《国家药监局关于发布化学药品注册分类及申报资料要求的通告（2020 年第 44 号）》要求，"申请人提出药物临床试验、药品上市注册及化学原料药申请，应按照国家药品监管部门公布的相关技术指导原则的有关要求开展研究，并按照现行版《M4：人用药物注册申请通用技术文档（CTD）》格式编号及项目顺序整理并提交申报资料"，而 M4 CTD 则明确提出，临床试验总结报告应参考《ICH E3：临床研究报告的结构与内容》的原则进行撰写。因此，本部分主要依据《ICH E3：临床研究报告的结构与内容》的指导原则撰写。

根据《ICH E3：临床研究报告的结构和内容问与答（R1）》对 ICH E3 的解释，"ICH E3 是一项可以灵活运用的指导原则，而非严格的要求或模板。该指导原则旨在协助申办方确保所递交的临床试验总结报告内容完整、无歧义、结构条理清晰、易于审评。鼓励对指导原则的结构进行改良和修订，以更好地呈现信息"，因此，在撰写 I 期临床试验总结报告时，应在遵循 ICH E3 指导原则的基础上，依据 I 期临床试验发生的实际过程呈现试验研究结果。

除 ICH E3 外，《ICH 关于优化获益-风险信息格式与结构的 M4E 指导原则修订版-有效性- M4E（R2）》，对"生物药剂学研究及相关分析方法总结""临床药理学研究总结""临床有效性总结""临床安全性总结"等也提出了具体的指导意见，在撰写 I 期临床试验总结报告时，应参考。

本总结报告的内容分为两部分，第一部分强调总结报告的格式，第二部分是在第一部分的基础上，对不同格式所对应的内容进行规范和解读，以期为 I 期临床试验研究者撰写规范、详实的总结报告提供参考。

一、I 期临床试验总结报告的格式

1. 标题页

2. 概要

3. 个例临床研究报告目录

4. 缩略语和术语定义表

5. 伦理学

6. 研究者和研究管理结构

7. 简介

8. 研究目标

9. 研究计划

10. 研究受试者

11. 疗效评估

12. 安全性评价

13. 讨论和总体结论

14. 表格、图示和图表

15. 参考文献列表

16. 附录

二、Ⅰ期临床试验总结报告的内容

1. 标题页　标题页应包含以下信息：

(1)研究标题。

(2)试验药物/研究性产品的名称。

(3)研究适应证。

(4)如标题不明显,简短描述方案设计(平行、交叉、盲法、随机化)、对照(安慰剂、阳性对照、剂量/效应)、持续时间、剂量和受试者人群。

(5)申办方名称。

(6)方案标识(代码或编号)。

(7)研究的研发分期。

(8)试验起始日期(首例受试者入选或任何其他可证实的定义)。

(9)研究提前终止的日期(若存在)。

(10)研究完成日期(末例受试者完成试验日期)。

(11)主要或协调研究者的姓名和隶属机构或申办方负责的医学专员。

(12)公司/申办方签署的姓名(公司/申办方中负责研究报告的人员。公司/申办方联络人的姓名,电话号码和传真号码应在本页或申请信中注明,以负责在研究报告审评过程中发现问题时进行联络)。

(13)声明这项研究是否遵循《药物临床试验质量管理规范》(GCP),包括必需文件的存档。

(14)报告日期(可根据名称和日期确定同一试验的任何早期报告)。

2. 概要　应提供试验总结的简要概要(通常限于 3 页)。概要应使用具体数据来说明结果,而不仅仅是文本或 p 值。

3. 临床研究报告目录　目录应包括：

(1)每个章节(包括汇总表,图示和曲线图)的页码或其他定位信息。

(2)提供的附录、表格及任何病例报告表的列表和位置。

4. 缩略语和术语定义表　应提供一份缩略语表,以及在报告中使用的专门或不常见的术语或测量单位的列表和定义。缩写的术语应该拼写出来,并且在文本中第一次出现时在括号内指明缩写。

5. 伦理学

(1)独立伦理委员会(IEC)或机构审查委员会(IRB)应该确认这项试验研究和任何修正案均由独立伦理委员会或机构审查委员会审查。并应在附录1的(3)中列出所有 IEC 或 IRB 的列表,如果监管机构要求,应提供委员会主席的姓名。

(2)研究的伦理行为:应确认该项研究是按照符合赫尔辛基宣言的伦理原则进行的。

(3)受试者的知情与同意:应当描述如何以及何时获得与受试者入选有关的知情同意书(如分配时、筛选前)。附录1的(3)应提供受试者的代表性书面告知信(如有)和受试者同意书样本。

6. 研究者和研究管理结构 应在报告正文中简短描述研究的管理结构[如主要研究者、协调研究者、监督委员会、行政、监督和评估委员会、机构、统计学家、中心实验室、合同研究组织(CRO)、临床试验供应管理人员等]。

应在附录1的(4)中提供研究者及其隶属机构的名单,以及研究人员在研究中的职责及其资格(简历或同等材料)的列表。附录1的(4)中应列出对试验研究的开展产生实质性影响的其他研究人员的名单。在有大量研究人员参与大型试验的情况下,上述要求可以缩减为仅在研究中具有特定作用的人员的基本资格陈述,陈述仅包括每个研究者或其他研究参与者的姓名、学位和隶属机构以及职责。

列表中应包括:

(1)研究者:对首要或其他主要疗效变量进行观察的任何其他人员,如护士、医师助理、临床心理学家、临床药剂师或家庭医师。不必要在列表中列出,在研究中仅偶尔发挥作用的人,如处理可能产生的不良反应的待命医师或上述研究人员的临时替补人员。

(2)报告的作者:包括负责的生物统计学家。

如果监管机构要求主要或协调研究者的签名,则应将其列入在附录1的(5)中。如果不需要,那么附录1的(5)中应列出主办方负责的医学专员的签名。

7. 简介 简介应包含一个简短的陈述(最多1页),明确试验药物/研究性产品研发的背景,将研究的关键特征(如基本原理和目标、目标人群、治疗或处理方法、持续时间、主要终点)与研发相联系。确定或描述方案制定时所遵循的任何指南,或申办方/公司和监管部门之间关于特定研究的任何其他协议/会议。

8. 研究目标 应对试验研究的总体目标进行说明。

9. 研究计划

(1)整体研究设计和计划——描述:应简洁明了地说明研究的整体试验计划和设计(布局)(如平行试验、交叉试验、部分重复或完全重复交叉试验等),如有需要可使用图表和图解。如果其他研究方案与该研究方案非常相似,应关注并描述两者之间的重要差异。该研究的实际研究方案和任何方案变更应纳入附录1的(1)中,病例报告表样本(仅特殊页;即不需纳入不同评估或访视的表单的相同页面)应纳入附录1的(2)中。如果本章节中的任何信息来源于方案以外,则应注明。

提供的信息包括:

1)研究治疗(特定药物、剂量和操作)。

2)研究目标人群和纳入的受试者数目。

3)盲态/设盲水平和方法(如开放、双盲、单盲、盲法评估者和非盲受试者和/或研究者)。

4)对照种类(如安慰对照试验、非治疗对照、阳性药物对照、剂量-效应、历史对照)和研究方案设计(平行试验、交叉试验、部分重复或完全重复交叉试验等)。

5)治疗分组方法(随机法、分层法等)。

6)所有研究阶段的顺序和持续时间,包括随机前期和治疗后期,停药期和治疗期。应明确受试者何时进行随机。可用含有评估时间安排的流程图,以图表形式展示试验研究设计。

7)任何安全性监测、数据监测、特别指导或委员会评估。

8)任何中期分析。

(2)研究设计的讨论,包括对照组的选择:对所选择的对照组和使用的试验研究应进行必要的讨论。需要讨论的具体问题举例如下。

通常设定的对照组包括安慰剂平行对照、空白平行对照、阳性治疗平行对照、剂量比较平行对照和历史对照。除对照设计外,可能需要讨论的其他试验设计特征包括交叉设计、选择有特殊病史的受试者,如对特定药物或某类药物应答或不应答。如果没有进行随机,应解释为减小系统选择偏倚而采取的相关方法(如有)。

应根据所研究的特定疾病和治疗方法,讨论与研究设计或对照组选择相关的已知或潜在问题。例如,对于交叉设计,除其他事项外,还应考虑在研究过程中疾病自发变化和治疗残留效应对研究的影响。

如果通过等效性或非劣效性来证明疗效,则应该说明与此类研究设计相关的问题,尤其在以药动学参数为终点评价指标的化学药物仿制药人体生物等效性研究中,必须说明对照药物的选择依据。

试验设计的其他具体特征也值得讨论,如是否存在洗脱期,以及洗脱期及治疗期的持续时间。

(3)研究人群的选择

1)入选标准:应描述受试者人口学特征以及用于筛选受试者的筛选标准,并讨论研究人群是否适用于本研究的目的。在以健康受试者为研究对象的研究中,应提供健康人群的入选标准。在以患者为研究对象的研究中,应描述研究采用的具体诊断标准以及特定疾病要求(例如,特定严重程度或持续时间的疾病,特殊检查或评分量表或体格检查结果,临床病史的特定特征,如既往治疗的失败或成功,或其他潜在的预后因素和任何年龄、性别或种族因素)。

应描述受试者入选标准,以及随机或接受试验药物/研究性产品治疗的任何附加标准。如果有额外的入组标准没有在方案中规定,则应讨论这些标准对试验的潜在影响。例如,一些研究者可能将病情特别严重或具有特殊基线特征的受试者排除或纳入研究。

2)排除标准:应描述研究的排除标准,并说明理由(如安全性问题、管理问题或不适于试验)。应在研究报告第13条或安全性和疗效概述中讨论排除标准对研究普遍适用性的影响。

3)从治疗或评估中剔除受试者:应该描述将受试者从治疗或评估中剔除的预设原因,以及对这些受试者任何计划随访的相关要求和持续时间。

（4）干预

1）对受试者的干预：应描述每个研究组以及每个研究阶段所实施的具体干预措施（包括诊断制剂），包括给药途径、给药方式、给药剂量和给药时间。

2）研究性产品的标识：在报告正文中，应简要说明试验药物/研究性产品（剂型、规格、批号）。如果使用了多批次试验药物/研究性产品，则应在附录1的（6）中明确说明接受每个批次的受试者。

应提供安慰剂和阳性对照/参比药品的来源。应注意对照药品（如原研药品）因商业行为而发生的任何改变，并描述为确保其生物利用度没有改变所采取的措施。

如果在长期临床试验中所使用的研究产品的保质期较短或稳定性条件要求较高，应描述补充提供这些试验材料的物流状况。应注意任何超过有效期的试验材料的使用情况，如果这种情况发生了，应明确哪些受试者使用了过期材料。如果对研究产品有特定的存储要求，也应该加以描述。

3）受试者的分配方法：受试者治疗组（和对照组）的具体分配方法，如集中分配、中心内部分配、适应性分配（即根据早期的分配方法或结果分配）、完全随机分配、随机区组分配、中央随机分配等应在报告的正文中进行描述，包括任何分层法或区组法。应对任何非常规的分配方法进行说明。

应在附录1的（7）中提供对随机分配方法的详细说明，包括如何执行，必要时可引用参考文献。附录中也应对随机分配的代码，受试者识别号和分配治疗进行列表说明。对于多中心研究，应按中心提供信息。应该说明随机代码的生成方法。对于历史对照试验，应解释特定对照是如何选择的，考察了哪些其他历史经验（如有的话），以及试验结果如何与对照进行比较。

4）研究中的剂量选择：应提供本试验中所有治疗的剂量或剂量范围，并描述选择该剂量的依据（如人体和动物中的既往经验）。

5）每位受试者的研究剂量和给药时间：应描述每位受试者试验药物/研究产品和阳性对照药品/参比药品的剂量选择程序。这些程序可以是简单的随机分配法、选择固定药物/剂量方案、某种特定的滴定程序等，也可以是较复杂的由反应决定的选择程序（如以按照一定间隔逐步升高滴定剂量，直至不耐受或达到某些特定的滴定终点）。如果有返滴定过程，也应进行描述。

应描述给药时间（每日给药时间、给药间隔时间）以及给药与进食的关系，应关注给药时间没有明确说明的情况。如果对受试者何时服药或如何服药有特殊说明，应进行描述。

6）盲法：应描述开展盲法的具体程序（例如，如何为药瓶贴标，如何显示破盲的标签，如何密封编码列表/信封，双模拟技术），包括个体或所有试验人群的破盲条件（如严重不良事件）、操作程序，以及可以获取受试者编码的人员。如果试验中允许一些研究者保持非盲（如允许他们对试验药物进行调整），应描述保持其他研究者盲态的方法。应描述为确保不能区分试验药品/研究性产品和安慰剂而采取的措施以及它们是不可区分的证据，对试验材料的外观、形状、气味和味道也应加以描述。如果试验中有防止利用实验室检查破盲的措施，应进行描述。若存在可以获得揭盲数据的数据监测委员会，那么应提供确保整个盲法试验顺利进行的措施。在进行中期分析时保证盲法试验顺利进行的措施也应进行说明。

如果认为盲法试验对于减少部分或全部试验观察值的偏倚是不必要的,应解释说明,例如,随机-零点血压计消除了观察者在阅读血压值时可能出现的偏差,动态心电图具有自动读取功能等,可不受观察者偏倚的影响。如果研究需要采取盲法,但盲法又不具备可行性时,则应讨论其原因和影响。

有时在使用盲法时,由于至少有部分受试者会出现明显的药物反应(口干、心动过缓、发热、注射部位反应、试验数据的变化等),导致盲法实施不够完善,应明确此类问题并分析潜在的影响,如果尝试评估这些问题的严重性或对其进行控制(如由独立的第三方人员对一些终点进行测量),也应予以描述。

7)既往和伴随治疗:应描述在入组之前和研究期间允许使用哪些药物或干预,记录是否应用及如何使用这些药物,以及与伴随治疗(允许或禁止)有关的任何其他具体规定和程序。无论是通过药物间相互作用还是对研究终点的直接影响,伴随治疗可能如何影响试验结果,以及如何确定伴随治疗和研究治疗的独立效应,都应该进行解释说明。

8)治疗依从性:应描述为确保和记录治疗依从性所采取的措施,如药物计数、日记卡、血液、尿液或其他体液药物水平测定或用药事件监测。

(5)疗效和安全性

1)疗效、安全性指标及流程图:应对所评估的具体疗效和安全性指标,以及实验室检查的时间表(研究日期、每日具体时间、与饮食的关系,以及关键测量指标与给药之间的时间关系,如下一次给药之前、给药后 2 小时等)、测量方法和负责测量的人员进行描述。如果负责测量关键指标的人员发生变化,报告中应描述。

应使用试验流程图以图表形式描述疗效和安全性指标测量的频率和时间。该流程图应显示访视次数和时间,也可以只显示随访时间。任何对受试者的明确指导也应在流程图中注明(如指南或日志)。

任何用于描述试验结果的定义(如确定急性心肌梗死发生的标准、确定梗死位置、血栓性或出血性脑卒中的鉴定、短暂性脑缺血与脑卒中的区别、确定死亡原因),都应进行详细解释。任何对实验室检查或其他临床检查结果(如心电图、胸部 X 线)进行标准化或比较的技术,都应该进行描述。这在多中心研究中尤为重要。

如果有研究者以外的人员负责评估临床结果(如申办方或外部委员审查 X 光或心电图,或诊断受试者是否患有脑卒中、急性梗死或猝死),应注明该人员或组织。应充分描述试验程序,包括盲法维持方法、试验数据的集中读取及测定。

应描述不良事件数据的获取方法(自愿报告、检查表或问卷)和使用的任何具体评估量表,以及不良事件的任何特定计划随访程序或任何计划再激发程序。

应描述研究者、申办方或外部组织对不良事件的任何评级(如按严重程度评估或药物引起的可能性)。如果对不良事件进行分级,应提供分级标准并明确负责评级的人员。如果根据分类等级、数值分数等对疗效或安全性进行评价,则应提供用于分类评价的标准(如对于数值分数的定义)。对于多中心研究,应说明如何将不良事件评级的方法标准化。

2)衡量指标的适当性:如果对疗效或安全性的评估方法不是标准方法(所谓标准方法,即广泛使用并被普遍认为是可靠、准确和相关的方法,能够区分有效和无效),则应记录其可靠性、准确度和相关性。如果对其他经过考虑但最终放弃的替代方法进行描述,可能有助于评价。

如果使用替代终点(不能直接衡量临床获益的实验室检查或体格检查或体征)作为研究终点,则应通过参考临床数据、出版物、指南或监管部门既往采取的措施等途径,来证明其合理性。

3)主要疗效变量:应明确规定用于确定疗效的主要衡量指标和终点。尽管当存在多个变量或多次重复测量变量时,关键疗效变量可能比较明显,但研究方案中仍需明确主要分析变量,并说明其选择原因;或指定可以作为支持性疗效证据的重要发现或其他综合信息的方法。如果研究方案没有明确主要分析变量,研究报告中应说明如何选择(如通过参考出版物、指南或监管部门既往采取的措施)以及何时明确(即在研究完成或揭盲之前或之后)这些关键变量。如果在方案中规定了疗效阈值,则应进行描述。

4)药物浓度测定:任何待测量的药物浓度,以及与给药时间相关的样本收集次数与时间都应该进行描述。给药和取样与进食、姿势以及伴随用药/酒精/咖啡因/尼古丁的潜在影响之间的任何关系也应予以说明。应参照出版和/或内部分析验证文件中的方法细节,来描述测定的生物学样本、样本处理过程以及测定方法。如果其他因素对评估药动学有重要影响(如可溶性循环受体、肾或肝功能),那么还应明确这些因素的测定时间和计划。

(6)数据质量保证:应简短的描述为确保数据的质量而实施的质量保证和质量控制体系(如未使用,应该注明)。应在附录 1 的(10)中提供实验室间标准化方法和质量保证程序(如使用)的文件。

应描述在研究中心或中央化系统中,为确保使用标准术语,并为收集准确、一致、完整、可靠的数据所采用的任何措施,如培训课程、申办方人员对研究者的监查、指导手册、数据验证、交叉验证、使用中心实验室进行某些检查,心电图集中读片或数据稽查。应描述是否采取了研究者会议或其他步骤来培训研究者和规范试验开展。

如果申办方使用独立的内部或外部稽查程序,则应在此提及并在附录 1 的(8)中进行说明,并在同一附录中提供稽查证书(如有)。

(7)研究方案中计划的统计方法和样本量的确定

1)统计分析计划:应描述研究方案中计划的统计分析方法和获得试验结果之前的任何修改。在本章节中,应侧重于计划进行哪些分析、比较和统计学检验,而不是实际使用哪些。如果关键指标的测量不止一次,则应规定特定的测量值作为试验药物/研究产品与对照进行比较的基础(如整个研究中的几次测量的平均值、特定时间点的测量值、仅来自研究完成者的测量值或末次治疗测量值)。同样,如果有多种合理的分析方法,如相对于基线效应的变化、斜率分析、生命表分析,应确定计划采用的分析方法。另外,也应说明主要分析是否纳入协变量校正。

应描述从分析集中计划剔除受试者的理由。如果要单独考察某些试验亚组的结果,则应事先确定这些亚组。如果在分析效应中使用分类效应(总体评分、严重程度评分、一定程度的响应),则应明确界定。

应描述按计划进行的对研究结果的监查。如有数据监查委员会,无论是否在申办方的控制范围之内(是否独立),都应描述其组成和操作程序,并给出维持试验盲法的操作规程。应描述期中分析进行的频率和性质、试验被终止的任何特定情况以及由于期中分析所采用的任何统计学调整。

2)样本量的确定:应提供计划的样本量及其确定依据,如统计学考量或临床实践局限性等。样本大小计算方法应连同其推导过程或参考文献来源一起提供。应给出计算中使用的估算值,并说明它们是如何获得的。对于旨在显示治疗差异的研究,应指定研究设计用于检测的差异大小。对于旨在显示新疗法至少与标准疗法一样有效的阳性对照试验,样本量的确定应指定组间不可接受的最大的差异,进而能够排除研究预设的差异。

(8)研究过程或分析计划的变更:应该描述研究过程或分析计划的任何变更(如放弃一个治疗组、改变入组标准或药物剂量、调整样本量等)。也应描述变更的时间和原因、决定变更的过程、负责变更的个人或群体,以及进行变更时可用数据的内容和性质(包括可获取数据的人员);无论该变更是否被记录为正式的方案修订案(不需要记录人员更改)。应在本章节中简要讨论研究方案修订对该研究可能产生的任何影响,并在报告的其他适用章节中更全面地讨论。在报告的每一章节中,应明确方案计划情况(程序)与修订案或增补案之间的差异。一般来说,在研究揭盲前进行的分析计划修改对研究解释的影响有限。因此,特别关键的是,应准确描述揭盲与变更的相对顺序和试验结果的可获得性。

10. 参与研究的受试者情况 该部分以前的内容,主要是设计部分,从该部分开始,主要属于研究结果部分。该部分与第9条的(3)的最大区别在于,该部分是对实际参与研究的受试者的描述。

(1)受试者的处置:应在报告中使用图或表格对所有进入研究的受试者进行明确的说明。

应该提供随机分组、进入研究和完成每个研究阶段的受试者数目,如需要,也可提供每周/每个月的研究受试者数目;提供所有随机分组后终止研究的原因,按治疗组和主要原因(失访、不良事件、依从性差等)分别描述。描述入组筛查时的受试者人数和筛查期间排除受试者的原因,并确定最终给药的适应受试者人群。通常可采用流程图。应明确描述受试者在研究期间(即使停止给药)是否持续接受随访。

在附录2的(1)中,还应列出入组后退出试验的所有受试者名单,并按中心和治疗组,提供受试者编号、退出试验的具体原因、治疗方案(药物和剂量)、累积剂量(在合适的情况下)和停药前的治疗持续时间对该人群进行细分。应该注明该受试者在停药时是否进行破盲。研究报告也可包括其他有用信息,如关键的人口统计学数据(年龄、性别、种族等)、伴随用药、终止时的主要效应变量。

(2)方案偏离:应描述所有重要的方案偏离,包括入组或排除标准、试验开展、受试者管理或受试者评估。在正文中,试验方案偏离应该按各研究中心进行适当概括,并分为不同的类别,如:

1)不符合入选标准但仍参加了研究的受试者。

2)在研究期间达到退出标准但未退出的受试者。

3)接受了错误治疗方案或使用不正确剂量的受试者。

4)接受了应排除的伴随疗法的受试者。

在附录2的(2)中,应列出具有方案偏离的个体受试者。如涉及多中心研究,应按各中心分类。

11. 研究效果(疗效)评价

(1)分析数据集:应明确每个效果(疗效)分析中包括哪些受试者,如接受过任何受试药物/研究产品的所有受试者、进行过任何疗效观察或特定最低次数观察的所有受试者、仅完成全部试验的受试者、在特定时间窗进行观察的所有受试者、仅具有特定依从程度的受试者等。如果在研究方案中没有定义,应该明确何时(相对于试验破盲)以及如何制定分析数据集的入选/排除标准。一般情况,对任何疗效分析试验,即使申请人提出的主要分析对象是基于样本减少的受试者子集,也应该对所有随机分组的(或所有入组的)具有任何治疗数据的受试者进行分析。

应在附录2的(3)中提供所有从疗效分析中排除的受试者,并提供这些受试者访视和观察的列表。还应对所有排除受试者的原因按不同组别进行分析。

(2)人口统计学和其他基线特征:应在本章节中提供关键的受试者人口统计学信息和基线特征,以及研究过程中可能影响效果评价(疗效)的其他因素,并在第14的(1)部分中使用图表描述各组间所有相关特征的可比性。应首先给出"所有受试者数据"分析中包含的受试者样本数据[全分析集(FAS)]。然后可以提供在试验主要分析中使用的数据["符合方案集(PP)"等],如根据依从性、伴随治疗或人口统计学/基线特征定义的亚集(组)。当使用以上亚集进行分析时,还应提供排除受试者的相关信息。在多中心研究中,应按照各研究中心进行可比性评估,并应对各中心进行比较分析。

应提供一个描述总体样本与其他分析亚集(组)之间关系的图表。

关键的试验指标将取决于疾病的特殊性质和研究方案,但通常包括:

1)人口统计学变量,如年龄、性别、种族等。

2)疾病因素:如①特定的入选标准、疾病的持续时间、阶段和严重程度,以及常用的或有已知预后意义的其他临床分类、亚组;②在研究期间开展的关键临床指标的基线值,或被确定为重要预后或治疗反应指标的基线值;③试验开始时的伴随疾病,如肾病、糖尿病、心力衰竭等;④相关的既往病史;⑤疾病的相关既往治疗;⑥维持的伴随治疗(包括口服避孕药和激素替代疗法),在研究期间剂量发生改变的治疗及进入研究期时停止的治疗(或在研究开始时改变的治疗);⑦可能影响治疗反应的其他因素(如体重、肾素状态、抗体水平、代谢状态);⑧其他可能的相关变量(如吸烟、酒精摄入量、特殊饮食),以及女性受试者的月经状态和月经期的结束日期(如果适用于研究)。

除了为这些基线变量提供分组数据图表之外,应在附录2的(4)中按研究受试者列表提供相关的个体受试者人口统计学和基线数据,包括实验室数值,以及随机分组的所有个体受试者(按治疗组和研究中心进行细分)的所有伴随用药。虽然一些监管机构要求在表格的其他位置中列出所有基线数据,但研究报告的附录应仅限于最相关的数据,一般为上述变量。

(3)治疗依从性的测量:根据治疗组别和时间间隔,应对研究中个体受试者对治疗方案的依从性和体液内药物浓度进行总结,并列于附录16.2.5。

(4)研究效果(疗效)和个体受试者数据列表

1)研究效果(疗效)分析:应对研究的关键指标(主要和次要终点,研究的任何药效学终点)以及每名受试者的获益/风险评估按处理组进行分组比较。一般来说,在确证性试验中,应展示各种分析结果,包括方案中计划的各种分析和一项囊括所有已经获得研究数据的受试者的分析(FAS集)。应该提供临床治疗之间差异的大小(点估计)、相关的置信区间以及假设检验的结果。

基于连续变量(如平均血压或抑郁量表评分)和效应分类(如感染的治愈)的分析同样有效。如果这两项分析均在试验计划之内并且可行,通常均应列出。如果创建新的分类(即不在试验数据统计计划中),则应说明分类基础。即使主要关注一个试验变量(如在血压研究中,在第 x 周测得的平躺血压值),也应至少简要地评估其他合理的变量(如站位血压和其他特定时间测得的血压)。另外,如果可能,应该描述效应的时间过程。在多中心研究中,适当时应展示各研究中心的关键变量数据和分析,以便了解各中心,特别是较大中心的分析结果。

如果任何疗效或安全性结果的关键测量或评估是由多方(如研究者和专业委员会可分别提供关于受试者是否发生急性梗死的意见)合作完成的,应该显示各方评定尺度的整体差异,应明确哪些个体受试者具有不同的评价结果。在所有分析过程中应该明确所使用的评估方法。

在许多情况下,难以区分疗效和安全性试验终点(如致命疾病研究中的受试者死亡)。关键的安全性评估应采纳下述多项原则(见 12. 安全性评价)。

2)统计/分析内容:应在报告中为临床和统计学审评人员描述所使用的统计学分析方法,并在附录 1 的(9)中提供统计学方法的详细文件。应讨论数据分析的重要特征,这些特征包括使用的特定统计分析方法、对人口统计学特征或基线测量值或伴随治疗进行的调整、对脱落或缺失数据的处理、多重比较的调整、多中心研究的特殊分析以及对期中分析的调整。应确定试验破盲后任何数据分析的变更。

除了上述一般性讨论外,还应解决以下具体问题(除不适用外):

a. 协变量的调整:研究报告中应描述人口统计学特征或基线测量指标、伴随治疗,以及任何其他协变量或预后因素的选择和调整情况,并应在描述统计方法的资料中详细描述纳入协变量调整的方法、数据分析结果和支持性数据信息(如协方差分析或 Cox 回归结果)。如果在统计分析过程中使用的协变量或统计方法与研究方案中计划的方法不同,则应描述两者存在的差异,并在可能和相关的情况下,描述研究方案中计划的数据分析结果。虽然不用单独报告,但协变量调整和预后因素的分析比较可能为临床试验疗效数据提供丰富的信息。

b. 脱落或缺失数据的处理:有多种因素可能会影响脱落率。这些因素包括研究的持续时间、疾病的性质、在研药物的疗效和毒性以及其他与治疗无关的因素。不考虑退出研究的受试者,而只根据完成这项研究的受试者得出结论可能会产生误导。在试验分析中,大量的脱落(即使纳入分析中)也可能会造成偏差,特别是如果一个试验组中有更早的脱落受试者或者脱落原因与治疗或结果相关。虽然很难确定提前退出试验的影响,有时甚至难以确定产生偏差的方向,但应尽可能全面地探讨可能的影响。可在不同的时间点考察观察到的病例,或如果脱落受试者数量比较多,可在多数受试者仍在观察的时间点并且药物的疗效全面发挥时对大多数受试者进行集中分析。使用统计建模方法对评估此类不完整数据集可能会有所帮助。

不应仅针对完成研究的受试者子集评估临床试验的结果,而且还应对整个随机受试者群体进行评估,或至少对所有具有任意一次研究测量结果的受试者进行评估。在分析脱落的影响时,应考虑并比较各治疗组的几种因素:脱落原因、脱落时间以及在不同时间点研究人群的脱落比例。

应描述处理缺失数据的过程,例如使用估计或推导数据。应该详细说明如何进行这种估计和推导以及所作出的基本假设。

c. 试验期中分析和数据监查:正式或非正式临床试验中对积累数据的检查和分析的过程可能引入偏差和/或增加 I 类错误概率。因此,应该全面描述任何研究者,申办方工作人员或数据监查组开展的所有中期分析,无论是正式或非正式的、预先计划的或事后的、揭盲或没有揭盲的。应该说明这种期中分析是否需要进行统计学调整。应描述用于此类分析的任何操作说明或程序。任何数据监查组的会议记录和在这些会议上审查的任何数据报告,特别是导致修改研究方案或提前终止试验研究的会议都应在附录 1 的(9)中进行描述。即使未揭盲的数据监控也应进行描述,即使这种数据监控行为被认为不会导致 I 类错误概率的增加。

d. 多中心研究:多中心研究是根据共同研究方案进行的单一试验,涉及几家研究中心(如诊所、医院),其中收集的数据旨在作为一个整体进行分析(而不是将事后根据将不同研究中的数据或结果结合在一起得出结论)。然而,在适当的情况下,应提供各个研究中心的试验结果,例如,当中心有足够数量的受试者进行具有潜在价值的分析时,应探讨治疗与中心交互作用的可能性。应注意和讨论任何极端或相反的结果,考虑研究行为、受试者特征或临床环境差异的可能性。治疗方法的对比应包括考虑各中心疗效差异的分析。虽然对数据的整体分析是主要的,但如果适当的话,人口统计学、基线和基线后测量数据以及疗效数据应该按研究中心进行递交。

e. 多重比较/多重性:随着进行显著性检验(比较次数)次数的增加,得到假阳性结果的概率也会增加。如果存在多个主要终点(结局变量),对特定终点的多个分析,或者如果有多个治疗组,或亚组分析等情况,则应在统计分析中提及,并且阐释控制 I 类错误的统计学调整方法或给出被认为是不必要进行调整的原因。

f. 受试者"疗效子集"的使用:应特别注意由于依从性差、错过访视、不符合入排标准或任何其他原因而将病人的数据从试验分析中删除对研究造成的影响。如上所述,对于旨在确立疗效的所有研究,应对所有可用数据进行分析,即使上述分析不作为申请人对试验数据分析的主要部分。一般情况下,对比不同分析集的主要研究结论有利于展示试验结果的稳健性。应对由于选择不同受试者人群进行分析而产生的任何实质性差异进行主题讨论。

g. 旨在表明等效性的阳性对照研究:如果阳性对照研究旨在显示试验药品/研究性产品与阳性对照品/参比药物之间的等效性(即,缺少大于规定值的差异),则对数据的分析应显示出比较两种药物关键终点差异的置信区间,以及该区间与预先设定的不能接受的劣效性程度的关系[使用阳性对照试验等效设计的重要注意事项,请参见第 9 的(2)部分]。

h. 亚组的考察:如果研究的规模允许,应基于重要的人口统计学或规定的基线值进行研究效果的亚组分析,并考查异常偏大或偏小的响应值,例如,可以按年龄、性别、种族、严重程度、预后分组、使用同类药物的既往治疗历史等进行对照/比较。如果因为研究规模小而没有进行这些分析,应该注明。这些分析并不旨在"挽救"在其他方面未获得支持的研究,而是可能提出在其他研究中值得检验的假设,或有助于改进标签信息、受试者选择、剂量选择等。如果在特定的试验组群中存在关于差异效应的预先假设,这个假设及其评估应该是试验计划中统计分析的一部分。

3)个体疗效数据列表:除了代表分组数据的表格和图表,个例疗效数据和其他相关试验信息应在表格中列出。一些监管机构可能需要对病例报告表中的所有个例数据存档。报告中包括的内容可能因试验研究和药物类别而有所不同,如果可能,申请人必须与监管机构进行协商来决定在研究报告附录中包含哪些内容。研究报告应说明哪些材料作为附录,哪些在更全面的归档报告表中,哪些可以根据监管机构的要求提供。

对于每隔一段时间重复进行关键变量测量或评估(如血液或尿液培养、肺功能测试、心绞痛频率或整体评估)的对照试验,报告附带的数据列表应包括每位试验受试者的识别码,关键变量的所有测量值或观察值(包括基线测量值),并标注试验期间的测量时间(例如,治疗日期和治疗时间),该时间点的药物/剂量(如以 mg/kg 表示等),任何依从性的评估结果,进行测量和评估时(或临近时间内)使用的任何伴随用药。除了重复评估之外,如果该研究还包括一些应答者与非应答者的总体评估(细菌感染的治愈或失败),也应纳入数据列表。除了关键测量之外,制表应注明是否将受试者纳入效果评估(如果多于一个,列出有哪些评估),并提供受试者依从性信息(如果收集),以及这些信息在病例报告表中的位置(如果包括)。关键的基线信息对试验研究的开展是有帮助的,如年龄、性别、体重、正在治疗的疾病(如果在研究中多于一项应描述)以及疾病阶段或严重程度。纳入的关键测量指标的基线值通常为每项疗效测定的零点值。

所描述的表格通常应该包含在研究报告的附录 2 的(6)中,而不是包含在由某些监管机构要求递交的更广泛的病例报告中,因为它代表了支持汇总表的基本疗效数据。然而,这样一个全面的表格对于审评来说可能不够简洁,更具有针对性的列表预计在开发中。例如,如果有许多测量报告,将每位试验受试者的关键指标测量值(例如,特定测量时间点的血压值可能比其他时间点重要)制成表格,用一行或者数行文字总结每位受试者的反应,将有助于在研究中概述每位试验受试者的结果。

4)药物剂量、药物浓度以及与效应之间的关系:当每名受试者的剂量有所不同时,应提供每名受试者接受的实际剂量,并列表显示每位受试者接受的剂量。尽管非剂量-效应设计的研究所提供的剂量-效应信息比较有限,也应检查现有数据以获得更多信息。通过探索剂量效应,可有助于以 mg/kg 体重或 mg/m² 体表面积为单位计算剂量。

如果获得药物浓度信息,也应制表列出[附录 2 的(5)],在药动学项目中进行分析,并在可能的情况下与效应进行关联。

对于探索剂量-效应或者浓度效应的研究,有关设计和分析的进一步指导可参见 ICH 指南"支持药物注册的剂量-效应信息"。

5)药物-药物和药物-疾病相互作用:应描述效应和伴随治疗之间以及效应和既往和/或并存疾病之间的任何明显关系。

6)按受试者列出:个例受试者数据通常可以列表显示,有时以其他形式(如图示)显示也有助于描述个例受试者概况。如可以显示特殊参数随时间的变化、同一时间内的药物剂量以及特殊事件的发生时间(如不良事件或伴随治疗的改变)。当以总体平均值数据作为主要分析时,此类"个体报告摘录"的优势较小;但是如果个体效应的总体评估是分析的关键部分,则可能会有所帮助。

7)疗效结论:应简明扼要地描述疗效相关的重要结论,考虑主要和次要终点、预先规定和可替代的统计学方法以及探索性分析的结果。

12. 安全性评价 可在三个方面考虑安全性相关数据的分析。首先,应考察暴露程度(剂量、持续时间、受试者数目)以确定在研究中安全性的评估程度。其次,应确定较常见的不良事件、实验室检查值变化等,采用合理方式分类,与治疗组进行比较,并根据情况分析可能影响不良反应/事件出现频率的因素(如时间依赖性、与人口统计学特征的关系、与剂量或药物浓度的关系等)。最后,应确定严重不良事件和其他重要不良事件,通常通过对由于不良事件(无论是否与药物相关)而提前退出研究或死亡的受试者进行密切检查。

ICH《用于快速报告的临床安全性数据管理、定义和标准》指南对严重不良事件的定义如下。"严重不良事件"是指在任何剂量水平下的不良医学事件:导致死亡、危及生命、需要住院或延长住院时间,导致持续或重大残疾/失能,或先天畸形/出生缺陷。

就本指南而言,"其他重大不良事件"是指显著的血液学和其他实验室检查异常以及导致干预(包括退出药物治疗、降低剂量或重要的其他伴随治疗)的任何不良事件。

上述三类分析和展示需要提供以下信息:

1)汇总数据,通常使用表格和图示在报告主体中提供。

2)个例受试者数据列表。

3)特别关注事件的叙述声明。

在所有列表和分析中,应提供与试验药物和对照治疗相关的事件。

(1)暴露程度:应按照暴露受试者数目、暴露持续时间和暴露剂量描述试验药品/研究性产品(以及阳性对照药物和安慰剂)的暴露程度。

1)持续时间:以中位值或平均值表示所有剂量的暴露持续时间,但描述满足特定暴露时间的受试者数目也有所帮助,例如,1天或更短,2天~1周,1周~1个月,1~6个月等。同时也应按照年龄、性别、种族亚组以及任何其他相关亚组,如疾病(如果显示超过1种)、疾病严重程度、并存疾病等,将暴露于试验药品/研究性产品不同时间的受试者数量进行细分。

2)剂量:应提供所用剂量的平均值或中位值,以及处在特定日剂量暴露水平的受试者数目;采用的日剂量水平可以是每位受试者的最大剂量、每位受试者暴露时间最长的剂量或平均日剂量。一般提供剂量-持续时间的复合信息通常是有用的,例如,特定时间(如至少1个月)内暴露于最常用剂量、最高剂量和最大推荐剂量等的受试者数目。部分情况下,累积剂量可能比较适宜。提供的剂量可以是实际日剂量,或mg/kg,或mg/m²(如适用)。不同剂量下暴露的受试者数量应按年龄、性别、种族亚组以及任何其他适宜亚组进行分类。

3)药物浓度:如可获得,药物浓度数据(如事件发生时的浓度、最大血药浓度、血药浓度-曲线下面积)可有助于在个例受试者中与不良事件或实验室检查变化相关联[附录2的(5)]。

一般认为,安全性分析中应纳入所有至少接受一次治疗给药的入选受试者;如果不是,应提供解释说明。

(2)不良事件(AE)

1)不良事件概要:应简要描述研究中出现的总体不良事件,并在其后附以更详细的列表和分析。在这些列表和分析中,与试验药物和对照治疗相关的事件都应被列出。

2)不良事件的列出:应在汇总表内列出所有在研究治疗开始后发生的不良事件(包括可能与潜在疾病相关的事件或可能代表伴随疾病的事件,除非与监管机构预先达成协议仅考虑与疾病相关的特定事件)。列表应包括生命体征的变化以及任何视为严重不良事件的实验室结果变化或其他重要不良事件。

在多数情况下,在"治疗中出现的急性体征和症状"(TESS;在基线未见以及基线存在但加重的体征和症状)此类表中确定也有所帮助。

列表应列出每例不良事件,以及各治疗组中发生事件的受试者数目以及发生率。如果治疗为周期性(如癌症化疗),也可单独列出各周期的结果。应按身体系统对不良事件进行分类。如果使用了规定的严重程度分类(如轻度、中度、重度),也可将各事件按此进行分类。列表也可将不良事件分为"视为至少与药物使用可能相关"和"视为不相关"的事件,或使用其他因果关系方案(如无关或可能、很可能或肯定相关)。即使使用了此类因果关系评估,列表也应纳入全部不良事件,无论是否视为与药物相关,包括认为代表并发疾病的事件。对研究结束后,或对总体安全性数据库的后续分析将有助于区分是否被视为与药物相关的不良事件。因此,可在这些列表中分析和评估数据,确定每位受试者和每例不良事件的对应关系很重要。此类列表示例见表4-28。

表4-28 含受试者标识的不良事件:观察数目与发生率

治疗组 X   N=50

	轻度		中度		重度		合计		总计
	相关*	NR*	相关	NR	相关	NR	相关	NR	
身体系统 A									
事件 1	6(12%)	2(4%)	3(6%)	1(2%)	3(6%)	1(2%)	12(24%)	4(8%)	
	N11**	N21	N31	N41	M51	N61			
	N12	N22	N32		N52				
	N13		N33		N53				
	N14								
	N15								
	N16								
事件 2									

注:* NR=不相关;相关可扩展为肯定、很可能、可能相关。
** 受试者标识编码。

除提供这些完整列表外,应在报告正文中提供不含有受试者标识编码的,对比治疗和对照组中相对常见的不良事件(如治疗组中发生率至少为1%的事件)的额外汇总列表。

在列出不良事件时,需要列出研究者使用的原始术语,并尝试将相关事件分组(即可能代表相同现象的事件),以免掩盖真实的发生率。方法之一是采用标准不良反应/事件词典。

3)不良事件分析:应利用研究报告第12(2)2)部分和第14(3)1)部分描述的不良事件发生率基本信息,比较治疗组和对照组之间的发生率。在该分析中结合事件严重程度分类和因果关系分类,可能有助于进行相对简单的治疗组间比较。此外,尽管通常最好在安全性的综合分析中进行比较,但如果研究规模和设计允许,应该分析可能与药物相关的更常见不良事件与剂量之间的关系、与 mg/kg 或 mg/m² 给药之间的关系、与给药方案之间的关系、与治疗持续时间之间的关系、与总剂量之间的关系、与人口统计学特征(如年龄、性别、种族)之间的关系、与其他基线特征如肾功能之间的关系、与疗效结局及药物浓度之间的关系。考察不良事件的发生时间和持续时间也有助于进行分析。另外,研究结果或试验药品/研究性产品的药理学特征可能提示需要其他额外分析。

上述过程并不意味着要将每一例不良事件纳入严格的统计学评估。数据的初次展示和分析可能表明其与人口统计学或其他基线特征不存在显著关系。如果研究规模较小且如果事件数目相对较少,只比较治疗组和对照组可能就足够了。

在某些情况下,生命表或类似分析可能比粗略报告不良事件的发生率提供更多的信息。当治疗为周期性时,例如抗癌化疗,单独分析每个治疗周期的结果也可能有助于作出判断。

4)各受试者不良事件列表:应在附录 2 的(7)中列出每名受试者的全部不良事件,包括多次发生的相同事件,列出首选术语和各研究者使用的原始术语。列表应按研究者和治疗组列出,并应包括:

a. 受试者标识码。

b. 年龄、种族、性别、体重(身高,如相关)。

c. CRF 的位置(如提供)。

d. 不良事件(首选术语、报告术语)。

e. 不良事件的持续时间。

f. 严重程度(如轻度、中度、重度)。

g. 严重性(严重/不严重)。

h. 采取措施(无、降低剂量、终止治疗、设定特殊治疗等)。

i. 结局(如 CIOMS 格式)。

j. 因果关系评估(如相关/不相关)。应在表内或其他地方描述如何确定因果关系。

k. 起始日期或发现事件的临床访视日期。

l. 不良事件的发生时间与试验药品/研究性产品最后一次给药(如适用)的时间关系。

m. 事件发生时的研究治疗,或最近实施的研究治疗。

n. 事件发生时试验药品/研究性产品剂量的绝对数,mg/kg 或 mg/m²。

o. 药物浓度(如已知)。

p. 试验药品/研究性产品治疗的持续时间。

q. 研究期间的伴随治疗。

应在列表开端或最好在每页清楚地列出任何缩略语和编码释义。

(3)死亡、其他严重不良事件以及其他需要特别关注的重要不良事件。

1)死亡、其他严重不良事件和其他重要不良事件列表:应提供下列事件的列表,或针对下列事件提供上述 12(2)4)部分所要求的相同信息。

a. 死亡:所有在研究期间的死亡,包括治疗后的随访期,以及在研究期间开始的任何过程导致的死亡,应在 14(3)2)部分列出。

b. 其他严重不良事件:应在 14(3)2)部分列出所有严重不良事件(除死亡外,但包括时间上与死亡相关或死亡之前的严重不良事件)。列表应包括被视为严重不良事件的实验室检查异常、异常生命体征和异常体格观察结果。

c. 其他重要不良事件:应在 14(3)2)中列出显著血液学和其他实验室检查异常(除符合严重定义的异常外)以及任何导致干预的事件,包括停止试验药品/研究性产品治疗、降低剂量或重要的其他伴随治疗,报告为严重不良事件的除外。

2)死亡、其他严重不良事件和某些其他重要不良事件的叙述:应简要描述每例死亡事件、严重不良事件,以及经判断需特殊关注的重要不良事件(由于临床重要性)。根据这些事件发生的数量,可以将其放在报告正文中或 14(3)3)部分。可删减或简略描述与试验药品/研究性产品明确无关的事件。通常,叙述中应描述下列内容:事件的本质和严重程度、导致事件的临床过程,提示与试验药品/研究性产品给药之间的时间关系;相关的实验室检查结果,是否以及何时终止用药;采取的措施;尸检发现;研究者对因果关系的意见以及申办方对因果关系的意见(如适用)。

此外,应纳入下列信息:

a. 受试者识别码。

b. 受试者的年龄和性别;受试者的基本临床情况(如适用)。

c. 治疗的疾病(如果所有受试者相同,则不需要),疾病的持续时间(现有疾病)。

d. 相关伴随/既往疾病,含发作/持续时间的详细信息。

e. 相关伴随/既往用药,含给药剂量的详细信息。

f. 给予的试验药品/研究性产品、药物剂量(如果受试者间剂量不同)以及给药时长。

3)死亡、严重不良事件和重要不良事件的分析和讨论:针对试验药品/研究性产品的安全性,应评估死亡、严重不良事件和导致退出、剂量减少或启动伴随治疗的重要不良事件的重要性。应特别关注这些事件是否代表了试验药品/研究性产品的非预期重要不良反应。对于特别重要的严重不良事件,可使用生命表或类似的分析显示其与试验药品/研究性产品用药的时间关系,并评估风险随时间的变化情况。

(4)临床实验室评估

1)各受试者的个例实验室测量值列表[16(2)8)部分]和各异常实验室值[(14(3)4)部分]:如果监管部门有要求,应用表格列出所有安全性相关实验室检查的结果,参考表 4-29 的列出方式,每一行代表受试者的一次实验室检查访视,按研究者(如果超过 1 名)和治疗组将受试者分组,每一列包括关键的人口统计学数据、药物剂量数据和实验室检查结果。由于一个表内不能列出所有检查,应进行逻辑合理的分组(血液学检查、肝化学、电解质、尿分析等)。应通过如下画线、加括号等方式标出异常值。如有要求,这些列表应作为注册/上市申请的一部分递交,或按照要求提供。

表 4-29 实验室测量值列表

受试者	时间	年龄	性别	民族	体重	剂量	实验室检查		
							SGOT	SGPT	AP……X
#1	T0	70	男	汉族	70kg	400mg	V1*	V5	V9
	T1						V2	V6	V10
	T2						V3	V7	V11
	T3						V4	V8	V12

受试者	时间	年龄	性别	民族	体重	剂量	实验室检查		
							SGOT	SGPT	AP……X
#2	T10	65	女	回族	50kg	300mg	V13	V16	V19
	T21						V14	V17	V20
	T32						V15	V18	V21

注：* Vn=检查值。

所有的监管部门均要求在 14(3)4) 部分应使用上述格式按受试者列出全部异常实验室值。对于需特别关注的实验室异常值(具有潜在临床重要性的异常实验室值)，提供额外数据(如异常值前后的正常值和相关实验室检查的数据)也有所帮助。在一些情况下，最好通过进一步分析排除某些异常值。如一些检查(如尿酸或电解质)的单次、非重复、微小异常或一些检查(如转氨酶、碱性磷酸酶、BUN 等)的偶尔偏低可能视为临床无意义并排除。但是此类决定应当明确说明，而且所提供的完整数值列表(或根据要求提供)应标注每一个异常值。

2)各实验室参数的评价：实验室检查值的评价必须在一定程度上根据所观察到的结果来决定，但通常应提供下列分析。对于每一项分析，如适用且研究规模允许，应对治疗组和对照组进行比较。此外，应提供每一项分析的正常实验室检查值范围。

a. 随时间变化的实验室数值：对于研究过程中(如每次访视)每次测量的各项参数，应描述下列内容。平均值和中位值、数值范围以及具有异常值的受试者数量或某些特定程度的异常值(如正常上限值的 2 倍、上限值的 5 倍;应解释选择的理由)的受试者数量。可使用图示。

b. 个例受试者变化：应按治疗组别提供个例受试者的变化分析。可使用多种方法，包括：

Ⅰ."变化表"：这些表显示基线和规定时间内具有偏低值、正常值或偏高值的受试者数目。

Ⅱ. 在规定时间内，参数变化达到预先规定值的受试者数目或比例列表。例如，对于BUN，变化超过 10mg/dl 应标注。对于此类参数，应提供一次或多次访视中变化低于或超过此数值的受试者数目，通常根据基线 BUN(正常或升高)单独对受试者分组。这种展示方式与常规的变化表相比，可能的优点是，即使最终数值没有异常，也可能发现一定程度的变化。

Ⅲ. 作图比较每位受试者实验室测量结果的初始值和治疗期间的数值，将初始值设为点的横坐标，后续数值设为点的纵坐标。如果未发生变化，代表每位受试者的点将位于 45°线上。当后续数值升高时，显示为 45°线上方的点，后续数值降低时，显示为 45°线下方的点。由于这种展示方法通常仅显示单一治疗的单个时间点，对结果进行解释时需要治疗组和对照组的一系列时间序列图谱。另外，这种展示方式可显示基线值和最极端的治疗期间数值。此类展示方式易于发现离群值(标注离群值的受试者标识码比较有用)。

c. 个例临床重要异常值：应讨论临床重要变化(由申请人定义)。如受试者的实验室检查异常被视为严重不良事件以及在某些情况下被视为重要不良事件,则应在 12(3)2)或 14(3)3)部分对上述每位受试者进行描述。当使用毒性等级表时(如 WHO、NCI),无论严重性如何,都应对严重的变化进行讨论。对于各项参数,应提供临床重要变化的分析及由于该实验室检查异常而终止研究的概述。应评估这种异常变化与治疗之间的可能关系,如分析此类特征与剂量之间的关系、与药物浓度之间的关系、持续治疗后消失、阳性去激发试验、阳性再激发试验以及伴随治疗的性质。

(5)生命体征、体格检查发现和其他安全性相关观察结果:应分析生命体征、体格检查发现和其他安全性相关观察结果,并采用与实验室检查值变化相似的方式列出。如果有证据显示与药物作用相关,应确定任何剂量-效应、药物浓度-效应关系或与受试者变量(如疾病、人口统计学、伴随治疗)的关系,并描述观察结果的临床相关性。应特别关注非疗效性指标的异常变化及视为不良事件的变化。

(6)安全性结论:应审核试验药品/研究性产品的总体安全性评估,特别注意导致剂量变化或需要伴随用药的事件、严重不良事件、导致退出以及死亡的事件。应确定风险升高的所有受试者或受试者分组,特别注意数量较少的潜在弱势受试者,如儿童、妊娠妇女、体弱老人、药物代谢和排泄方面存在明显异常的人群等。应描述安全性评估结果对药物应用可能产生的影响。

13. 讨论和总体结论 应简要汇总并讨论研究的疗效和安全性结果以及风险和获益关系,如需要可参考上述表格、图示和章节。呈现的内容不应是结果描述的简单重复,也不能产生新结果。

讨论和结论应明确任何新的或非预期的发现,对其显著性进行评论,并讨论可能存在的问题,如相关参数的不一致。也应根据其他现有数据,讨论结果的临床相关性和重要性。应明确个例受试者或风险人群的任何特殊获益或预防措施,以及和将来进一步开展研究有关的任何启示。这些讨论可以用于安全性和疗效汇总,参见完整汇编材料(综合概要)。

14. 参考但不纳入文本的表格、图示和图表 应使用图示直观地总结重要结果,或阐明使用表格不太容易理解的结果。应在报告正文中的汇总图或表内提供重要的人口统计学、疗效及安全性数据。但是,如果由于图或表的大小或数目显得突兀,应在此处提供支持性或附加的图示、表格或列表,并与正文相互参照。

可在核心临床研究报告的本章节内提供下列信息:

(1)人口统计学数据:汇总图和表。

(2)疗效数据:汇总图和表。

(3)安全性数据:汇总图和表。

1)不良事件列表。

2)死亡、其他严重和重要不良事件的列表。

3)死亡、其他严重和某些其他重要不良事件的叙述。

4)异常实验室数值列表(各受试者)。

15. 参考文献列表 应提供研究评估相关文献的文章列表。应在附录 1 的(11)和(12)中附上重要发表文章的副本。应按照"Uniform Requirements for Manuscripts Submitted to Biomedical Journals"1979 年 Vancouver 宣言的国际合格标准或"Chemical Abstracts"使用的系统提供参考文献。

16. 附录 本章节的开端应提供研究报告所有可用附录的完整列表。如果监管机构允许,部分下列附录无须与报告一同提供,仅需根据要求提供。

因此申请人应明确与报告一同递交的附录。

为了根据要求提供附录,应在递交文档前完成附录定稿。

附录 1 研究信息

(1)方案和方案修订案。

(2)病例报告表样本(仅提供唯一页面)。

(3)IEC 或 IRB 列表(如果监管机构要求,加上委员会主席姓名)——代表性受试者书面信息和同意书样本。

(4)研究者及其他重要研究参与者的列表和描述,包括个人简历(1 页)或同等的临床研究相关培训和经验汇总。

(5)主要或协调研究者或申办方负责医学专员的签名,根据监管机构的要求而定。

(6)如使用 1 批以上药物,接受特定批次试验药品/研究性产品的受试者列表。

(7)随机方案和编号(分配的受试者标识和治疗方法)。

(8)稽查证书(如有)。

(9)统计学方法的文件。

(10)实验室间标准化方法和质量保证程序的文件(如使用)。

(11)基于研究的发表文章。

(12)报告中引用的重要发表文章。

附录 2 受试者数据列表

(1)终止研究受试者。

(2)方案偏离。

(3)疗效分析中排除的受试者。

(4)人口统计学数据。

(5)依从性和/或药物浓度数据(如可获得)。

(6)个体疗效数据。

(7)不良事件列表(各受试者)。

(8)按受试者列出的个体实验室测量值列表(如监管机构要求)。

附录 3 病例报告表

(1)死亡、其他严重不良事件或 AE 导致的退出的 CRF。

(2)递交的其他 CRF。

附录 4 个例受试者数据列表(US 存档列表)。

(毕京峰 张丽秀)

参考文献

[1] ICH.《ICH E3:临床研究报告的结构与内容》.[2020-12-13].http://www.cde.org.cn/ichWeb/guideIch/toGuideIch/3/0.

[2] 国家药品监督管理局.国家药监局关于发布化学药品注册分类及申报资料要求的通告(2020 年第 44 号).[2020-12-13].https://www.nmpa.gov.cn/yaopin/ypggtg/ypqtgg/20200630180301525.html.

[3] ICH.《M4:人用药物注册申请通用技术文档(CTD)》.[2020-12-13].http://www.cde.org.cn/ichWeb/

guideIch/toGuideIch/3/0.

［4］ICH.《ICH E3:临床研究报告的结构和内容问与答(R1)》.［2020-12-13］.http://www.cde.org.cn/ich-Web/guideIch/toGuideIch/3/0.

［5］ICH.《ICH 关于优化获益-风险信息格式与结构的 M4E 指导原则修订版-有效性- M4E(R2)》.［2020-12-13］.http://www.cde.org.cn/ichWeb/guideIch/toGuideIch/3/0.

第五章

信 息 参 考

第一节　国内外 I 期临床试验的相关指导原则

国内外 I 期临床试验的相关指导原则

第二节　常见检验检查项目的意义

一、血常规检查

人体血液是由血细胞成分(红细胞、白细胞和血小板)和非细胞成分(血浆)组成的。血常规又称为全血细胞计数,是利用血细胞分析仪计数单位体积内的红细胞、白细胞和血小板数量的项目。临床上常根据血常规结果对血液系统疾病及相关疾病进行诊断、鉴别诊断、预后判断以及疗效观察,是临床应用最广泛、最基本的常规检查项目。

(一)红细胞

红细胞是人体血液中含量最多的一种血细胞。血红蛋白是红细胞内的主要成分,其主要生理功能是从肺部运输机体所需的氧气至全身各组织,同时将组织中的二氧化碳运送到肺部而排出体外。

1. 红细胞计数、血红蛋白浓度及血细胞比容　红细胞计数(RBC)是指每升血液中的红细胞数量;血红蛋白浓度(Hb)是指每升血液中的血红蛋白浓度;血细胞比容(HCT)又称为红细胞压积,是指压积红细胞在全血中所占容积的比值。

(1)参考范围:见表 5-1(血细胞分析仪测定法:静脉全血)。

表 5-1　RBC、Hb 和 HCT 的参考范围

	RBC/($\times 10^{12}$/L)	Hb/(g/L)	HCT/%
成年男性	4.3~5.8	130~175	40~50
成年女性	3.8~5.1	115~150	35~45

（2）临床意义

1）RBC、Hb 及 HCT 减少：①生理性减少，如出生后 3 个月~15 岁时 RBC 计数及 Hb 浓度通常比正常人低 10%~20%；部分老年人的骨髓造血组织逐渐减少，导致 RBC 计数及 Hb 浓度减少；妊娠中晚期时血容量剧烈增加，使 RBC 计数及 Hb 浓度减少，称为生理性贫血。②病理性减少见于各种贫血，如急、慢性贫血，缺铁性贫血，再生障碍性贫血等。

2）RBC、Hb 及 HCT 增多：①相对性增多，如剧烈运动、呕吐、严重腹泻、多汗、多尿等导致脱水状态，使 RBC、Hb 及 HCT 相对增多，多为暂时性的；②绝对性增多，如缺氧等原因导致红细胞生成素增多，使 RBC 生成增多，见于严重的慢性心肺疾病、发绀型先天性心脏病、真性红细胞增多症及肿瘤等。

（3）注意事项：RBC、Hb 及 HCT 主要用于贫血的诊断，如这些指标低于参考区间下限，临床诊断为贫血。但贫血的病因则需要进一步的检查来明确，如铁代谢指标、维生素 B_{12} 及叶酸检测等。另外，不同年龄、不同性别 RBC、Hb 及 HCT 的参考范围有较大差别。新生儿、幼儿阶段的各项血细胞参数变化较大，6 岁以后才逐渐接近成年人水平。因此，在判断贫血时应关注年龄和性别的差异。此外，不同标本类型即静脉血和毛细血管血的全血细胞计数参考范围有差别，不能混用。

2. 红细胞形态学参数　①平均红细胞体积（MCV）：是指每个红细胞的平均体积；②平均红细胞血红蛋白含量（MCH）：是指每个红细胞内所含的血红蛋白平均量；③平均红细胞血红蛋白浓度（MCHC）：是指每升血液中平均所含的血红蛋白量；④红细胞体积分布宽度（RDW）：是反映外周血红细胞体积大小变异程度的一种指标。

（1）参考范围：①MCV 为 82~100fl；②MCH 为 27~34pg；③MCHC 为 316~354g/L；④RDW<14.9%（血细胞分析仪测定法：静脉全血）。

（2）临床意义

1）用于贫血的分类：见表 5-2 和表 5-3。

表 5-2　贫血的红细胞形态学分类

	MCV/fl	MCH/pg	MCHC/(g/L)	疾病
大细胞性贫血	>100	>34	316~354	DNA 合成障碍性贫血、骨髓增生异常综合征
正细胞性贫血	82~100	27~34	316~354	急性失血、部分再生障碍性贫血、白血病
单纯小细胞性贫血	<82	<27	316~354	慢性炎症性贫血、尿毒症
小细胞低色素性贫血	<82	<27	<316	缺铁性贫血、慢性失血、地中海贫血

表 5-3　贫血的 MCV/RDW 分类

贫血类型	MCV(fl)	RDW(%)	常见贫血
小细胞均一性贫血	<82	<14.9	轻型 β-珠蛋白生成障碍性贫血等
小细胞不均一性贫血	<82	≥14.9	缺铁性贫血等
正细胞均一性贫血	82~100	<14.9	急性失血性贫血、再生障碍性贫血等

续表

贫血类型	MCV(fl)	RDW(%)	常见贫血
正细胞不均一性贫血	82~100	≥14.9	骨髓纤维化、早期缺铁性贫血等
大细胞均一性贫血	>100	<14.9	再生障碍性贫血等
大细胞不均一性贫血	>100	≥14.9	巨幼细胞贫血等

2)用于贫血的疗效观察:见表5-4。

表5-4 缺铁性贫血不同时期的红细胞形态学参数变化情况

缺铁性贫血阶段	MCV	MCH	MCHC	RDW
缺铁性贫血早期	正常	正常	正常	轻度升高
缺铁性贫血期	减低	减低	减低	显著升高
铁剂治疗有效时	逐渐正常	逐渐正常	逐渐正常	进一步升高
铁剂继续治疗后	逐渐正常	逐渐正常	逐渐正常	逐渐正常

3)用于贫血的鉴别诊断:见表5-5。

表5-5 缺铁性贫血与轻型β-地中海贫血的鉴别

贫血类型	MCV	MCH	RDW
缺铁性贫血	减低	减低	增高
轻型β-地中海贫血	减低	减低	约90%正常

（3）注意事项:MCV、MCH、MCHC、RDW 4项参数能直接反映红细胞的形态改变,主要用于贫血的形态学分类、鉴别诊断及疗效观察。但应注意的是,这种形态学分类不是绝对的,有些临床情况下患者可能存在混合性贫血,即红细胞的各种形态交叉存在,此时这几个指标的变化可能出现不一致的现象或者在正常范围内,需要结合临床病史、体征以及其他检验指标如外周血红细胞形态学观察综合分析。

（二）白细胞

白细胞为无色有核细胞,是机体防御系统的重要组成部分。正常人体的外周血中的白细胞包括中性粒细胞、嗜酸性粒细胞、嗜碱性粒细胞、淋巴细胞和单核细胞。

1. 白细胞计数 白细胞计数(WBC)是指每升血液中所含的各种白细胞的总数。

（1）参考范围:成人为$(3.5\sim9.5)\times10^9/L$;新生儿为$(15.0\sim20.0)\times10^9/L$;婴儿为$(15.0\sim20.0)\times10^9/L$;儿童为$(5.0\sim12.0)\times10^9/L$(血细胞分析仪测定法:静脉全血)。

（2）临床意义

1)白细胞计数增多:①生理性增多主要见于月经前、妊娠、分娩、哺乳期妇女、剧烈运动、兴奋激动、饮酒、餐后、情绪变化及注射肾上腺素后等,新生儿及婴儿明显高于成人;②病理性增多主要见于急性化脓性感染(脓肿、脑膜炎、肺炎、阑尾炎、扁桃体炎等)、某些病毒感染(传染性单核细胞增多症、流行性乙型脑炎)、白血病、类白血病反应、糖尿病酮症酸中毒、严重烧伤、急性大出血、恶性肿瘤及某些金属(如铅、汞等)中毒。

2)白细胞计数减少:见于某些传染病(伤寒、副伤寒、黑热病、疟疾、病毒性肝炎、沙门菌属感染等)、某些血液病(再生障碍性贫血、非白血性或亚白血性白血病)、自身免疫病(如系统性红斑狼疮、艾滋病等)、各种原因引起的脾脏肿大及其功能亢进(如门脉性肝硬化、班替氏综合征等)、粒细胞缺乏症、恶性组织细胞病、阵发性睡眠性血红蛋白尿、慢性理化损伤、电离辐射(如 X 线等)、肿瘤化疗及某些药物(磺胺类、氯霉素)反应等。

(3)注意事项:WBC 持续高于参考范围上限称为白细胞增多,低于参考范围下限称为白细胞减少。由于外周血中的白细胞主要由中性粒细胞和淋巴细胞组成,其中以中性粒细胞为主,故一般情况下白细胞增多或减少主要与中性粒细胞的变化相关。当 WBC 异常增高或减低时,均应进一步做白细胞分类计数。

2. 白细胞分类计数 白细胞分类计数是指各类型白细胞占白细胞总数的比值及绝对值。

(1)中性粒细胞计数及百分比:中性粒细胞为正常人体外周血中数量最多的白细胞,分为杆状核和分叶核中性粒细胞,正常人以 2~3 叶的分叶核粒细胞居多。中性粒细胞具有活跃的变形运动和吞噬功能,起重要的防御作用。当机体受细菌严重感染时,大量新生细胞从骨髓进入血液,杆状核和/或幼稚粒细胞如晚幼粒细胞、中幼粒细胞或早幼粒细胞增多,称为核左移;若外周血中核 5 叶以上的中性粒细胞增多,超过 3%,称为核右移,主要见于巨幼细胞贫血或骨髓造血功能减退。

1)参考范围:中性粒细胞绝对计数为(1.8~6.3)×10⁹/L;中性粒细胞百分比为 40%~75%(血细胞分析仪测定法:静脉全血)。

2)临床意义

①中性粒细胞增多:见于急性感染或炎症,如化脓性球菌、某些杆菌(如大肠埃希菌和铜绿假单胞菌等)、真菌、放线菌、病毒(如流行性出血热、流行性乙型脑炎和狂犬病毒等)、立克次体、螺旋体(如钩端螺旋体和梅毒螺旋体等)、寄生虫(如肺吸虫等);广泛组织损伤或坏死,如严重外伤、手术创伤、大面积烧伤、冻伤、血管栓塞(如心肌梗死和肺梗塞等);急性溶血,如红细胞大量破坏、红细胞分解产物刺激骨髓贮备池中的粒细胞释放;急性失血,如急性大出血、消化道大量出血、内脏破裂(如脾破裂或输卵管妊娠破裂等),急性大出血时 WBC 增高,PLT 也增高,与骨髓贮备池中的细胞释放有关,但此时 RBC 和 Hb 仍可正常,与体内的血浆和血细胞比值尚未改变有关,因此 WBC 增高可作为早期诊断内出血的指标之一;急性中毒,如外源性中毒(如化学物质、汞、铅、安眠药、昆虫毒、蛇毒、毒蕈等)、内源性中毒(如尿毒症、糖尿病酮症酸中毒、子痫、内分泌疾病危象等),以分叶核中性粒细胞增高为主;恶性肿瘤,如非造血系统恶性肿瘤,WBC 持续增高,以分叶核中性粒细胞增多为主;其他原因,如类风湿关节炎、自身免疫性溶血性贫血、痛风、严重缺氧及应用皮质激素、肾上腺素、氯化锂等。

②中性粒细胞减少:见于某些细菌感染,如伤寒、副伤寒;某些病毒感染,如流感病毒;某些寄生虫感染,如疟疾、黑热病;慢性理化损伤,机体长期接触铅、汞、苯等;某些药物,如氯霉素、合霉素;长期接受放射线及放化疗的患者;系统性红斑狼疮等自身免疫病;再生障碍性贫血等血液病;脾功能亢进、甲状腺功能亢进。

(2)淋巴细胞计数及百分比:淋巴细胞是骨髓造血干细胞产生的,在中枢淋巴器官内分化发育成熟,释放至外周血中,是机体免疫功能的重要细胞成分。

1)参考范围:淋巴细胞绝对计数为(1.1~3.2)×10⁹/L;淋巴细胞百分比为 20%~50%(血细胞分析仪测定法:静脉全血)。

2)临床意义:①淋巴细胞计数及百分比增加见于病毒感染、结核病、百日咳、传染性单核细胞增多症、传染性淋巴细胞增多症、淋巴细胞白血病、淋巴肉瘤等;②淋巴细胞计数及百分比减低见于细胞免疫缺陷病,某些传染病的急性期,放射病,应用肾上腺皮质激素、抗淋巴细胞球蛋白治疗,淋巴细胞减少症,免疫缺陷病,丙种球蛋白缺乏症等。

(3)单核细胞计数及百分比:单核细胞的主要功能是吞噬和消灭某些病原体。成熟的单核细胞在血中停留1~3天,然后通过血管壁进入组织或体腔中演变为巨噬细胞,从而发挥其防御功能。

1)参考范围:单核细胞绝对计数为$(0.1 \sim 0.6) \times 10^9/L$;单核细胞百分比为 $3\% \sim 10\%$(血细胞分析仪测定法:静脉全血)。

2)临床意义:①单核细胞计数及百分比增加见于急性感染恢复期、慢性感染如亚急性细菌性心内膜炎、巨细胞病毒感染等,也可见于自身免疫病如系统性红斑狼疮、类风湿关节炎等,以及化疗后骨髓造血恢复、骨髓移植后等;②单核细胞计数及百分比减低的意义不大。

(4)嗜酸性粒细胞计数及百分比:嗜酸性粒细胞的主要作用是限制嗜碱性粒细胞在速发型过敏反应中的作用,参与对蠕虫的免疫反应。正常人的嗜酸性粒细胞日间变化较大,波动可达40%左右,早晨较低,上午波动大,下午较稳定,夜间较高。剧烈运动、应激反应、高温或低温都可使嗜酸性粒细胞减少。

1)参考范围:嗜酸性粒细胞绝对计数为$(0.02 \sim 0.52) \times 10^9/L$;嗜酸性粒细胞百分比为 $0.4\% \sim 8.0\%$(血细胞分析仪测定法:静脉全血)。

2)临床意义

①嗜酸性粒细胞增多:见于过敏性疾病,如过敏性鼻炎、支气管哮喘、药物过敏、荨麻疹、食物过敏、血管神经性水肿、血清病等,外周血嗜酸性粒细胞增多可达10%以上;寄生虫病,如血吸虫病、蛔虫病、钩虫病等,血中的嗜酸性粒细胞增多,常达10%或更多;皮肤病,如湿疹、剥脱性皮炎、天疱疮、银屑病等,可见外周血嗜酸性粒细胞轻至中度增高;血液病,如慢性粒细胞白血病、嗜酸性粒细胞白血病、淋巴瘤、多发性骨髓瘤、嗜酸性粒细胞肉芽肿等,外周血嗜酸性粒细胞可有不同程度的增高,有的可伴有幼稚嗜酸性粒细胞增多;某些恶性肿瘤,如某些上皮系肿瘤如肺癌等可引起嗜酸性粒细胞增高;某些传染病,如急性传染病时嗜酸性粒细胞大多减少,但猩红热时可引起嗜酸性粒细胞增多;其他,如风湿性疾病、脑腺垂体功能减低症、过敏性间质性肾炎等也常伴有嗜酸性粒细胞增多。

②嗜酸性粒细胞减少:见于伤寒、副伤寒初期,大手术、烧伤等应激状态,或长期应用肾上腺皮质激素后,其临床意义甚小。

(5)嗜碱性粒细胞计数及百分比:嗜碱性粒细胞的颗粒内含有组胺、肝素和过敏性慢反应物质等,机体发生过敏反应与这些物质有关。

1)参考范围:嗜碱性粒细胞绝对计数为$(0 \sim 0.06) \times 10^9/L$;嗜碱性粒细胞百分比为 $0 \sim 1\%$(血细胞分析仪测定法:静脉全血)。

2)临床意义:嗜碱性粒细胞增多见于慢性粒细胞白血病、嗜碱性粒细胞白血病、霍奇金病、骨髓纤维化及某些转移癌等。

(6)注意事项:白细胞分类计数有仪器和手工2种方法。目前,全自动血液细胞分析仪已广泛应用于临床白细胞分类计数,其中五分类计数具有实用价值,对于无白细胞形态异常的血液标本其临床意义同血涂片显微镜分类计数。但遇有白细胞形态异常的标本,如白血病时五分类计数结果则不可靠,须经血涂片显微镜分类计数才能报告准确的白细胞分类计数结果。但临床疑为血液病时,无论血液细胞分析仪五分类计数结果如何,均应做血涂片显微镜分类计数,以免漏诊。

白细胞分类计数时,应同时注意观察有无形态异常。如急性细菌感染时,中性粒细胞相对百分比和绝对计数增加,常同时伴有中毒性形态改变;某些病毒(如 EB 病毒)感染时,淋巴细胞增多且常出现异型淋巴细胞。此外,白细胞分类计数的参考范围随着年龄不同而有变化,因此在评价不同年龄段的结果时应注意参考范围的不同。

(三)血小板

血小板是由骨髓中的产血小板型巨核细胞的胞质脱落而来的。外周血中的血小板形状不规则,比红细胞和白细胞小得多,无细胞核,其寿命为 7~14 天,通过所含的多种因子及黏附、聚集、释放功能维持血管内皮的完整性,在止血、凝血过程中起重要作用。

1. 血小板计数 血小板计数(PLT)是指每升血液中的血小板数量。

(1)参考范围:$(125~350)×10^9/L$(血细胞分析仪测定法:静脉全血)。

(2)临床意义

1)血小板增多:当血小板计数>$400×10^9/L$ 时即为血小板增多。原发性血小板增多常见于骨髓增生性疾病,如慢性粒细胞白血病、真性红细胞增多症、原发性血小板增多症等;继发性血小板增多症常见于急、慢性炎症,缺铁性贫血及癌症患者,此类增多一般不超过 $500×10^9/L$,经治疗后情况改善,血小板数目会很快下降至正常水平。脾切除术后血小板会有明显升高,常高于 $600×10^9/L$,随后会缓慢下降到正常范围。

2)血小板减少:当血小板计数<$100×10^9/L$ 即为血小板减少。常见于①血小板生成障碍,如再生障碍性贫血、急性白血病、急性放射病等;②血小板破坏增多,如原发性血小板减少性紫癜、脾功能亢进;③消耗过度,如弥散性血管内凝血、家族性血小板减少(如巨大血小板综合征)等;④分布异常,如脾大。

(3)注意事项:血小板的主要生理功能是止血,因此血小板减低时,机体的止血功能受到影响。当 PLT<$50×10^9/L$ 时,临床上可有皮肤、黏膜轻度出血;PLT<$20×10^9/L$ 时,可有严重出血。因此,对于血小板减低的患者,根据其减低的程度,医师会采取相应的临床处理措施。另外,临床中还会有假性血小板减少现象。这种现象是指某些因素可致血细胞分析仪计数血小板出现假性减低,而患者体内的血小板数量并不少。主要原因有 EDTA 依赖性血小板聚集和冷凝集素所致的血小板减低。

2. 平均血小板体积 平均血小板体积(MPV)是指单个血小板的平均体积。

(1)参考范围:7.7~13.0fl(血细胞分析仪测定法:静脉全血)。

(2)临床意义

1)鉴别血小板减少的原因:骨髓造血功能损伤致血小板减少时,MPV 减少;血小板在周围血液中破坏增多而数量减少时,MPV 增大;血小板分布异常致血小板减少时,MPV 正常。

2)作为骨髓造血功能恢复的较早期指征:骨髓造血功能衰竭时,MPV 与 PLT 同时持续下降;造血功能抑制越严重,MPV 越小;当造血功能恢复时,MPV 增大常先于 PLT 升高。MPV 增大可作为骨髓造血功能恢复的较早期指征。

3)MPV 增大:可见于骨髓纤维化、原发性血小板减少性紫癜、血栓性疾病及血栓前状态、脾切除、慢性粒细胞白血病、巨大血小板综合征、镰状细胞贫血等。

4)MPV 减少:可见于脾功能亢进、化疗后、再生障碍性贫血、巨幼细胞贫血等。

3. 血小板体积分布宽度和血小板压积 血小板体积分布宽度(PDW)定量反映血小板体积异质性的大小;血小板比容(PCT)是血小板占全血体积的百分比,为 PLT 与 MPV 的乘积,故 PCT 与 MPV 和 PLT 成正比。

（1）参考范围：PDW<17.2%；PCT 为 0.18%～0.22%（血细胞分析仪测定法：静脉全血）。

（2）临床意义

1）PCT：凡是 PLT 和/或 MPV 增高，均可导致 PCT 增大，如原发性与继发性血小板增多症、慢性髓细胞白血病早期等。

2）PDW：血小板体积大小越是不均一，PDW 越大。PDW 的临床意义尚待进一步研究。

二、尿常规检查

临床上的尿常规检查包括尿理学、尿干化学和尿沉渣显微镜检查三部分内容。尿理学检查即尿液一般性状检测，包括尿量、气味、外观、比重、酸碱度等。目前尿液检测已经基本上采用尿干化学方法和尿沉渣分析仪法，检测快速准确。

（一）尿干化学检测

1. 尿蛋白　正常情况下，因肾小球滤过膜的作用，血中的大部分蛋白质不能透过滤过膜，只有少数小分子蛋白质可能滤入原尿中，其中大部分又由近端肾小管重吸收。

（1）参考范围：阴性（干化学法）。

（2）临床意义：尿蛋白定性试验阳性或定量试验>150mg/24h 时称为蛋白尿。

1）生理性蛋白尿：见于剧烈运动、发热、紧张等应激状态所致的一过性蛋白尿，多见于青少年，定性试验尿蛋白不超过（+），定量试验为轻度蛋白尿。

2）体位性蛋白尿：出现于直立体位，卧位消失的轻、中度蛋白尿，见于瘦高体型的青少年。

3）病理性蛋白尿：各种肾及肾外疾病所致的蛋白尿，可见于肾小球肾炎、间质性肾炎、狼疮肾炎、浆细胞骨髓瘤等。

（3）注意事项：当发现有蛋白尿之后，应首先排除生理性蛋白尿，如果蛋白尿为持续性或阳性程度明显增加，则为病理性蛋白尿。进一步应区分出肾性、肾前性和肾后性蛋白尿。肾性蛋白尿的程度多与疾病病情相关。不同的疾病引起蛋白尿的原因和种类不同，因此必须进一步对蛋白尿的来源及种类进行分析，以确定病因。常用的方法有尿蛋白电泳、蛋白定量检测。另外，由于目前大多使用试带法，试带法会受到来自尿液 pH、尿液蛋白质种类及其他一些干扰物质如药物等的影响，因此尿液一定要新鲜。由于临床蛋白定性试验多采用随机尿，易受尿液浓缩和稀释的影响，难以准确反映尿蛋白的排出总量，一般应以尿蛋白定量为准。

2. 尿隐血　正常人的尿液中无游离血红蛋白，因此阳性提示尿液中存在红细胞或血红蛋白和/或肌红蛋白。

（1）参考范围：阴性（干化学法）。

（2）临床意义：尿隐血的临床意义参见尿沉渣显微镜检查红细胞。

（3）注意事项：尿隐血试验具有较高的灵敏度，临床上常用于尿隐血与红细胞、肌红蛋白尿的筛查，其中血尿常见、血红蛋白尿少见、肌红蛋白尿罕见。当尿液中的红细胞为 5～10 个/μl 时，Hb>150μg/L、隐血试验呈阳性，主要提示血尿、血红蛋白尿或两者同时存在。此时应进一步进行尿沉渣显微镜检查以明确诊断。

3. 尿白细胞　健康成人尿液中的白细胞主要为中性粒细胞，也可出现淋巴细胞、单核细胞及嗜酸性粒细胞。脓细胞是在炎症过程中被破坏、变性或坏死的中性粒细胞。

（1）参考范围：阴性（干化学法）。

（2）临床意义：尿中的白细胞明显增多时，提示肾盂肾炎、膀胱炎、尿道炎等泌尿系统感染性疾病。感染性前列腺炎、精囊炎亦可见脓尿及菌尿。

（3）注意事项：试带法检验白细胞阳性，应进一步做尿有形成分的显微镜检查，准确识别各类白细胞。当2种结果存在差异时，应以尿沉渣显微镜检查为准。此外，在室温放置的低渗性或碱性尿液样本中的白细胞可在2~3小时内迅速溶解破坏约达50%，故样本采集后应尽早检查。

4. 尿比重　指4℃下同体积尿与纯水的重量比。尿比重受肾小管重吸收和浓缩功能的影响。

（1）参考范围：成年人为1.015~1.025，晨尿最高，一般>1.020（干化学法或折射仪法）。

（2）临床意义：①尿比重增高见于急性肾小球肾炎、流行性出血热少尿期、肝功能严重受损害、心力衰竭和失水等导致的肾血流量灌注不足，以及尿中含较多的蛋白质或葡萄糖等；②尿比重降低见于大量饮水、尿崩症、间质性肾炎、肾衰竭等影响尿浓缩功能的疾病。

（3）注意事项：干化学法不适用于测定新生儿的尿液，可能是由于新生儿的尿比重太低的缘故（比重在1.002~1.004）。

5. 尿糖　主要指尿中排出的葡萄糖。尿中是否出现葡萄糖取决于血糖浓度、肾血流量和肾糖阈等。

（1）参考范围：阴性（干化学法）。

（2）临床意义：尿糖检测主要用于内分泌性疾病如糖尿病及其他相关疾病的诊断治疗与监测等。

1）血糖过高性糖尿：可见于糖尿病、库欣综合征、嗜铬细胞瘤、胰腺疾病等。

2）血糖正常性糖尿：可见于各种原因引起的肾脏疾病等。

3）暂时性糖尿：可见于饮食性糖尿、应激性糖尿、新生儿糖尿、妊娠性糖尿及药物性糖尿等。

（3）注意事项：临床可见糖尿病治疗后血糖下降但尿糖阳性不减弱，可能是患者喝水减少引起尿量减少所致。另外，如尿中有大量维生素C则可出现假阴性结果。此外，尿量对其结果亦有影响，尿量少时尿糖阳性强，尿量多时尿糖阳性可减弱。

6. 尿酮体　酮体是脂肪代谢的中间产物。当糖代谢发生障碍、脂肪分解增多，酮体产生过多且超过肾阈值时，就可以产生酮尿。

（1）参考范围：阴性（干化学法）。

（2）临床意义：①糖尿病性酮尿可见于糖尿病性酮症酸中毒、服用双胍类降血糖药等；②非糖尿病性酮尿见于高热、严重呕吐、长期饥饿、肝硬化等。

（3）注意事项：试带法对尿液中的不同酮体成分的敏感度不同，对乙酰乙酸最敏感（50~100mg/L），丙酮次之（400~700mg/L），不与β-羟丁酸反应，因此不同病程酮体成分的变化会给检测结果带来影响。如糖尿病酮症酸中毒早期酮体成分以β-羟丁酸为主，乙酰乙酸很少或缺乏可出现假阴性结果，导致对总酮体量估计不足；而在糖尿病酮症酸中毒逐步缓解之后，乙酰乙酸量反而增高，可能会影响对患者的病情分析。此外，尿液标本一定要求新鲜。

7. 亚硝酸盐　亚硝酸盐主要基于大肠埃希菌、变形杆菌、产气杆菌、铜绿假单胞菌等泌尿道感染常见菌种的还原反应。

（1）参考范围：阴性（干化学法）。

(2)临床意义:用于尿路感染的快速筛检,阳性结果常提示细菌存在,结合尿白细胞可用于判断是否存在尿路感染。

(3)注意事项:亚硝酸盐试验阳性提示有细菌感染,但阴性并不能排除细菌感染,并且亚硝酸盐试验并不能取代尿液细菌培养等检验。此外,当尿液标本放置时间过久被细菌污染或尿液中的色素含量高时可呈假阳性;如果粪链球菌等不利用硝酸盐细菌感染、尿液在膀胱中停留的时间过短、使用利尿药、高比重尿、大量维生素 C 干扰、食物中缺乏硝酸盐等可致假阴性。

8. 酸碱度 尿液的酸碱度又称 pH,与尿液中排出的酸性或碱性物质有关。

(1)参考范围:新鲜尿液的 pH 为 6.0~6.5,亦可呈中性或弱碱性(干化学法)。

(2)临床意义:生理情况下因膳食结构不同,尿液的酸碱度可有较大变化,以肉食为主者尿液偏酸性,素食者的尿液则偏碱性。病理性酸性尿见于酸中毒、高热、脱水、痛风及服用维生素 C 等酸性药物者;病理性碱性尿见于碱中毒、尿潴留、可分解尿素产氨的细菌所致的泌尿系统感染、使用噻嗪类或留钾利尿药及碳酸氢钠等碱性药物等。

(3)注意事项:检测时尿液必须新鲜,放置过久细菌可分解尿液成分使其 pH 改变,例如,变形杆菌分解尿素产生氨,尿液变碱性。测定时,如果试带浸尿液的时间过长,尿液的 pH 呈减低趋势。某些食物、药物、生理活动以及肾功能状况都会对尿液的 pH 产生影响,在分析结果时一定要考虑上述因素。

9. 尿胆红素及尿胆原 尿胆红素来自血浆中的结合胆红素,正常情况下结合胆红素在肝细胞中生成后随胆汁排入肠道,被肠道细菌代谢为无色的胆素原,故尿中无胆红素出现。而尿胆原则是肠道中生成的胆素原被重吸收后从尿中排出的部分,尿中出现胆红素时,呈深黄色乃至棕黄色,振荡后形成黄色泡沫。尿胆原和尿胆红素为反映机体胆红素代谢的重要指标。

(1)参考范围:尿胆红素为阴性;尿胆原为阴性或弱阳性(干化学法)。

(2)临床意义:尿胆红素及尿胆原检查有助于黄疸的诊断与鉴别诊断,具体见表5-6。

表5-6 尿胆红素和尿胆原鉴别黄疸类型

	溶血性黄疸	肝细胞性黄疸	胆汁淤积性黄疸
尿胆原	强阳性	阳性	阴性
尿胆红素	阴性	阳性	阳性

(3)注意事项:要求尿液必须新鲜并避光,否则可致胆红素氧化降解成胆绿素,使阳性结果减弱或转为阴性;尿胆原可转变为尿胆素。当患者接受大剂量氯丙嗪治疗或尿中存在高浓度的维生素 C、亚硝酸盐、盐酸苯偶氮吡啶等代谢产物时可致尿胆红素呈假阴性。此外,正常人的尿胆原排出量每天波动较大,午后 2~4 点达高峰,上午和夜间较少,同时其排泄率还与尿液的 pH 相关。

(二)尿沉渣显微镜检查

1. 红细胞 尿中的红细胞≥3 个/HP 称为血尿。红细胞量少时,尿色可无异常,需靠显微镜检查作出诊断。若出血量超过 1ml/L 尿,随红细胞量多少,尿可呈淡红色、洗肉水色乃至血样尿。

(1)参考范围:尿中的红细胞<3 个/HP(显微镜镜检)。

（2）临床意义:血尿可见于肾脏疾病(如肾小球肾炎、泌尿系统感染、结石、肿瘤及创伤等)、全身出血性疾病(如血友病、PLT 减少)、剧烈运动及药物等。

（3）注意事项:尿沉渣显微镜检查出现红细胞的原因有多种,需要结合患者尿常规的其他项目如蛋白、白细胞等结果,以及具体病史和临床症状综合分析来明确原因。同时应进一步进行红细胞位相、尿蛋白测定以及肾功能检查。

2. 白细胞　健康成人尿液中的白细胞主要为中性粒细胞,也可出现淋巴细胞、单核细胞及嗜酸性粒细胞。脓细胞是在炎症过程中被破坏、变性或坏死的中性粒细胞。尿沉渣中的白细胞数量>5 个/HP 称为镜下白细胞尿或脓尿。

（1）参考范围:<5 个/HP(显微镜镜检)。

（2）临床意义:尿中的白细胞明显增多时,提示肾盂肾炎、膀胱炎、尿道炎等泌尿系统感染性疾病。感染性前列腺炎、精囊炎亦可见脓尿及菌尿。

（3）注意事项:尿沉渣显微镜检查出现白细胞,提示可能存在感染,此时应进一步进行尿培养以明确诊断。

3. 上皮细胞　尿液中的上皮细胞来源于肾小管、肾盂、肾盏、输尿管、膀胱、尿道炎等。

（1）参考范围:无肾小管上皮细胞;移行上皮细胞偶见;鳞状上皮细胞为男性偶见/HP,女性 0~5 个/HP(显微镜镜检)。

（2）临床意义

1)肾小管上皮细胞:尿中出现肾小管上皮细胞多见于肾小管病变。

2)移行上皮细胞:尿中出现移行上皮细胞可见于膀胱炎、肾盂肾炎等。

3)鳞状上皮细胞:健康人的尿液中可见少量鳞状上皮细胞,如果大量增多病伴有白细胞增多,则提示有泌尿系统炎症。女性常见阴道分泌物来源的阴道鳞状上皮细胞,一般无明显意义。

（3）注意事项:尿沉渣中比较容易见到鳞状上皮细胞,尤其是女性,主要是由于未清洗干净外阴所致,故此在留取尿液标本时应清洁外阴。如在尿沉渣中见到肾小管上皮细胞,则应警惕是否有肾小管病变。

4. 管型　管型是尿液中的蛋白质、细胞及其崩解产物在肾小管、集合管内凝固而成的圆柱形蛋白凝聚体。

（1）参考范围(显微镜法):健康成人的尿液中偶见透明管型(0~偶见/LP),其余管型均为阴性。

（2）临床意义

1)细胞管型:①红细胞管型属病理性,表明血尿的来源在肾小管或肾小球,常见于急性肾小球肾炎、急性肾盂肾炎或急性肾衰竭;②白细胞管型属病理性,是诊断肾盂肾炎及间质性肾炎的重要证据;③上皮细胞管型在尿液内大量出现,表明肾小管有活动性病变,这种情况可出现于肾小球肾炎,常与颗粒、透明或红、白细胞管型并存。

2)颗粒管型:颗粒管型是由上皮细胞管型退化而来的,或是由已崩解的上皮细胞的原浆黏合形成的。颗粒管型多见于各种肾小球疾病及肾小管的毒性损伤。有时也可出现于正常人的尿液中,特别是剧烈运动之后,如经常反复出现,则属异常。

3)蜡样和脂肪管型:蜡样和脂肪管型是细胞颗粒管型再度退化后形成的。多见于慢性肾脏病尿量减少的情况下,或是肾病综合征存在脂肪尿时。

4)透明管型:透明管型可出现于正常尿液中,也可见于各种肾小球疾病。

（3）注意事项：管型的出现对于肾脏疾病的诊断和鉴别有重要意义。不同的管型出现在不同的肾脏疾病中。通常，管型的体积越大、越宽，提示肾脏损伤越重。但是当肾脏疾病发展到后期，肾脏功能完全丧失后，尿液中反而见不到管型。所以管型的消失是否是疾病的好转或恶化，应结合临床综合分析。

三、止血与血栓筛查试验

（一）凝血酶原时间

凝血酶原时间（PT）是指在被检的血浆中加入 Ca^{2+} 和组织因子，观测血浆的凝固时间，是外源性凝血系统最常用的筛选试验。

1. 参考范围　①凝血酶原时间（PT）：11~13 秒，测量值超正常对照值 3 秒以上为异常（采用凝固法检测）；②凝血酶原时间比值（PTR）：指受检血浆的凝血酶原时间（秒）/正常人血浆的凝血酶原时间（秒）的比值，参考范围为 0.86~1.15；③国际标准化比值（INR）：INR = PTR^{ISI}，参考范围为 0.9~1.3。国际敏感指数（ISI）越小，组织凝血活酶的灵敏度越高（光学凝固法）。

2. 临床意义　①PT 延长：可见于先天性凝血因子 I、II、V、VII、X 缺乏；还可见于获得性凝血因子缺乏，如严重肝病、维生素 K 缺乏、DIC、服用抗凝血药及病理性抗凝物增多等。②PT 缩短：可见于血液高凝状态，如 DIA 早期、心肌梗死、脑血栓形成、多发性骨髓瘤等。③INR 是口服抗凝血药（如华法林）的首选检测指标，中国人的 INR 以 2.0~3.0 为宜。

3. 注意事项　由于所用的方法、仪器以及试剂不同，不同实验室的 PT 测定结果有差异，各实验室应有各自的参考范围。对于口服抗凝血药的患者，INR 较 PT 更准确。

（二）活化部分凝血活酶时间

活化部分凝血活酶时间（APTT）是在受检的血浆中加入接触因子活化剂、部分磷脂和 Ca^{2+} 后，观察血浆凝固的时间。

1. 参考范围　20~25 秒。测量值与正常对照值比较，延长超过 10 秒以上为异常（光学凝固法）。

2. 临床意义　①APTT 延长：见于凝血因子 XII、XI、IX、VIII、X、V、II，激肽释放酶原，高分子量激肽原，纤维蛋白原缺乏等。新生儿由于止凝血系统发育尚未完善，维生素 K 依赖性凝血因子（FII、FVII、FIX、FX）和接触因子（FVXI、FXII、高分子量激肽原、激肽释放酶原）不到成年人的 70%，APTT 可延长。APTT 也是监测普通肝素和诊断狼疮抗凝物质的常用试验。②APTT 缩短：见于血栓性疾病和血栓前状态，但灵敏度、特异度较差。

（三）凝血酶时间

凝血酶时间（TT）是指受检的血浆中加入"标准化"凝血酶溶液，测定纤维蛋白原转变为纤维蛋白所需的时间。

1. 参考范围　10~14 秒。受检者的 TT 值超过正常对照 13 秒以上为延长（光学凝固法）。

2. 临床意义　①TT 延长：见于低纤维蛋白原血症、异常纤维蛋白原血症、血中的纤维蛋白（原）降解产物增高、血中有肝素或类肝素物质存在；②TT 缩短：无临床意义。

（四）纤维蛋白原定量

在受检的血浆中加入一定量的凝血酶，后者使血浆中的纤维蛋白原（Fg）转变为纤维蛋白,通过血液凝固速度计算 Fg 的含量。

1. 参考范围　2~4g/L(光学凝固法)。

2. 临床意义　①纤维蛋白原增高:见于糖尿病、急性心肌梗死、风湿病、急性肾小球肾炎、肾病综合征、多发性骨髓瘤、休克、大手术后、急性感染、恶性肿瘤及血栓前状态等。此外,在生理情况下的应激反应、老年人和妊娠晚期也会增高。纤维蛋白原是体内含量最高的凝血因子,其含量增高是冠心病独立的危险因素。②纤维蛋白原减低:见于 DIC、重症肝炎、肝硬化等。

(五) D-二聚体

D-二聚体是交联纤维蛋白在纤溶酶降解下产生的 FDP 中的一个片段,是目前 DIC 检验诊断中的一个特异性较强的指标,并在排除血栓形成中有重要价值,其单位用 DDU 表示。D-二聚体是机体活动性血栓形成的特异性分子标志物,血浆 D-二聚体含量增加提示机体存在过高的交联纤维蛋白降解。因此,血浆 D-二聚体可作为临床筛查与诊断血栓性疾病最常用的指标。

1. 参考范围　<0.24mg/L DDU(免疫比浊法)。

2. 临床意义　D-二聚体在继发性纤溶亢进时增高,而在原发性纤溶症的早期不升高,此是两者相鉴别的重要指标之一。此外,D-二聚体阴性对排除深静脉血栓和肺栓塞的诊断有重要价值,也是溶血栓治疗的监测指标之一。

3. 注意事项　抗凝治疗可导致假阴性结果。高水平的类风湿因子可引起血浆 D-二聚体含量假性升高,在出现临床难以解释的高水平血浆 D-二聚体时应注意除外类风湿因子的干扰。不同测定方法的 D-二聚体参考范围不同,有时单位也不一致。

(六) 血浆纤维蛋白(原)降解产物

血浆纤维蛋白(原)降解产物(FDP)是一来自纤溶酶降解纤维蛋白原和纤维蛋白的一组片段,可反映体内的纤溶酶活性。

1. 参考范围　FDP<5mg/L(免疫比浊法)。

2. 临床意义　血浆纤维蛋白(原)降解产物增高见于恶性肿瘤、DIC、急性早幼粒细胞白血病、肺梗死、肾脏疾病、肝脏疾病、器官移植排斥反应和溶血栓治疗等。也可见于某些生理情况下较慢的 FDP 增高,如剧烈运动后、妊娠中至后期。血浆 FDP 增高间接反映纤溶活性亢进,可作为纤溶活性的筛查指标之一,具有较高的灵敏度。无纤维蛋白形成的 FDP 增高提示出血风险增加。FDP 与 D-二聚体同时测定有助于鉴别原发性与继发性纤溶亢进。标本采集后及时送检,否则易出现假阳性。

四、肝功能相关检查

(一) 血清总蛋白及白蛋白

血清总蛋白为血清所含的各种蛋白质的总称,主要包括白蛋白和球蛋白。除 γ-球蛋白由单核巨噬细胞系统(非肝细胞)合成外,大多数血清蛋白由肝脏合成。

白蛋白是主要的血清蛋白,其主要功能有:①维持血浆胶体渗透压;②是机体的内源性营养物质;③作为激素、维生素、脂类等的载体蛋白。肝脏每天合成白蛋白 150~250mg/kg。

1. 参考范围　血清总蛋白及白蛋白含量与性别无关,但与年龄有关,新生儿、婴幼儿和60 岁以上的老年人稍低。白蛋白(ALB)为 40~55g/L(溴甲酚绿法),总蛋白(TP)为 65~85g/L(双缩脲法)。

2. 临床意义

（1）总蛋白：①减低是指 TP<60g/L（低蛋白血症），常见于白蛋白合成减少（如严重肝病）、营养缺乏、蛋白丢失过多（如肾病综合征、蛋白丢失性肠炎、大面积烧伤等）、慢性消耗性疾病及血液稀释等；②增高是指 TP>80g/L（高蛋白血症），常见于蛋白合成过多（如多发性骨髓瘤、巨球蛋白血症）、血液浓缩、肝硬化、感染性疾病（如麻风、梅毒、脓毒血症）。

（2）白蛋白：①减低是指白蛋白（ALB）<25g/L（低白蛋白血症），临床较为常见，如蛋白摄入不足、蛋白合成减少（肝细胞损伤）、蛋白消耗增多（如恶性肿瘤、甲亢）、蛋白丢失过多（肾病综合征、严重烧伤）、血液稀释（如妊娠）；②增高指 γ-球蛋白增高，常见于血液浓缩（如严重脱水、休克）。

3. 影响因素　如果采用抗凝血浆样本，由于含纤维蛋白原的原因，TP 浓度高于血清样本的测定。

（二）血清前白蛋白

前白蛋白（PA）由肝脏合成，分子量比白蛋白小，电泳谱上位于白蛋白前方。PA 为一载体蛋白，能运输维生素 A，与甲状腺素相结合，故又称为甲状腺素结合前白蛋白。

1. 参考范围　成年人为 170～420mg/L（免疫透射比浊法）。

2. 临床意义　①减低：见于营养不良、慢性感染、恶性肿瘤晚期、肝胆系统疾病（尤其是早期肝炎和急性重型肝炎），其血清浓度明显受营养状况和肝功能改变的影响；②增高：见于 Hodgkin 病。

3. 影响因素　白蛋白作为营养不良的检测指标，由于其半衰期为 21 天左右，因此不能很好地反映蛋白质水平的近期变化，反映的是 3 周前的状态；而 PA 的半衰期较短（2 天），可快速地反映营养摄入下降或营养恢复。

（三）血清总胆红素、结合胆红素、非结合胆红素

胆红素是胆汁的重要成分之一，主要来源是衰老红细胞的血红蛋白分子在一系列酶的作用下的降解产物。先生成胆绿素，再生成胆红素，即非结合胆红素，又称间接胆红素。在血液循环中非结合胆红素与清蛋白结合转运至肝脏，由于非结合胆红素不溶于水，所以不能从肾小球中滤过，故尿中无非结合胆红素。非结合胆红素经血液循环转运，与清蛋白分离并被肝脏细胞摄取，在肝细胞内的一系列酶的作用下，与葡糖醛酸结合形成水溶性强的葡糖醛酸胆红素，即结合胆红素，又称直接胆红素。结合胆红素随胆汁进入肠腔后，被肠道细菌作用分解形成尿胆原等胆素原，进而被氧化为尿胆素、粪胆素等棕黄色的胆素。大部分随粪便排出体外，少部分进行肝肠循环，还有少部分进入肾脏，随尿排出体外，尿中的尿胆素原被氧化为尿胆素，是尿液颜色的主要来源。

高胆红素血症时会出现黄疸。根据引起黄疸的原因不同，可将黄疸分为 3 型。①溶血性黄疸：主要由于红细胞破坏过多，造成非结合胆红素增多，超过肝细胞对胆红素的排泄和清除能力，造成血液中的非结合胆红素明显增高，结合胆红素和尿胆原也较正常增多。②肝细胞性黄疸：由于肝细胞损伤，肝细胞对胆红素的摄取、转化、排泄和清除等能力下降所致，此时血液中不仅非结合胆红素升高，而且由于肝细胞坏死、毛细胆管等病变造成结合胆红素和尿胆原的排泄受阻而逆流入血，使血液和尿中的结合胆红素及尿胆原增高，尿胆红素阳性。③梗阻性黄疸：由于肝内外原因造成胆汁排泄通道受阻，导致结合胆红素逆流入血；同时由于肠道排泄胆红素受阻，结果使血中的结合胆红素明显增高，尿中的尿胆原消失，尿中的尿胆红素阳性，粪便的颜色呈灰白色或陶土色。

1. 参考范围　①新生儿(0~7天):血清总胆红素(TBIL)为17~170μmol/L,结合胆红素为0~13.6μmol/L,非结合胆红素为0~170μmol/L;②成人:血清总胆红素为3.4~17.1μmol/L(重氮法),结合胆红素为0~6.8μmol/L(重氮法),非结合胆红素为1.7~10.2μmol/L。

2. 临床意义

(1)判断有无黄疸、黄疸的程度及演变过程:TBIL在17.1~34.2μmol/L时为隐性黄疸;34.2~171μmol/L时为轻度黄疸;172~342μmol/L时为中度黄疸;>342μmol/L时为重度黄疸。新生儿的TBIL>85μmol/L才会表现为黄疸。

(2)根据黄疸的程度推断黄疸病:溶血性黄疸一般TBIL<85.5μmol/L;肝细胞性黄疸TBIL为17.1~171μmol/L;不完全性梗阻性黄疸TBIL为172~265μmol/L;完全梗阻性黄疸一般TBIL>342μmol/L。

(3)根据胆红素升高的程度判断黄疸的类型:若总胆红素升高伴非结合胆红素明显增高提示溶血性黄疸;若总胆红素增高伴结合胆红素明显增高为胆汁淤积性黄疸;三者均增高为肝细胞性黄疸。

3. 影响因素

(1)室温时,血液样本暴露在阳光或高强度人造光下1小时可降低胆红素的浓度,因此采血后需及时送检。

(2)饮食异常干扰胆红素测定:如高脂肪肉类通过干扰化学反应会导致胆红素水平降低,长期禁食可使胆红素水平升高,一些食物(如胡萝卜和山药)可使血清的黄色加深,而使采用分光光度法测定胆红素时假性升高。

(四)血清胆汁酸

生成和分泌胆汁是肝脏的主要功能之一,胆汁酸(TBA)是胆汁的主要组分,游离胆汁酸分泌到胆小管前均形成结合胆汁酸,胆汁酸使脂类物质能稳定地溶解于胆汁中,促进脂类的消化吸收,调节胆固醇的代谢(胆固醇合成胆汁酸是胆固醇从体内清除的重要途径)。

1. 参考范围　胆汁酸为0~10μmol/L(循环酶法)。

2. 临床意义　血清胆汁酸测定可反映肝细胞的合成、摄取和排泄功能,是比其他指标更敏感的肝细胞损伤的诊断指标。血清胆汁酸升高见于肝细胞损害(如肝炎、肝硬化)、胆道梗阻(如胆石症、胆道肿瘤)等疾病,此外餐后血清胆汁可生理性地一过性增高。

3. 影响因素　由于其不受溶血影响,TBA测定在反映肝细胞损伤时比血清胆红素更为特异,可用于鉴别肝细胞性与溶血性黄疸,前者胆汁酸升高,后者不升高。此外也可用于鉴别高胆红素血症与胆汁淤积:TBA正常,胆红素升高者可归为高胆红素血症;TBA升高,而后者正常归为胆汁淤积。

(五)谷丙转氨酶和谷草转氨酶

谷丙转氨酶(GPT)和谷草转氨酶(GOT)是一组催化氨基转移反应的酶类。GPT广泛存在于机体组织细胞内,以肝细胞内的含量最多,在肝细胞内的GPT主要位于胞质中;GOT主要分布于心肌,其次为肝脏、骨骼肌和肾脏等组织中,在肝脏中GOT主要分布于肝细胞线粒体中。GPT和GOT正常时它们在血清中的含量很低,当肝细胞等损伤时它们在血清中的浓度会发生变化。在轻、中度肝损伤时,细胞质内的GPT和GOT释放入血,此时以GPT升高明显,GPT远大于GOT;当严重肝细胞损伤时,肝细胞线粒体中得GOT释放入血,此时以GOT升高更为明显,血清中的GOT/GPT比值升高。

1. 参考范围 ①GPT:男性为 9~50U/L,女性为 7~40U/L;②GOT:男性为 15~40U/L,女性为 13~35U/L(速率法)。

2. 临床意义

(1)急性病毒性肝炎:GPT 和 GOT 均显著增高,但以 GPT 升高更明显,可达数百至 1 000U/L;GOT/GPT<1,常在肝炎病毒感染后 1~2 周氨基转移酶达高峰,3~5 周逐渐下降,GOT/GPT 比值恢复正常。

(2)慢性病毒性肝炎:血清氨基转移酶轻度升高或正常,GPT 一般高于 GOT,GOT/GPT<1;如果 GOT 升高较 GPT 明显,GOT/GPT>1,则提示慢性肝炎可能转化为活动期。

(3)其他可引起氨基转移酶升高的疾病:如药物性肝炎、脂肪肝、肝癌、肝硬化、胆汁淤滞、急性心肌梗死、骨骼肌损伤等。

3. 影响因素

(1)全身很多组织含有氨基转移酶,这些组织损伤可引起氨基转移酶上升,因此遇单项氨基转移酶升高,应密切结合临床分析。

(2)肝脏具有强大的储备、代偿和再生能力。因此临床检查氨基转移酶正常并不能排除肝脏无变化或损伤,在肝损害早期试验结果可能正常,只有肝损害达到一定程度才表现出功能改变。

(六)碱性磷酸酶

在肝细胞内碱性磷酸酶(ALP)与肝细胞膜紧密结合而不易释放,肝病时通常 ALP 升高不明显;ALP 主要是胆汁淤滞的酶学指标。血清中的 ALP 来源于不同的组织,主要是肝脏和骨骼大约各占一半。

1. 参考范围 成年男性为 45~125U/L,女性为 50~135U/L;儿童<350U/L(速率法)。

2. 临床意义 某些病理性原因(如各种肝、骨等疾病)和生理性原因,如儿童生长发育期、妊娠 2 个月后、高脂饮食餐后(尤以血型为 B 型和 O 型的分泌型人群)均可引起血清 ALP 水平升高。

临床上 ALP 增高主要见于肝胆和骨骼肌疾病,如胆汁淤积性肝炎、阻塞性黄疸、胰头癌、胆管癌、胆道结石、肝癌、骨软化症、成骨不全、骨肉瘤、佝偻病、遗传性高碱性磷酸酶血症、甲状腺功能亢进等。临床上 ALP 减低很少见,仅见于某些严重疾病,如蛋白供给不足、镁缺乏、严重贫血、甲状腺功能减低等。

3. 影响因素 ALP 和 5′-核苷酸联合可用于监测肝脏、骨骼疾病和肿瘤疾病。在畸形性骨炎中血清 5′-核苷酸正常或达参考范围上限,血清 ALP 正常;在肝脏疾病中(肝细胞肝癌、胆管硬化、肝外梗阻转移性肝癌)5′-核苷酸和 ALP 升高;骨骼疾病时 ALP 升高,5′-核苷酸通常不升高。

(七)γ-谷氨酰基转移酶

γ-谷氨酰基转移酶(γ-GT 或 GGT)主要分布于肾、肝、胰腺、前列腺的细胞膜和微粒体上,肝脏中的 γ-GT 主要分布在肝细胞的毛细胆管侧和整个胆管系统,部分 γ-GT 经胆汁排泄。血清中的 γ-GT 主要来自肝胆系统。

1. 参考范围 男性为 10~60U/L,女性为 7~45U/L(速率法)。

2. 临床意义 血清 γ-GT 升高的原因主要有:①γ-GT 合成过多,如肝细胞癌、胆管癌等;②胆道梗阻性疾病导致胆汁淤滞,γ-GT 排泄受阻,如原发性胆汁性肝硬化、硬化性胆管炎;③肝实质损伤,肝细胞 γ-GT 释放增多,如急、慢性病毒性肝炎,酒精性肝损伤,肝硬化;④其他,如胰腺炎、胰腺癌、前列腺癌、急性心肌梗死、糖尿病、脑出血等。

3. 影响因素　一些药物可使血中的 γ-GT 升高,如巴比妥类、抗癫痫药、抗抑郁药、解热镇痛药等、香豆素类的抗凝血药、含雌激素的避孕药等,因此在分析 γ-GT 升高的临床意义时要考虑药物的影响。

(八) 假性胆碱酯酶

人体有 2 种胆碱酯酶,即乙酰胆碱酯酶(又称真性胆碱酯酶)和丁酰胆碱酯酶[又称假性胆碱酯酶(PChE)]。临床常规检测 PChE,其由肝合成分泌入血,是肝合成蛋白质功能的指标之一。

1. 参考范围　4 300～13 200U/L(速率法)。

2. 临床意义　血清胆碱酯酶减少主要见于肝病和有机磷中毒,增加主要见于肾病综合征、甲状腺功能亢进、糖尿病等。肝实质损害如急性肝炎、肝硬化活动期时 PChE 的活性常明显下降,若持续降低提示预后不良。

3. 影响因素　新生儿的 PChE 活性约为健康成人的 50%,以后随年龄增长而升高。肝、胆疾病时 GPT、γ-GT 均升高,往往难以相鉴别,此时增加 PChE 测定,可发现 PChE 降低者多为肝脏病患,而正常时多为胆道疾患。脂肪肝患者的 PChE 增高可能是由于其降解减慢所致。

五、血糖检查

(一) 血糖

血液中含有葡萄糖、果糖、半乳糖、甘露糖等多种糖类,但以葡萄糖为主,故一般血糖指血液葡萄糖。空腹血糖即空腹静脉血浆葡萄糖,是检测至少 8 小时不摄入含热量食物后的血浆葡萄糖的含量。随机血糖是指任何时候检测的血浆葡萄糖。

1. 参考范围　健康成年人的空腹血糖为 3.9～6.1mmol/L(葡萄糖氧化酶法)。

2. 临床意义

(1)升高:①糖尿病是造成高血糖的最常见的原因之一;②其他内分泌疾病,指一些与对抗胰岛素的激素分泌过多相关的疾病,如皮质醇增多症、甲状腺功能亢进、嗜铬细胞瘤、胰高血糖素瘤、巨人症、肢端肥大症;③应激性高血糖,如颅脑损伤、心肌梗死等;④肝源性血糖升高,如严重的肝脏病变导致肝脏功能障碍,使葡萄糖不能转化为肝糖原贮存,从而出现餐后高血糖;⑤药物影响,如噻嗪类利尿药、大量服用糖皮质激素类药物等;⑥胰腺病变,如胰腺炎、胰腺癌、胰腺外伤等;⑦其他病理性升高,如妊娠呕吐、脱水、缺氧、麻醉等;⑧生理性增高,如餐后 1～2 小时、高糖饮食、情绪激动等。

(2)降低:血糖低于 2.8mmol/L 即为低血糖症。见于:①胰岛素分泌过多,如胰岛素瘤、口服降血糖药等。②对抗胰岛素的激素分泌不足,如肾上腺皮质激素、生长激素等缺乏等。③严重肝病,如肝硬化、肝癌、重症肝炎等导致肝糖原贮存缺乏,从而出现空腹低血糖现象;嗜酒者、酒精中毒患者由于肝脏内的烟酰胺腺嘌呤二核苷(NAD$^+$)过多地用于乙醇的脱氢作用,可抑制三羧酸循环中丙酮酸羧化酶,从而减弱乳酸和丙酮酸的糖异生作用,可导致血糖降低。④其他,如长期营养不良、长时间不能进食的疾病。⑤生理性低血糖,如饥饿、剧烈运动等。

3. 影响因素　室温下血细胞中的糖酵解会使血糖每小时下降 5%～7%,故标本采集后应立即分离血浆尽快测定。如不能及时检测,可加入氟化钠-草酸盐混合的抗凝剂防止其酵解。此外常用的床旁便携式血糖计采用毛细血管全血标本测定，由于受到血细胞比容以及非糖还原性物质的影响，会较血浆葡萄糖浓度低12%~15%。

（二）口服葡萄糖耐量试验

口服葡萄糖耐量试验（OGTT）是目前公认的诊断糖尿病的金标准，对于血糖异常增高但未达到糖尿病诊断标准的患者可采用该试验。

OGTT应在不限制饮食（其中糖类的摄入量不少于150g/d）和正常体力活动2~3天后的清晨（上午）进行，应避免使用影响糖代谢的药物，试验前禁食8~14小时，其间可以饮水。取空腹血标本后，受试者饮用含有75g葡萄糖粉的液体250~300ml，5分钟内饮完。每30分钟取血测定血浆葡萄糖，共4次，历时2小时。

1. 参考范围　健康成年人的OGTT：①空腹血糖（FPG）≤6.1mmol/L，2小时血糖（2小时PG）≤7.8mmol/L；②服糖后0.5~1小时血糖升高达峰值，一般在7.8~9.0mmol/L，应<11.1mmol/L；③服糖后3小时血糖恢复至空腹血糖水平；④同时测定上述各时间的尿糖均为阴性（葡萄糖氧化酶法）。

2. 临床意义

（1）糖尿病诊断的依据：单纯血糖检测诊断糖尿病会遗漏大约30%的患者，因此，负荷后的血糖检测是临床糖尿病的诊断依据之一。具体见表5-7。

（2）糖代谢紊乱阶段的指标：糖代谢紊乱的发生是一个动态变化的过程，可分为不同的阶段，通过OGTT可以监测糖代谢是处于正常、糖尿病前状态或是糖尿病。

表5-7　糖代谢的分类

糖代谢的分类	空腹血糖/（mmol/L）	2小时血糖/（mmol/L）
正常血糖	<6.1	≤7.8
空腹血糖受损	6.1~7.0	<7.8
糖耐量减低	<7.0	7.8~11.1
糖尿病	≥7.0	≥11.1

3. 影响因素　噻嗪类利尿药、糖皮质激素、口服避孕药、阿司匹林等可引起血糖升高，糖耐量减低。此外对于胃肠道手术后或胃肠道消化吸收功能紊乱的患者，不宜口服葡萄糖时可采用静脉葡萄糖耐量试验。

（三）糖化血红蛋白

成人的血红蛋白（Hb）由HbA（97%）、HbA2（2.5%）和HbF（0.5%）组成。HbA由2条α链和2条β链组成，α链和β链容易被6-磷酸葡萄糖、1,6-二磷酸果糖、丙酮酸和葡萄糖等糖基化，分别形成HbA1a、HbA1b、HbA1c。其中葡萄糖糖化血红蛋白的产物，HbA1c占糖化血红蛋白（GHb）的大部分，HbA1c比总糖化血红蛋白能更好地监控糖尿病患者的血糖水平。

1. 参考范围　健康成年人的GHbA1c（用糖化血红蛋白A1c占总血红蛋白的百分比表示）为4.8%~6.0%（高效液相色谱法）。

2. 临床意义

（1）GHb主要用于监控糖尿病患者的血糖水平控制程度，反映过去2~3个月的平均血糖水平（与Hb在体内的半衰期有关）。当糖尿病患者的血糖控制不佳时，GHb的浓度可升高至正常值的2倍以上。它与血糖水平有很好的相关性。

（2）对鉴别糖尿病性高血糖及应激性高血糖有价值，前者的 GHb 水平增高，后者正常。

3. 影响因素

（1）由于 GHbA1c 的形成与红细胞的寿命有关，因此在由溶血性贫血或其他原因引起红细胞的寿命缩短时，或近期有大量失血，新生红细胞大量生成，会使 GHbA1c 减低；缺铁性贫血时，由于有较多的衰老红细胞，GHbA1c 水平升高。

（2）HbF、HbS、HbC 等异常的血红蛋白变异体会使红细胞的寿命缩短，此时测定 GHbA1c 反映血糖控制程度不准确，可以结合糖化白蛋白的测定来判断患者的血糖控制水平。

六、血脂检查

血浆中的脂类包括总胆固醇、甘油三酯、磷脂、游离脂肪酸等。由于脂质不溶于水，因此血浆中的脂类均与蛋白结合形成溶解度较大的脂蛋白。脂蛋白的结构呈球状，其核心为不溶于水的甘油三酯和胆固醇酯，表面覆盖少量胆固醇和极性的蛋白质、磷脂、游离脂肪酸，故有亲水性。根据脂蛋白的物理化学性质和组成成分不同，将其分为乳糜微粒（CM）、极低密度脂蛋白（VLDL）、低密度脂蛋白（LDL）、高密度脂蛋白（HDL）、脂蛋白（a）［LP（a）］等。

（一）总胆固醇

总胆固醇（TC）是指血液中的各脂蛋白所含的胆固醇之总和，分为胆固醇酯（60%～70%）和游离胆固醇（30%～40%），两者的比例在健康人中是恒定的。

1. 参考范围　合适范围为 TC<5.2mmol/L；临界高值为 TC 5.2～6.2mmol/L；高值为 TC>6.2mmol/L（酶法）。

2. 临床意义　TC 是冠心病危险分级的基础。TC>6.2mmol/L，应进行其他脂蛋白的检测；TC 为临界高值 5.2～6.2mmol/L，并伴冠心病或具有冠心病的其他风险因子（如脑血管疾病家族史、吸烟、高血压、糖尿病、外周血管栓塞性疾病、严重肥胖等）时，也应进行其他脂类的检测。

3. 影响因素　胆固醇浓度变化的相关影响因素：①新生儿的 TC 很低，哺乳后很快接近成年人水平，之后常随年龄而上升，70 岁后下降；②雌激素可降低血浆胆固醇水平，妊娠增加胆固醇水平，因此中青年女性的 TC 低于男性，女性绝经后的 TC 水平较同年龄的男性高；③长期高胆固醇、高饱和脂肪酸摄入可造成 TC 升高；④脂蛋白代谢相关酶或受体基因发生突变是引起 TC 显著升高的主要原因；⑤TC 与季节变化有关，秋、冬 TC 升高，而春、夏 TC 水平下降。

（二）甘油三酯

甘油三酯（TG）由甘油和 3 分子脂肪酸构成，参与胆固醇酯的形成，并构成脂肪组织。人体内超过 90% 的 TG 来源于食物，组织中 95% 的脂肪储存形式是 TG。高脂饮食后 TG 升高，一般餐后 2～4 小时达高峰，8 小时后基本恢复空腹水平。TG 用于疑似动脉粥样硬化和脂肪代谢能力的评价。

1. 参考范围　由于受生活习惯、饮食条件等影响，TG 水平在个体内和个体间的差异较大。合适范围为<1.7mmol/L；边缘升高为 1.7～2.25mmol/L；升高为≥2.26mmol/L（酶法）。

2. 临床意义

（1）病理性升高：TG 水平在 1.7～5.65mmol/L，与外周血管性疾病和需要特殊治疗的各种遗传性高脂蛋白血症有关（如Ⅰ、Ⅳ和Ⅴ型）；重度升高者即≥5.65mmol/L，常伴发胰腺炎。

此外糖尿病、痛风、甲状腺功能低下、胰腺炎等可引起继发性的高 TG 血症。

（2）病理性降低：TG<0.56mmol/L，原发性者见于无 β-脂蛋白血症和低 β-脂蛋白血症，为遗传性疾病；继发性者见于继发性脂代谢异常，如消化道疾病（肝病、吸收不良综合征）、内分泌疾病（甲状腺功能亢进、肾上腺皮质功能不全）、癌症晚期、恶病质等。

3. 影响因素

（1）血乳糜微粒（CM）与动脉粥样硬化无关，但与胰腺炎相关，正常情况下健康人血清中无可见的 CM，但高脂饮食后血清中可见乳糜微粒。

（2）高 TG 血症导致冠心病的确切证据还不充分，TG 水平>5.18mmol/L 可显著增加那些高 LDL 合并低 HDL 的个体发生冠心病的风险，有可能 TG 本身不会导致冠心病，但高 TG 血症引发的代谢紊乱会引发冠心病。TC、LDL 增高，HDL 减低，并同时存在冠心病的其他风险因子（如冠心病家族史、吸烟、饮酒、肥胖等）时，对动脉粥样硬化和冠心病的诊断更有意义。

（三）高密度脂蛋白胆固醇

高密度脂蛋白（HDL）是血清中颗粒最小、密度最大的一组脂蛋白，被视为人体内具有抗动脉粥样硬化的脂蛋白。大量研究表明血清中的高密度脂蛋白胆固醇（HDL-C）水平与冠心病发病呈负相关，因而 HDL-C 被称为"好胆固醇"。

1. 参考范围　合适范围为>1.04mmol/L；升高为>1.55mmol/L；减低为<1.04mmol/L（一步法）。

2. 临床意义　HDL-C 水平升高见于家族性高载脂蛋白 A 血症、慢性肝脏疾病（肝硬化、酒精中毒、肝炎）、长期有氧及剧烈运动；HDL-C 水平降低与冠心病发病风险和冠心病早发有关，见于家族性低脂蛋白（a）血症、糖尿病控制不佳、胆汁淤积、慢性肾衰竭、肾病综合征等。

3. 影响因素

（1）TC/HDL-C 比值比其单项检测结果更有意义，比值越高，患动脉粥样硬化的风险越高。

（2）影响血清 HDL-C 水平的因素很多，主要有①年龄和性别：儿童时期男性和女性的 HDL-C 水平相同；青春期男性开始下降，18~19 岁达最低点，男性低于女性；女性绝经后与男性接近。②饮食及运动：高糖及素食时 HDL-C 降低，长期足量运动时 HDL-C 升高。③肥胖：肥胖者常有 TG 升高，同时伴有 HDL-C 降低。④饮酒与吸烟：饮酒使 HDL-C 升高，而吸烟使 HDL-C 降低。⑤药物：雌激素类药物可使 HDL-C 升高，雄激素、噻嗪类利尿药等可使 HDL-C 降低。

（四）低密度脂蛋白胆固醇

低密度脂蛋白胆固醇（LDL-C）又被称为"坏胆固醇"，会进入血管内，潜伏在血管壁上，形成动脉粥样硬化斑块，进而引发冠心病、心肌梗死、脑卒中等严重的心脑血管问题。

1. 参考范围　合适范围为<3.1mmol/L；边缘升高为 3.1~3.61mmol/L；升高为>3.62mmol/L（一步法）。

2. 临床意义　LDL-C 水平升高见于家族性高脂蛋白血症，继发性升高见于饮食中的高胆固醇和饱和脂肪酸、甲状腺功能减低所致的高脂血症、肾病综合征、多发性骨髓瘤和球蛋白异常血症、肝细胞性梗阻和肝脏疾病、糖尿病等。LDL-C 水平降低见于甲状腺功能亢进、急性应激、慢性肺部疾病等。

3. 影响因素

（1）妊娠和某些药物（如类固醇、黄体酮和雄激素）与 LDL-C 水平升高有关；非空腹血标本可导致结果假性升高。女性进行口服雌激素治疗时可见 LDL-C 降低。生理条件，LDL-C 水平随年龄增高而上升，青年与中年男性高于女性，老年期女性高于男性。

（2）当患者有高危因素，如早发糖尿病家族史、吸烟、高血压、低 HDL-C、糖尿病、脑血管或外周血管病、肥胖时，患者的 LDL-C 起始治疗浓度或目标治疗浓度应更低，建议 LDL-C<2.6mmol/L。

（五）脂蛋白（a）

脂蛋白（a）[LP（a）]的密度介于 HDL 与 LDL 之间，在蛋白和脂质结构方面类似于 LDL。正常生理条件下，同一个体的 LP（a）水平相当恒定，不同个体间的差异很大。LP（a）水平主要由遗传因素决定，基本不受性别、年龄、饮食、环境等因素的影响。

1. 参考范围　健康成年人的 LP（a）<300mg/L（免疫比浊法）。

2. 临床意义　LP（a）升高是家族性高胆固醇和家族性脂蛋白疾病患者的冠心病的独立风险因子。

（1）升高：见于①缺血性心脑血管疾病；②心肌梗死、外科手术、急性创伤和急性炎症，LP（a）和其他急性时相蛋白一样增高；③肾病综合征和尿毒症；④除肝癌以外的恶性肿瘤；⑤糖尿病肾病。

（2）降低：见于肝脏疾病（慢性肝炎除外），因为 LP（a）由肝脏合成。此外，还见于甲状腺功能亢进和接受雌激素、烟酸等治疗的患者。

3. 影响因素　LP（a）水平>300mg/L 的个体与 LP（a）水平<300mg/L 的个体相比，发生心肌梗死的相对危险度为后者的 1.85 倍，且与经皮冠状动脉腔内成形术后的狭窄与再狭窄有关。LP（a）水平几乎全由遗传因子决定，且升高的 LP（a）水平常见于儿童冠心病患者及家族。

（六）载脂蛋白

载脂蛋白（Apo）是指脂蛋白中的蛋白质部分。载脂蛋白在脂蛋白代谢中具有重要的生理功能。常见的载脂蛋白有载脂蛋白 A I（ApoA I）、载脂蛋白 B（ApoB）等。ApoA I 是 HDL 的主要成分，ApoB 是 LDL 和 VLDL 的主要结构成分，在胆固醇的合成和代谢方面发挥重要作用。因此，ApoA I 和 ApoB 可以反映相应的脂蛋白改变。

1. 参考范围　ApoA I 为 1.0~1.6g/L；ApoB 为 0.6~1.1g/L（免疫比浊法）。

2. 临床意义　2 个指标可用于冠状动脉疾病的危险性评估。ApoA I 缺陷与早发性心血管疾病相关。ApoA I 降低多见于动脉粥样硬化性心脑血管病、肾病综合征、遗传性家族性 a 脂蛋白缺乏症、家族性低 HDL 症等；ApoB 升高见于 II a、II b 和 V 型高脂蛋白血症，糖尿病，甲状腺功能低下，肾病综合征等。ApoA I/ApoB 比值越低，发生冠状动脉疾病的风险越高。ApoA I<0.9g/L、ApoB>1.10g/L 时，提示冠状动脉疾病的危险性增加。

3. 影响因素　载脂蛋白属于急性时相蛋白，疾病急性期不建议检测；多种药物可引起载脂蛋白含量升高；ApoA I 降低与吸烟、高多不饱和脂肪饮食相关。

七、心肌损伤或心功能检查

（一）心肌肌钙蛋白

心肌肌钙蛋白是肌钙蛋白复合物中与心肌收缩功能有关的一组蛋白，由肌钙蛋白 T（cTnT）、肌钙蛋白 I（cTnI）等组成。cTnT、cTnI 是心肌特有的肌钙蛋白。当心肌损伤或坏死时,心肌肌钙蛋白从细胞进入外周血,导致血清肌钙蛋白升高。因此,血清肌钙蛋白浓度可反映心肌损伤情况,是心肌损伤的特异性标志。

1. 参考范围　cTnT<0.01μg/L(Roche 电化学发光法);cTnI<0.01μg/L 为正常(不同试剂盒的参考区间不同,化学发光法)。

2. 临床意义

(1)急性心肌梗死(AMI)时,血清 cTnT、cTnI 开始升高的时间均为 3~6 小时,达峰时间为 10~24 小时,恢复正常的时间分别为 7~10 天(cTnI)和 10~14 天(cTnT)。心肌肌钙蛋白检测的灵敏度及特异性均高于其他心肌酶(如 CK、LDH)。

(2)不稳定型心绞痛时肌钙蛋白常升高,提示伴有或不伴有小灶性心肌坏死,肌钙蛋白对不稳定型心绞痛的阳性率达 39%。骨骼肌疾病和肾衰竭时 cTnT 也可能升高,故 cTnT 升高要注意排除其他因素的影响。

(3)AMI 溶栓治疗监测。开始溶栓治疗后,如再灌注成功,90 分钟肌钙蛋白达最大值。

3. 影响因素

(1)cTnI 和 cTnT 在检测心肌损伤时的临床价值相同。在心肌损伤发生的起始(6 小时内),肌钙蛋白的诊断敏感性为 50%~60%,对确定是否早期使用溶栓疗法的价值较小;随时间延长,敏感性逐渐提高,至发作后 6 小时,敏感性达 90% 以上。

(2)不同的肌钙蛋白检测系统的参考区间不同,对同一标本的检测值有明显差异,比较不同系统的检测结果时应注意。

(3)由于肌钙蛋白升高相对较晚并持续较长时间,其在 AMI 早期诊断及反映心肌再梗死中的价值受限。

(二)血清肌酸激酶和同工酶

肌酸激酶(CK)是心肌中重要的能量调节酶,可将 ATP 产生的能量以肌酸激酶的形式储存于细胞中。肌酸激酶还存在于肌肉、肾脏、脑组织中等。根据肌酸激酶的组成亚型不同可分为 CK-BB、CK-MB 和 CK-MM 3 种同工酶,CK-MB 主要存在于心肌中(骨骼肌中少量),较 CK 的特异性高。

1. 参考范围　①CK:男性为 25~195U/L,女性为 26~140U/L(速率法);②CK-MB:活性<15U/L,质量<5ng/ml(化学发光法)。

2. 临床意义　CK 和 CK-MB 在急性心肌梗死发生后的 4~6 小时即可超过正常,24 小时达峰值,48~72 小时恢复正常。心肌缺血时,血清 CK-MB/CK 比值可升高 2~3 倍;急性心肌梗死时,血清 CK-MB/CK 比值显著升高。

3. 影响因素　CK-MB 和 CK 并非心肌特异,在骨骼肌中也少量存在,因此骨骼肌损伤时会升高。

(三)血清乳酸脱氢酶

乳酸脱氢酶(LDH)是葡萄糖无氧酵解中调节丙酮酸转化为乳酸的过程中很重要的酶,其广泛存在于肝脏、心脏、骨骼肌、脑、红细胞等组织细胞中。根据 LDH 的组成亚型不同可分为 LDH1~LDH5 5 种,其中心脏中以 LDH1 和 LDH2 为主。

1. 参考范围　①以丙酮酸为底物:200~380U/L;②以乳酸为底物:109~245U/L(速率法)。

2. 临床意义　发生心肌损伤时,心肌细胞膜破裂,LDH 等细胞内物质外漏到细胞间液及外周血中。在急性心肌梗死发作后的 8~12 小时 LDH(LDH1 和 LDH2)出现在血中,48~72 小时达峰值,7~12 天恢复正常。如果连续测定 LDH,对于就诊较迟、CK 已恢复正常的

AMI 患者有一定价值。

3. 影响因素　由于机体内的多种组织中存在 LDH,非心肌梗死所致的快速型心律失常、心力衰竭、急性心包炎等及肝脏相关疾病都可使乳酸脱氢酶升高,因此不能仅凭 LDH 升高来诊断心肌损伤。LDH 的另一缺点是无法用于评估溶栓疗法,红细胞含丰富的 LDH,溶栓疗法常致溶血,使 LDH 升高。

（四）肌红蛋白

肌红蛋白(Mb)是一种氧结合蛋白,广泛存在于骨骼肌、心肌、平滑肌中。Mb 的分子量小,易从坏死或损伤的肌细胞中快速释放出来。正常血中的 Mb 含量很低,由肾脏排泄,当心肌和骨骼肌损害时血中和尿中的 Mb 水平升高,故测定 Mb 对心肌梗死和某些骨骼肌损害的诊断有意义。

1. 参考范围　①血肌红蛋白:男性为 28~72μg/L,女性为 25~58μg/L;②尿肌红蛋白:<17μg/L(化学发光法)。

2. 临床意义

(1)血肌红蛋白:①急性心肌梗死,AMI 发作后细胞质中的 Mb 释放入血,2 小时即升高,6~9 小时达高峰,24~36 小时恢复至正常水平。在胸痛发作 2~12 小时内,如果血肌红蛋白阴性可排除 AMI。②其他,如血肌红蛋白升高还见于急性骨骼肌损伤(挤压综合征)、肾衰竭、心力衰竭和某些肌病。

(2)肌红蛋白尿症:主要见于遗传性肌红蛋白尿症、挤压综合征和某些病理性肌肉组织变性、炎症等。

3. 影响因素　Mb 临床应用的主要问题是临床特异性不高,为 60%~95%,早期心电图和其他标志物未变化时,单凭 Mb 决定是否溶栓有一定风险。由于 Mb 的消除较快,因而是判断再梗死的良好指标。

（五）B 型利钠肽

利钠肽(NP)是机体组织细胞产生的一种神经激素,其主要功能是促进血管内的液体转移至血管外,增加尿钠排泄,降低心脏前负荷;抑制交感神经兴奋。目前已经认识的 NP 家族有 6 个,其中 B 型利钠肽(BNP)主要存在于心室肌细胞中。正常时 BNP 在心肌细胞内以前体(pro-BNP)形式存在,当心室压力增高、容积增大时,pro-BNP 分解为有活性的 BNP 和无活性的 NT-proBNP,从心肌细胞内大量释放入血,并且血中的 BNP 浓度不受肾脏功能影响(血中的 NT-proBNP 易受肾脏功能影响)。因此,血中的 BNP 检测是目前心力衰竭诊断的标志物。

1. 参考范围　血 BNP 和 NT-proBNP 水平与年龄有关,老年人高于青年人。①BNP:<100pg/ml;②NT-proBNP:<125pg/ml(年龄<75 岁者),<400pg/ml(年龄>75 岁者)(化学发光法)。

2. 临床意义　血 BNP 和 NT-proBNP 水平是预测心力衰竭发生危险性及诊断心力衰竭的单个较好的标志物。当心力衰竭通过治疗得到控制时,血 BNP 和 NT-proBNP 水平下降;心力衰竭或心力衰竭通过治疗得到控制的患者,其血 BNP 和 NT-proBNP 水平仍高于心脏正常者。有报道指出血 BNP 和 NT-proBNP 正常可排除心力衰竭的存在。

应注意血 BNP 和 NT-proBNP 是容量依赖性激素,除心力衰竭外,其他可产生水钠潴留、血容量增多的病症亦可导致血 BNP 和 NT-proBNP 水平升高,如库欣综合征、原发性醛固酮增多症、肝硬化等。

3. 影响因素　与 cTn、CK-MB、Mb 等心肌损伤标志物不同,BNP 反映心脏代偿功能,是评价心功能的标志物。对疑似心力衰竭患者,BNP 可作为首选筛查指标,增高时应进一步做超声等其他检查确诊。不同方法、不同厂家的试剂盒其测定结果有差异,参考区间也不同。

(六)同型半胱氨酸

同型半胱氨酸(HCY)是蛋氨酸代谢产物半胱氨酸在维生素 B_{12} 和叶酸的催化下形成的。当机体的新陈代谢出现障碍时,同型半胱氨酸无法降解而在体内聚集,导致同型半胱氨酸血症。高浓度的同型半胱氨酸可对血管内壁造成损害,使血管内膜增厚、粗糙、斑块形成,管腔狭窄甚至阻塞管腔,动脉供血不全,导致动脉粥样硬化和冠心病的发生。目前认为同型半胱氨酸与动脉粥样硬化性心血管疾病密切相关,是心脑血管疾病的独立风险因子。

1. 参考范围 血同型半胱氨酸为 $5\sim15\mu mol/L$(循环酶法)。

2. 临床意义 高 HCY 是心脑血管疾病发生的独立危险因素。有报道指出,血同型半胱氨酸水平每升高 $5\mu mol/L$,冠状动脉疾病的危险度增加 1.6 倍、脑血管疾病的危险度增加 1.8 倍、外周血管疾病的危险度增加 6.8 倍。

(1)HCY 水平增高:见于①叶酸缺乏;②维生素 B_{12} 代谢异常或缺乏;③高同型半胱氨酸血症;④动脉粥样硬化和心肌梗死;⑤中枢血管疾病;⑥外周血管疾病;⑦脑卒中、阿尔茨海默病和早老性痴呆;⑧糖尿病并发症。

(2)HCY 水平降低:可降低急性心肌梗死等缺血性心肌损伤和其他缺血性血管疾病的发生。美国心脏协会建议对于有多种高危因素的人群,控制血 HCY 水平 $<10\mu mol/L$ 为合理的目标。

3. 影响因素 一氧化氮、甲氨蝶呤、硫脲嘧啶引起血 HCY 升高;肾功能减退患者的 HCY 升高。

(七)超敏 C 反应蛋白

C 反应蛋白(CRP)是一种急性时相反应蛋白,是判断组织损伤的敏感指标,也是心血管炎症病变的生物标志物。由于健康人体内的 CRP 水平通常 $<1mg/L$,因此常规 CRP 检测不能很好地反映低水平的 CRP 浓度变化。随着检验技术的发展,超敏 C 反应蛋白(hs-CRP)检测是更为有效的独立的心血管疾病预测指标。hs-CRP 在冠心病、卒中、周围血管栓塞等疾病的诊断和预测中发挥越来越重要的作用。

1. 参考范围 心血管风险因子标记(低风险):hs-CRP $<1mg/L$;炎症标志物:$<5mg/L$(免疫比浊法)。

2. 临床意义 CRP 激活补体系统,促进中性粒细胞黏附,吸引冠状动脉斑块中的补体,在动脉硬化的形成和发展中起重要作用。CRP 对急性胰腺炎有独立的预测价值,阈值为 $100mg/L$ 时灵敏度在 80%。hs-CRP 升高反映动脉硬化存在低度的炎症过程和粥样斑块脱落。美国心脏协会建议 hs-CRP $<1.0mg/L$ 为低度危险性,$1.0\sim3.0mg/L$ 为中度危险性,$>3.0mg/L$ 为高度危险性。如果 hs-CRP $>10mg/L$,表明可能存在其他感染,应在其他感染控制后再采血检测,以进一步除外心血管炎症病变。

3. 影响因素 作为炎症标志物,在急性时相期 CRP 浓度增加 $>5mg/L$ 可以清楚地显示炎症信号或急性时相反应引发阶段;浓度在 $1\sim5mg/L$ 可能表明慢性低程度的炎症。发生疾病时 CRP 浓度升高多见于细菌感染,真菌和寄生虫感染时 CRP 浓度较低,病毒感染时 CRP 浓度多不升高。

hs-CRP 联合 TCHO/HDL-C 比值在评估心血管事件发生的危险性方面较单使用血脂检测的价值更高。

八、肾功能检查

肾脏为成对的略呈蚕豆形的实质性器官,肾单位是肾脏的基本结构和功能单位。肾单位组成如图5-1所示。

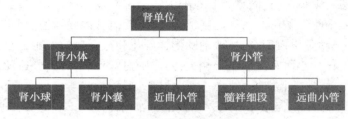

图5-1 肾单位组成

肾小球的功能主要是滤过功能。滤过膜是肾小球滤过功能的结构基础,由毛细血管内皮细胞层、基底膜和肾小囊上皮细胞组成。滤过膜对小分子物质有极高的通透性,对于大分子物质的通透性极低。因此在正常情况下,原尿中不应含有血细胞和中、大分子的血浆蛋白质。

肾小管的功能为①近曲小管:重吸收和排泌功能,原尿中的葡萄糖、氨基酸、微量白蛋白等几乎全部在近端小管重吸收,水、Na^+、K^+、Cl^-、HCO_3^-、磷酸盐等也绝大部分在此段重吸收;②髓袢:主要重吸收一部分水和氯化钠等,在尿液浓缩、稀释等功能中起重要作用;③远曲小管和集合管:在激素(抗利尿激素和醛固酮)的调节下,继续重吸收部分水和 Na^+ 等参与机体对水、电解质及酸碱平衡等的调节。

(一)肌酐清除率

内生肌酐为人体肌肉中磷酸肌酸的代谢产物,是正常人体内肌酐的主要来源。在严格控制饮食的情况下,同一个体每天的内生肌酐生成量与尿液排出量相等,且相对恒定。肌酐主要从肾小球滤过,不被肾小管重吸收,仅少量由近端小管排泌。肌酐清除率(Ccr)是指肾脏在单位时间内将肌酐从一定量的血浆中全部清除并由尿排出时被处理的血浆量。

Ccr(ml/min)=[尿肌酐浓度(mmol/L)×每分钟尿量(ml/min)]/血肌酐浓度(μmol/L)。

标准化 Ccr[ml/(min·1.73m²)]=Ccr×标准体表面积(1.73m²)/个体体表面积(A)。

A 值的计算:lgA(m²)= 0.425lg[体重(kg)]+0.725lg[身高(cm)]−2.144。

1. **参考范围** 成年男性的标准化 Ccr 为 80~120ml/(min·1.73m²);成年女性的标准化 Ccr 为 75~115ml/(min·1.73m²)(苦味酸法)。

2. **临床意义**

(1)Ccr 降低:能较早地反映肾小球滤过功能的损伤,并估计损伤程度。通常情况下,①Ccr<80ml/(min·1.73m²)提示有肾功能损伤;②Ccr 为 50~80ml/(min·1.73m²)提示为肾功能不全代偿期;③Ccr 为 25~50ml/(min·1.73m²)提示为肾功能不全失代偿期;④Ccr<25ml/(min·1.73m²)提示肾衰竭期(尿毒症期);⑤Ccr≤10ml/(min·1.73m²)提示尿毒症终末期。

(2)指导医师治疗:医师常根据 Ccr 结果制定治疗方案并调整治疗手段,当 Ccr 出现异常时,及时调整由肾脏代谢或以肾脏排出为主的药物。

3. **影响因素**

(1)尿液收集不全和尿液总量计量不准是影响 Ccr 准确性的常见原因,因此受试者应严

格按照医疗机构提供的操作说明留取尿样

（2）Ccr 不能完全代表肾小球滤过率（GFR），因为在 GFR 下降时肾小管可分泌肌酐，会高估 GFR。

（3）急性肾损伤时，由于肌酐变化不敏感，采用 Ccr 评估肾功能有一定的偏差。

（二）血肌酐

血中的肌酐来源包括从食物中摄取的外源性肌酐和机体内生成的内源性肌酐两部分，在严格控制饮食限制外源性肌酐的摄入时，血中的肌酐浓度为稳定值，测定血肌酐（Scr）浓度可以反映肾小球滤过功能。

1. 参考范围　成年男性为 $53 \sim 106 \mu mol/L$，女性为 $44 \sim 97 \mu mol/L$（不同的测定方法有差异）（苦味酸法）。

2. 临床意义

（1）Scr 升高：见于各种原因引起的肾小球滤过功能减退，但早期诊断不敏感，当 GFR 降低到正常的 50% 时 Scr 仍可正常。此外还见于肌肉疾病，如巨人症、肢端肥大症、甲状腺功能亢进等。

（2）Scr 减低：见于进行性肌肉萎缩、白血病、贫血、肝功能障碍及妊娠（孕妇的血容量增加、血浆稀释）等。

3. 影响因素　肾功能异常时，Scr 水平可以反映 GFR，肾脏病膳食改良试验（MDRD）公式可以用于估算 GFR（eGFR），公式结合 Scr、性别、年龄和种族因素，报告基于 Scr 的 eGFR。也可采用慢性肾脏病（CKD）-EPI 方程估算 eGFR，根据 eGFR 可以评价 CKD 患者的肾功能分期：①eGFR>90ml/（min·1.73m²）为 CKD1 期；②eGFR 60~89ml/（min·1.73m²）为 CKD 2 期；③eGFR 30~59ml/（min·1.73m²）为 CKD 3 期；④eGFR 15~30ml/（min·1.73m²）为 CKD 4 期；⑤eGFR<15ml/（min·1.73m²）为 CKD 5 期。

（三）血尿素

尿素为机体蛋白质的代谢产物，血尿素（urea）浓度取决于机体蛋白质的分解代谢速率、食物中的蛋白摄取量及肾排泄能力。尿素可自由通过肾小球滤过膜滤入原尿，但约 50% 可被肾小管重吸收。在食物摄入及体内分解代谢较稳定的情况下，其血浓度取决于肾排泄能力。肾脏受损时，随着 GFR 下降，血尿素浓度升高。因此，血尿素在一定程度上可反映肾小球滤过功能。

1. 参考范围　1.8~7.1mmol/L（酶法）。

2. 临床意义　肾功能损伤时血尿素增高，如充血性心力衰竭、盐和水分消耗过多、休克；各种原发性肾小球肾炎、肾盂肾炎、间质性肾炎等所致的慢性肾衰竭；蛋白质摄入过量、烧伤或癌症时蛋白质过度分解。血尿素不能作为早期肾功能指标，但对慢性肾衰竭，尤其是尿毒症患者，血尿素的增高程度通常与病情严重性一致。慢性肾脏病时，尿素水平与氮质血症的相关性更好：肾功能不全代偿期，血尿素轻度增高（>7mmol/L），肌酐可不增高或轻度增高；肾功能不全失代偿期，血尿素中度增高（17.9~21.4mmol/L）；尿毒症期，血尿素重度升高（>21.4mmol/L）。

3. 影响因素　血尿素除受肾功能的影响外，还受到蛋白质分解实际状况的影响，低蛋白和高糖饮食可引起血尿素水平下降；妊娠后期血浆容量增加，会出现血尿素降低；老年人肾脏不能充分浓缩尿液时会出现血尿素升高。

尿素氮（BUN）/Scr 比值正常情况下为 10：1~20：1。如果：①BUN/Scr 比值升高>20：

1 且 Scr 正常,见于肾前性氮质血症、心力衰竭、盐类消耗增多、组织降解的分解代谢;②BUN/Scr 比值升高>20∶1 且 Scr 水平升高,见于输尿管堵塞、肾前性氮质血症伴肾脏疾病;③BUN/Scr 比值降低<10∶1 且 BUN 水平降低,见于急性肾小管坏死、严重肝病尿素合成下降、反复透析;④BUN/Scr 比值降低<10∶1 且 Scr 水平升高,见于横纹肌溶解等。

(四)血胱抑素 C

半胱氨酸蛋白酶抑制剂 C 简称胱抑素 C(cystatin C,CysC),机体内几乎所有组织的有核细胞均能持续恒定地产生 CysC。CysC 可自由透过肾小球滤过膜,在近曲小管全部重吸收并迅速代谢分解。CysC 的血清浓度变化不受炎症、感染、肿瘤及肝脏功能等因素的影响,与性别、饮食、体表面积、肌肉量无关,是一种反映 GFR 变化的理想的内源性标志物。

1. 参考范围　成人的血 CysC 为 0.59~1.02mg/L(免疫透射比浊法)。

2. 临床意义　血 CysC 水平升高见于急性肾衰竭、慢性肾衰竭、糖尿病肾病、高血压肾功能损害、感染引起肾功能损伤和肾移植患者的肾功能恢复期等。

3. 影响因素　血 CysC 较 Scr 相比,不受肌肉量、年龄影响,且不被肾小管重吸收。

(五)尿微量白蛋白

生理状况下,白蛋白几乎不能通过肾小球滤过屏障,即使少量滤入原尿,也可被肾小管重吸收。当肾小球受损时,即使早期的轻微受损,白蛋白在尿中的漏出量也可增加,出现微量白蛋白尿。定时留尿可计算每分钟的尿白蛋白排泄率(AER),24 小时可计算白蛋白的总排泄量。

1. 参考范围　定时留尿:AER<20μg/min 或<30mg/24h(免疫散射比浊法)。

2. 临床意义

(1)糖尿病肾病:可用于早期诊断与监测,微量白蛋白是糖尿病患者发生肾小球微血管病变的早期指标之一。

(2)高血压肾病:微量白蛋白是高血压患者并发肾脏损伤的指征之一,当血压得到控制后微量白蛋白尿的程度可减轻。妊娠高血压可出现微量白蛋白尿,持续性微量白蛋白尿常预示妊娠后期发生子痫。

(3)其他:狼疮性肾病、泌尿系统感染、心力衰竭、隐匿性肾炎等也会出现微量白蛋白尿。

3. 影响因素

(1)AER>200μg/min 或>300mg/24h 时出现临床白蛋白尿或"大量白蛋白尿"。尿液收集时应避免白天锻炼,收集隔夜尿液时应避免摄入蛋白质,因此需要多次测量以作出诊断。当 3 个月内 3 份尿液标本中 2 份为阳性时具有诊断价值。

(2)晨尿样本检测白蛋白/肌酐比值更有效,可避免由于多尿或尿白蛋白浓度假性降低引起的假阴性结果,当尿液白蛋白/肌酐比值>30mg/g 水平时认为存在微量白蛋白尿,阳性结果应通过测量定时留尿(如 24 小时或 8 小时)尿液样本的 AER 来确定。

(六)尿转铁蛋白

在生理状态下,血转铁蛋白不容易通过肾小球滤过膜,但由于转铁蛋白所带的负电荷比白蛋白少,当肾小球滤过膜上的电荷屏障发生轻微损伤时,转铁蛋白比白蛋白更易漏出。

1. 参考范围　尿转铁蛋白(TfU)<2.0mg/L(免疫散射比浊法)。

2. 临床意义　肾脏早期损伤时,TfU 增加早于白蛋白,对早期发现和诊断糖尿病肾病等肾小球性疾病比微量白蛋白测定更加敏感。

(七)尿免疫球蛋白 G

感染、肾中毒、血管病变和免疫损伤等均可导致基底膜孔径变大,单纯性膜孔径增大时,尿中以免疫球蛋白 IgG 滤出增多为主;当滤过膜损伤加重时,尿液中除 IgG 的排出率增加外,分子量较大的 IgM 也开始滤出增多。

1. 参考范围　尿 IgG 为 0.1～0.5mg/L,尿 IgA 为 0.4～1.0mg/L,尿 IgM 为 0.02～0.04mg/L。

2. 临床意义　肾小球受损时,尿 IgG 和 IgA 增高;肾小球严重受损时,尿 IgM 增高,尿中 IgM 的出现对预测肾衰竭有重要价值。

3. 影响因素　尿液中的总 IgG 测定可作为非选择性肾小球蛋白尿的标志物。IgG 可与白蛋白仪器用于确定选择性指数:疾病早期,白蛋白排出比 IgG 增加快,引起选择性指数减低,表示电荷选择性丧失;随着病情加重,IgG 等高分子量的分子增加,选择性指数上升,表示分子选择性丧失,如间质性肾病时选择性指数增加。

(八) β_2-微球蛋白

β_2-微球蛋白(β_2-MG)是一种除成熟红细胞核胎盘滋养层细胞外,几乎所有有核细胞都可以产生的小分子蛋白。在正常生理条件下,β_2-MG 可自由滤过肾小球,其中 99.9% 在近曲小管重吸收并降解。因此,肾小球滤过功能受损导致血 β_2-MG 升高,而肾小管损伤导致尿 β_2-MG 升高。

1. 参考范围　成人的尿 β_2-MG<0.3mg/L;成人的血 β_2-MG 为 1～2mg/L(免疫比浊法)。

2. 临床意义

(1)尿 β_2-MG 测定是判断肾近曲小管受损的敏感而特异的指标,升高可见于肾小管间质性疾病、药物或毒物所致的早期肾小管损伤以及肾移植后早期急性排斥反应,可用于上述疾病的监测和预后判断。

(2)血 β_2-MG 可较好地评估肾小球滤过功能,肾小球滤过功能受阻时升高比 Scr 要灵敏。但肺癌、肝癌、鼻咽癌、白血病等恶性肿瘤时由于 β_2-MG 合成增加,也可见血 β_2-MG 升高;如果生成过多,超过肾小管重吸收阈值,血 β_2-MG 和尿 β_2-MG 均升高。

(3)肾衰竭时由于肾小管损伤,尿 β_2-MG 会升高;肾移植成功后尿 β_2-MG 会很快下降,当发生排斥反应时,由于排斥反应引起淋巴细胞增多、β_2-MG 合成增多、肾功能下降、血 β_2-MG 常升高,且往往比 Scr 更敏感。

应注意由于肾小管重吸收 β_2-MG 的阈值为 5mg/L,因此在测定尿 β_2-MG 的同时应测定血 β_2-MG,只有当血 β_2-MG<5mg/L 时,尿 β_2-MG 升高才对判断肾小管损伤有意义。

3. 影响因素　尿液中的 β_2-MG 在 pH<6 时不稳定,β_2-MG 作为尿液标志物没有 α_1-微球蛋白(α_1-MG)可靠,因为多种疾病如多发性骨髓瘤、骨软骨病、B 淋巴细胞瘤和 HIV 感染等既可增高其血清水平,又增加肾脏排出;但血 β_2-MG 对监测肾移植患者有用,水平升高可及早提示移植排斥。

(九) α_1-微球蛋白

α_1-微球蛋白(α_1-MG)是一种主要由肝脏和淋巴组织合成的小分子糖蛋白。游离的 α_1-MG 可自由通过肾小球滤过,并在近曲小管几乎被全部重吸收,因此尿中的含量极微。测定尿 α_1-MG 含量可用于肾脏损伤和糖尿病肾病并发症的预测和观察。

1. 参考范围　成人的尿 α_1-MG<12mg/24h 尿;成人的血 α_1-MG<10mg/L(免疫散射比浊法)。

2. 临床意义

(1)尿 α_1-MG 升高:提示近端肾小管重吸收功能受损,见于多种肾小管病变及并发症的早期,可用作小管间质性肾病的早期诊断标志物以及急、慢性肾小管功能不全与糖尿病并发肾病的预测和观察。

(2)血 α_1-MG 升高:提示肾小球滤过功能受损,可见于早期肾小球损伤、原发性肾小球肾炎、糖尿病肾病、狼疮性肾病及慢性肾衰竭等。

(3)尿 α_1-MG 与血 α_1-MG 均升高:提示肾小球滤过功能及肾小管重吸收功能均受损。

(4)血 α_1-MG 降低:多提示 α_1-MG 合成减少,见于重症肝炎、肝坏死等。

3. 影响因素　尿 α_1-MG 含量相对较高,在酸性尿液中稳定,且在尿液中浓度的生物学变异较小。血 α_1-MG 可与 IgA 形成复合体,α_1-MG 在 IgA 肾病和 HIV 感染患者中升高。用血 α_1-MG 作为 GFR 标志物是有限的,因为 α_1-MG 大小不均一,且血清浓度也可受非肾因素的影响,如肝脏疾病。

(十) N-乙酰-β-D-氨基葡萄糖苷酶

N-乙酰-β-D-氨基葡萄糖苷酶(NAG)广泛分布于各种组织的溶酶体中,尿液中的 NAG 主要来自近曲小管上皮细胞受损时释放,尿 NAG 活性可作为肾小管损伤的敏感标志物。随机尿液样本测定时应同时测定尿肌酐(Ucr),以尿 NAG 与肌酐浓度的比值报告,避免尿液浓缩与稀释的影响。

1. 参考范围　NAG<2.37U/mmol Ucr(速率法)。

2. 临床意义

(1)各种抗肿瘤药、重金属等引起的肾小管毒性损伤均可使 NAG 升高,早于尿蛋白和管型出现。

(2)糖尿病肾病、高血压肾病早期即可有肾小管损伤,尿中的 NAG 升高。

(3)泌尿系统感染时尿 NAG 显著增高,上尿路感染高于下尿路感染,有助于感染的定位诊断。

(4)肾移植排斥反应前 1~3 天尿 NAG 可增高,有助于排斥反应的早期发现和诊断。

3. 影响因素　尿 NAG 活性增高主要用于早期肾毒性损伤,尿 α_1-MG 和 β_2-MG 升高主要见于肾小管重吸收功能损伤,联合应用更有价值。

九、电解质检查

(一) 血清钠

钠是细胞外液中的主要阳离子,对保持细胞外液容量、调节酸碱平衡、维持正常渗透压和细胞生理功能等起重要作用。正常成人的钠的主要来源是食物中的氯化钠,氯化钠需要量为 4.5~9.0g/d。钠主要通过肾脏排泄,少量通过汗液排泄。

1. 参考范围　成人的血清钠浓度为 137~147mmol/L(间接离子选择电极法)。

2. 临床意义

(1)高钠血症:血清钠浓度>150mmol/L 时称为高钠血症。高钠血症主要可由摄入钠增多或体液丢失过多造成,根据临床渗透压不同可分为低渗性、等渗性和高渗性高钠血症。低渗性高钠血症是由于低渗性液体从肾脏或肾外丢失引起脱水,如水样腹泻、大量排汗、使用渗透性利尿药或噻嗪类利尿药等情况。高渗性高钠血症见于接受高渗盐水的患者或醛固酮增多症。

(2)低钠血症:血清钠浓度<130mmol/L 时称为低钠血症。低钠血症主要可由摄入水增多或钠过度丢失造成,可见于急、慢性肾衰竭,肝硬化腹水,大量呕吐,应用利尿药等情况。低钠血症患者可出现细胞水肿,严重者可导致脑水肿。

3. 影响因素　因红细胞中的钠仅为血浆中的 1/10,因此轻度溶血不引起血清或血浆钠值改变。

（二）血清钾

钾是细胞内液中的主要阳离子,细胞内的钾占总钾量的 98%。钾在维持细胞内容量、离子、渗透压及酸碱平衡,神经肌肉的应激性,心肌的正常功能等方面均有重要作用。人体内的钾主要来自食物,果品、蔬菜、肉类均含丰富的钾,成人每天需要 2～3g 钾。体内的钾 80%～90% 从尿中排出。

1. 参考范围　血清钾浓度为 3.5～5.5mmol/L(间接离子选择电极法)。

2. 临床意义

（1）高钾血症:血清钾浓度>5.5mmol/L 时称为高钾血症。血钾增高可见于急性肾衰竭少尿期或无尿期、慢性肾衰竭、应用抗醛固酮的利尿药、服用含钾丰富的药物、大面积烧伤及挤压伤、代谢性酸中毒等。高钾血症可出现一系列神经肌肉症状,如震颤、软弱、肢体湿冷、肌肉酸痛等类似于缺血的现象。还可以导致心内传导阻滞,出现心动过缓、心律不齐,甚至可导致心脏停搏。

（2）低钾血症:血清钾浓度<3.5mmol/L 时称为低钾血症。血钾减低可见于钾摄入不足、钾排出过多(如严重呕吐、腹泻等)、水摄入过多致血浆稀释导致的稀释性低钾等。低血钾可导致肌无力、精神异常、昏迷、心率增快、恶心、呕吐、腹胀,甚至可导致呼吸肌麻痹及心搏骤停等。

3. 影响因素　标本采集和处理不当易影响血钾的测定,如标本溶血可导致细胞内的钾释放,血钾升高;此外在凝血过程中血小板可释放钾,因此血清钾较血浆钾高 0.1～0.2mmol/L。标本在室温下存放时间过长会导致血钾升高。

（三）血清氯

氯是细胞外的主要阴离子。氯主要来源于食物中的氯化钠,而肾脏是氯的主要排出途径。氯在体内的变化基本与钠一致,但血清氯水平多与碳酸氢盐水平呈相反关系,机体为了重吸收和再生更多的碳酸氢盐,就必须从尿中排出较多的氯以维持电解质平衡。

1. 参考范围　血清氯浓度为 99～110mmol/L(间接离子选择电极法)。

2. 临床意义

（1）血清氯增高:见于高钠血症、高氯性代谢性酸中毒、过量注射生理盐水等。

（2）血清氯减低:见于氯化钠摄入不足、丢失增加、代谢性碱中毒。

3. 影响因素　脑脊液的氯浓度一般比血清高 25% 左右,脑脊液氯测定可辅助诊断脑膜炎的类型:结核性脑膜炎可显著降低,化脓性脑膜炎可偶尔降低,其他非细菌性脑膜炎一般无明显变化。

（四）血清钙

食物中的钙主要存在于乳制品及水果和蔬菜中,主要通过活性维生素 D_3 的调节,在人体十二指肠被主动吸收。人体钙是骨中无机盐的主要成分,血钙在维持正常的神经肌肉应激性、腺体分泌以及一些酶系统的活性特别是在血凝过程中起重要作用。血清总钙由三部分组成:①游离钙或离子钙,约占血钙总量的 50%;②蛋白结合钙,约占血钙总量的 45%;③复合结合钙,这部分钙与阴离子,尤其是磷酸盐、柠檬酸盐和重碳酸盐结合,约占血钙总量的 5%。

1. 参考范围　正常情况下血清总钙为 2.12～2.75mmol/L,离子钙为 1.13～1.32mmol/L(染料结合法)。

2. 临床意义

（1）低钙血症：若伴有高磷血症者,见于甲状旁腺功能减退、慢性肾功能不全;若伴有低磷血症,多见于继发性甲状旁腺功能亢进、骨软化、维生素 D 缺乏症。

（2）高钙血症：多见于原发性甲状旁腺功能亢进、多发性骨髓瘤、骨折愈合期、恶性肿瘤、应用噻嗪类利尿药所致的肾对钙的重吸收增加、维生素 D 中毒等。

3. 影响因素　原发性甲状旁腺功能亢进时,实验室检查除血钙升高外,尿钙高、血磷低、碱性磷酸酶升高。

（五）血清磷

磷在构成骨组织、作为磷酸盐缓冲体系参与体内酸碱平衡、酶促反应,以及磷脂形式参与生物膜构成等方面发挥重要作用。成年人每天进食磷 $1.0\sim1.5g$,以有机磷酸酯和磷脂为主,其在肠管内磷酸酶的作用下分解为无机磷酸盐。肾是排磷的主要器官,肾排出的磷占磷的总排出量的 70%,另外 30% 由肠道粪便排出。血液中的磷通常是指血浆中的无机磷,$80\%\sim85\%$ 以 HPO_4^{2-} 的形式存在。血磷浓度受甲状旁腺激素(PTH)、降钙素、生长激素的影响:PTH 降低肾小管对磷的重吸收,降钙素抑制骨吸收,生长激素促进肾小管对磷的重吸收。

1. 参考范围　正常人的血清磷为 $0.96\sim1.62mmol/L$(磷钼酸法)。

2. 临床意义

（1）高磷血症：主要由于肾排出减少、溶骨作用亢进、磷摄入过多及细胞破坏等原因造成。可见于急、慢性肾衰竭,甲状旁腺功能低下,呼吸性酸中毒,维生素 D 过多等。

（2）低磷血症：主要由于肠道吸收磷减少、磷向细胞内转移、细胞外磷酸盐丢失等原因造成。可见于继发性甲状旁腺功能亢进、呼吸性碱中毒、肾小管缺损、乳糜泻、糖尿病、维生素 D 缺乏等。

3. 影响因素　儿童因为生长激素分泌较多,比成人的血磷高。血磷和血钙之间有一定的关系,健康人的血磷和血钙乘积为一个常数,应在 $35\sim40mg/dl$。当钙、磷乘积过低时,可发生佝偻病或软骨病;当钙、磷乘积>40mg/dl 时,可以骨盐的形式沉积在骨组织中。

（六）血清镁

镁存在于除脂肪外的所有动物组织及植物性食品中,摄入量约为 250mg/d,其中 2/3 来自谷物和蔬菜。镁的代谢及功能与钙、磷水平密切相关。人体含镁约 25g,骨骼中的镁含量占总量的 50%,血清中的镁含量不超过总量的 1%。镁在一定程度上可置换骨中的钙,其置换的量取决于骨钙动员的状况,故镁含量影响骨的代谢。骨镁含量的改变可能会造成一些骨代谢疾病,患骨质疏松的绝经期妇女中有 60% 发生镁吸收不良。

1. 参考范围　正常人的血清镁为 $0.8\sim1.2mmol/L$(染料结合法)。

2. 临床意义

（1）高镁血症：高镁血症不常见,主要原因有镁摄入过多、排镁过少及内分泌减少等情况。可见于肾功能不全、甲状腺功能减退、醛固酮减少症、艾迪生病、高尿酸血症。

（2）低镁血症：主要原因有镁摄入不足、镁排出过多等情况。可见于长期禁食、营养不良、呕吐、腹泻、急性肾功能不全多尿期、长期使用利尿药、血液透析或腹膜透析等。主要临床表现为神经-肌肉障碍和精神与行为异常,如乏力、震颤、肌肉痉挛、眼震等。

3. 影响因素　低镁血症患者常同时伴有水和其他电解质紊乱,如低钙、低钠、低磷等同时存在。

十、激素检查

（一）促甲状腺激素

促甲状腺激素（TSH）在腺垂体细胞内生成，TSH 的释放是机体发挥甲状腺的生理作用的中枢调节机制。TSH 促进甲状腺激素的合成和释放，使血中的三碘甲状腺原氨酸（T_3）、甲状腺素（T_4）浓度增高，同时又促进甲状腺细胞增殖和腺体肥大。

1. 参考范围　0.27～4.2mIU/L（化学发光法）。

2. 临床意义　TSH 测定是反映甲状腺功能变化的一项敏感检查。

（1）原发性甲状腺功能低下：由于 T_3、T_4 分泌减少，负反馈刺激垂体分泌 TSH 增加。

（2）原发性甲状腺功能亢进：由于 T_3、T_4 分泌增加，反馈调节使垂体分泌 TSH 减少。

（3）继发性甲状腺功能低下：TSH 多降低。

3. 影响因素　在甲状腺功能状态稳定的患者中，TSH 对于轻微甲状腺激素缺乏或过量的检测较游离 T_4 更为敏感。

（二）甲状腺素

甲状腺素又称四碘甲状腺原氨酸（T_4），是甲状腺分泌的主要产物，反映甲状腺的分泌功能。甲状腺素的合成、释放受垂体 TSH 的调节。血液中的甲状腺激素 90% 为 T_4，T_3 仅占 2%。外周血中的 T_3、T_4 绝大部分与甲状腺素结合球蛋白（TBG）相结合，仅约 0.04% 是有生物活性的游离 T_4。因此，在分析血清浓度时需考虑结合蛋白的影响。

1. 参考范围　见表 5-8。

2. 临床意义

（1）甲状腺素增高：可见于甲状腺功能亢进、急性甲状腺炎、肝炎等疾病。

（2）甲状腺素减少：可见于甲状腺功能减退、肾病综合征、TBG 减低的疾病、低蛋白血症、服用类固醇者等。

3. 影响因素

（1）结合 TBG 测定有助于判断 T_4 异常是血清 TBG 改变所致还是甲状腺激素水平变化所致。妊娠期可见 TBG 正常的 T_4 升高，是由于黄体酮生成增加所致；新生儿的 T_4 结果较高是由 TBG 水平升高所致。

（2）雌激素治疗可使 T_4 水平升高。

（三）游离甲状腺素

游离甲状腺素（fT_4）是甲状腺素的活性形式，不受其结合蛋白浓度的影响，因此是反映甲状腺激素活性的更好的指标。

1. 参考范围　见表 5-8。

2. 临床意义　当怀疑甲状腺功能紊乱时，fT_4 常常和 TSH 一起测定分析。TSH 增高而 fT_4 减低有助于甲状腺功能减退的诊断，而甲状腺功能亢进时则往往 TSH 减低而 fT_4 增高。

（四）三碘甲状腺原氨酸

三碘甲状腺原氨酸（T_3）是甲状腺激素对各种靶器官的主要作用激素。T_3 主要在甲状腺以外的组织器官（尤其是肝脏）由 T_4 经酶解脱碘生成，其代谢活性高于 T_4，但作用时间较短，因此血清 T_3 反映甲状腺素对周边组织的功能。99% 以上的 T_3 与运输蛋白（如 TBG、白蛋白等)相结合,因此 T_3 浓度易受结合蛋白的影响。

1. 参考范围 见表5-8。

2. 临床意义 T_4 转变成 T_3 的减少会导致 T_3 浓度下降,见于某些药物(如糖皮质激素、胺碘酮等)以及严重的非甲状腺疾病。T_3 升高见于甲状腺功能亢进、T_3 型甲亢、急性甲状腺炎。甲状腺功能减退时,T_3 的变化可不明显。妊娠、口服避孕药等引起甲状腺结合球蛋白增高而导致 T_3 增高,但游离 T_3 不增高。

(五)游离三碘甲状腺原氨酸

游离三碘甲状腺原氨酸(fT_3)是 T_3 的活性形式,且不受结合蛋白的影响,是诊断甲状腺功能亢进的较为灵敏的指标。

1. 参考范围 见表5-8。

2. 临床意义 对于伴有甲状腺结合球蛋白变化以及怀疑甲状腺功能亢进者,fT_3 有突出的早期诊断价值。血清 fT_3 是诊断 T_3 型甲亢的一项重要指标。

表5-8 血清甲状腺激素的参考区间(化学发光法)

年龄	T_4/(nmol/L)	fT_4/(pmol/L)	T_3/(nmol/L)	fT_3/(pmol/L)
<1 岁	124~244	13.9~26.1	1.2~5.0	4.5~10.5
1~6 岁	118~194	12.1~22.0	1.3~6.1	3.8~8.2
7~12 岁	97~175	13.9~22.1	1.2~5.4	3.8~8.6
13~17 岁	82~171	13.6~23.2	1.8~4.0	3.7~7.7
成年人	66~181	12.0~22.0	1.3~3.1	2.8~7.1

(六)甲状旁腺激素

甲状旁腺激素(PTH)是由甲状旁腺主细胞合成和分泌的一种单链多肽激素。PTH 以3种分子形式存在:完整型、复合 N 末端和 C 末端片段。PTH 是维持血钙正常水平的最重要的调节因素,它有升高血钙、降低血磷等作用,其主要靶器官是骨、肾小管,其次是小肠黏膜等。

1. 参考范围 0.5~1.9pmol/L(电化学发光法)。

2. 临床意义

(1)PTH 升高:见于①原发性甲状腺功能亢进,PTH 分泌增多,骨细胞和破骨细胞数目增多、高度活跃,PTH>5.9pmol/L 同时有高钙血症和低磷血症,多见于腺瘤;②继发性甲状腺功能亢进,可见于肾衰竭、钙和维生素 D 缺乏等,此时增高的甲状旁腺激素可在注入钙剂后因分泌被抑制而明显降低。

(2)PTH 降低:见于甲状旁腺功能减退、非甲状旁腺激素所致的高钙血症、镁缺乏。

3. 影响因素 PTH 是诊断肾衰竭患者继发性甲状旁腺功能亢进的可靠指标。肌酐水平检测与完整 PTH(iPTH)分析同时进行可用于判断肾功能。PTH 的分泌具有昼夜节律性,峰值出现在下午2~4点,最低值出现在上午8点左右。

(七)活性维生素 D_3 测定

维生素 D 是类固醇衍生物。食物中的维生素 D 在小肠被吸收后,经肝脏、肾脏的羟化作用,形成维生素 D 的生物活性形式1,25-羟化维生素 D_3[1,25-$(OH)_2D_3$]。1,25-$(OH)_2D_3$

的靶细胞是小肠黏膜、肾脏和骨组织,能促进钙磷的吸收、动员骨钙和促进钙在骨中的沉积,有利于骨的生成和钙化。

1. 参考范围 血清 $1,25\text{-}(OH)_2D_3$ 为 $40\sim160pmol/L$(电化学发光法)。

2. 临床意义 维生素 D 缺乏可使儿童患佝偻病、成人患骨软化病。

(八)降钙素

降钙素(CT)是由甲状腺 C 细胞合成和分泌的一种多肽,其分泌受血清钙调节,血清钙浓度升高可促进其分泌,降低血钙。其作用的靶器官是骨骼、肾脏和胃肠道。CT 和 PTH 共同调节钙磷代谢。

1. 参考范围 男性为 $0.56\sim13.4pmol/L$,女性为 $0.56\sim2.8pmol/L$(电化学发光法)。

2. 临床意义

(1)CT 分泌增加:是诊断甲状腺髓样癌的重要标志物之一,对于判断治疗效果和观察有无复发也有较好的价值。亦可见于甲状腺 C 细胞良性肿瘤和一些可分泌肿瘤样降钙素的神经内分泌肿瘤(如类癌、胰岛素瘤、小细胞肺癌等)。还可见于原发性甲状旁腺功能亢进、严重骨骼疾病和慢性肾衰竭。

(2)CT 分泌减少:可见于甲状腺切除后或原发性甲状腺功能减退。

十一、感染筛查

(一)乙型肝炎病毒表面抗原

乙型肝炎病毒表面抗原(HBsAg)是指乙型肝炎病毒外壳部分所含的小球形颗粒与管型颗粒,现分为 8 种不同的亚型和 2 种混合亚型。

1. 参考范围 阴性(<0.05IU/ml)(化学发光法)。

2. 临床意义 HBsAg 阳性为感染乙型肝炎病毒,见于慢性乙型肝炎表面抗原携带者、急性乙型肝炎潜伏期和急性期、慢性活动性肝炎、迁延性肝炎及肝硬化。

(二)乙型肝炎病毒表面抗体

乙型肝炎病毒表面抗体(抗 HBs)是一个好的中和性抗体,它能清除乙型肝炎病毒,防止乙型肝炎病毒的入侵。

1. 参考范围 阴性(<10.0mIU/ml)(化学发光法)。

2. 临床意义 抗 HBs 阳性说明机体曾经有过乙型肝炎病毒的感染,并且有一定的免疫力,另外也见于注射乙型肝炎疫苗后,是疫苗免疫成功的标志。

(三)乙型肝炎病毒 e 抗原

乙型肝炎病毒 e 抗原(HBeAg)是以隐蔽形式存在于核心颗粒中的可溶性蛋白,分布于细胞间隙,可能与病毒复制有关。HBeAg 是乙型肝炎病毒的核心部分,故一般认为 HBeAg 阳性是具有传染性的标志。

1. 参考范围 阴性(S/CO<1.0)(化学发光法)。

2. 临床意义 HBeAg 是乙型肝炎病毒复制的重要指标。HBeAg 持续阳性表明存在乙型肝炎病毒的活动性复制,提示传染性大,容易转为慢性。一般 HBeAg 出现在 HBsAg 阳性中,遇到 HBeAg 阳性而 HBsAg 阴性时,要考虑检测 HBsAg 的方法不敏感或血清中有类风湿因子干扰。

(四)乙型肝炎病毒 e 抗体

乙型肝炎病毒 e 抗体(抗 HBe)是乙型肝炎病毒 e 抗原刺激人体免疫系统产生出来的

特异性抗体,在乙型肝炎病毒感染自然病程中继乙型肝炎病毒核心抗体(HBcAb)之后产生。

1. 参考范围　阴性(S/CO>1.0)(化学发光法)。

2. 临床意义　一般认为 HBeAg 消失和抗 HBe 出现是病情趋于好转的征象,但并不意味着乙型肝炎病毒 DNA 停止复制或传染性消失。

(五) 乙型肝炎病毒核心抗体

乙型肝炎病毒核心抗体(抗 HBc)是乙型肝炎病毒核心抗原的相应抗体,它不是保护性抗体,它的存在反而是受到乙型肝炎病毒侵害的指标之一。

1. 参考范围　阴性(S/CO<1.0)(化学发光法)。

2. 临床意义　抗 HBc 阳性说明有乙型肝炎继往感染史或现在感染者,一般认为,低滴度抗 HBc 抗体具有流行病学意义,而高滴度抗 HBc 抗体则是感染标志。

(六) 丙型肝炎病毒抗体

丙型肝炎病毒抗体(抗 HCV)是丙型肝炎病毒感染机体后出现的特异性抗体,是丙型肝炎病毒感染的标记。

1. 参考范围　阴性(S/CO<1.0)(化学发光法)。

2. 临床意义　抗 HCV 阳性是诊断 HCV 感染的重要依据,广泛应用于 HCV 感染的流行病学调查、献血员筛查、临床丙型肝炎患者的筛查和诊断,但是否现症感染还要结合 HCV-RNA 等其他标志。

(七) 人类免疫缺陷病毒抗体

人体对人类免疫缺陷病毒(HIV)的反应是产生抗体对抗病毒,在多数情况下抗体无法中和或杀死不同的病毒株,但少数广谱中和性抗体能穿过 HIV 周围的防护层杀死病毒。

1. 参考范围　阴性(S/CO<1.0)(化学发光法)。

2. 临床意义　血清中的抗 HIV 抗体是判断 HIV 感染的间接指标。根据临床预期用途,可将现有的 HIV 抗体检测方法分为筛检试验和确证试验。筛查试验灵敏度高,避免漏检,但筛查试验阳性者须经特异性较高的确证试验复核后才能报告结果。

(八) 梅毒螺旋体特异性抗体和梅毒螺旋体非特异性抗体

梅毒螺旋体侵入人体后,其表面抗原,能刺激机体产生特异性抗体,另外梅毒螺旋体侵入人体破坏组织后,机体可产生抗类脂质的抗体,即非特异性抗体(反应素)。

1. 参考范围　梅毒螺旋体抗体(TP-Ab)阴性(S/CO<1.0)(化学发光法);梅毒螺旋体明胶颗粒凝集法(TPPA)阴性;快速血浆反应素试验(RPR)阴性。

2. 临床意义　检测梅毒螺旋体抗体有助于梅毒的诊断。梅毒螺旋体特异性抗体(包括 TP-Ab 和 TPPA)阳性提示所检测的标本中有梅毒螺旋体抗体存在,但其检测的是总抗体,不能区分现症感染和既往感染。梅毒螺旋体非特异性抗体(RPR)可用于梅毒的临床筛查,现症感染时表现为阳性,并可进行半定量,滴度变化可以作为疾病活动性及疗效评价的指标。但非特异性抗体在类风湿性关节炎、系统性红斑狼疮、病毒性肝炎等中可出现假阳性。

十二、粪便检查

正常粪便由已消化的和未消化的食物残渣、消化道分泌物、大量细菌和水分组成。粪便常规检查是门诊或入院患者疾病常规筛查和健康体检的必查项目之一。粪便检查包括粪便的一般性状、潜血以及显微镜检查。粪便检查的目的在于：①了解消化道有无炎症、出血、寄生虫感染、恶性肿瘤等情况；②根据粪便的性状、组成而粗略地判断胃肠、胰腺、肝胆的功能情况；③检验粪便中有无致病菌，以提供防治肠道传染病的根据。

（一）一般性状

包括颜色、性状等。

1. 参考范围　①粪便的颜色：成人进混合性食物时，颜色为黄褐色，长时间放置则呈暗褐色；②粪便的性状：为成形柱状软便，婴儿呈不成形糊状。

2. 临床意义　见表5-9和表5-10。

表5-9　粪便颜色变化的可能原因

颜色	非病理性	病理性
红色	食用番茄和西瓜	肠道下段出血（痔疮、直肠癌等）
酱色	食用大量咖啡、可可、巧克力等	阿米巴痢疾、肠套叠等
白色	服用硫酸钡、进食过量脂肪	肠道梗阻、肠结核、胰腺疾病
绿色	食用大量绿色蔬菜或甘汞	婴儿肠炎
黑色	食用铁剂，动物血、肝脏，某些中药等	上消化道出血
黄色	新生儿粪便、服用大黄等	胆红素未氧化及脂肪不消化

表5-10　粪便性状变化的临床意义

粪便	临床意义
稀汁便	假膜性肠炎、急性肠炎、副溶血弧菌食物中毒
米泔水样便	霍乱、副霍乱
黏液便	肠道炎症或受刺激、肿瘤或便秘、某些细菌性痢疾
溏便	消化不良、慢性胃炎、胃窦潴留
胨状便	过敏性肠炎、慢性细菌性痢疾
鲜血便	直肠癌、直肠息肉、肛裂或痔疮
脓血便	细菌性痢疾、结肠癌、肠结核、溃疡性结肠炎
乳凝块	脂肪或酪蛋白消化不全、婴儿消化不良、婴儿腹泻
变形便	习惯性便秘、肠痉挛、直肠或肛门狭窄、肛裂、痔疮、直肠癌

3. 注意事项　食物的质和量，胃肠、胰腺、肝胆的功能状态或某些器质性病变均可影响粪便的性状和组成，尤其影响粪便的颜色。因此，在评估粪便的颜色时，应结合患者近期的饮食来判断，方可提供可靠的临床诊断依据。此外，粪便标本的收集、存放与运送是否得当，直接关系到检查结果的准确性。

（二）隐血

生理状况下，消化道无出血，粪便中无红细胞或血红蛋白。上消化道的出血量<5ml，粪便中无可见的血液，且红细胞被破坏，显微镜检查也未见到红细胞，需用化学法、免疫法等才能证实出血，称为隐血；检查粪便隐血的试验称为粪便隐血试验。隐血试验对涉及消化系统出血的有关疾病的诊断、治疗，尤其是对消化道肿瘤的早期筛查有重要意义。

1. 参考范围　阴性(免疫法或化学法)。

2. 临床意义

(1)消化道出血的判断:阳性见于消化道出血、药物导致的胃黏膜损伤(如服用阿司匹林、吲哚美辛、糖皮质激素等)、肠结核、克罗恩病、胃溃疡、溃疡性结肠炎、结肠息肉、钩虫病、消化道恶性肿瘤等。

(2)消化性溃疡与肿瘤出血相鉴别:粪便隐血对消化性溃疡的阳性诊断率为 40%～70%,呈间断性阳性;治疗后,当粪便的外观正常时,大便隐血阳性仍可持续 5～7 天;如出血完全停止,隐血试验即可转为阴性。消化道恶性肿瘤的阳性率早期为 20%,晚期可达 95%,且呈持续性阳性。

3. 注意事项　目前隐血检测方法有 2 种。①免疫法:较为特异和敏感,而且简便、快速,受饮食的影响不大,目前临床最为常用,但也有部分上消化道出血患者可出现假阴性;②化学法:干扰因素较多,假阳性率高,患者前 3 天需禁食动物性食品,否则会出现假阳性,临床应用受限。故此临床常 2 种方法同时检测以防漏诊。

(三) 显微镜检查

包括细胞、寄生虫及虫卵。

1. 参考范围　正常情况下粪便中偶见中性粒细胞和脱落的上皮细胞,无红细胞、巨噬细胞及其他细胞。粪便中的细菌较多,约占干重的 1/3,多属正常菌群。无寄生虫和虫卵(显微镜法)。

2. 临床意义

(1)肠道炎症时白细胞增多,且与炎症的部位和程度有关。白细胞多见于细菌性痢疾、溃疡性结肠炎、出血性肠炎、肠变态反应病等。

(2)肠道下段炎症或出血时可查见红细胞,见于痢疾、结肠癌、溃疡性结肠炎、直肠息肉、急性血吸虫病等。

(3)肠道肿瘤时,血性粪便可见成堆的异型细胞。

(4)真菌检出常见于长期使用广谱抗生素、免疫抑制剂、激素和化疗后的患者,以白念珠菌最常见。

(5)寄生虫卵见于寄生虫感染,常见的有蛔虫卵、血吸虫卵、钩虫卵、蛲虫卵、华支睾吸虫卵;阿米巴原虫滋养体见于急性阿米巴痢疾的脓血便中;隐孢子虫为艾滋病患者及儿童腹泻的重要病原;蓝氏贾第鞭毛虫主要引起儿童腹泻。

3. 注意事项　显微镜下观察粪便中的有形成分,有助于各种消化系统疾病的诊断。因此,显微镜检查是常规检查中的最重要的手段。粪便中查到寄生虫及其虫卵、原虫等病原体,以及致病细菌或真菌对疾病的诊断至关重要。

(李海霞)

参 考 文 献

[1] 葛均波,徐永健,王辰.内科学.9 版.北京:人民卫生出版社,2018.

[2] 万学红,卢雪峰.诊断学.9 版.北京:人民卫生出版社,2018.

[3] 张学军,郑捷.皮肤性病学.9 版.北京:人民卫生出版社,2018.

[4] NADER R, ANDREA R H, CARLT W. Tietz textbook of clinical chemistry and molecular diagnostics. 6th edition. Missouri: Elsevier Saunders, 2017.

［5］WILLIAM M,MARTA L,ANDREW.Clinical chemistry.8th edition.Edinburgh：Elsevier Inc,2016.

［6］RICHARD M,MATTEW P.Henry's clinical diagnosis and management by laboratory methods.23th edition. Philadelphia：Elsevier Saunders,2016.

［7］尚红,王兰兰.实验诊断学.3 版.北京：人民卫生出版社,2015.

［8］WILLIAMSON M,SNYDER L M.Wallach's interpretation of diagnostic tests：pathways to arriving at a clinical diagnosis.10th edition.Philadelphia：Wolters Kluwer,2014.

［9］中华人民共和国国家卫生健康委员会.临床常用生化检验项目参考区间.［2020-10-30］.http：//www.nhc. gov.cn/wjw/s9492/wsbz.shtml.

［10］中国疾病预防控制中心.全国艾滋病检测技术规范(2020 年修订版).［2020-10-30］.http：//dghb.dg.gov. cn/zsjg/dzsjbyfkzzx/jkzt/azbfz/xggz/content/post_3158871.html.

第三节　常用网站介绍

一、FDA 官网

FDA 官网

二、EMA 官网

EMA 官网

三、NMPA 官网

NMPA 官网

四、加拿大 FDA 官网

加拿大 FDA 官网

五、日本 PMDA 官网

日本 PMDA 官网